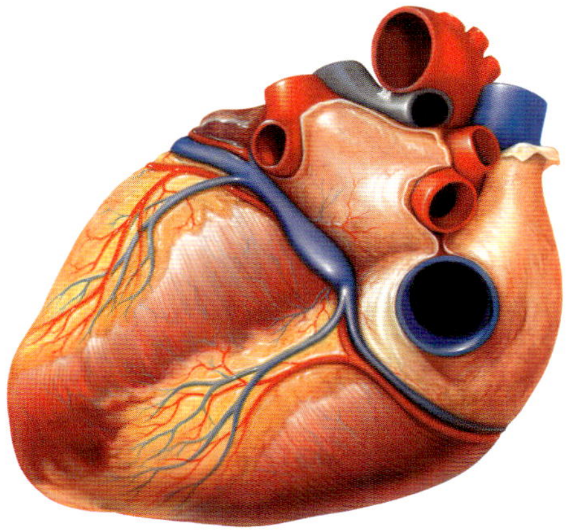

DIE ANATOMIE DES MENSCHLICHEN KÖRPERS

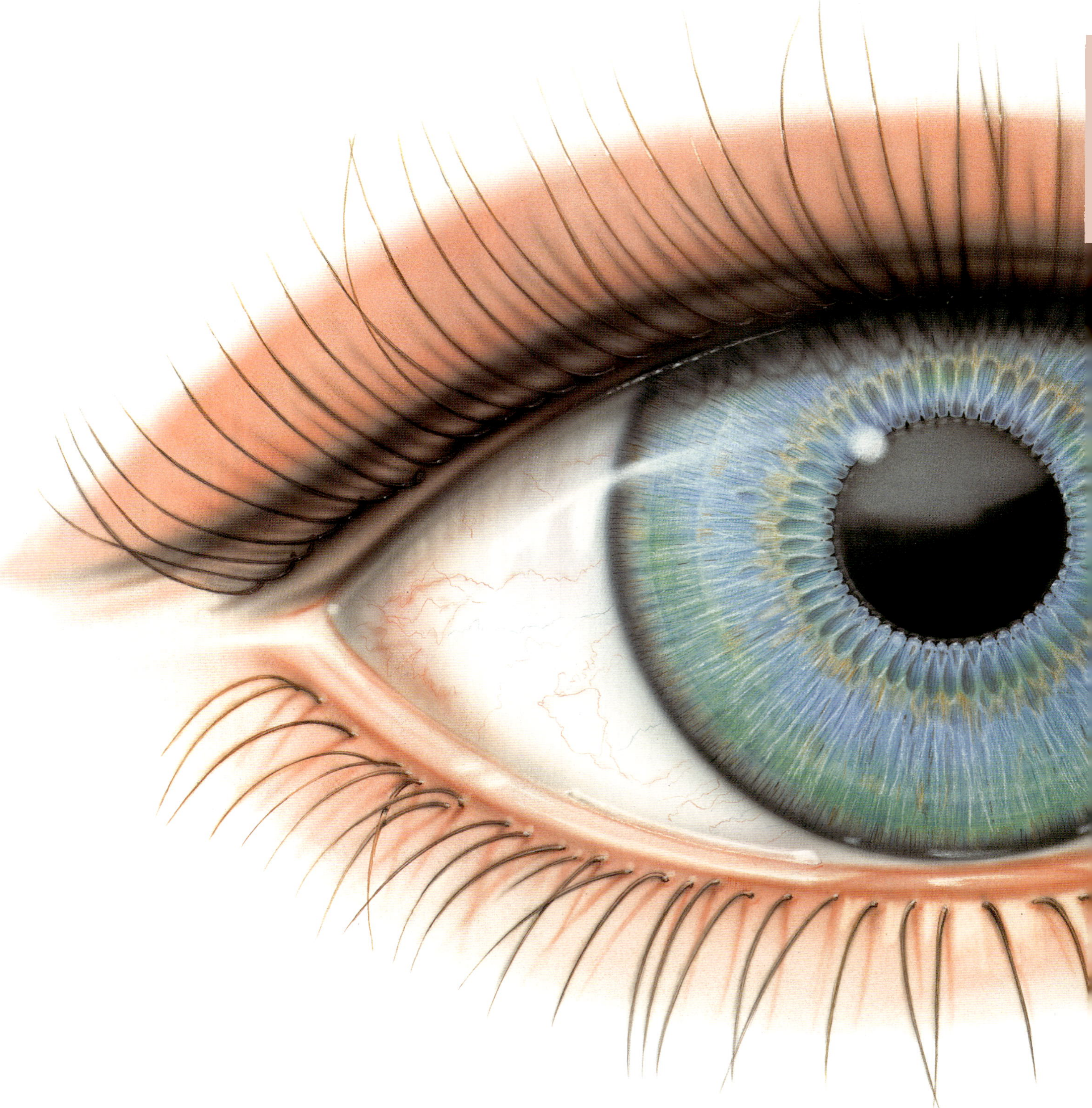

DIE ANATOMIE DES
MENSCHLICHEN KÖRPERS

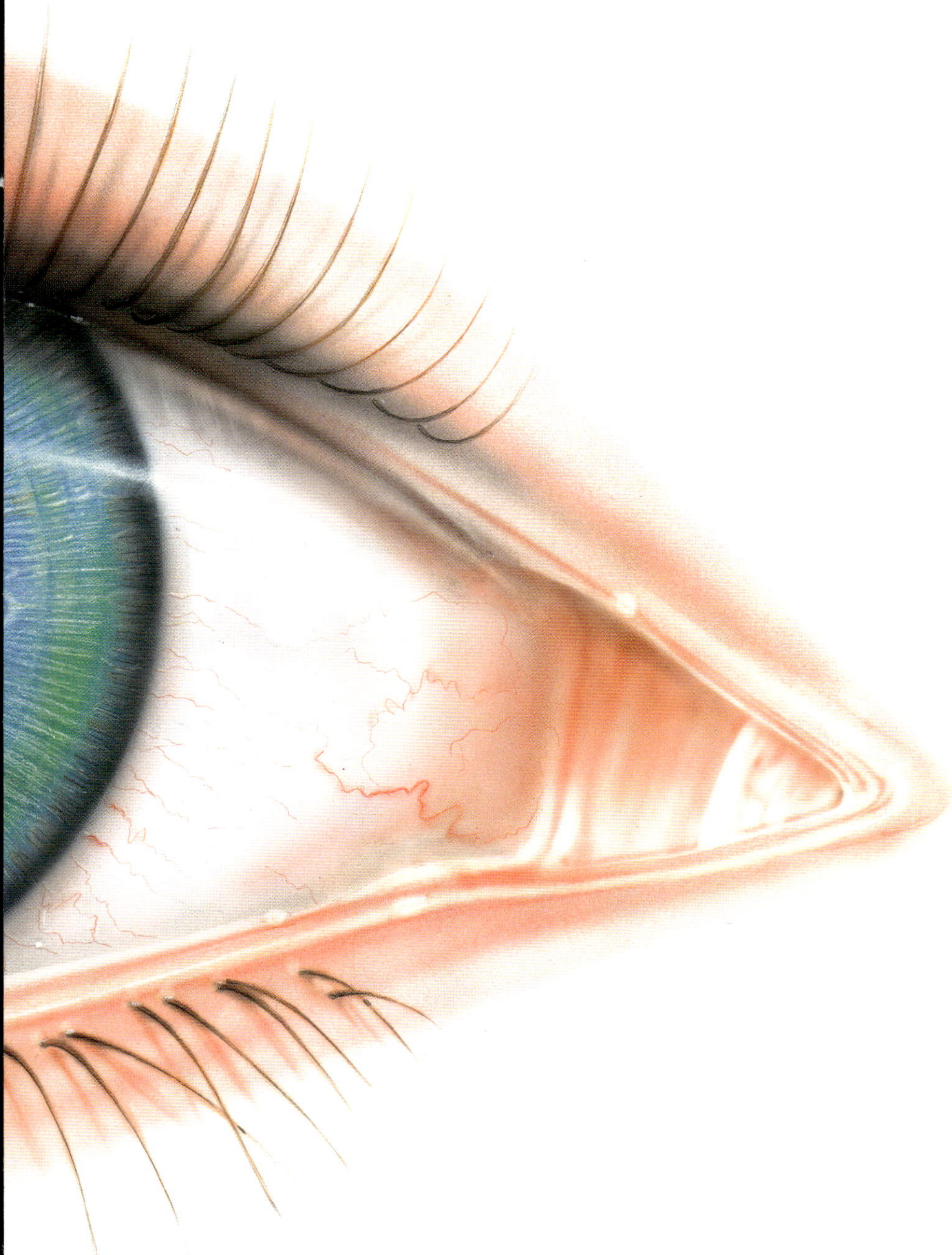

Librero

Die Originalausgabe erschien 2016 unter dem Titel:
The Human Body Identification Manual

Postbus 72, 5330 AB Kerkdriel, Niederlande

Layout: Kate Haynes, Stan Lamond, Kylie Mulquin
Abbildungen: David Carroll, Peter Child, Deborah Clarke, Geoff Cook, Marcus Cremonese, Beth Croce, Hans De Haas, Wendy de Paauw, Levant Efe, Mike Golding, Mike Gorman, Jeff Lang, Alex Lavroff, Ulrich Lehmann, Ruth Lindsay, Richard McKenna, Annabel Milne, Tony Pyrzakowski, Oliver Rennert, Caroline Rodrigues, Otto Schmidinger, Bob Seal, Vicky Short, Graeme Tavendale, Jonathan Tidball, Paul Tresnan, Valentin Varetsa, Glen Vause, Spike Wademan, Trevor Weekes, Paul Williams, David Wood

Produktion der deutschsprachigen Ausgabe:
Tanja Timmerman vertaling & redactie
Übersetzung: Katrin Schmidt
Satz: Elixyz Desk Top Publishing

Printed in China

ISBN: 978-90-8998-623-8

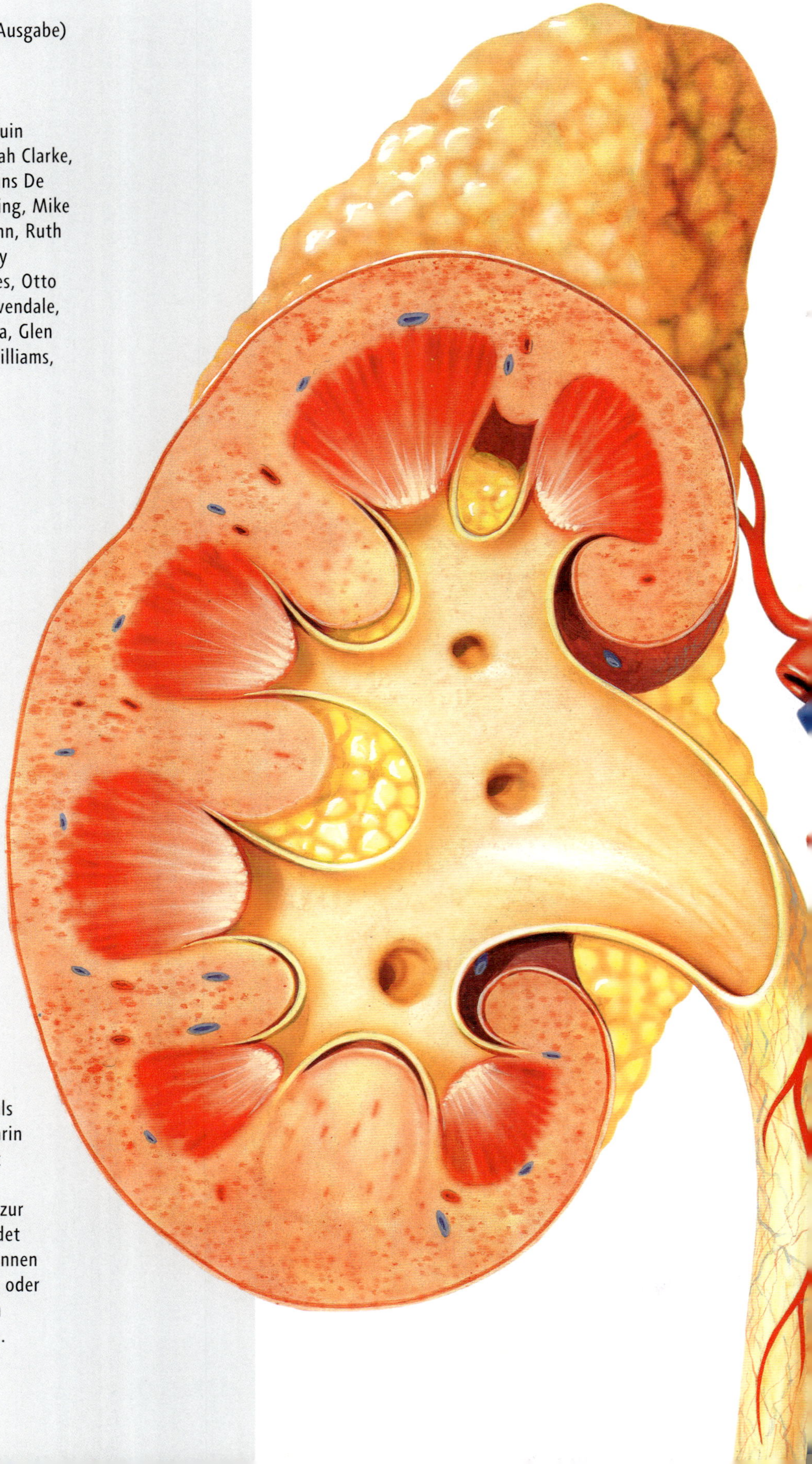

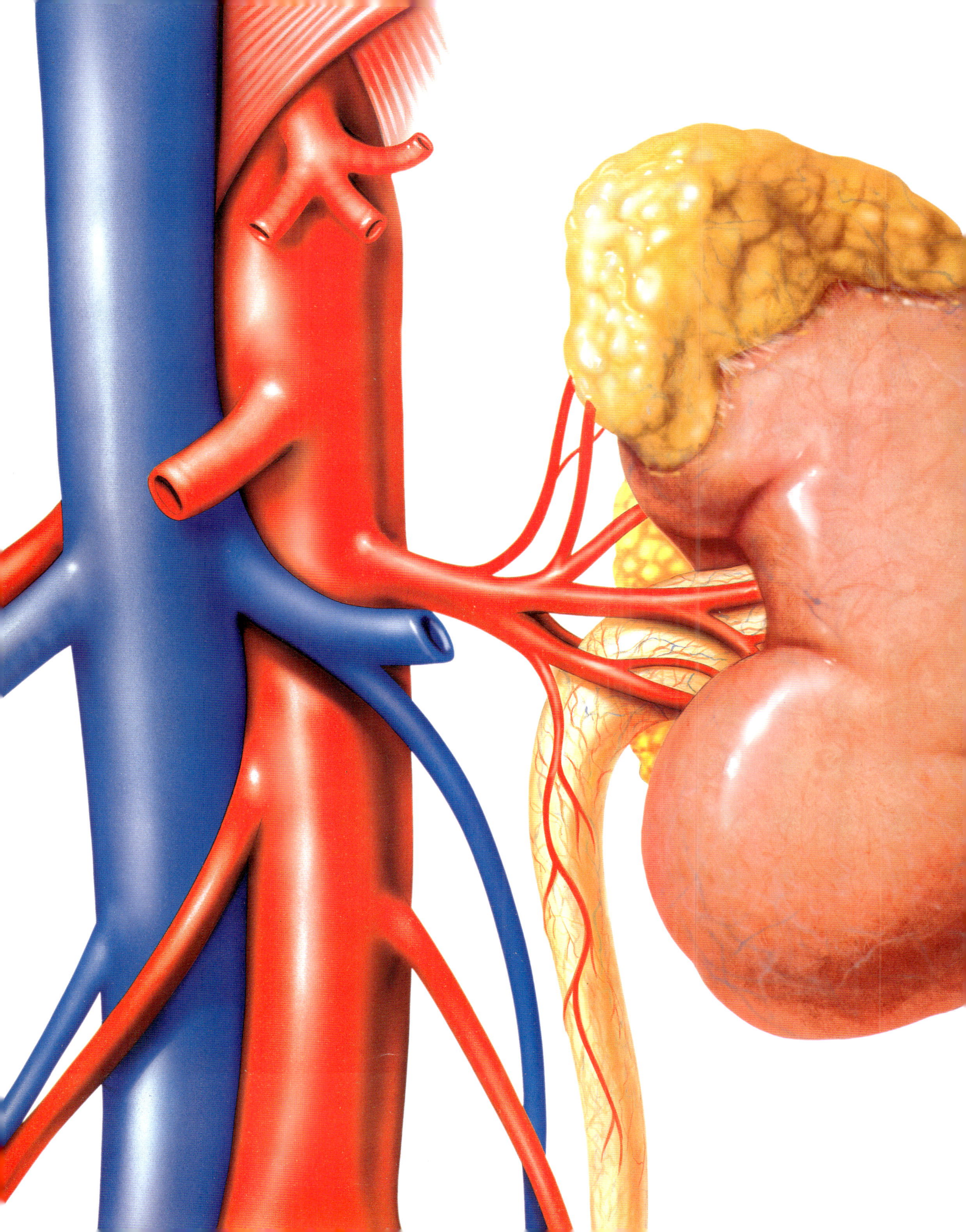

I n h

So funktioniert dieses Buch 8

Einführung 11

Überblick über den Körper 12

Zellen und Gewebe 22

Haut, Nägel und Haare 44

Das Skelettsystem 52

Körperbewegungen 88

Das Muskelsystem 96

Das Nervensystem 126

Die Sinnesorgane 150

a l t

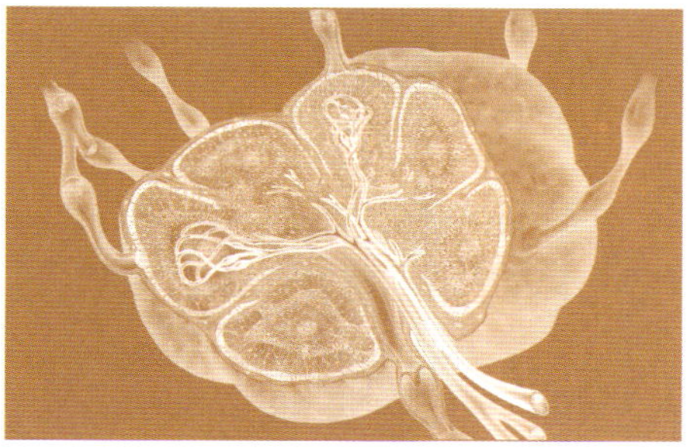

Das Lymphsystem 166

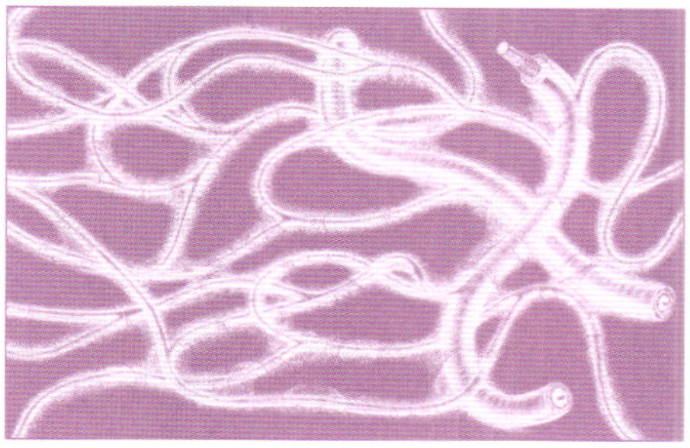

Das Kreislaufsystem 174

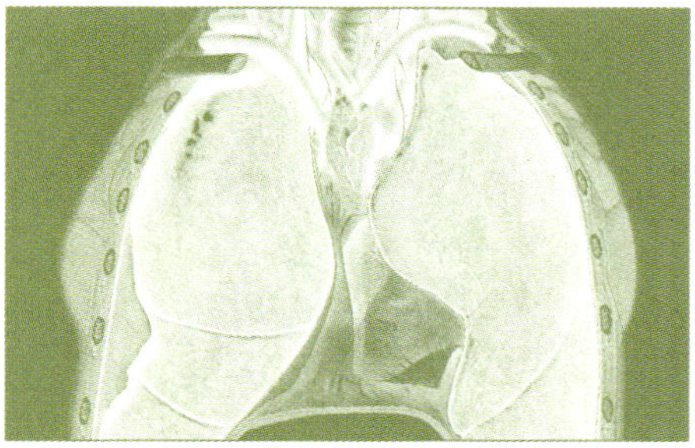

Das Atmungssystem 196

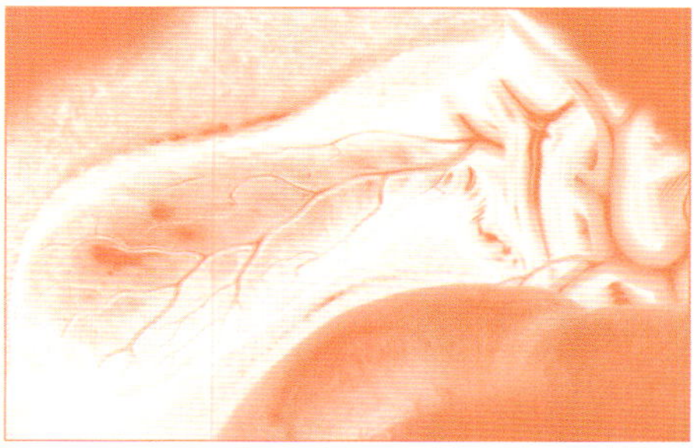

Das Verdauungssystem 212

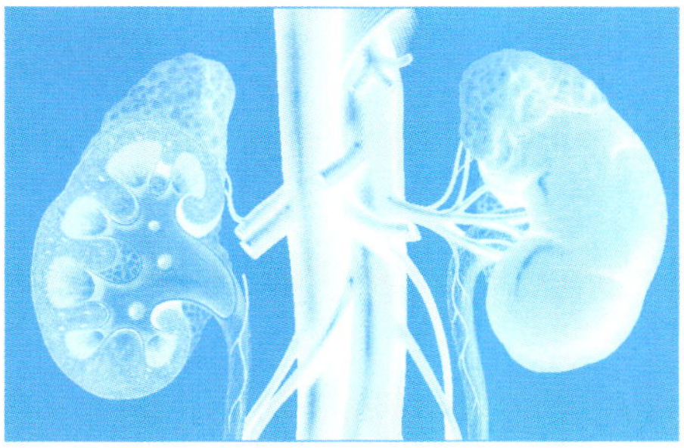

Das Harnsystem 236

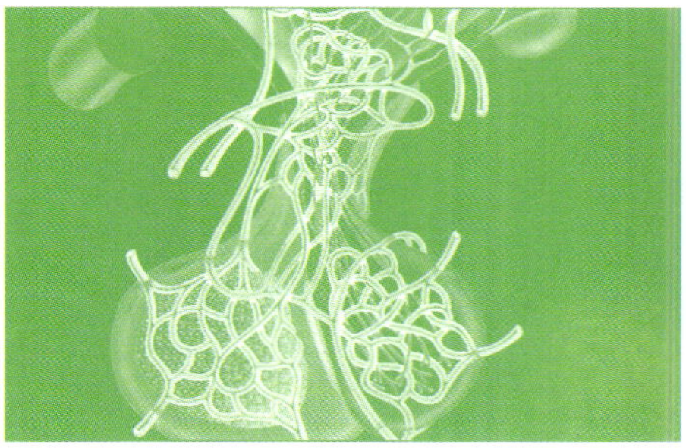

Das Hormonsystem 246

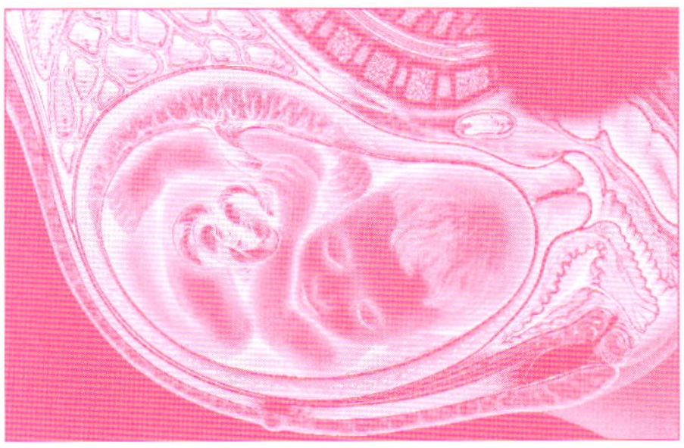

Das Fortpflanzungssystem 258

Alphabetisches Register der deutschen Begriffe. . . 286

Alphabetisches Register der englischen Begriffe . . 299

Alphabetisches Register der lateinischen Begriffe . . 312

So funktioniert dieses Buch

Der menschliche Körper – ein anatomisches Handbuch ist ein faszinierender Bildband, der in die Wunder des menschlichen Körpers einführt. Durch seine Fokussierung auf das Grafische bietet der umfangreiche Atlas anatomisch interessierten Lesern eine schnelle visuelle Darstellung der verschiedenen Körperteile und deren Verknüpfung.

Das in 15 Kapitel unterteilte Buch beginnt mit einem Überblick über die Körpersysteme und -regionen. Direkt im Anschluss findet sich eine Einführung in die Zell- und Gewebearten. Die folgenden Kapitel sind Aufbau und Funktionen der wichtigsten Körpersysteme – vom Skelett und den Muskeln bis hin zum Hormon- und Fortpflanzungsapparat – gewidmet. Ein ausführliches Register rundet das Buch ab.

Der Bildband enthält über 500 anatomisch korrekte Abbildungen, die klare, informative Beschriftungen enthalten. Kurze, lehrreiche Texte erklären die physiologischen Prozesse und mikroskopischen Strukturen sowie weitere komplexe anatomische Konzepte. Neben Lage und Name der vielzähligen Körperteile zeigen die farbigen Illustrationen auch die einzigartige Zusammensetzung der menschlichen Gestalt.

Um einen bestimmten Körperteil besser sichtbar zu machen, wurde in manchen Fällen ein anderer Körperteil unsichtbar gemacht: So ist zum Beispiel auf manchen Abbildungen der Bauchorgane die Leber in den Hintergrund gerückt, um die Gallenblase zeigen zu können. Dies war auch bei einigen Abbildungen der Lunge der Fall.

Viele Illustrationen enthalten zudem einen Positionsanzeiger. Dieser gibt an, wo sich der Körperteil in Bezug auf den restlichen Körper befindet, oder bildet Lage und Ausrichtung von Querschnittsansichten ab. Das Erscheinungsbild eines Organs hängt oft davon ab, aus welchem Blickwinkel es betrachtet wird. Daher wird bei vielen Illustrationen angegeben, ob es sich um eine Vorder-, Seiten- oder Rückansicht handelt.

Zum leichteren Nachschlagen ist das Buch mit einem Farbleitsystem ausgestattet: Jedes Kapitel hat einen anderen Farbrand. Auf der linken Seite enthält dieser farbige Rand den Kapitelnamen, auf der rechten Seite steht die jeweilige Körperregion (oder der Körperteil). Dies erleichtert dem Leser das schnelle Auffinden der von ihm gesuchten Körpersysteme, -regionen oder -teile.

Bei anatomischen Büchern sind technische Begriffe unvermeidbar. In *Der menschliche Körper – ein anatomisches Handbuch* wurde aber darauf geachtet, die Texte so verständlich und interessant wie möglich zu gestalten.

Titel der Abbildung
Die Titel der Abbildungen enthalten den Körperteil. Wenn nötig, wird auch die Ansichtsausrichtung angegeben sowie angezeigt, ob es sich um die rechte oder linke Extremität handelt.

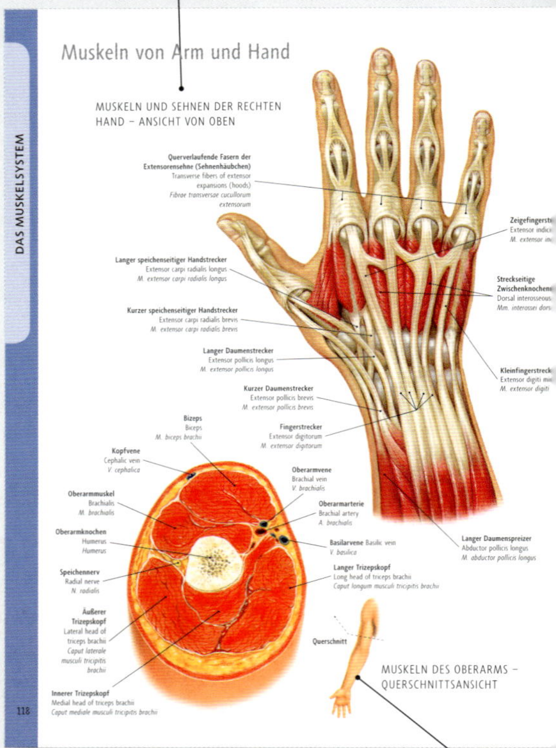

Positionsanzeiger
Diese Abbildungen zeigen an, wo im Körper sich der jeweilige Körperteil befindet, oder benennen die Körperregion, von der eine Querschnittsanalyse stammt.

Kapitelname

Überschrift

Abbildungen
Die Abbildungen können ein komplettes Körpersystem, ein einzelnes Organ oder die Mikrostruktur eines Körperteils zeigen.

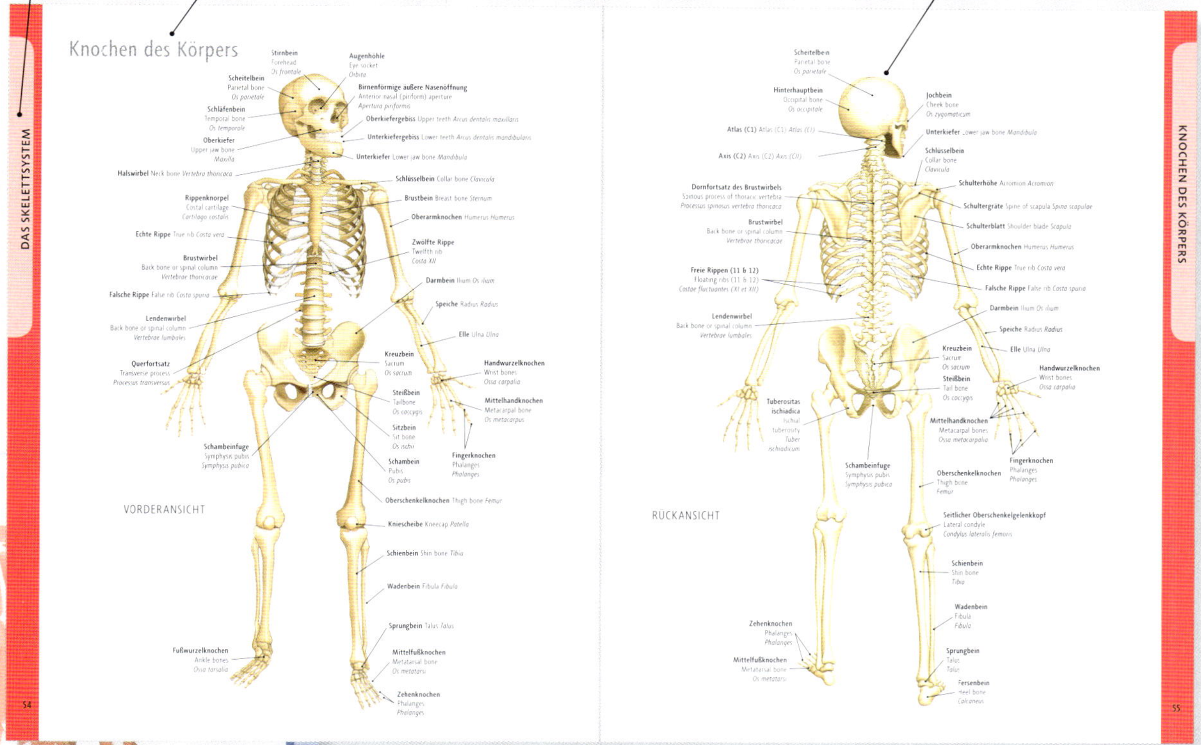

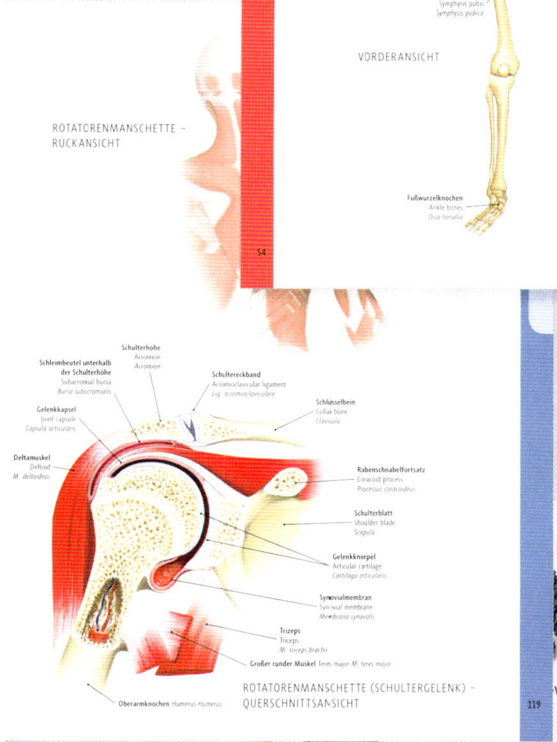

Bildbeschriftungen
Die Bildbeschriftungen enthalten die Namen der wichtigsten Körper-, Organ- oder Mikrostrukturteile. Abbildungen mit physiologischen Elementen können ferner Beschriftungen enthalten, die die in der Illustration abgebildeten Prozesse schildern sowie die Reihenfolge angeben, in der diese stattfinden.

Texte
Um die physiologischen oder mikroskopischen Abbildungen leichter verständlich zu machen, wurden diesen kleine Texte beigefügt, die bestimmte biologische oder biochemische Abläufe erklären.

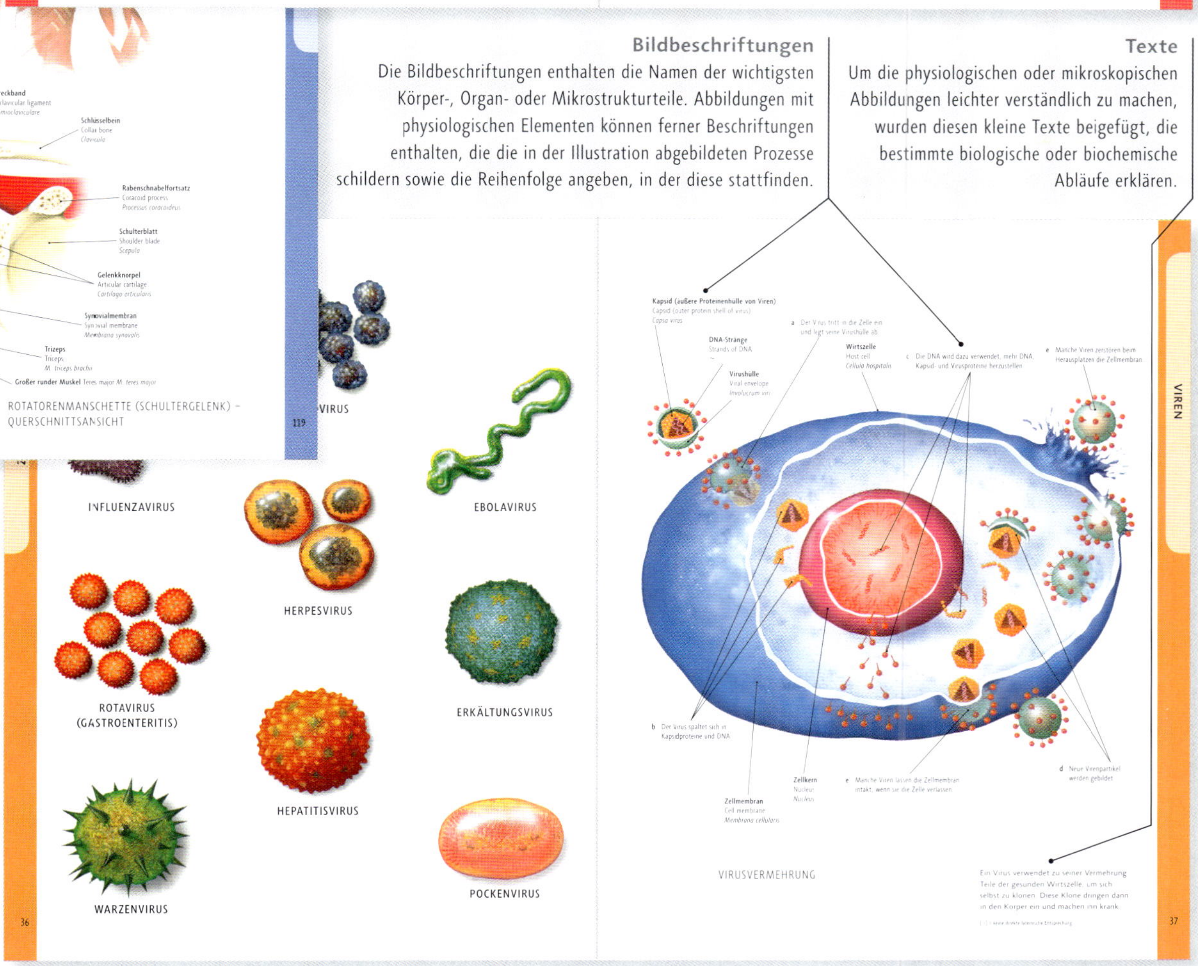

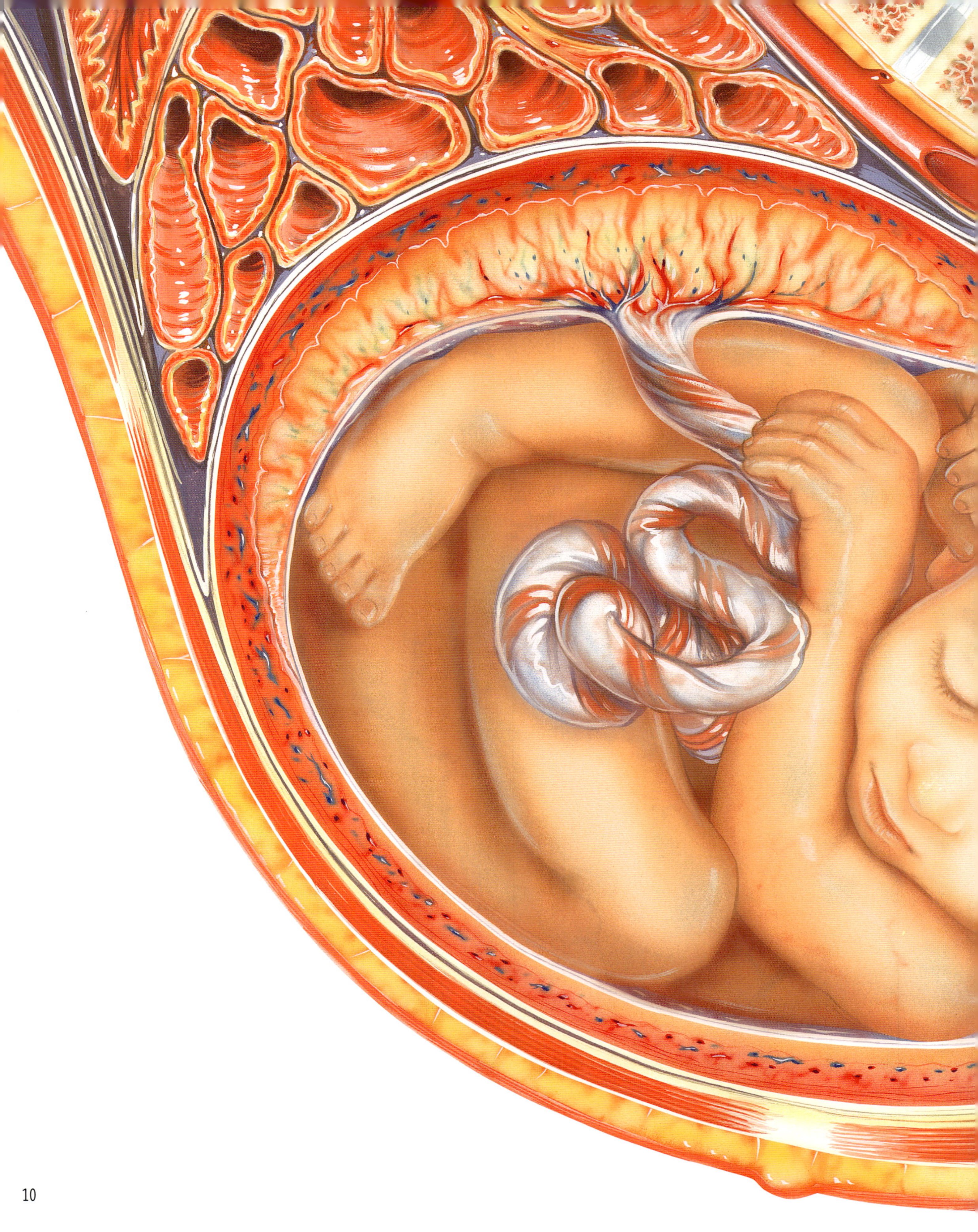

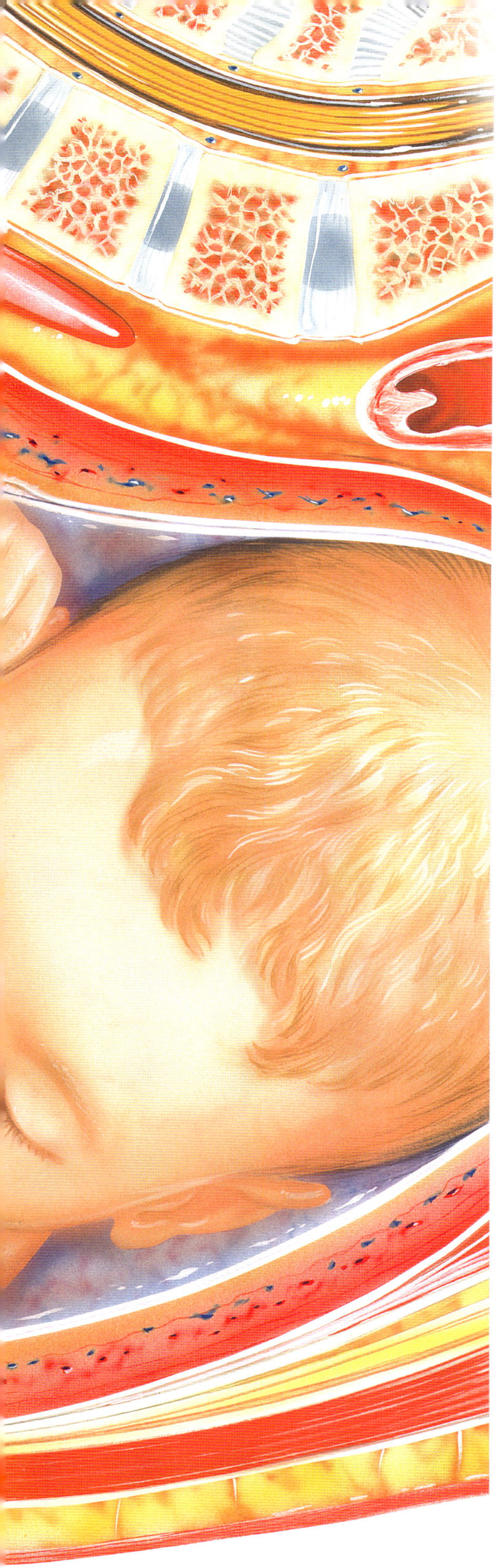

Einführung

Unter unserer Hautoberfläche befindet sich ein komplexer Apparat an Muskeln, inneren Organen, Nerven, Arterien, Venen, Lymphknoten, Gelenken und Knochen – ein ganzes Universum an winzigen Details, von denen unsere Gesundheit und Vitalität abhängt, an die aber nur die Wenigsten mehr als einen flüchtigen Gedanken verschwenden. Obwohl viele von diesen inneren Strukturen durch Erhöhungen an der Körperfläche erfühlbar sind, haben die meisten Menschen lediglich eine vage Vorstellung davon, was unter ihrer Haut vorgeht.

In diesem Buch wird diese komplexe Welt der menschlichen Innenstruktur mit Hilfe von wirklichkeitsgetreuen Farbillustrationen – von der molekularen und mikroskopischen Ebene bis hin zu dem, was mit bloßem Auge sichtbar ist – zum Leben erweckt. Durch die groß angelegten panoramaartigen Ganzkörper-Illustrationen in naturgetreuen Haltungen erkennt der Leser schnell die wichtigsten anatomischen Funktionen sowie ihre Beziehung zueinander. Die kleinskaligen Abbildungen einer bestimmten Körperregion bieten dagegen detailliertere Einblicke.

Hunderte von Muskeln, Knochen, Arterien, Venen und Nerven sind auf vollseitigen Ganzkörperillustrationen so dargestellt, dass sie vom Leser mit den äußeren Körperfunktionen leicht in Verbindung gebracht werden können. Die Legenden der Abbildungen zeigen zudem Blinkwinkel und Fokus jeder Abbildung an.

Dieses Buch ist nicht nur für Studenten der Biologie, Sport- und Osteopathie, Chiropraktik, Fußorthopädie, Massagetherapie, Krankenpflege, Physiotherapie und Medizin gedacht, sondern richtet sich an jeden, der sich für das Innenleben des Menschen interessiert. Der leicht verständliche bildliche Zugang macht es für alle geeignet, die sich fragen, wie der eigene Körper eigentlich funktioniert.

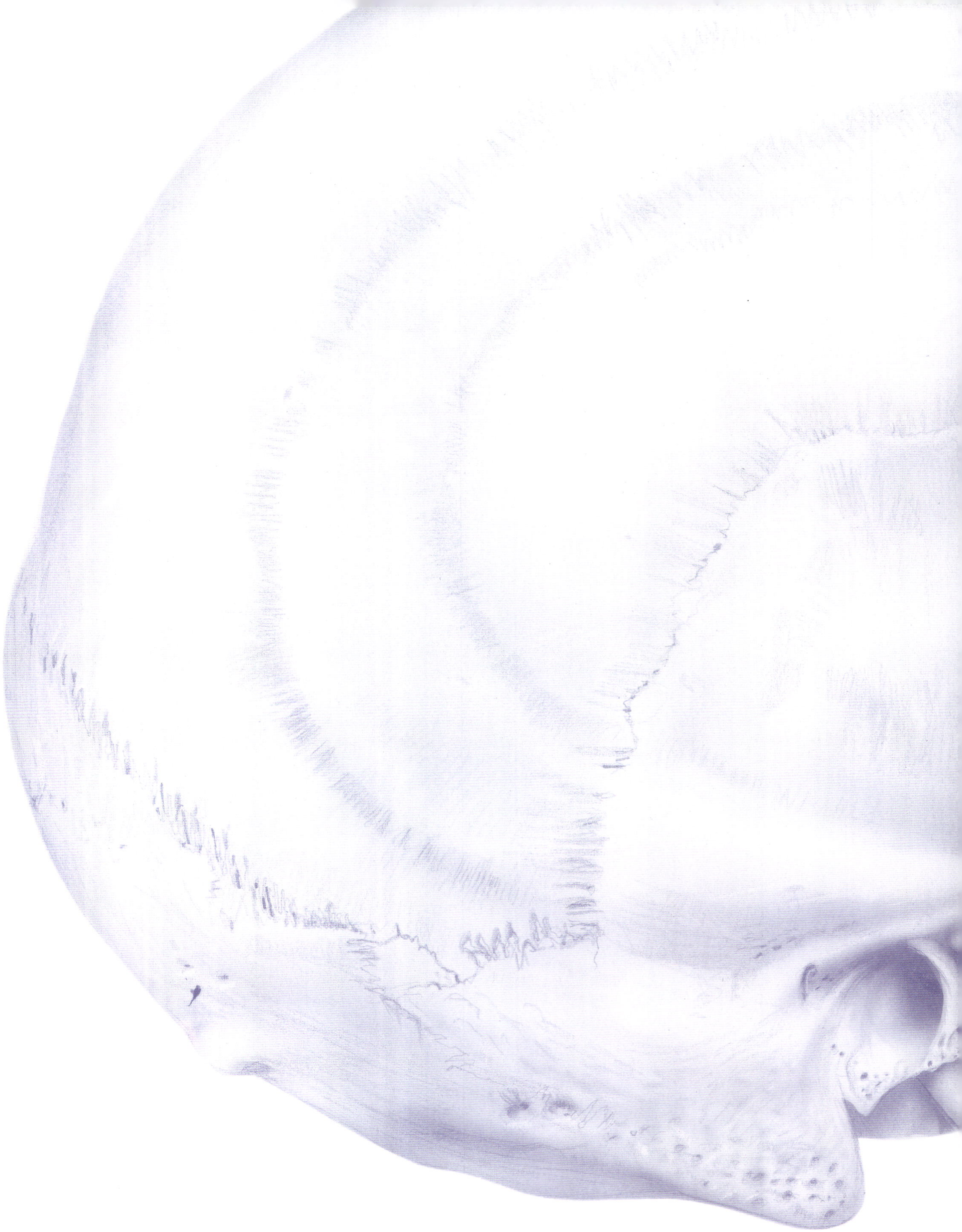

Überblick über den Körper

Überblick über die Körpersysteme 14

Körperregionen 18

Körperformen 21

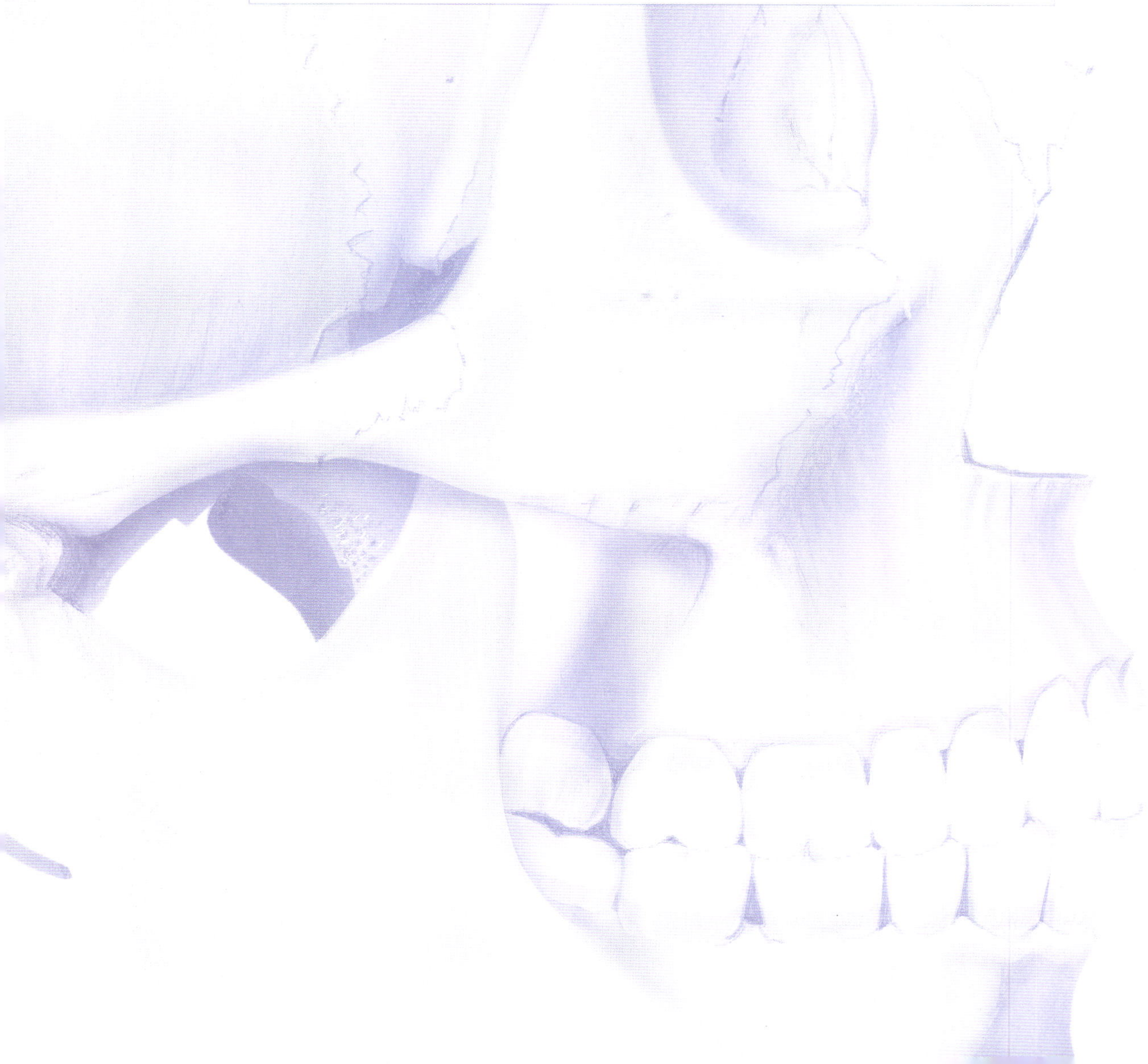

Überblick über die Körpersysteme

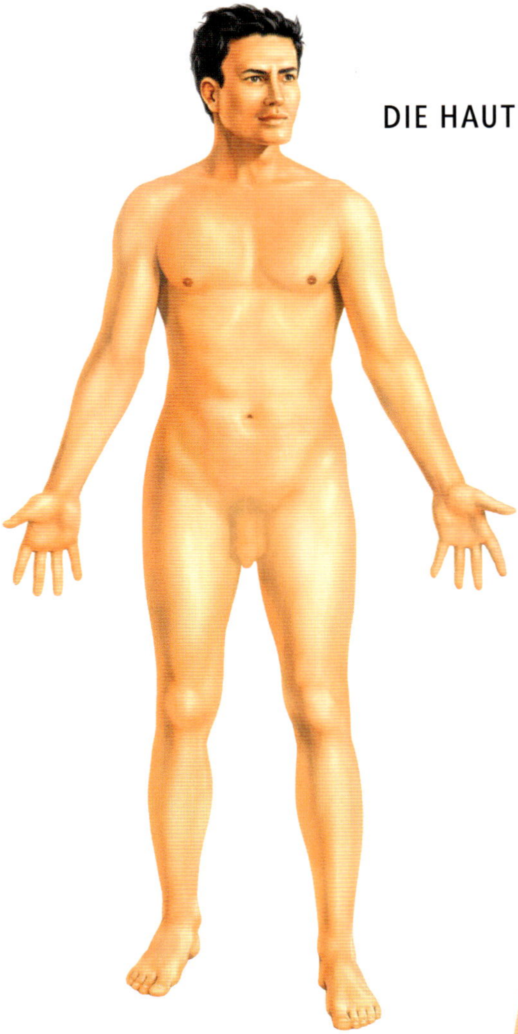

DIE HAUT

DAS MUSKELSYSTEM

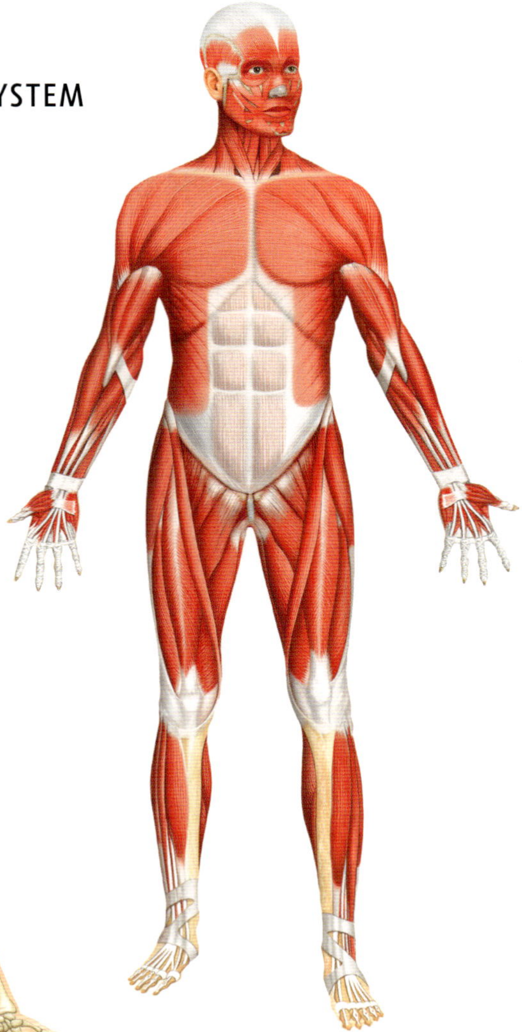

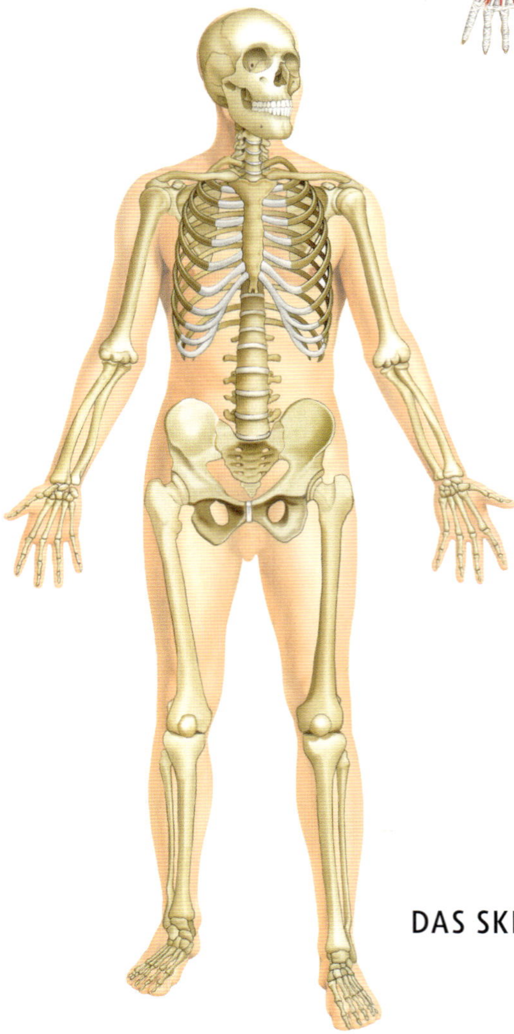

DAS SKELETTSYSTEM

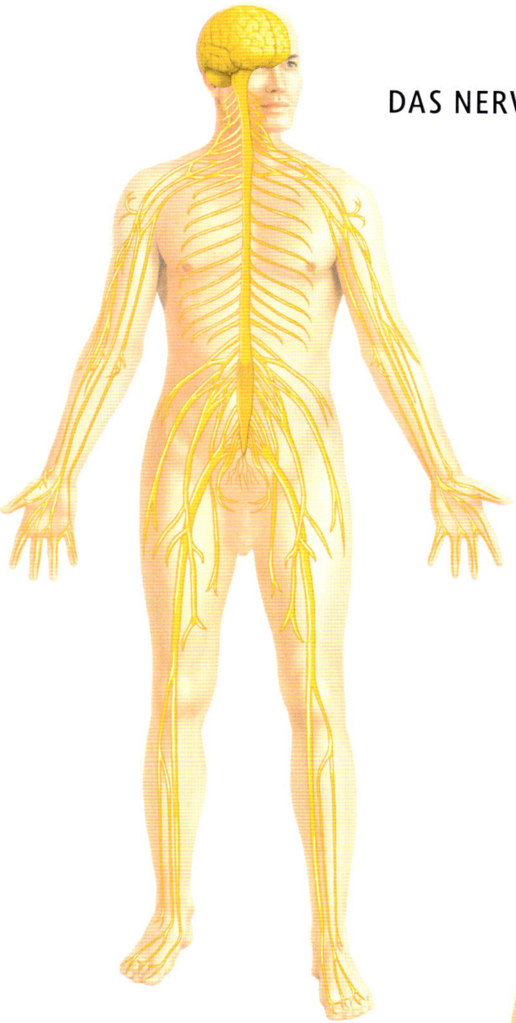

DAS NERVENSYSTEM

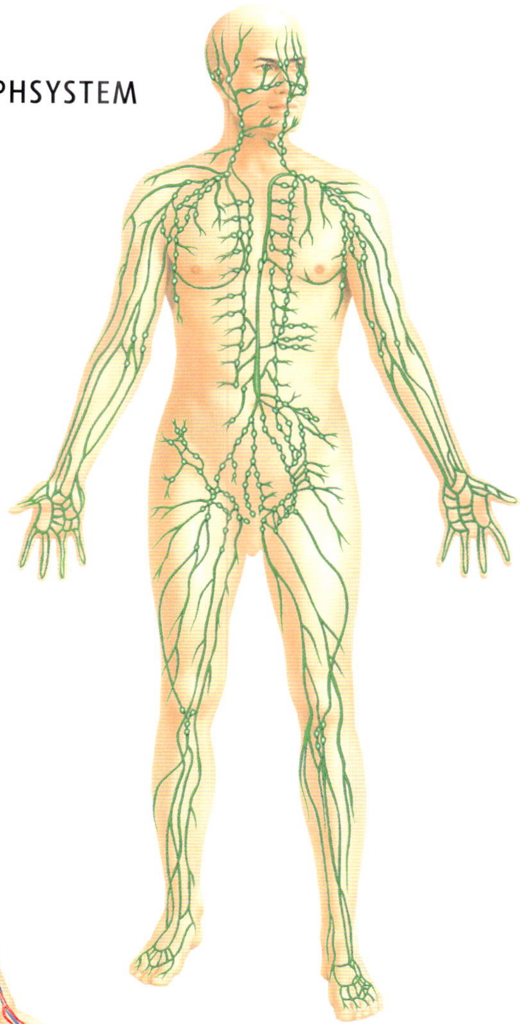

DAS LYMPHSYSTEM

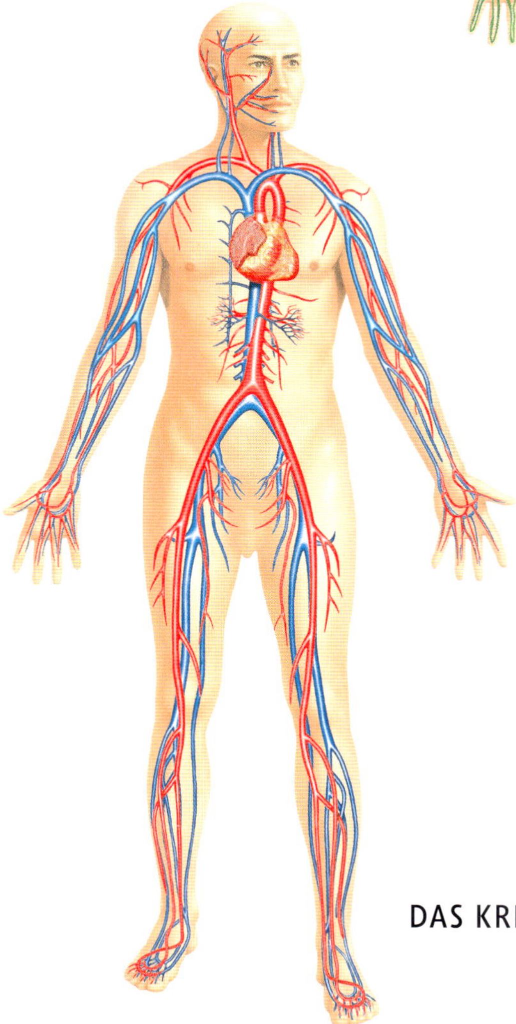

DAS KREISLAUFSYSTEM

Überblick über die Körpersysteme

DAS ATMUNGSSYSTEM

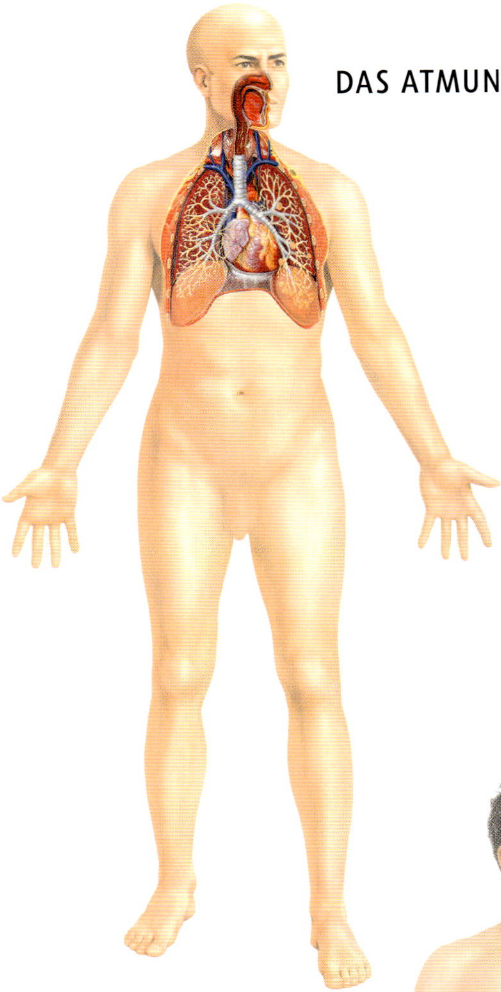

DAS VERDAUUNGSSYSTEM

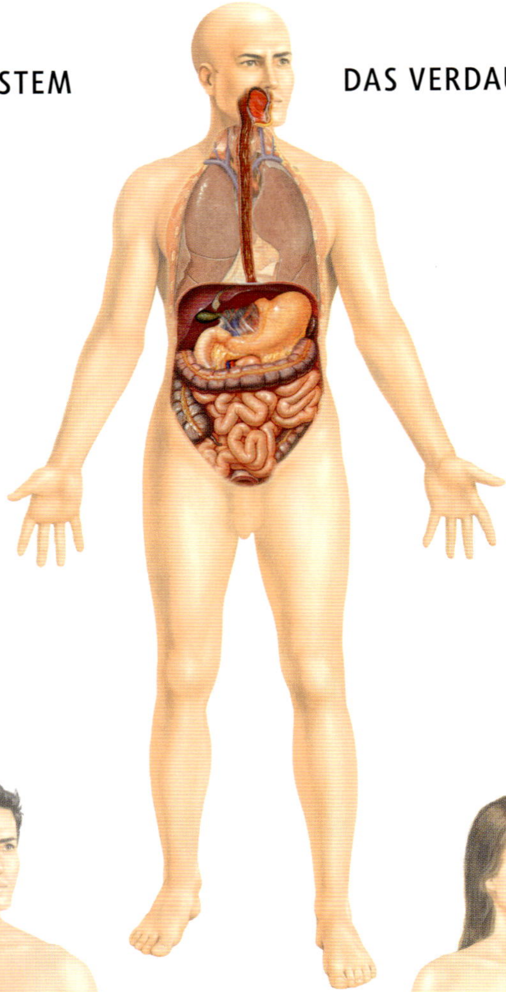

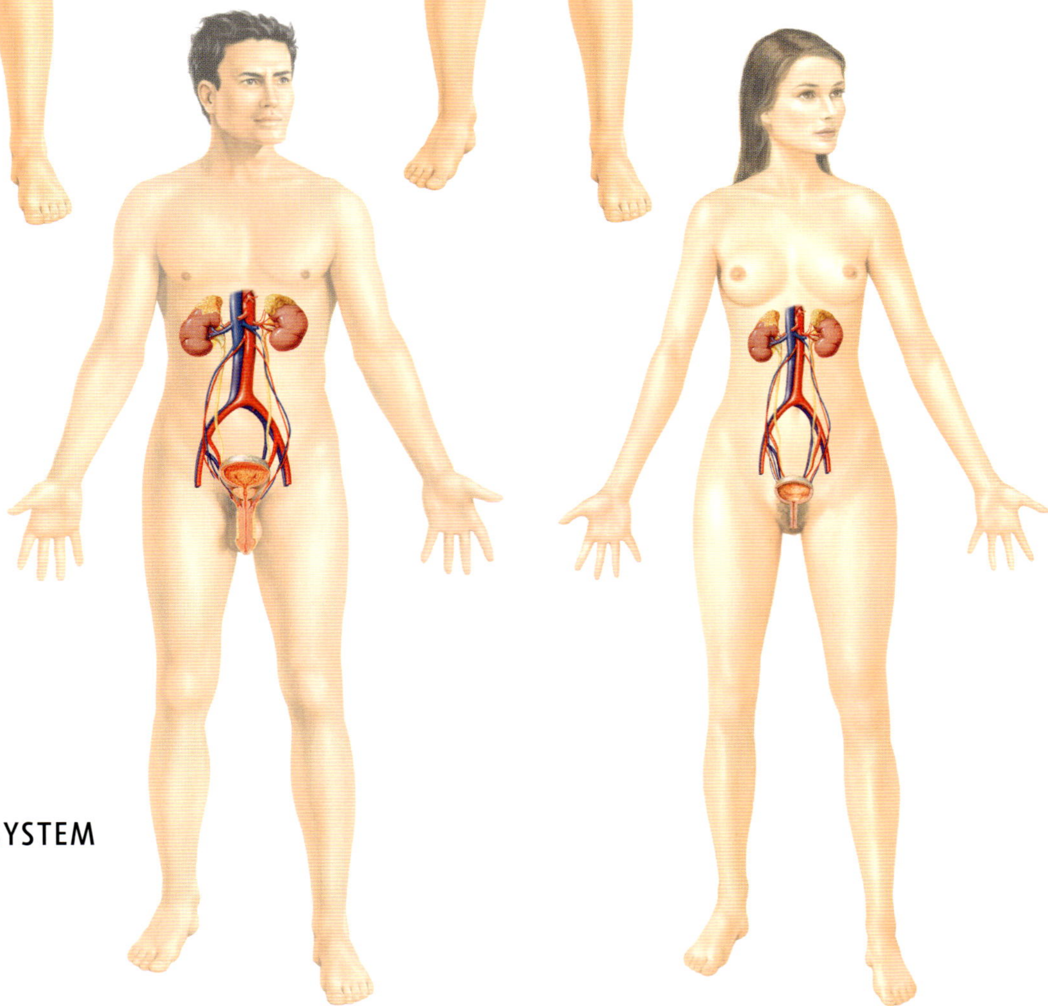

DAS HARNSYSTEM

DAS HORMONSYSTEM

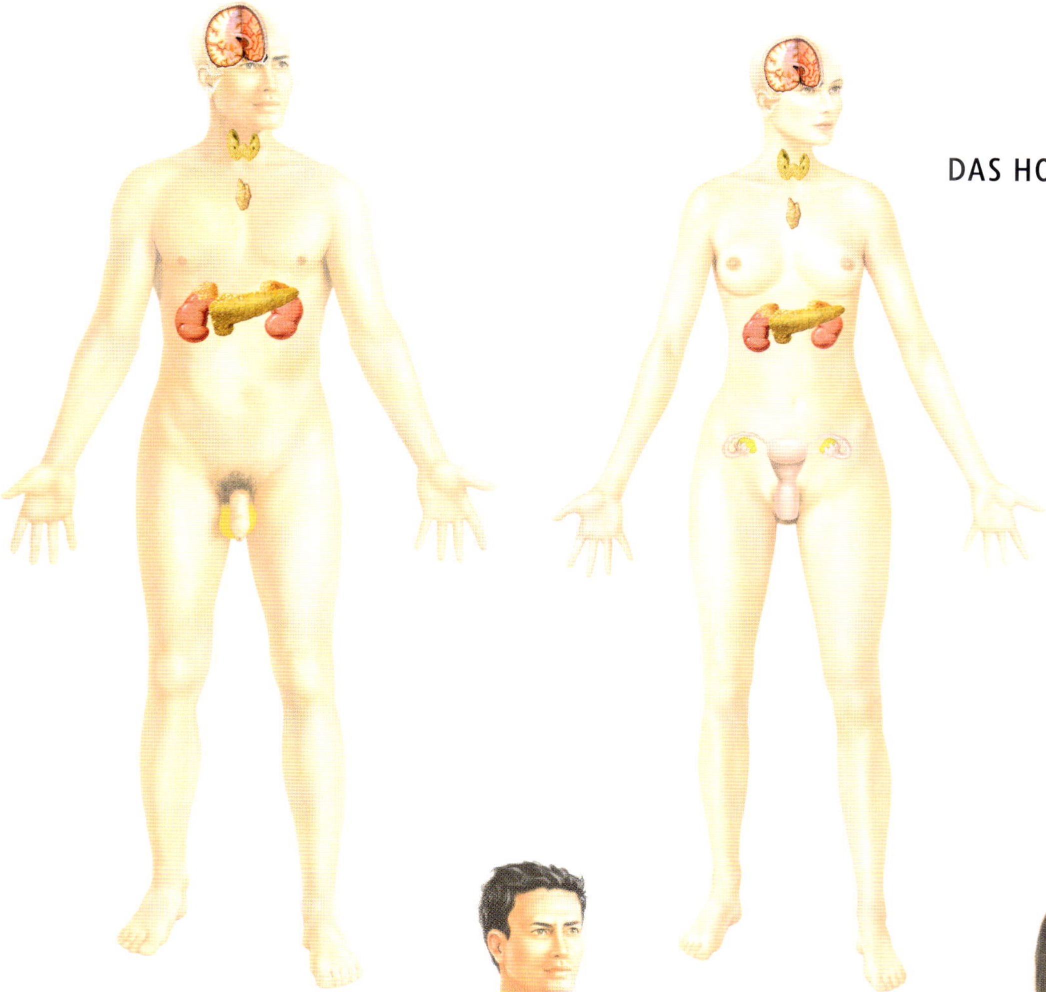

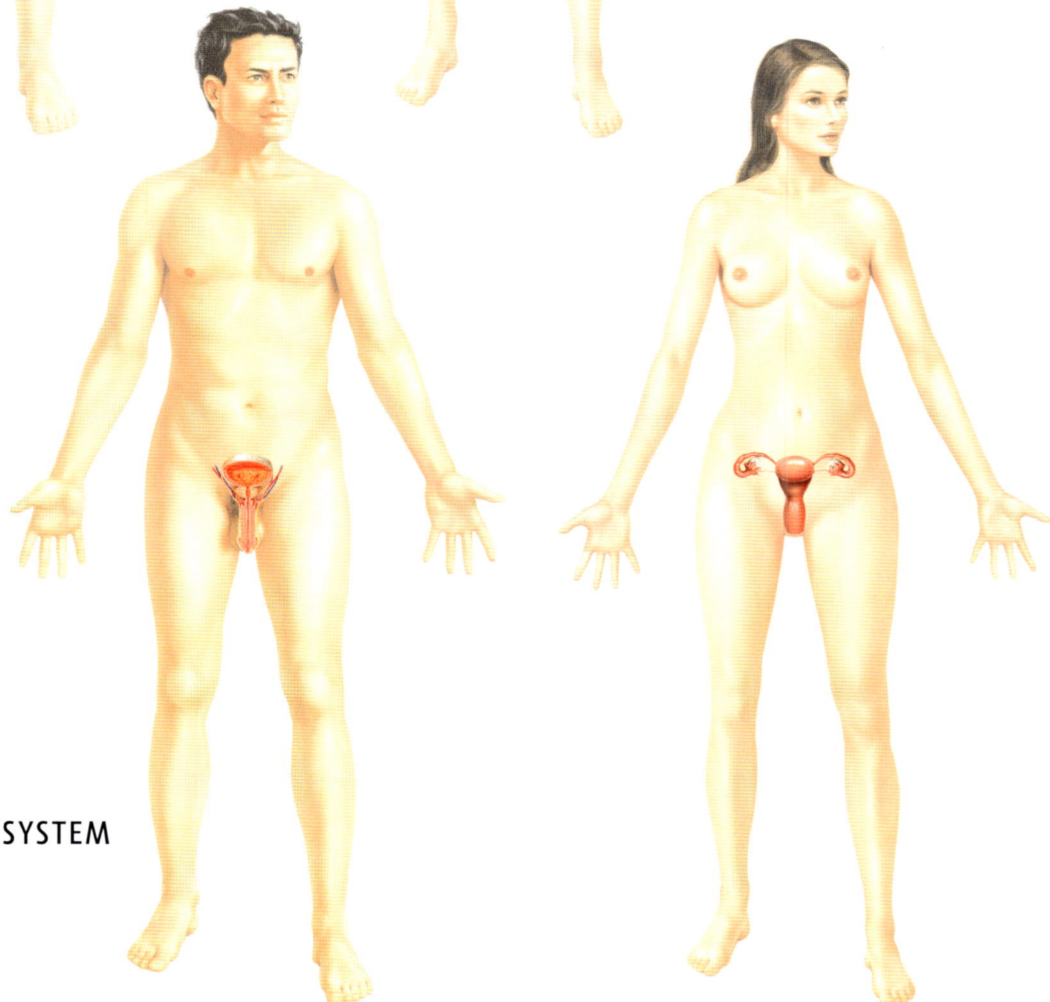

DAS FORTPFLANZUNGSSYSTEM

Körperregionen

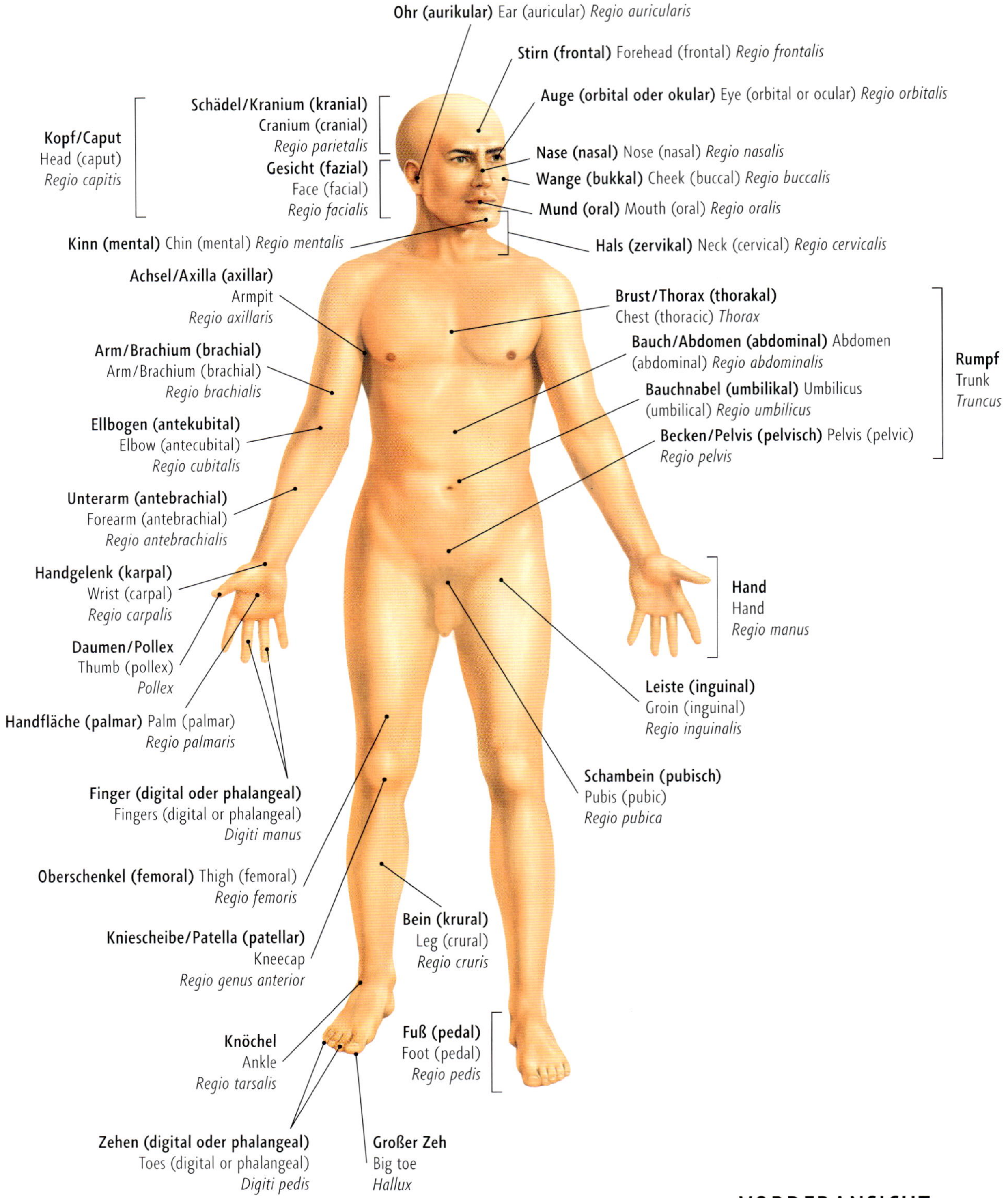

VORDERANSICHT

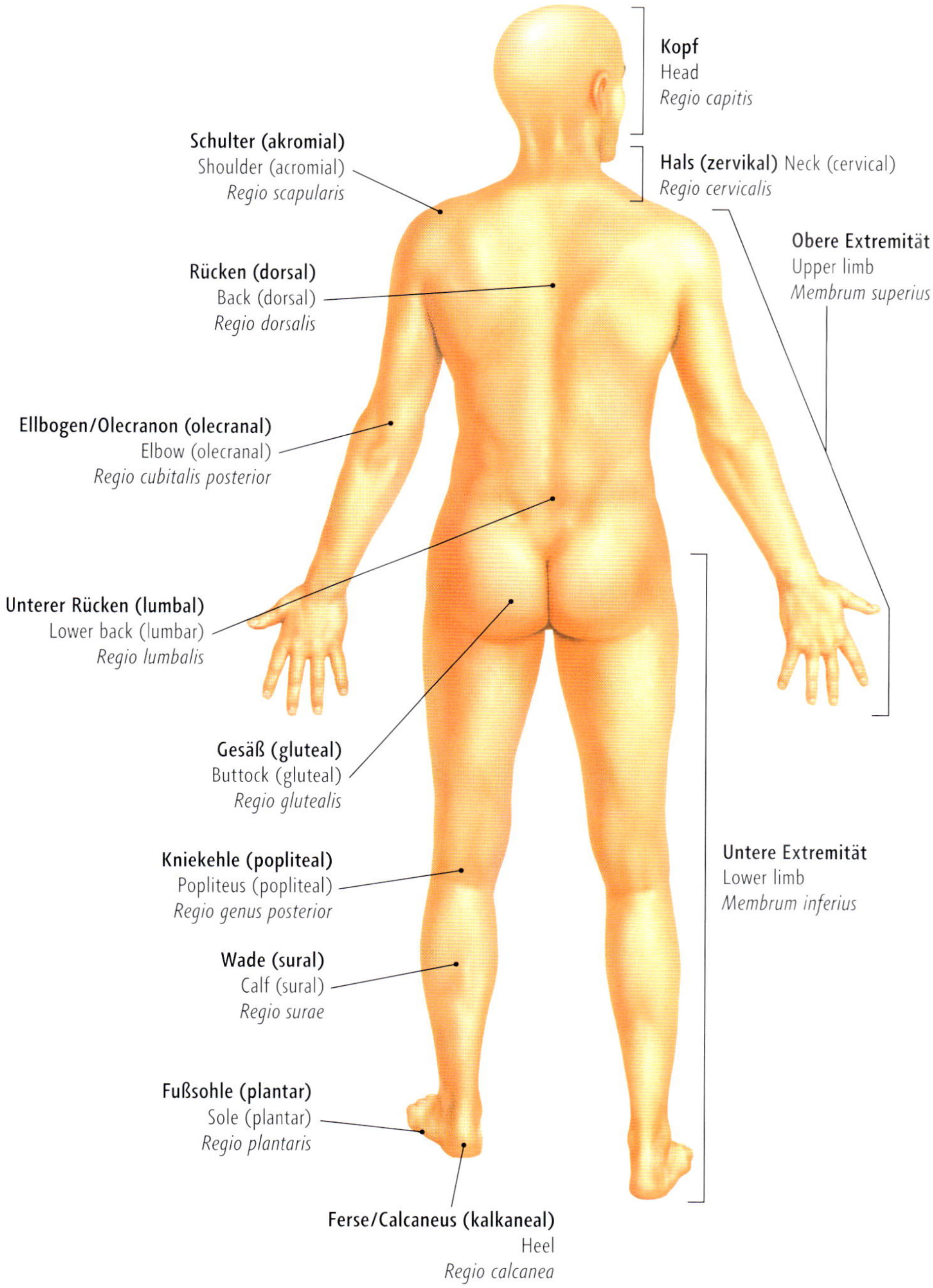

RÜCKANSICHT

Körperregionen

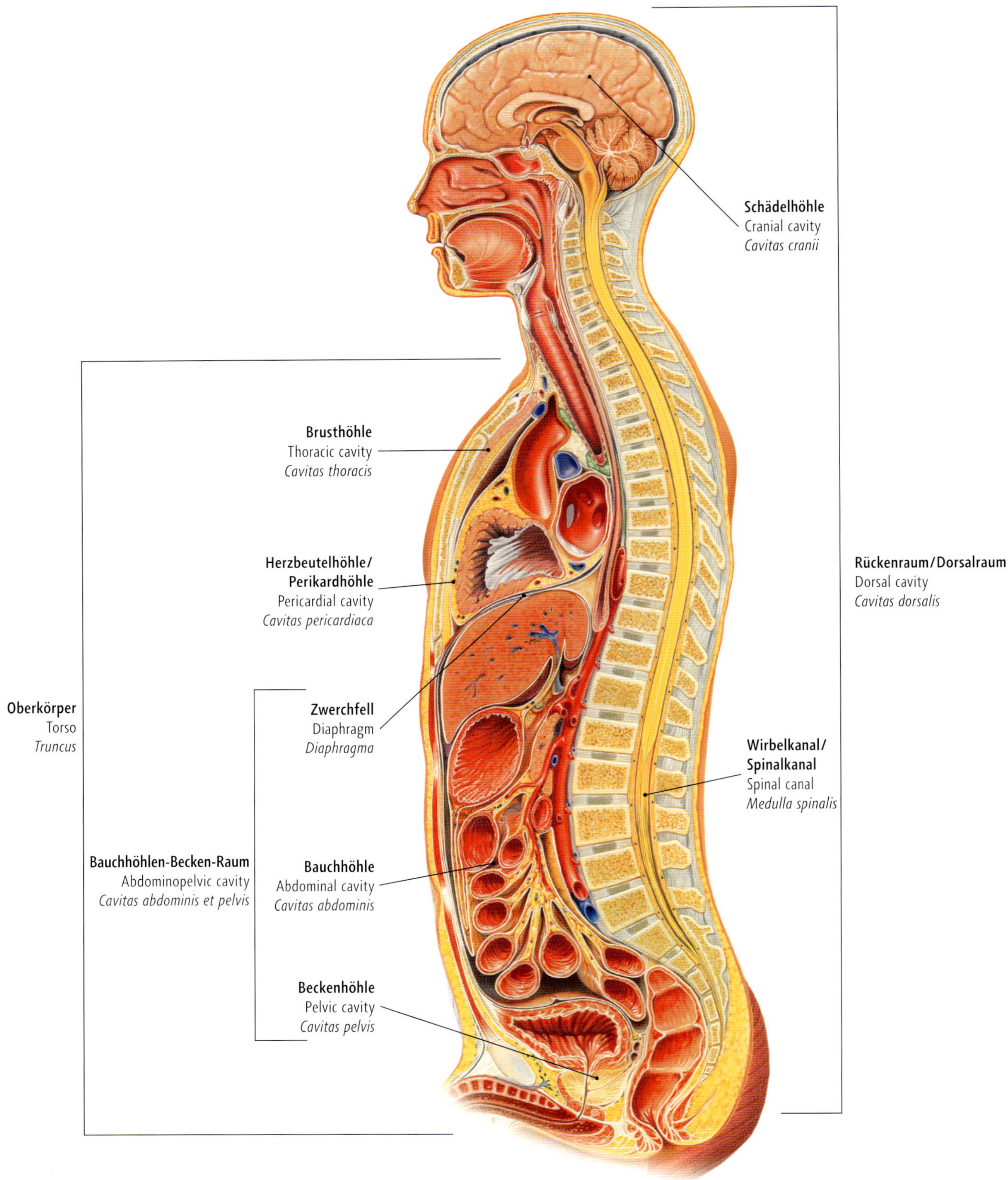

KÖRPERHÖHLEN – QUERSCHNITTSANSICHT

Körperformen

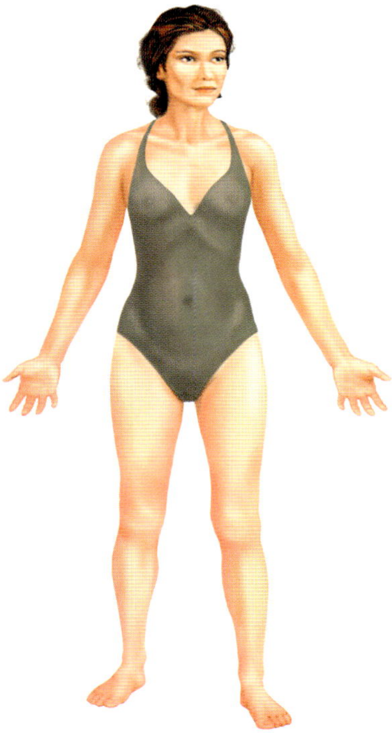

EKTOMORPH WEIBLICH

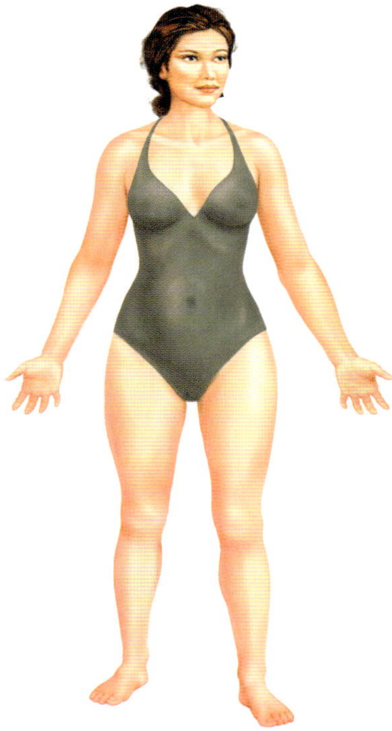

MESOMORPH WEIBLICH

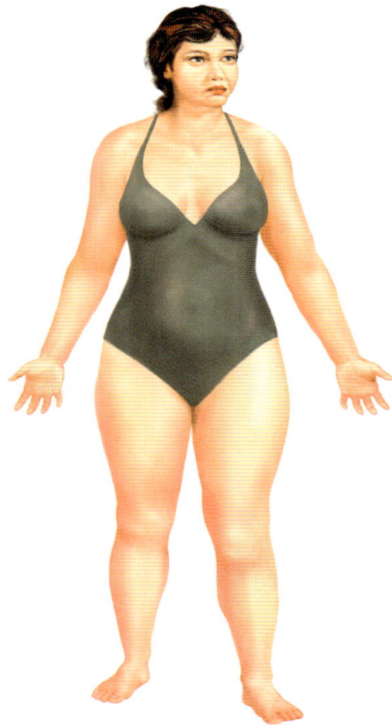

ENDOMORPH WEIBLICH

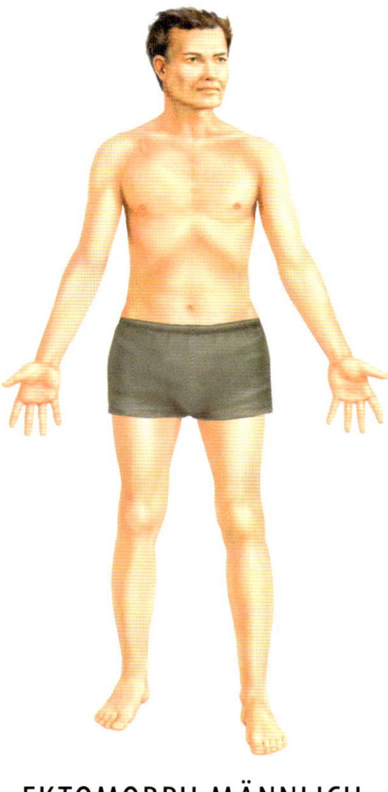

EKTOMORPH MÄNNLICH

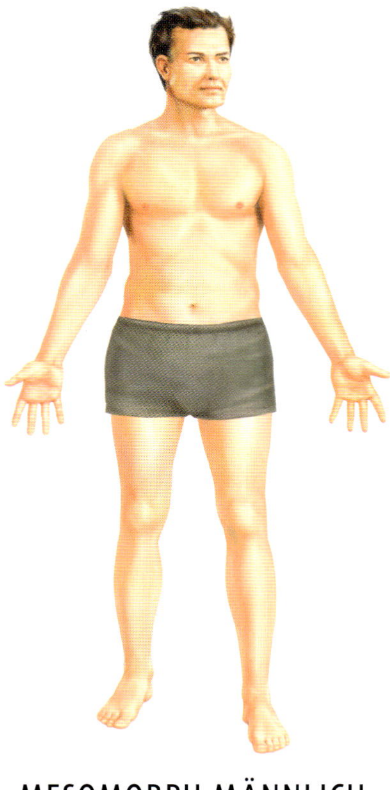

MESOMORPH MÄNNLICH

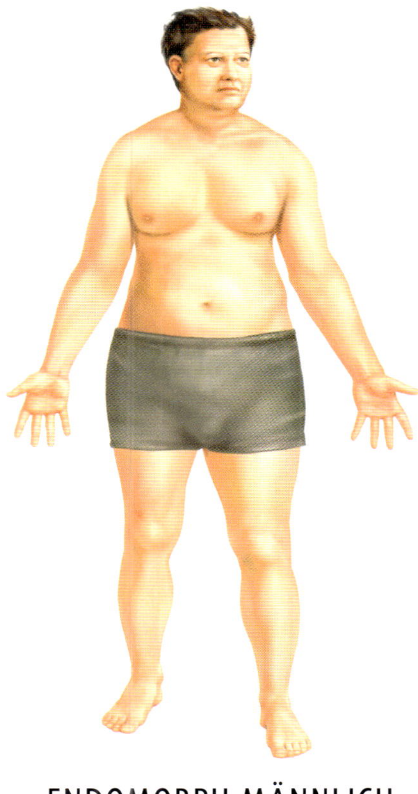

ENDOMORPH MÄNNLICH

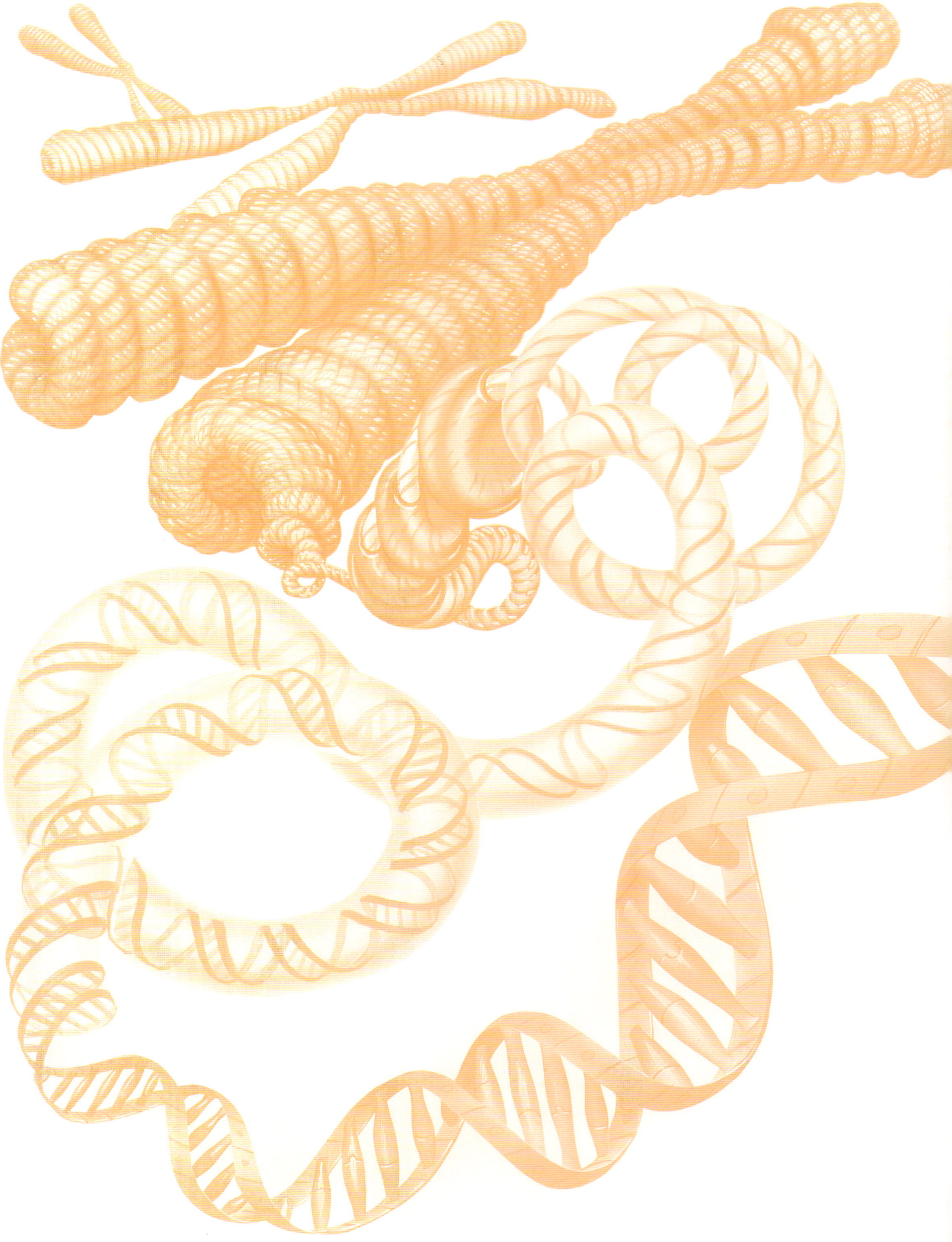

Zellen und Gewebe

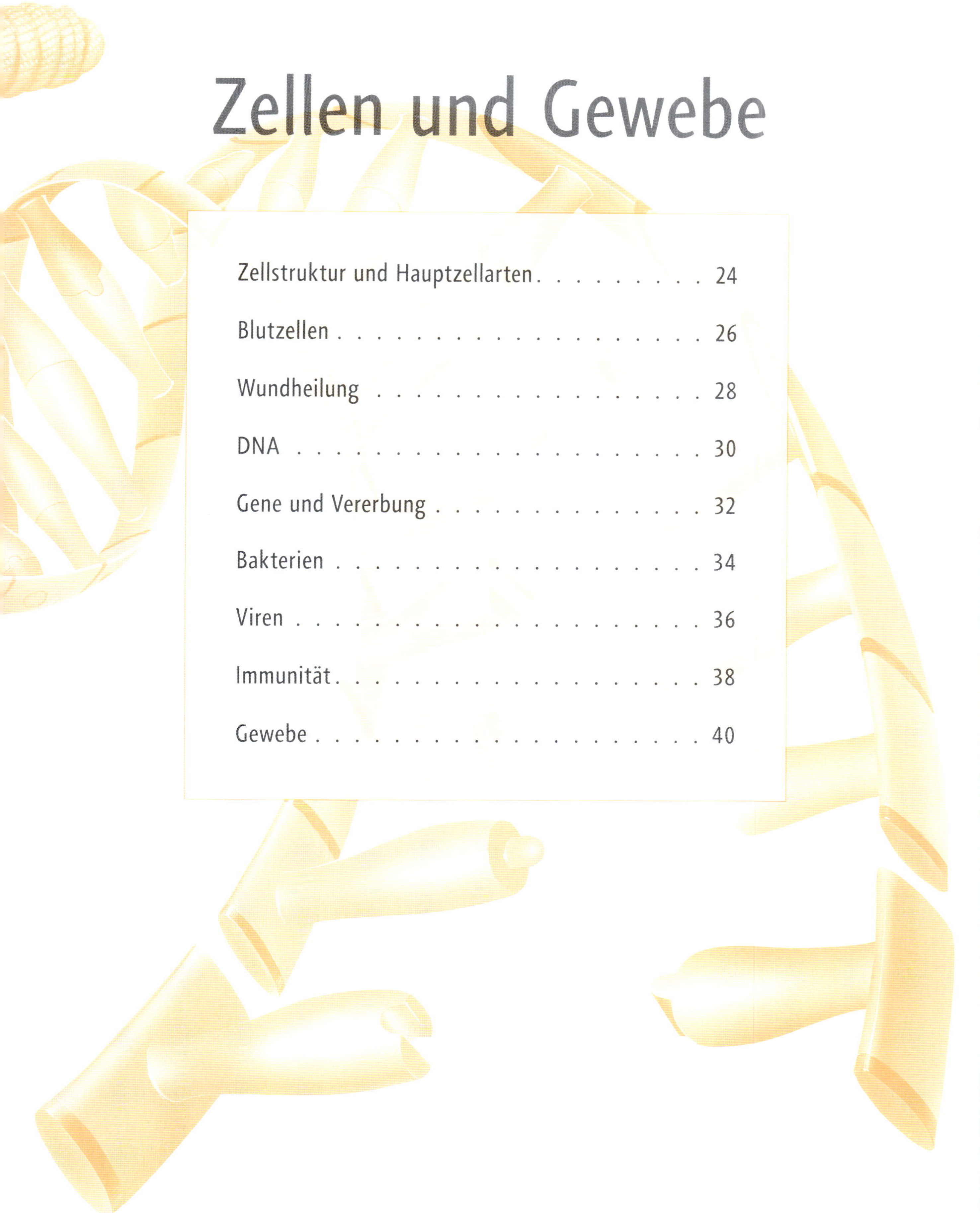

Zellstruktur und Hauptzellarten

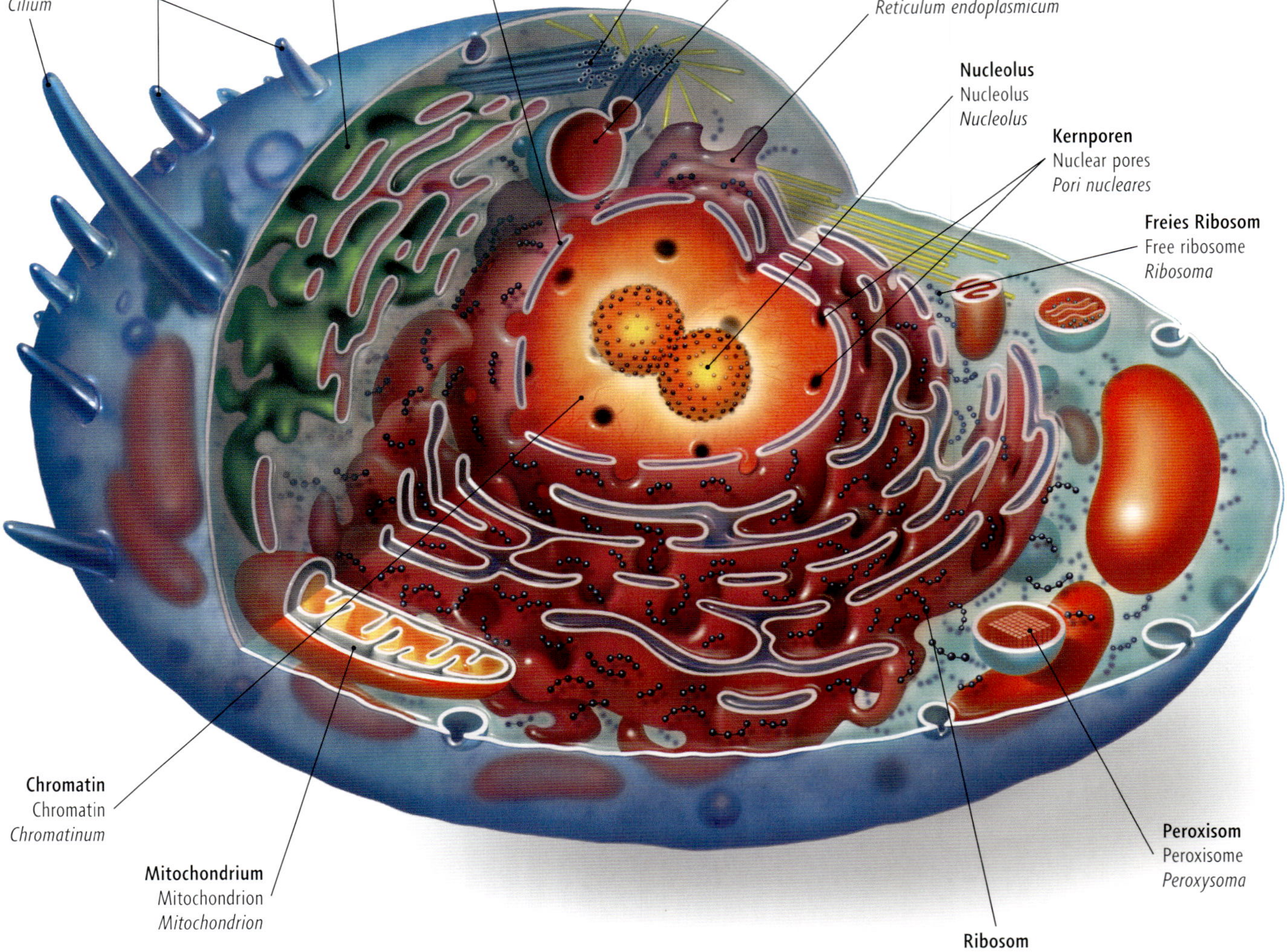

ZELLSTRUKTUR

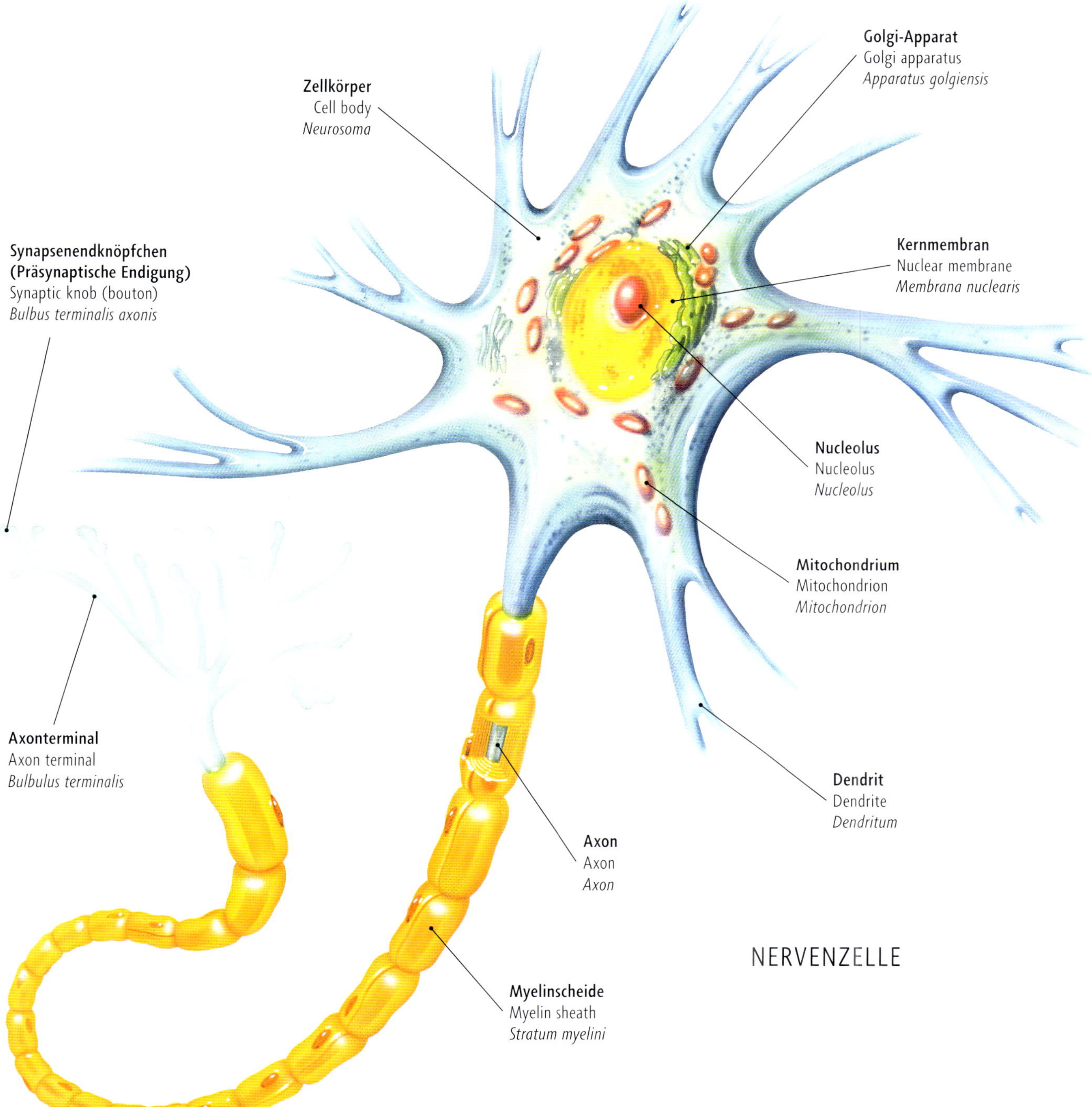

NERVENZELLE

Blutzellen

BESTANDTEILE DES BLUTS

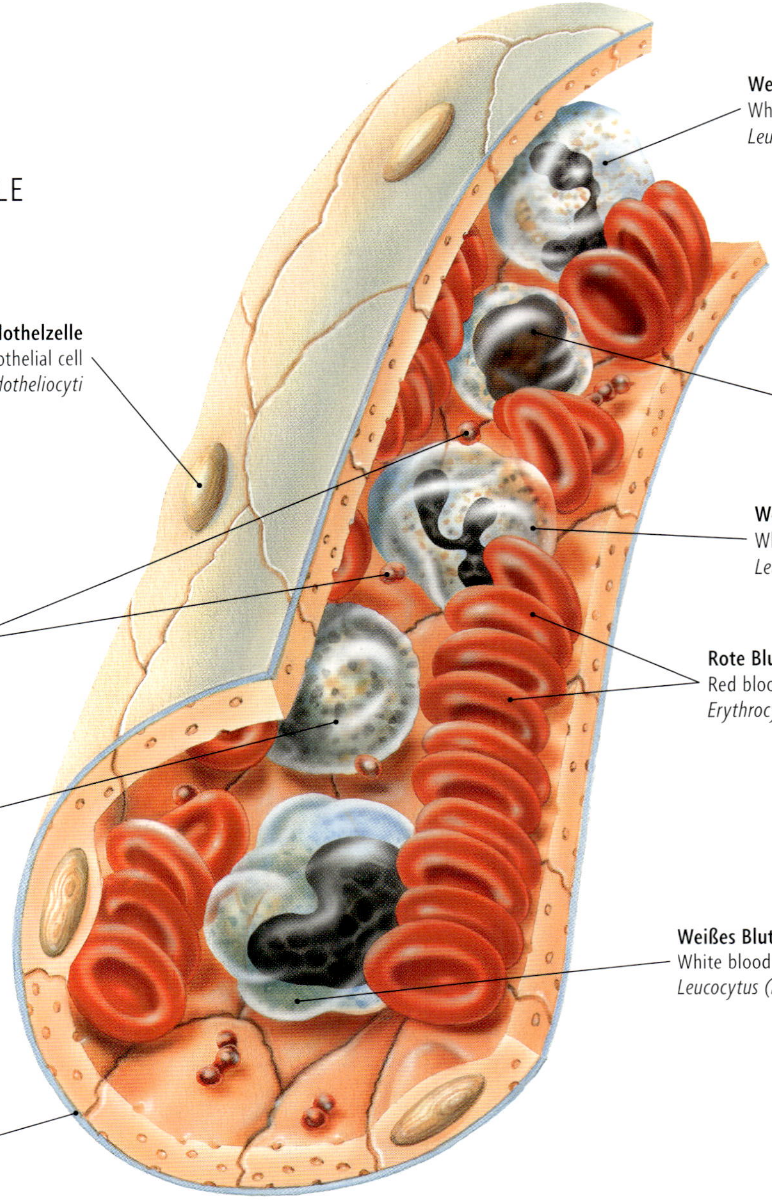

ROTES BLUTKÖRPERCHEN (ERYTHROZYT)

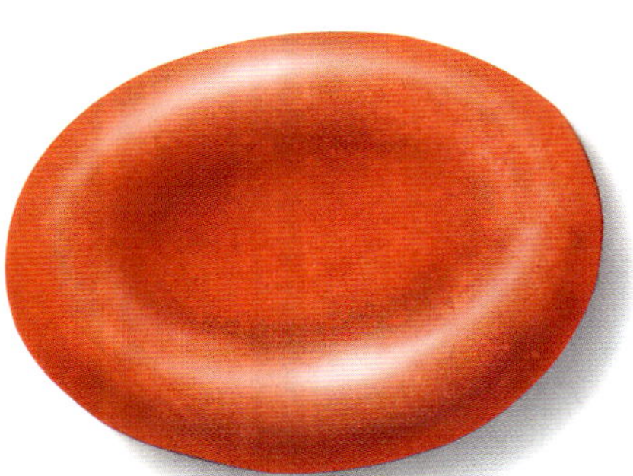

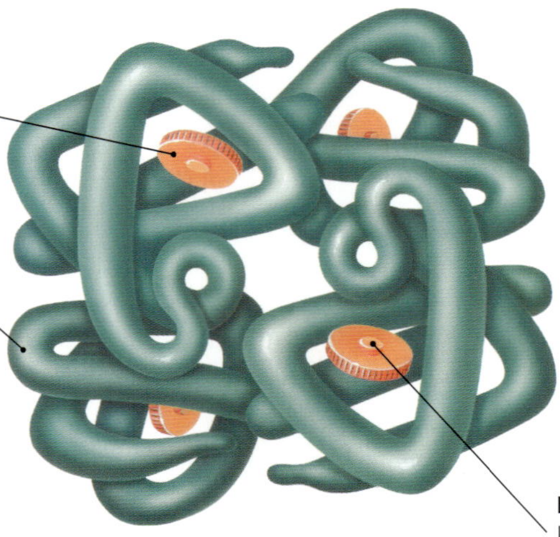

BESTANDTEILE DER ROTEN BLUTKÖRPERCHEN

[~] = keine direkte lateinische Entsprechung

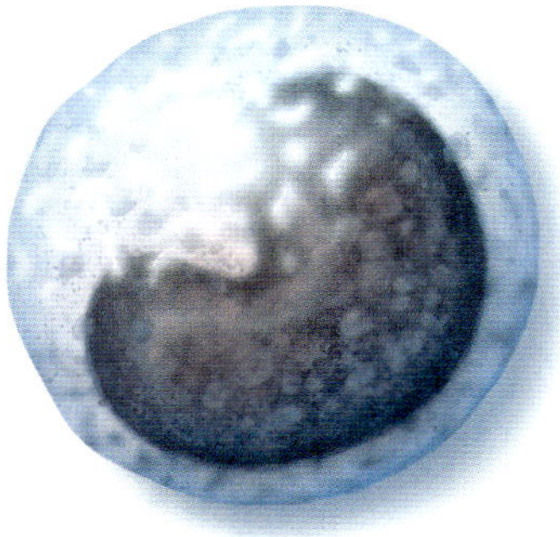

Monozyt
Monocyte
Monocytus

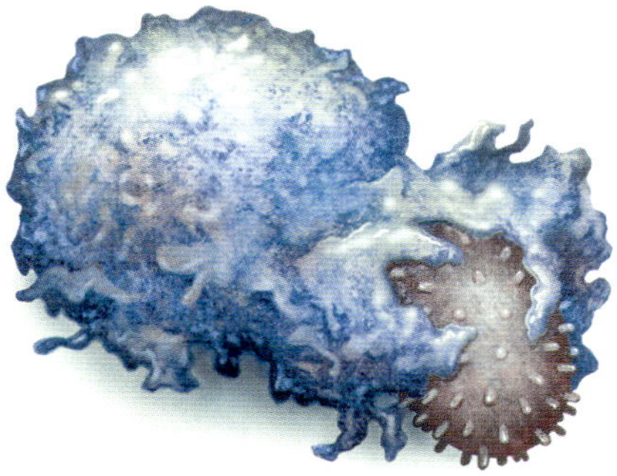

Makrophage
Macrophage
Macrophagocytus

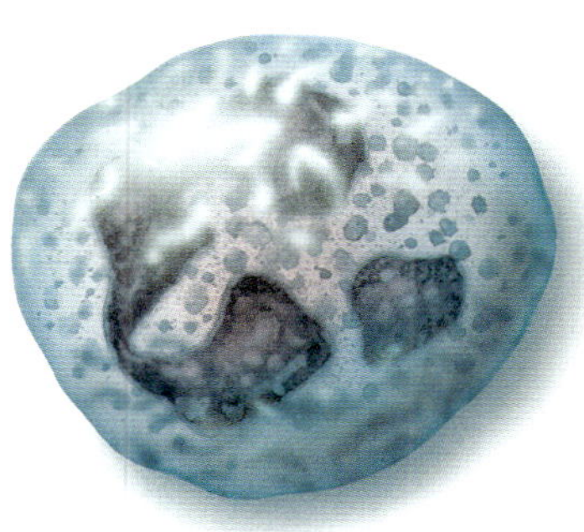

Neutrophiler Granulozyt
Neutrophil
Neutrophilus

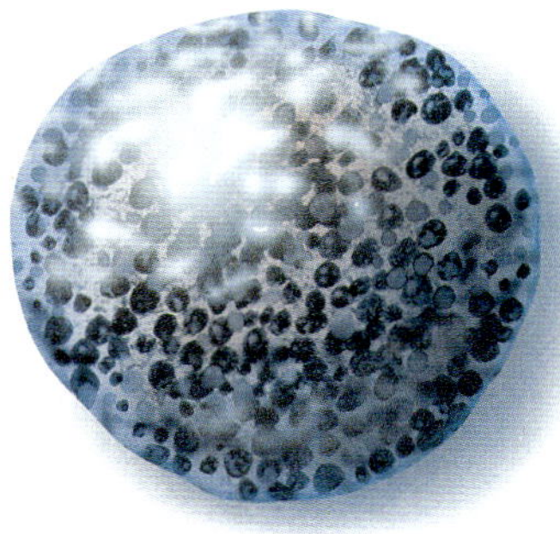

Basophiler Granulozyt
Basophil
Basophilus

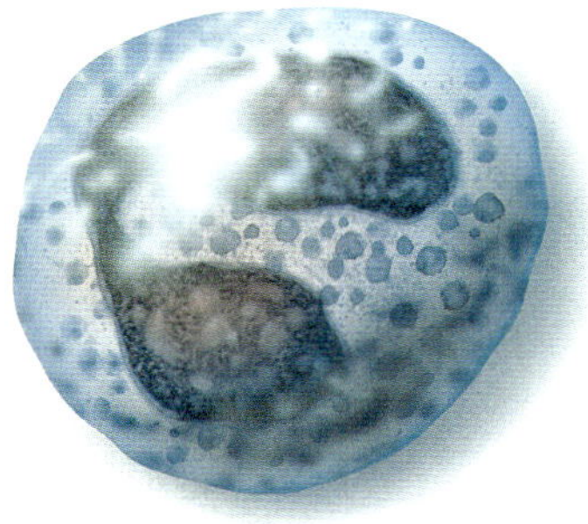

Eosinophiler Granulozyt
Eosinophil
Eosinophilus

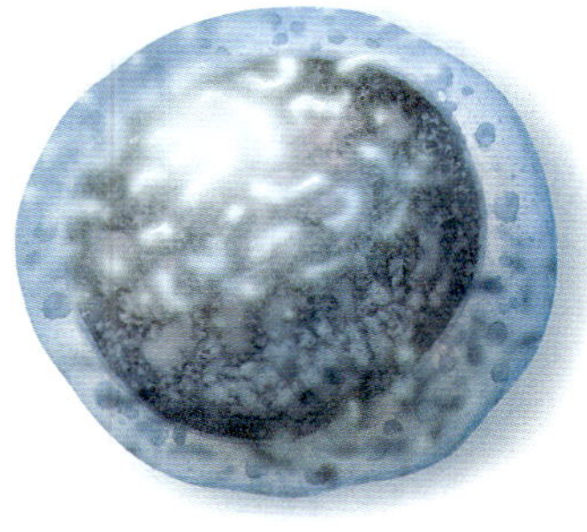

Lymphozyt
Lymphocyte
Lymphocytus

WEISSE BLUTKÖRPERCHEN (LEUKOZYTEN)

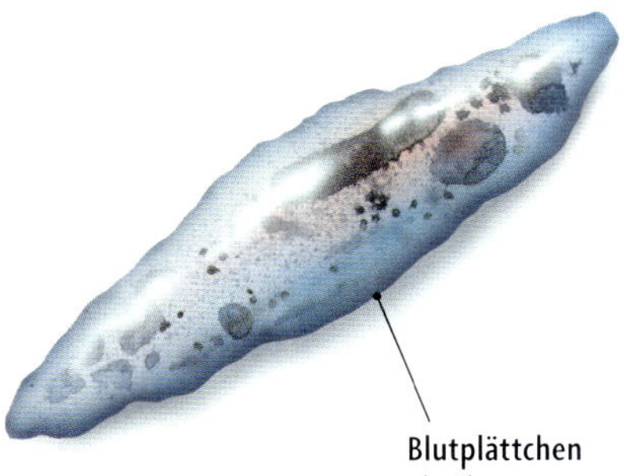

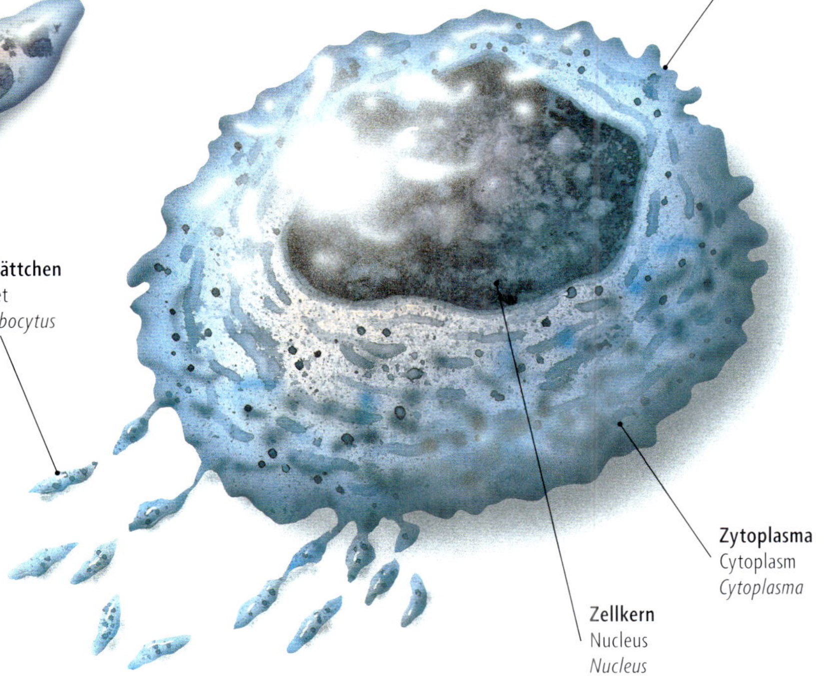

BLUTPLÄTTCHEN

Blutplättchen sind die kleinsten strukturellen Einheiten des Bluts. Geformt werden sie im Knochenmark, aus dem Zytoplasma der auch Riesenzellen genannten Megakaryozyten.

Wundheilung

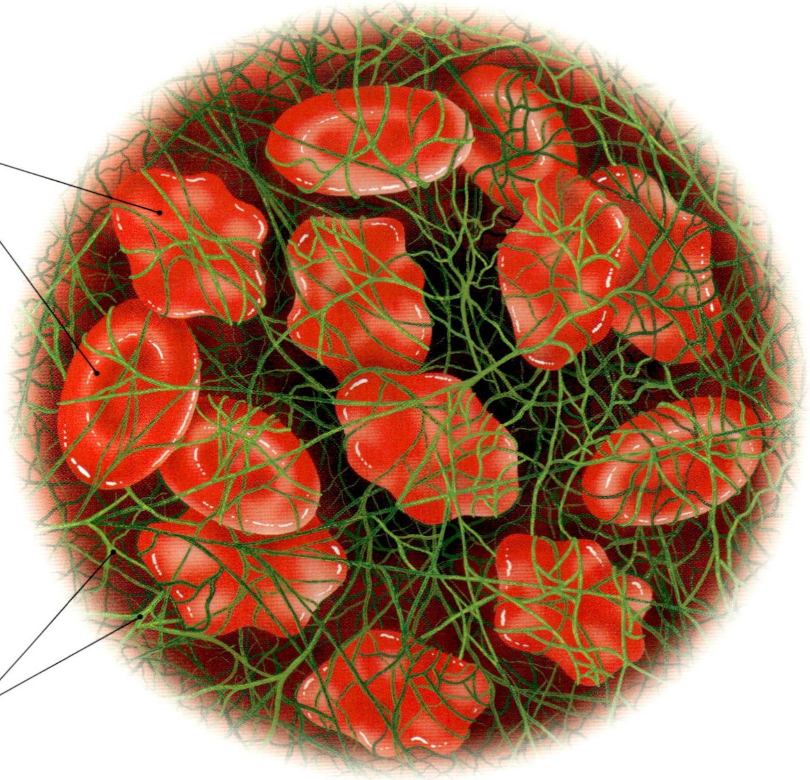

BLUTGERINNSEL

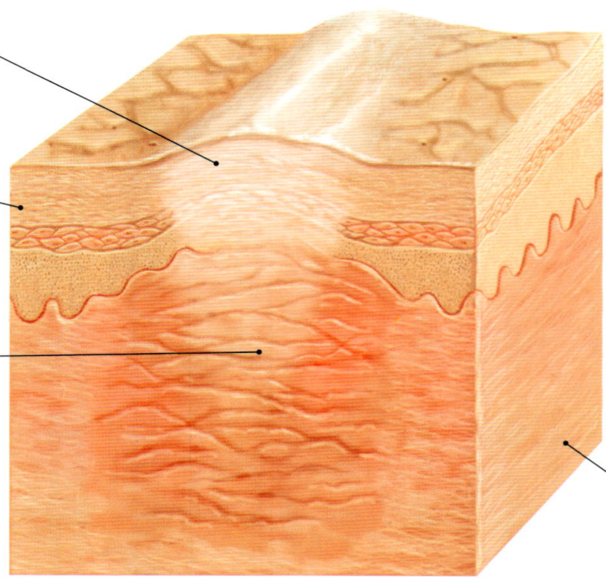

NARBE

[~] = keine direkte lateinische Entsprechung

BLUTGERINNUNG

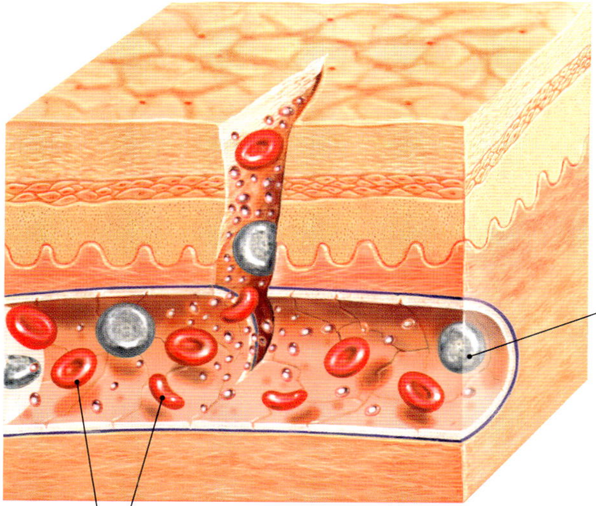

a Blutplättchen und rote Blutkörperchen treten in das geschädigte Gewebe ein.

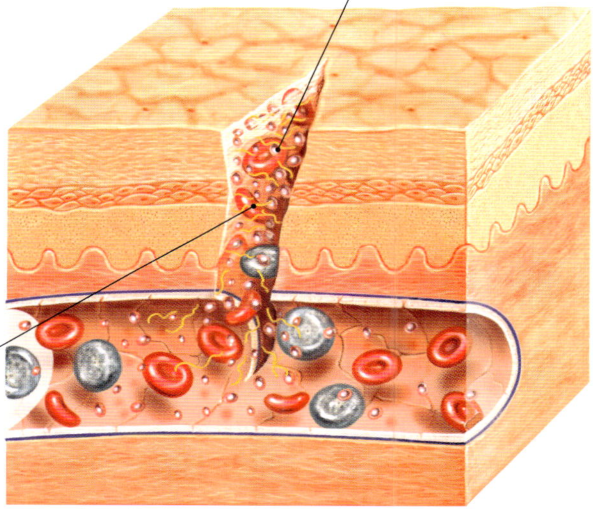

b Die Blutplättchen heften sich an die geschädigte Oberfläche. Faserstränge aus dem Protein (Eiweiß) Fibrin werden gebildet.

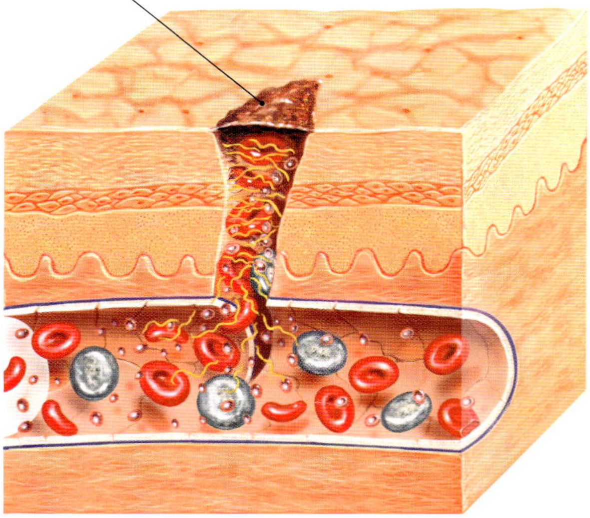

c Blutkörperchen, -plättchen und Fibrinstränge vernetzen sich zu einem Blutgerinnsel.

[~] = keine direkte lateinische Entsprechung

DNA

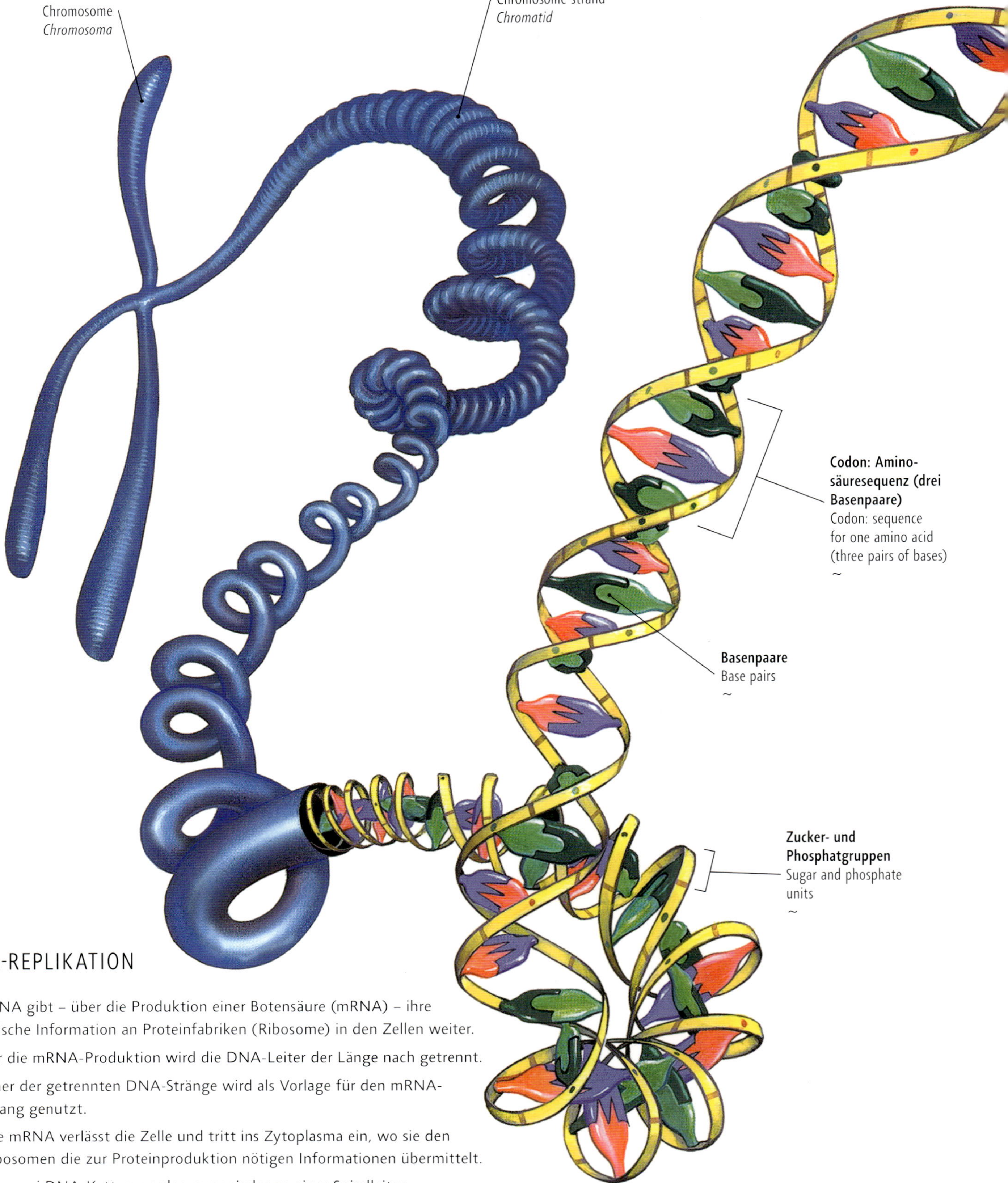

DNA-REPLIKATION

Die DNA gibt – über die Produktion einer Botensäure (mRNA) – ihre genetische Information an Proteinfabriken (Ribosome) in den Zellen weiter.

a Für die mRNA-Produktion wird die DNA-Leiter der Länge nach getrennt.

b Einer der getrennten DNA-Stränge wird als Vorlage für den mRNA-Strang genutzt.

c Die mRNA verlässt die Zelle und tritt ins Zytoplasma ein, wo sie den Ribosomen die zur Proteinproduktion nötigen Informationen übermittelt.

d Die zwei DNA-Ketten werden nun wieder zu einer Spiralleiter zusammengeführt.

[~] = keine direkte lateinische Entsprechung

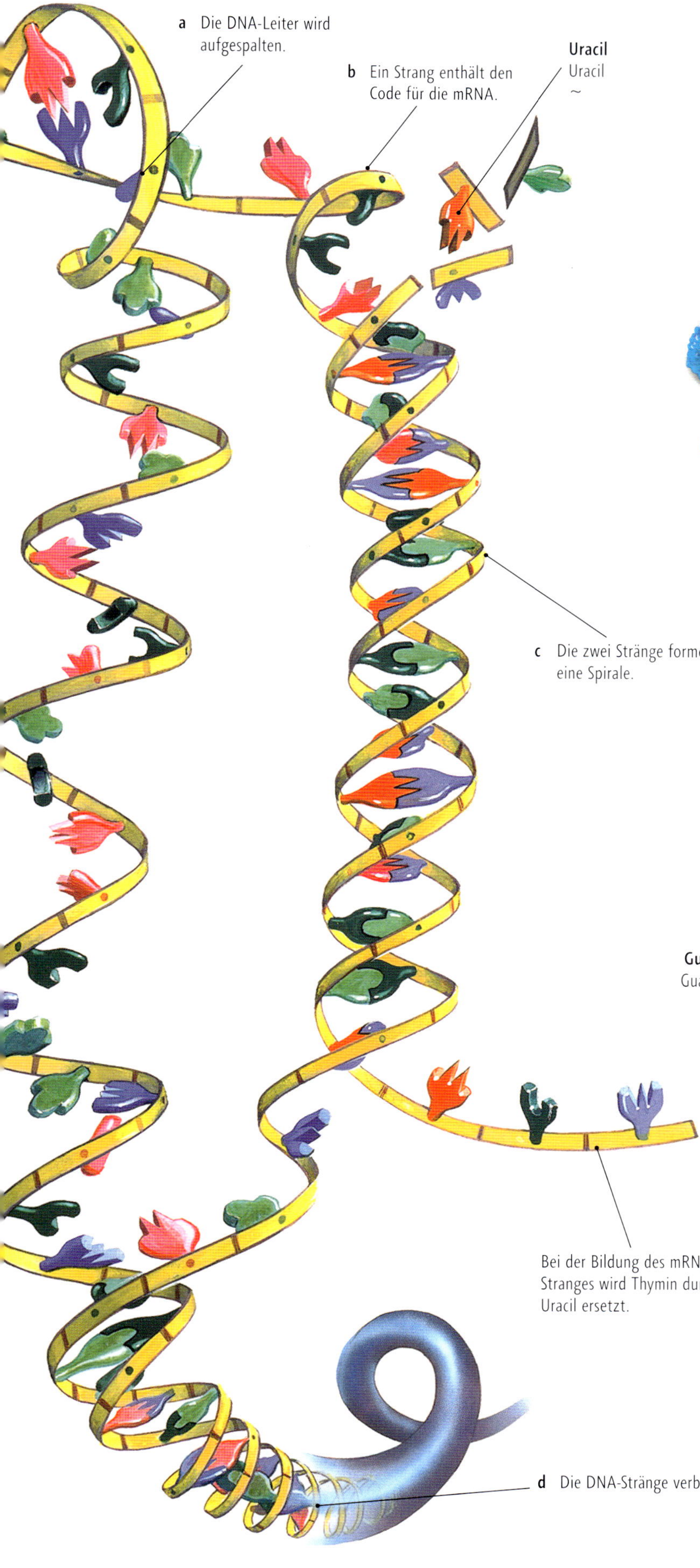

CHROMOSOMEN

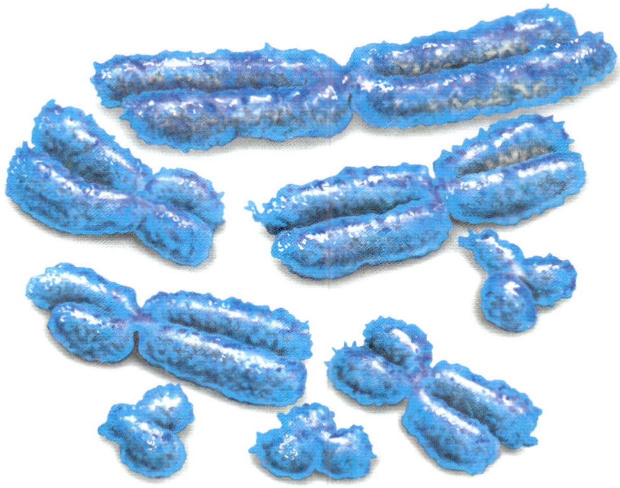

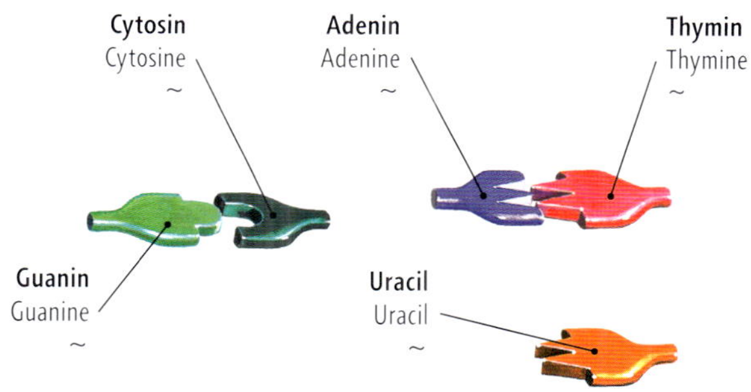

NUKLEINBASEN

Die „Sprossen" der DNA-Leiter bestehen aus vier Nukleinbasen – Adenin, Thymin, Cytosin und Guanin –, die sich in einer begrenzten Anzahl an Kombinationen verbinden (Adenin geht immer mit Thymin, Cytosin immer mit Guanin zusammen). Bei der Bildung der DNA-Botensäure mRNA wird Thymin durch Uracil ersetzt.

[~] = keine direkte lateinische Entsprechung

Gene und Vererbung

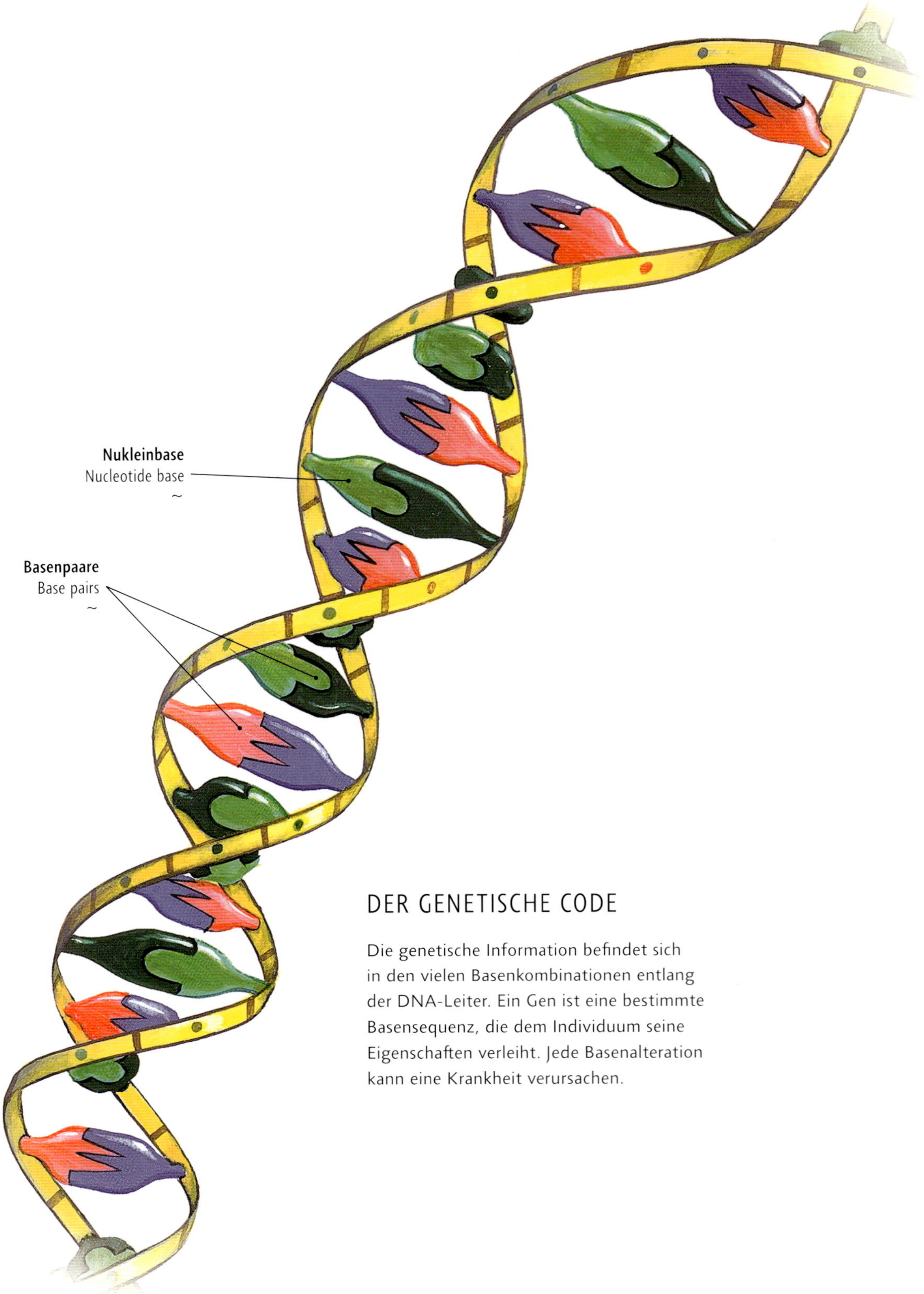

DER GENETISCHE CODE

Die genetische Information befindet sich in den vielen Basenkombinationen entlang der DNA-Leiter. Ein Gen ist eine bestimmte Basensequenz, die dem Individuum seine Eigenschaften verleiht. Jede Basenalteration kann eine Krankheit verursachen.

[~] = keine direkte lateinische Entsprechung

a

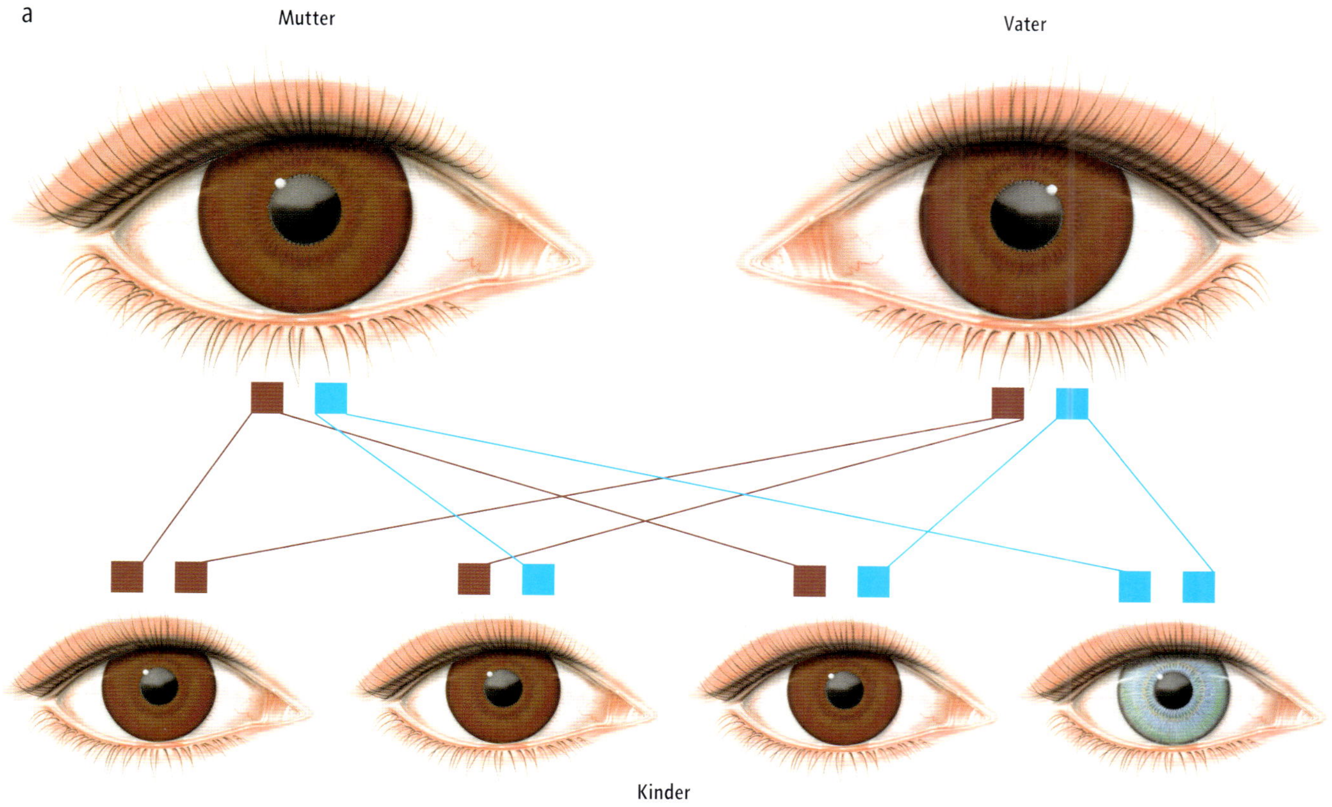

DOMINANTE UND REZESSIVE GENE

Manche Merkmale – zum Beispiel die Augenfarbe – werden von einem einzelnen Gen bestimmt. Das Gen für braune Augen ist dominant über das Gen für blaue Augen. Eltern mit braunen Augen können nur dann ein blauäugiges Kind bekommen, wenn das Kind von beiden Elternteilen ein rezessives blaues Gen erhält (a). Hat ein braunäugiges Elternteil zwei dominante Braune-Augen-Gene, erben alle Kinder mindestens ein dominantes Gen und haben damit braune Augen (b).

b

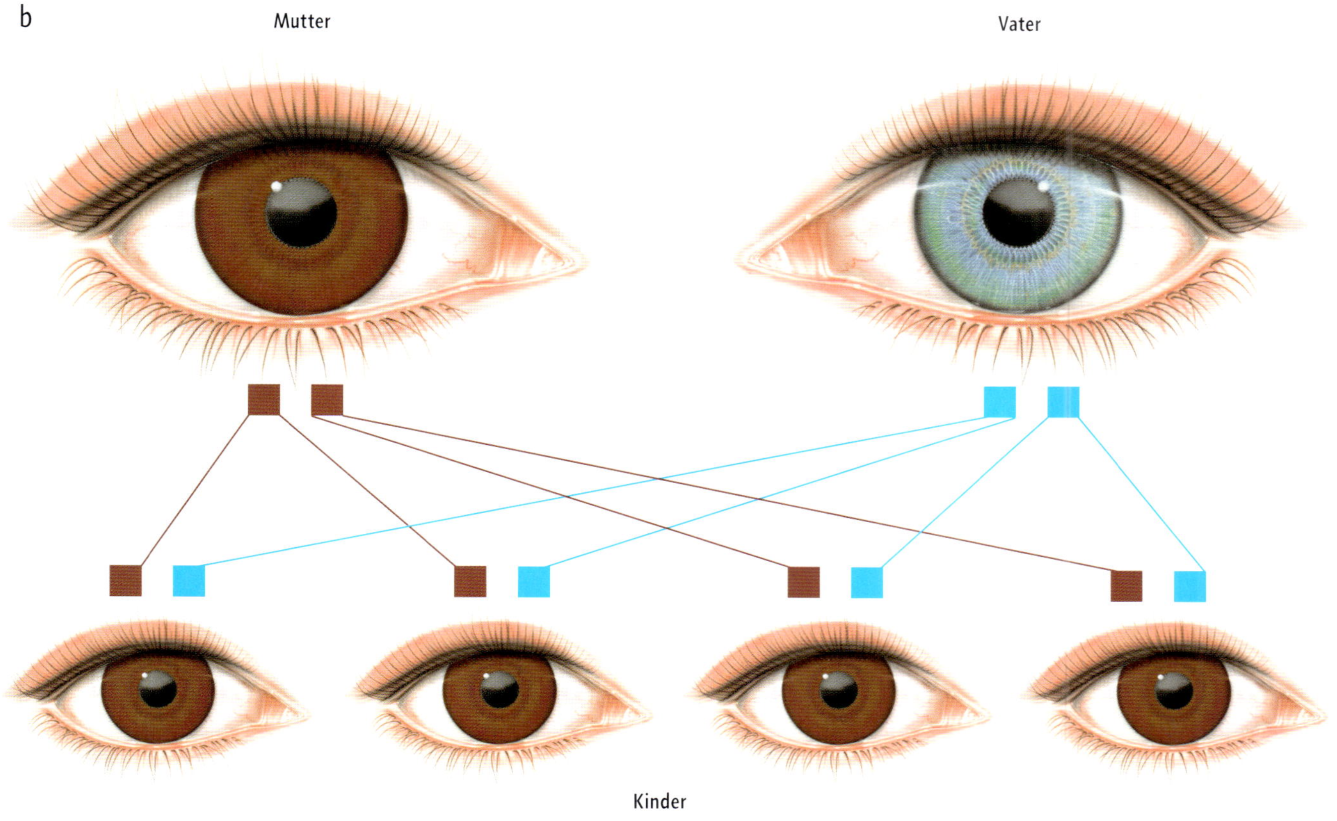

Bakterien

Bakterien sind einfache Organismen von mikroskopischer Größe. Viele sind nutzbringend und leben mit den Menschen in Harmonie. Manche sind aber schädlich und können Infektionen wie Cholera, Syphilis und Lebensmittelvergiftungen verursachen und verbreiten.

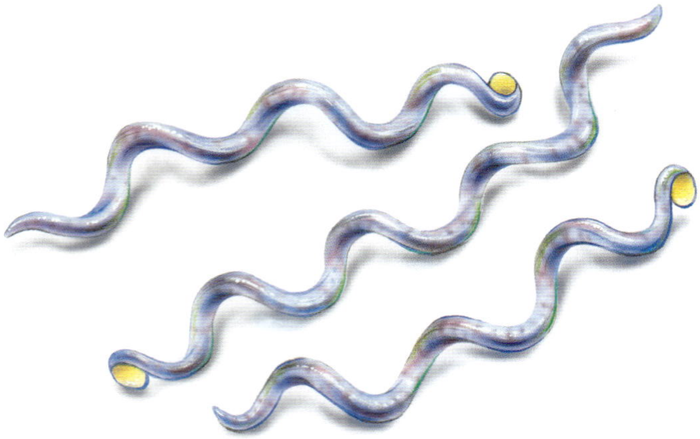

TREPONEMA PALLIDUM
(SYPHILIS)

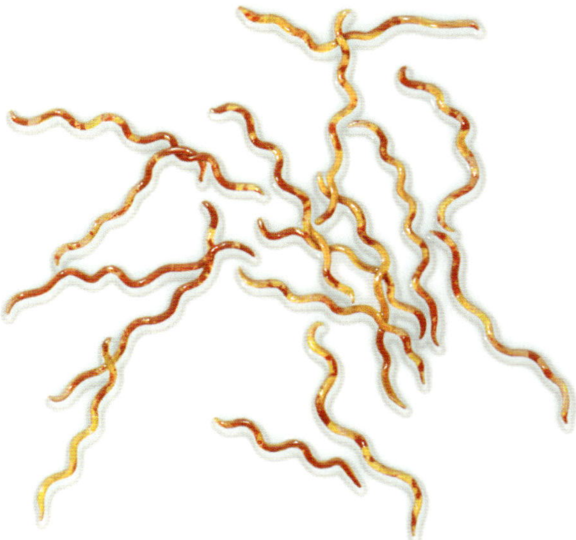

BORRELIA BURGDORFERI
(LYME-KRANKHEIT)

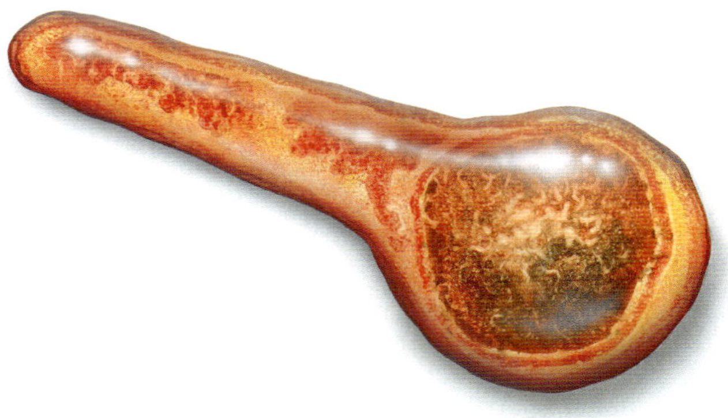

CLOSTRIDIUM TETANI
(TETANUS)

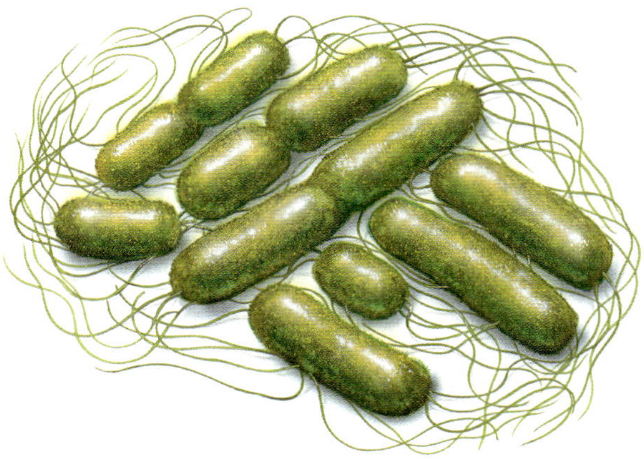

SALMONELLA
(LEBENSMITTELVERGIFTUNG)

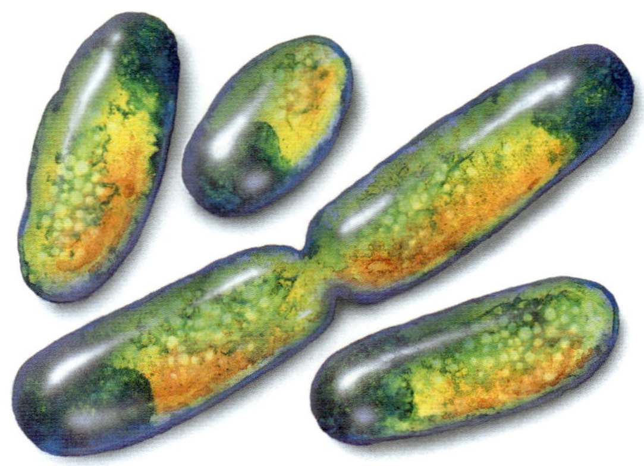

E. COLI
(LEBENSMITTELVERGIFTUNG)

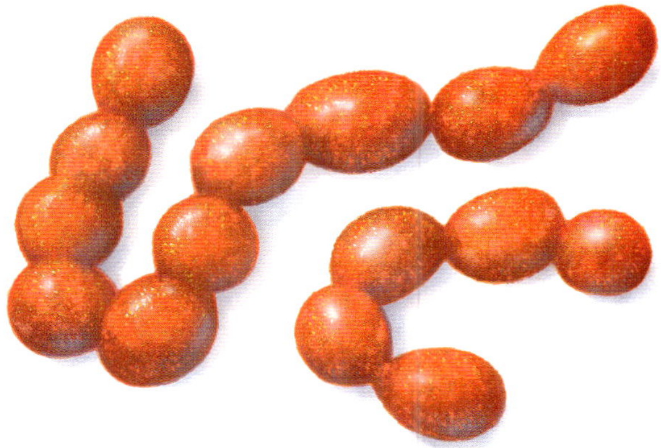

STREPTOCOCCUS
(INFEKTION)

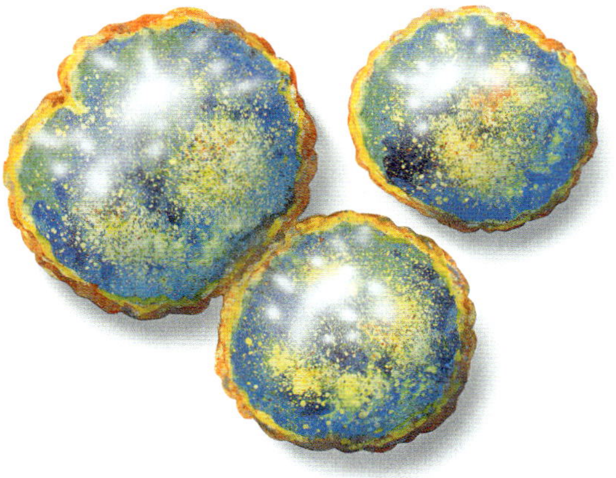

NEISSERIA MENINGITIDIS
(HIRNHAUTENTZÜNDUNG)

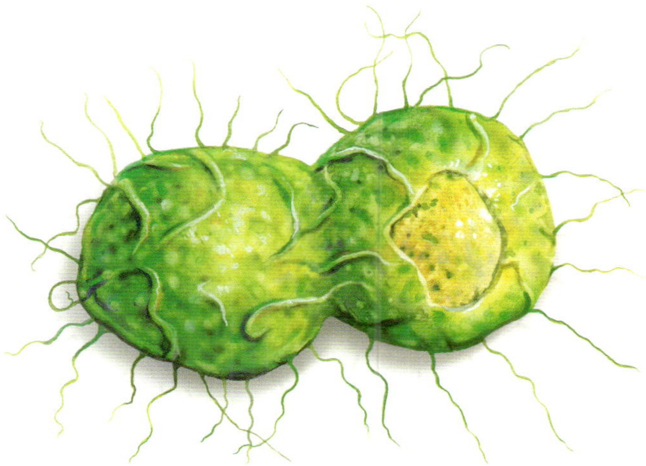

NEISSERIA GONORRHOEAE
(GONORRHOEA)

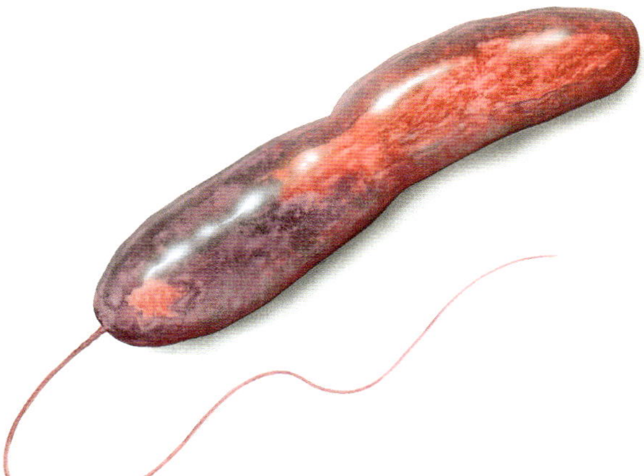

VIBRIO CHOLERAE
(CHOLERA)

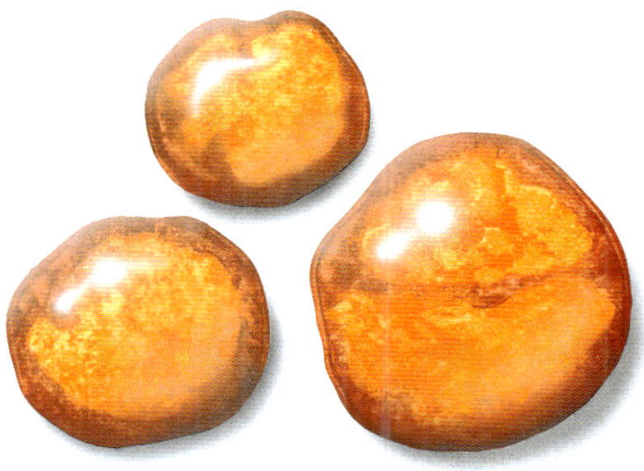

CHLAMYDIA TRACHOMATIS
(CHLAMYDIA)

Viren

Diese winzigen Organismen sind um einiges kleiner als Bakterien und variieren beträchtlich in Form und Struktur. Manche Viren führen zu akuten Krankheiten von kurzer Dauer, andere zu wiederkehrenden oder chronischen Krankheiten, während wieder andere gar keine Krankheit verursachen.

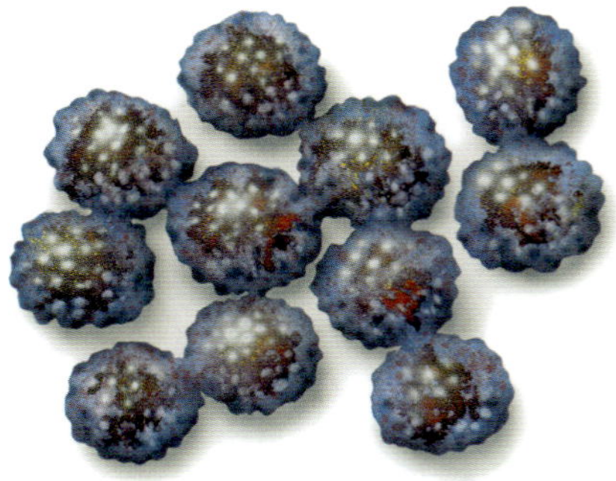

POLIOVIRUS

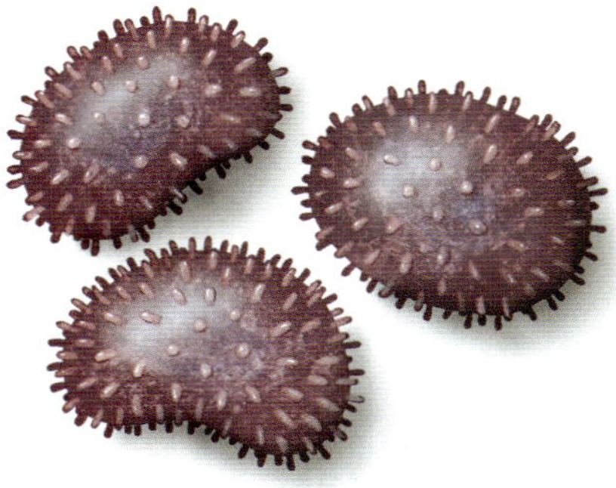

INFLUENZAVIRUS

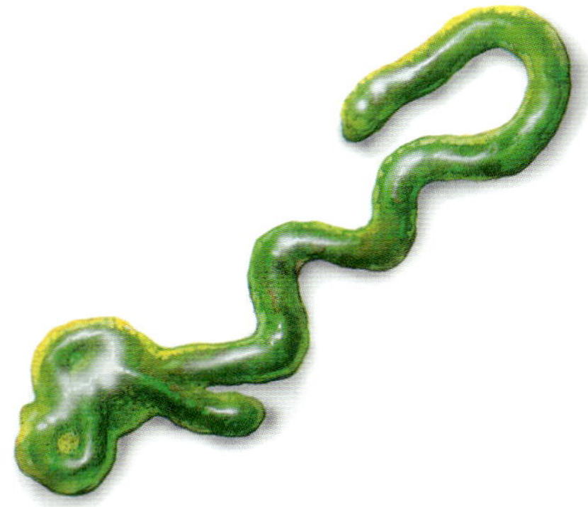

EBOLAVIRUS

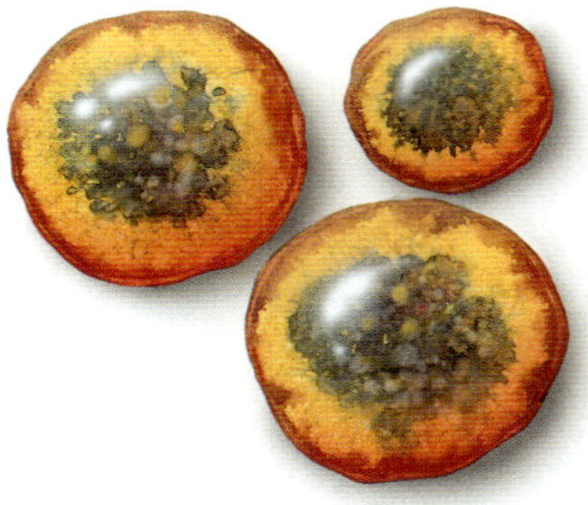

HERPESVIRUS

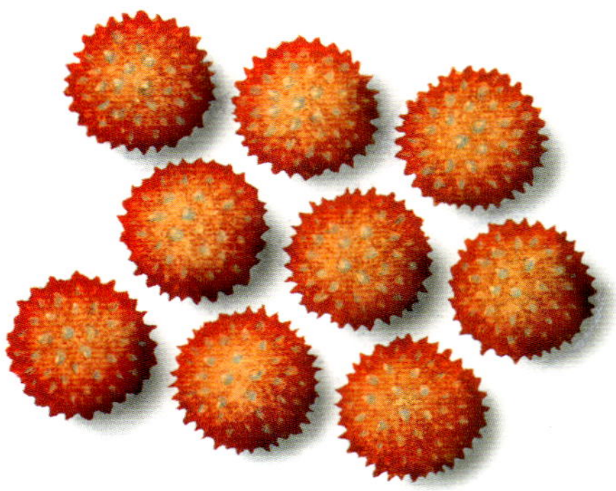

ROTAVIRUS (GASTROENTERITIS)

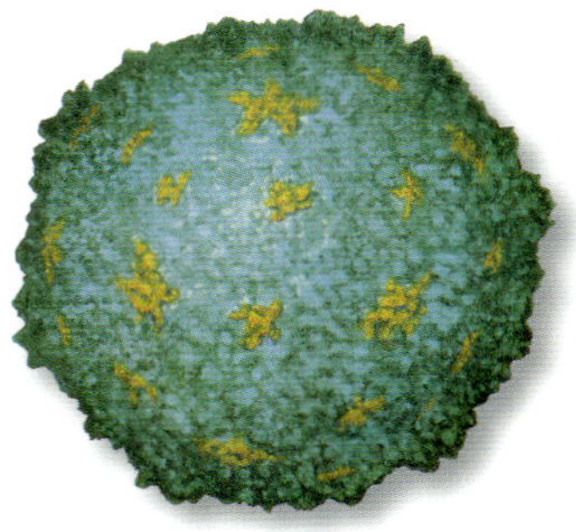

ERKÄLTUNGSVIRUS

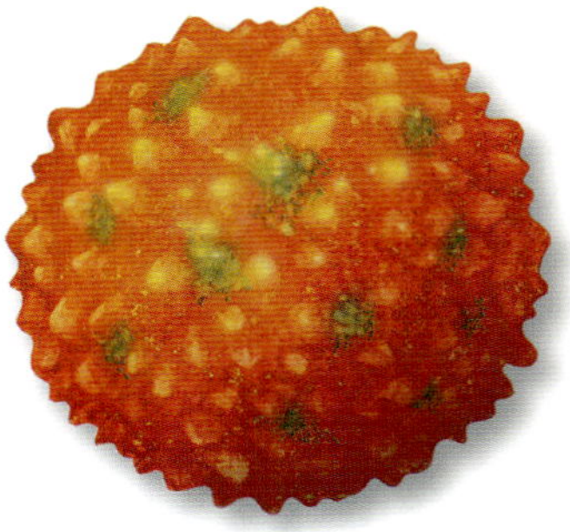

HEPATITISVIRUS

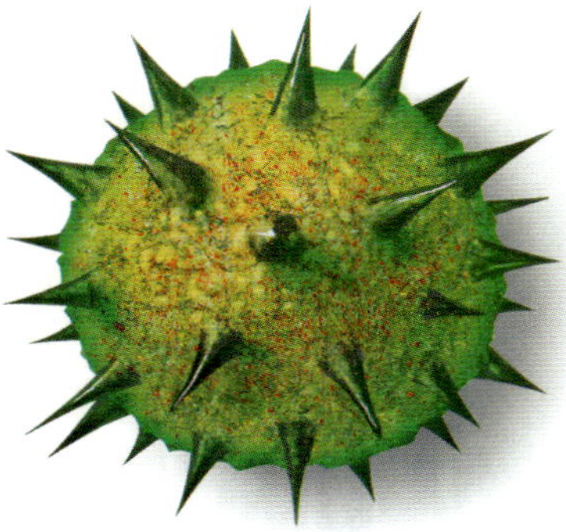

WARZENVIRUS

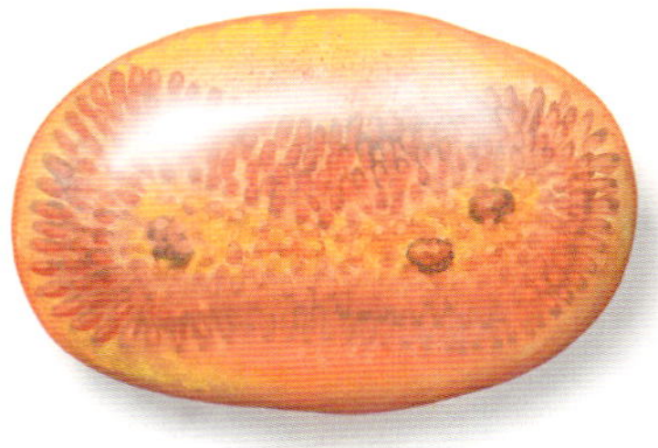

POCKENVIRUS

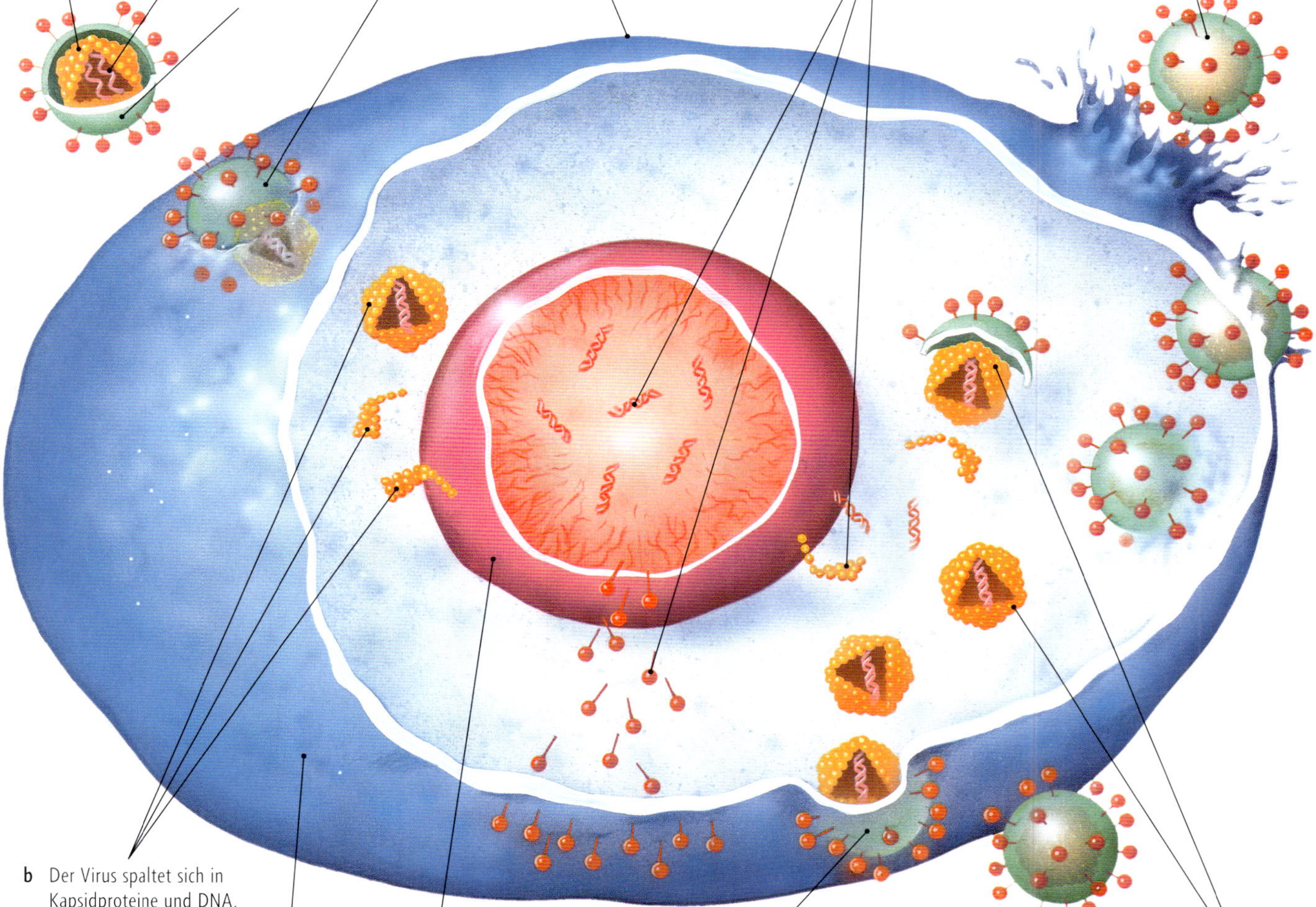

VIRUSVERMEHRUNG

Ein Virus verwendet zu seiner Vermehrung Teile der gesunden Wirtszelle, um sich selbst zu klonen. Diese Klone dringen dann in den Körper ein und machen ihn krank.

[~] = keine direkte lateinische Entsprechung

Immunität

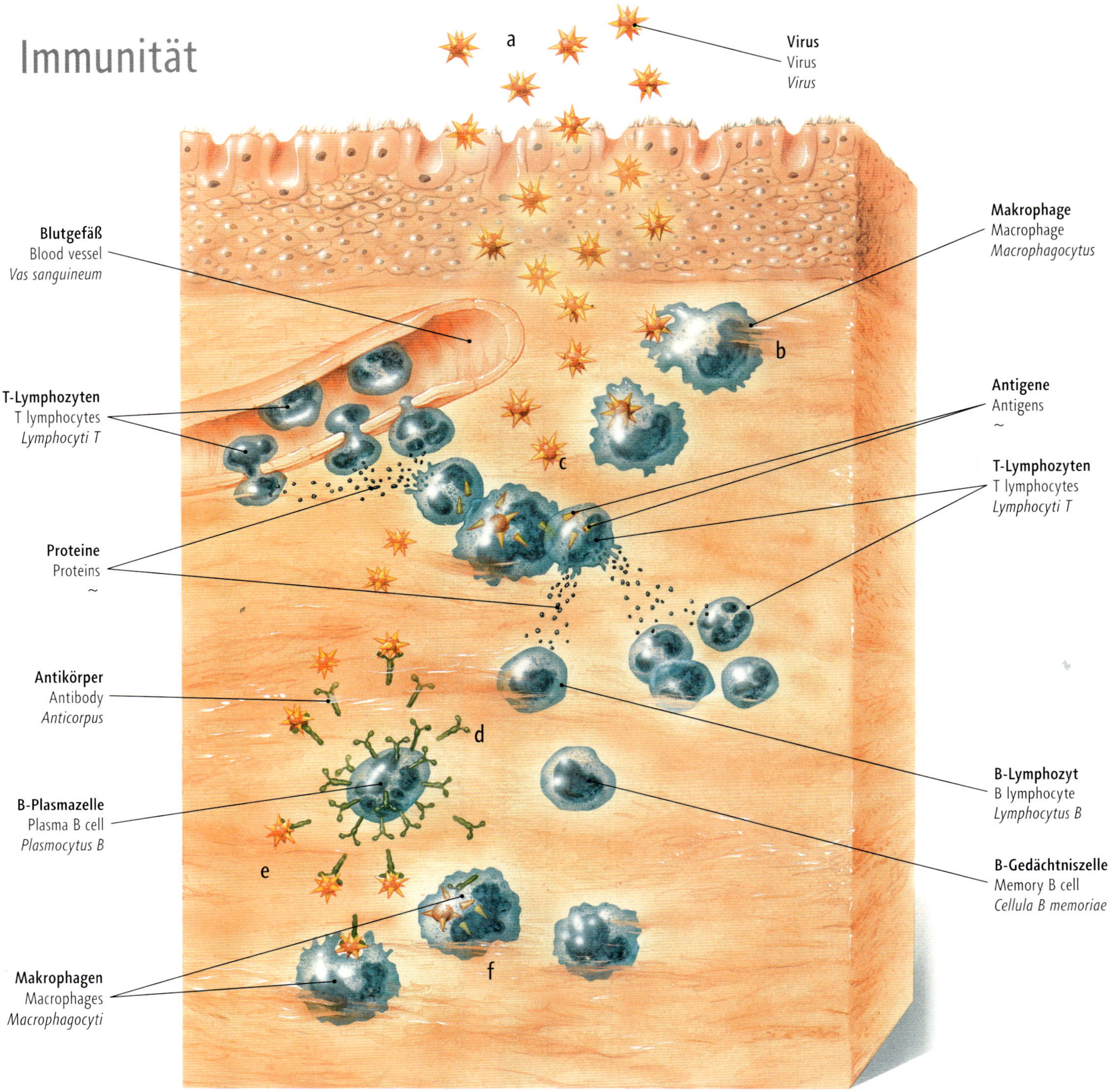

HUMORALE IMMUNANTWORT

B-Lymphozyten (weiße Blutkörperchen) stellen Antikörper her, die beim Aufspüren und Beseitigen der einfallenden (von Bakterien oder Viren getragenen) Antigene helfen. Unterstützt werden sie bei dieser körpereigenen Abwehr von zirkulierenden T-Lymphozyten und Makrophagen („fressenden" weißen Blutkörperchen).

a Die Viruspartikel fallen über die Oberflächenzellen in das Gewebe ein und vermehren sich.

b Die Viruspartikel werden von Makrophagen vernichtet.

c Die Makrophagen brechen den Virus auf und stellen den Antigenen die zirkulierenden T-Lymphozyten gegenüber. Diese setzen Proteine frei, die mehr T- und B-Lymphozyten anziehen.

d Die B-Lymphozyten spalten sich in B-Gedächtniszellen (die den Virus für zukünftige Angriffe abspeichern) und B-Plasmazellen (die die virusspezifischen Antikörper herstellen).

e Zirkulierende Antikörper heften sich an die Viruspartikel.

f Zum Erkennen von Antikörpern präparierte Makrophagen fressen den Virus, spalten ihn auf und schützen so den Körper vor einer Infektion.

[~] = keine direkte lateinische Entsprechung

ALLERGISCHE REAKTION

Der Kontakt des Körpers mit Allergenen führt zur Freisetzung von Histamin, das Symptome wie Niesen und Hautausschläge auslöst.

a Beim ersten Kontakt mit dem Allergen produzieren die B-Plasmazellen Antikörper.

b Die Antikörper heften sich in den Körpergeweben an die Mastzellen.

c Beim nächsten Kontakt werden die Allergene von den Antikörpern erfasst.

d Die Mastzellen reagieren durch das Freisetzen von Histamin.

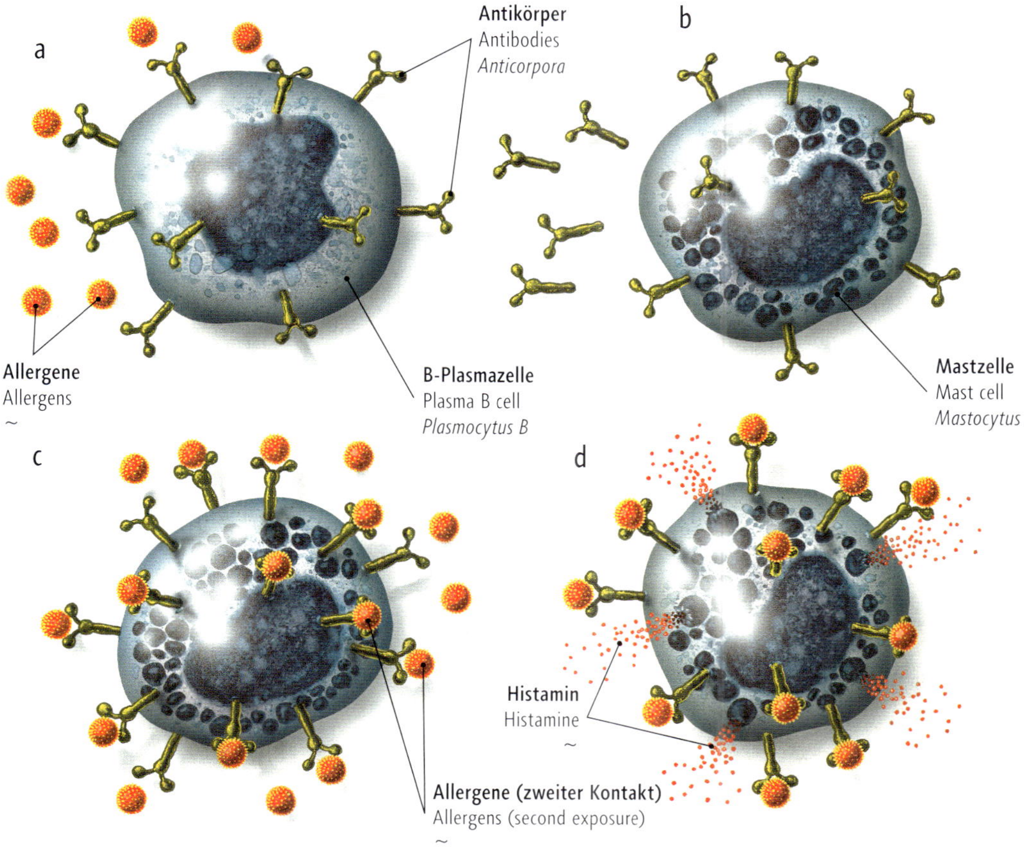

ZELLVERMITTELTE IMMUNANTWORT

Die T-Lymphozyten (ein Typ weißer Blutkörperchen) sind verantwortlich für das verspätete Handeln der zellvermittelten Immunantwort.

a Zirkulierende Makrophagen schlucken die einfallenden Viren.

b Makrophagen verarbeiten die Viren und stellen den Antigenen T-Zellen gegenüber.

c Die T-Zellen stellen Klone her, die alle eine bestimmte Rolle bei der Immunantwort spielen: T-Gedächtniszellen speichern das eindringende Antigen für zukünftige Angriffe ab, T-Helferzellen rufen B- und T-Zellen zum Ort des Antigenangriffs, T-Suppressorzellen unterdrücken die Aktivierung der B- und T-Zellen, und T-Killerzellen greifen die eindringenden Antigene an und zerstören sie.

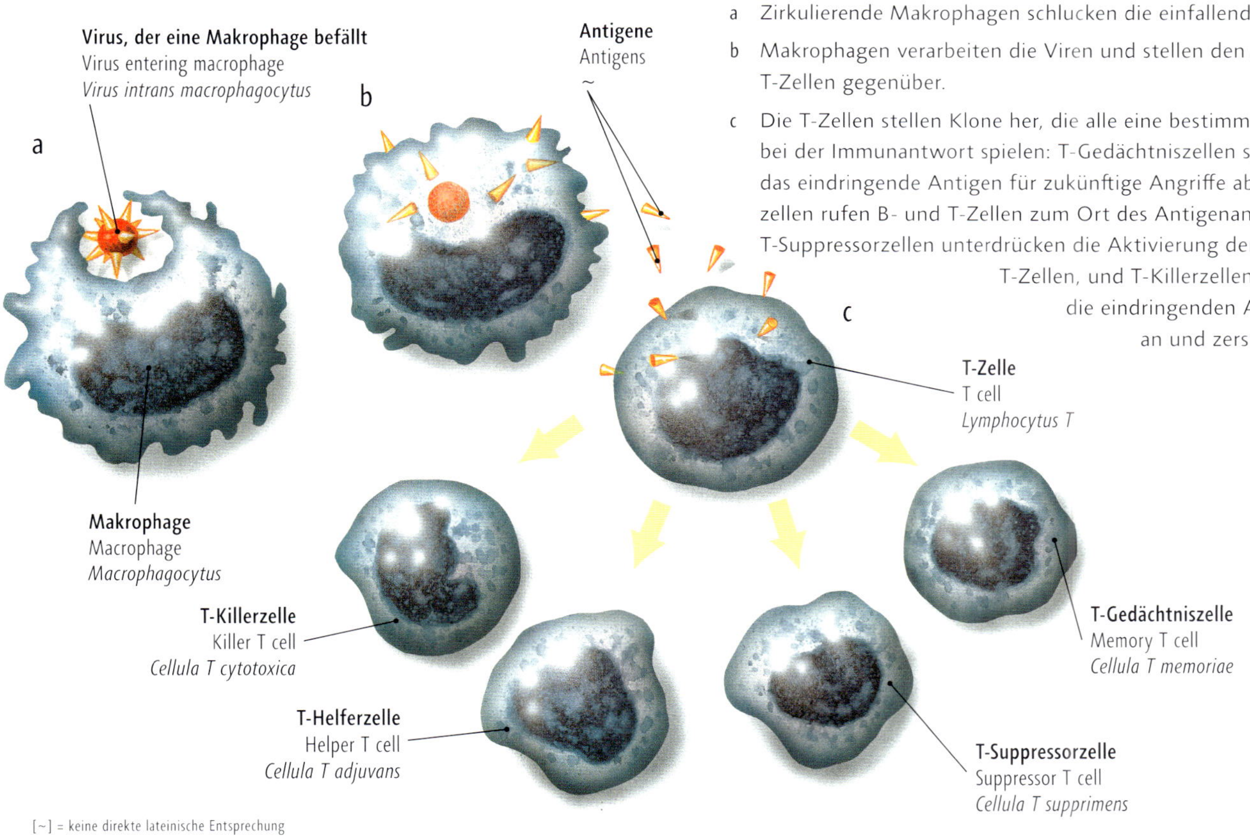

[~] = keine direkte lateinische Entsprechung

Gewebe

LOCKERES BINDEGEWEBE

Das Bindegewebe ist das Gerüst, das die Körperstrukturen stützt, verbindet und ausfüllt.

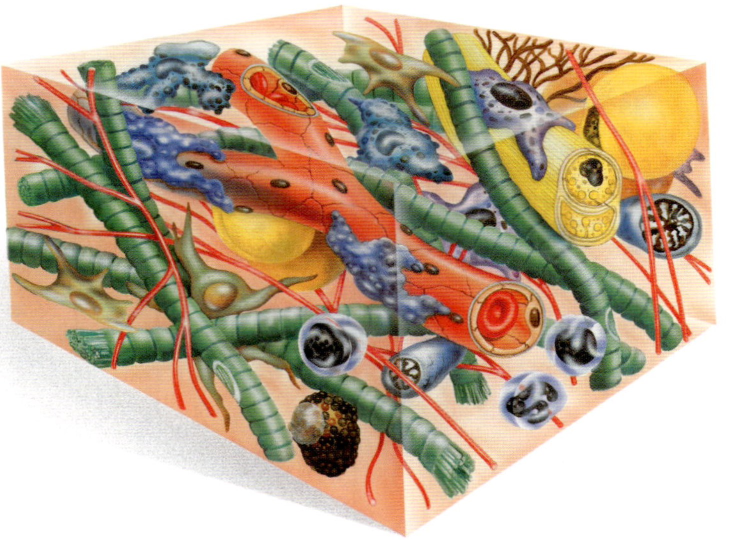

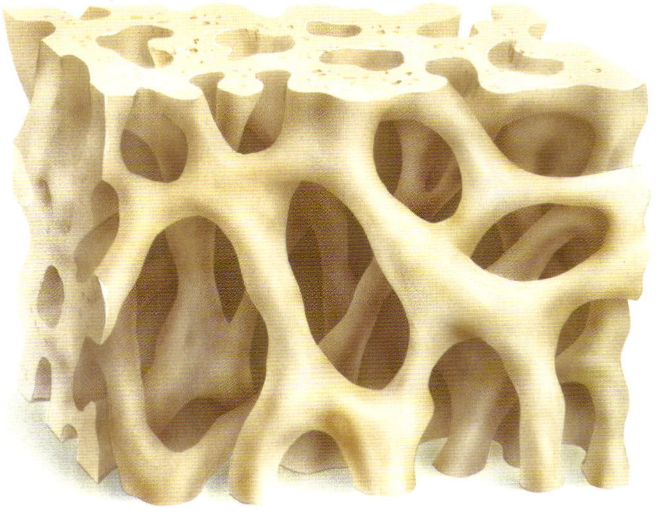

KNOCHENGEWEBE

Schwammige oder spongiöse Knochen sind Gitterkonstruktionen aus Trabekeln (Knochenbälkchen), die in verschiedenen Richtungen ausgerichtet sind.

FETTGEWEBE

Das Fettgewebe ist ein spezielles Bindegewebe, das Fett speichert.

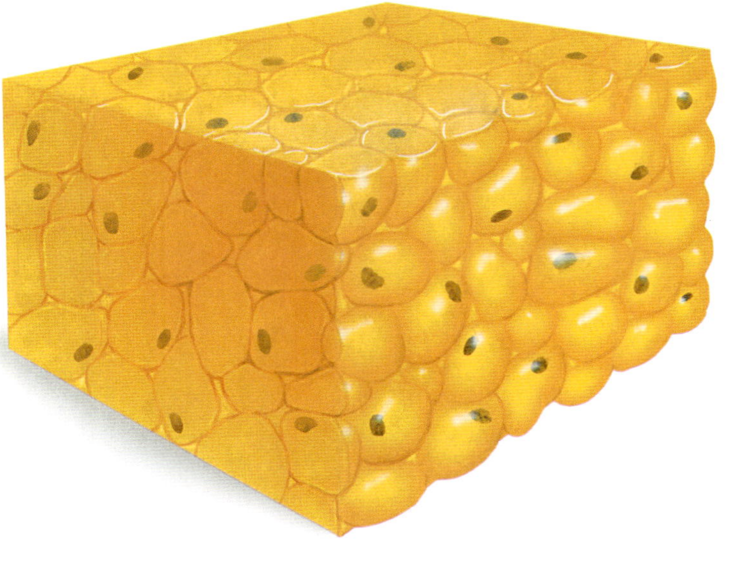

EPITHELGEWEBE

Das aus eng aneinander gepackten Zellen gebildete Epithelgewebe ist in der äußersten Hautschicht und in einigen inneren Organen zu finden.

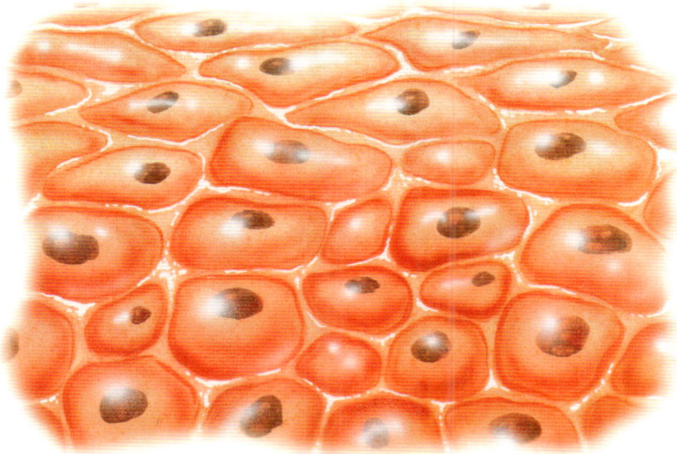

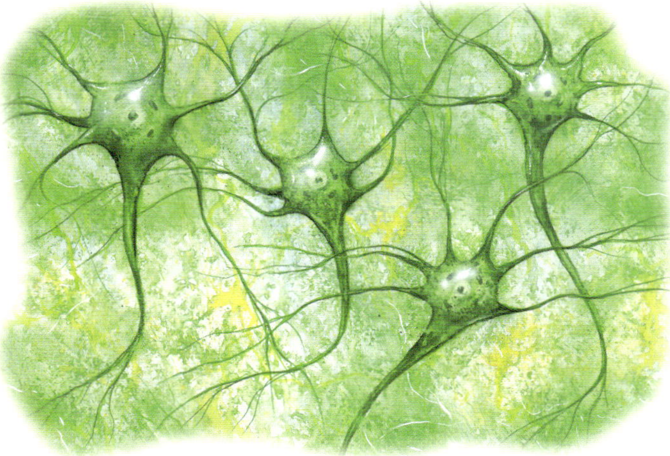

NERVENGEWEBE

Das Nervensystem besteht aus Nervengewebe, das Nachrichten zum und vom Gehirn weg trägt.

LYMPHGEWEBE

Das sich am Eingang zum Atmungssystem sowie im Verdauungs- und Urogenitaltrakt befindende Lymphgewebe fungiert als erste Verteidigungslinie bei Infektionen.

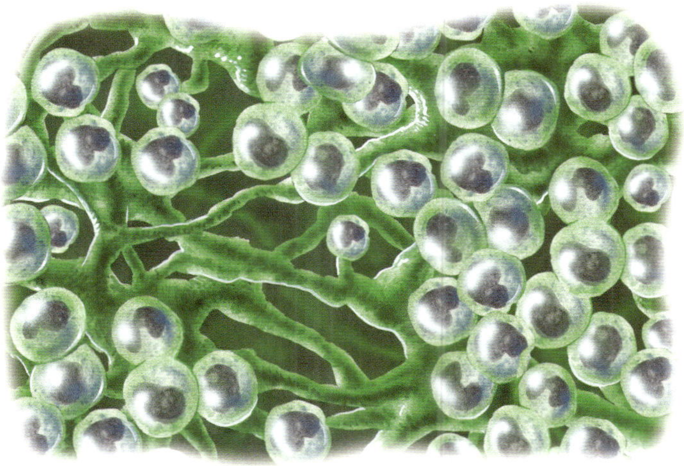

Gewebe

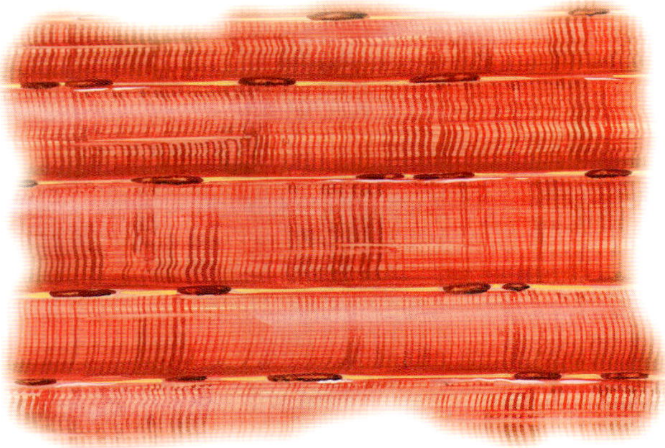

MUSKELGEWEBE: SKELETTMUSKEL

Als lange, zylindrische Muskelfasern sind die Skelettmuskeln gewöhnlich über Sehnen mit den Knochen verbunden.

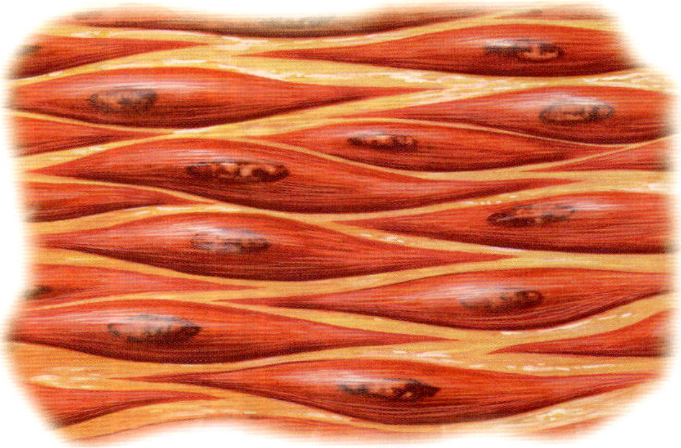

MUSKELGEWEBE: GLATTER MUSKEL

Glatte Muskeln sind an Blutgefäßwänden, in den Atemwegen und innerhalb des Auges zu finden.

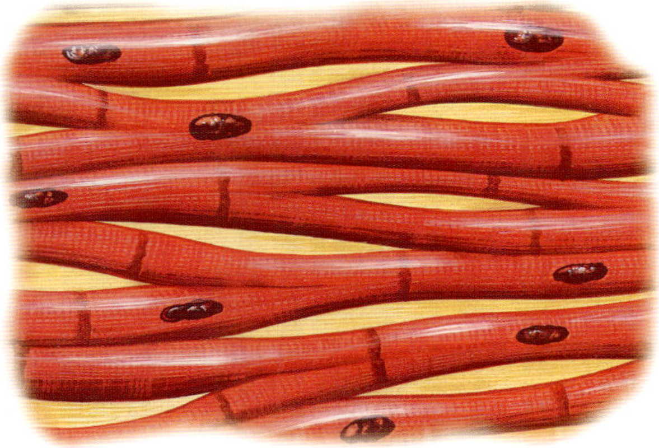

MUSKELGEWEBE: HERZMUSKEL

Dieses Gewebe kommt nur im Herz vor, der Herzmuskel kann sich nach seiner Zerstörung nicht mehr regenerieren.

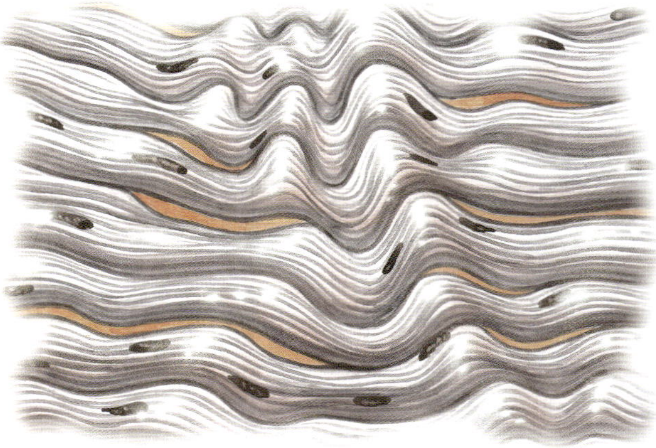

SEHNENGEWEBE (ENTSPANNT)

Sehnen bestehen hauptsächlich aus regelmäßig angeordneten Kollagenfasern. Dies gibt die notwendige Festigkeit, die für das Befestigen der Muskeln an den Knochen notwendig ist.

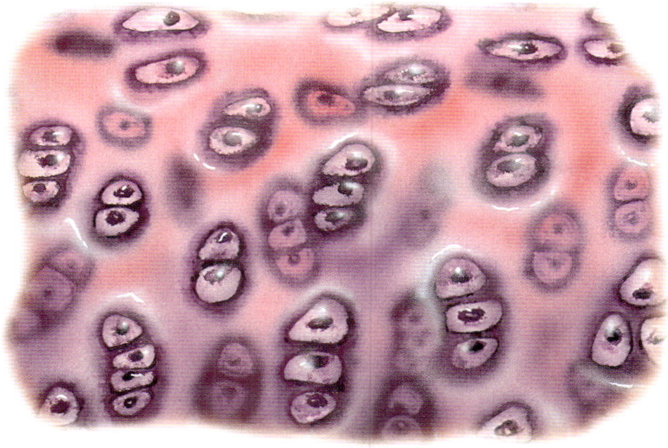

KNORPELGEWEBE: HYALINKNORPEL

Die an vielen Stellen im Körper vorkommenden Hyalinknorpel bilden das Skelett des Embryos, die Nasenspitze, die Rippenenden sowie die Ringe um die Luftröhre.

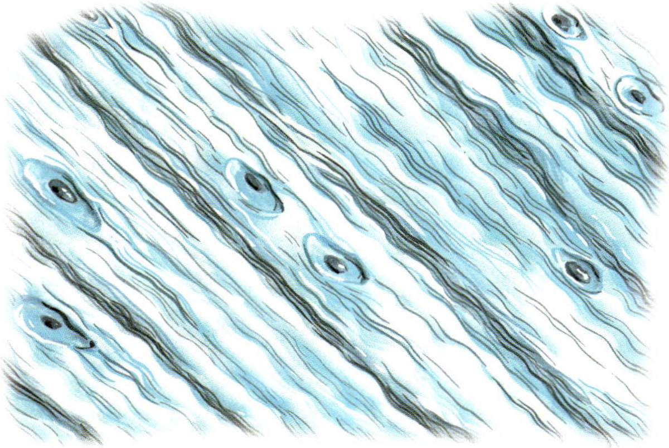

KNORPELGEWEBE: FASERKNORPEL

Der Faserknorpel ist belastbar und fähig, Pressungen standzuhalten. Er ist zwischen den Knochen von Wirbelsäule, Hüfte und Becken angebracht.

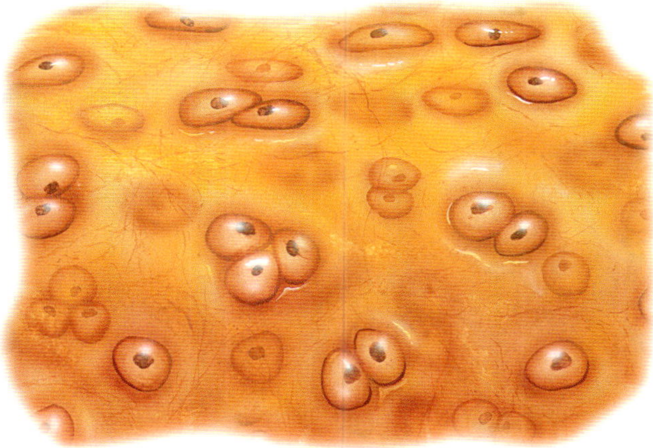

KNORPELGEWEBE: ELASTISCHER KNORPEL

Der elastische Knorpel ist fest, aber gleichzeitig biegsam und bildet den Kehldeckel sowie den elastischen Bereich der Ohrmuschel.

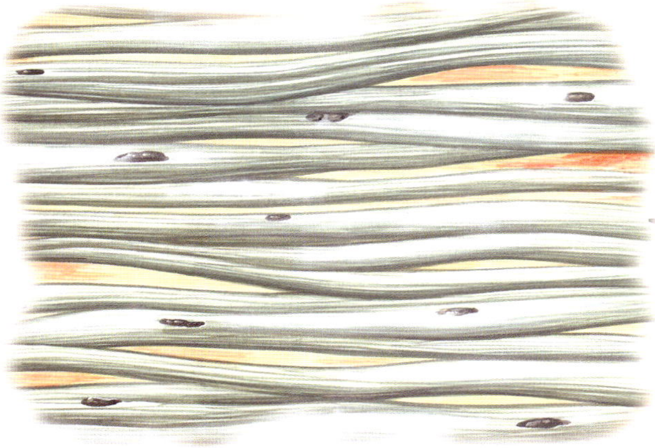

BANDGEWEBE (GESPANNT)

Bänder sind widerstandsfähige, weiße, faserige, leicht elastische Gewebe, die hauptsächlich die Gelenke stützen und stärken.

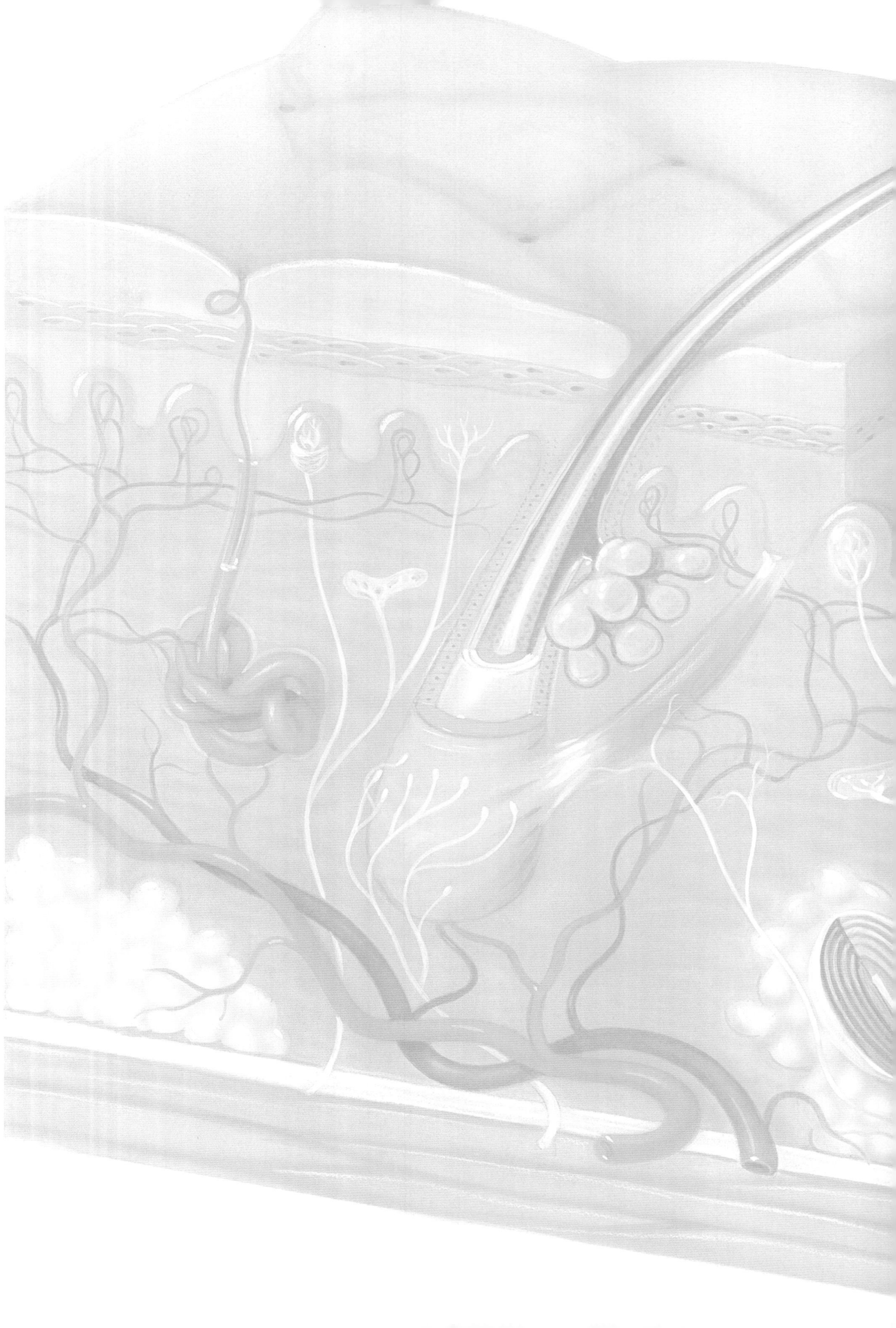

Haut, Nägel und Haare

Die Haut 46

Haut und Temperatur 48

Haare und Nägel. 50

Die Haut

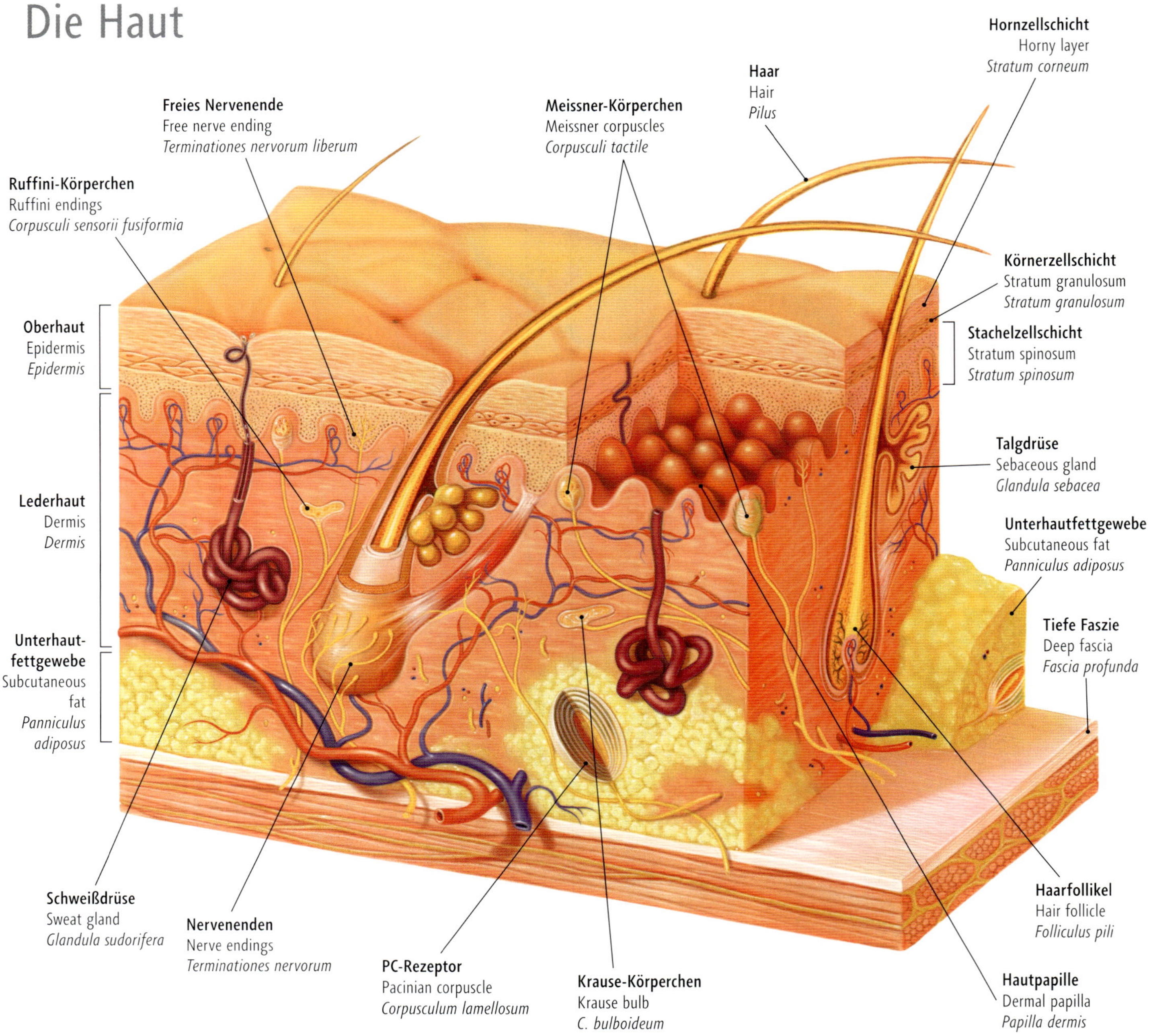

DIE HAUT – QUERSCHNITTSANSICHT

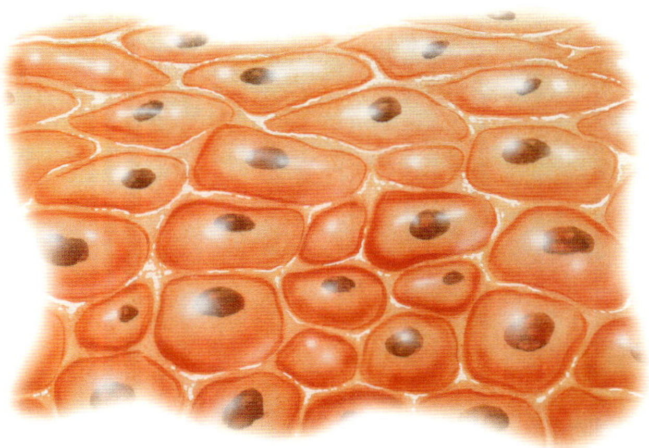

GESCHICHTETE SCHUPPENARTIGE HAUTZELLEN

In der Nähe der Hautoberfläche (der Hornzellschicht) werden die Zellen geplättet. Die Anordnung der Zellen in Schichten bildet einen Schutzschild und beugt Austrocknung vor.

SCHWEISSDRÜSEN

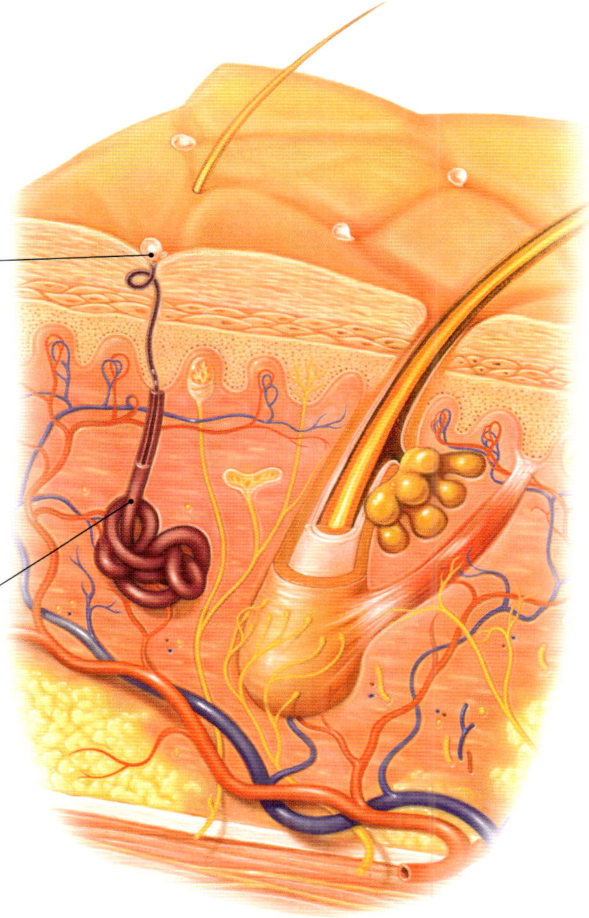

TALGDRÜSEN

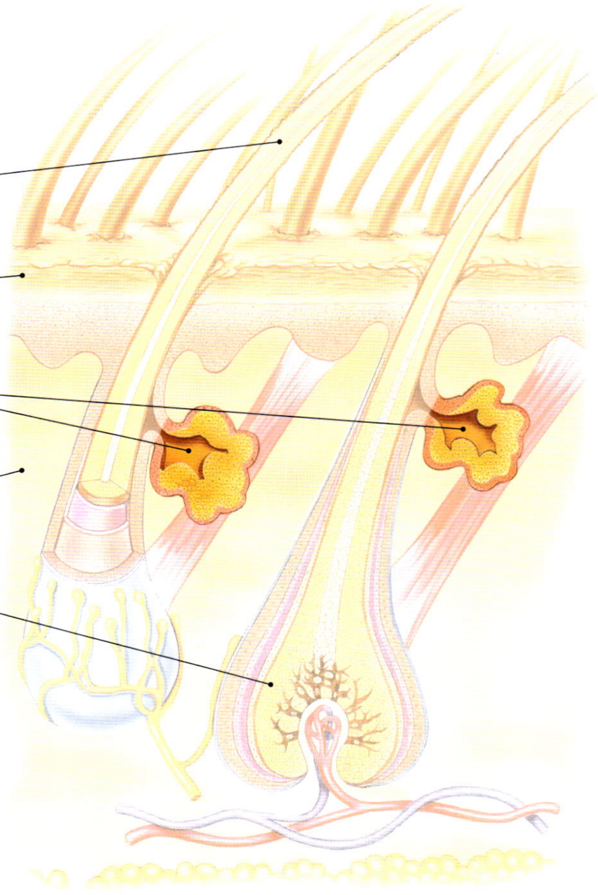

Haut und Temperatur

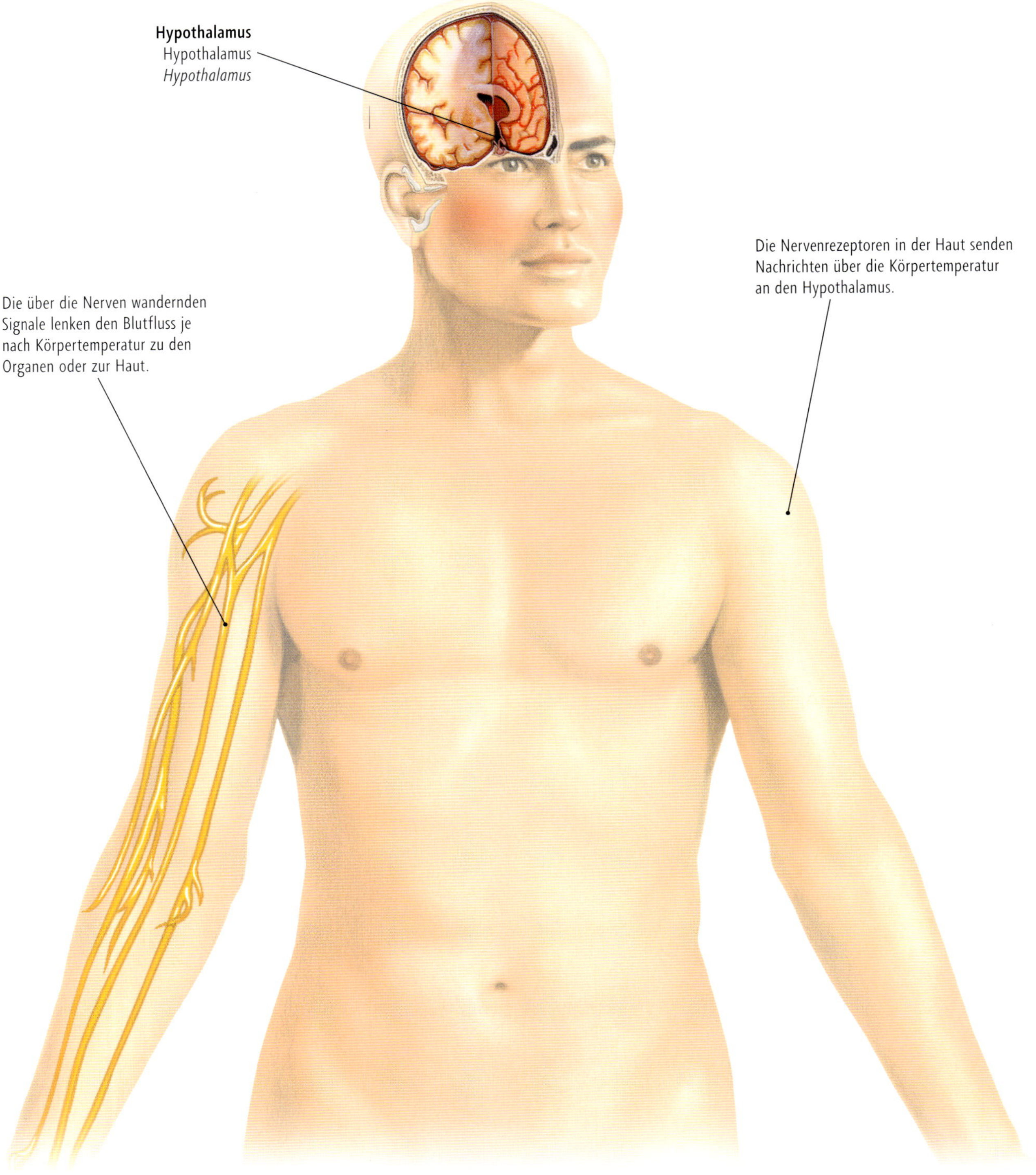

TEMPERATUR-REGULIERUNG

Im Körper ist ein vom Hypothalamus gesteuerter Mechanismus integriert, der die Temperatur stabil hält. Die in der Haut sitzenden Nervenenden melden dem Hypothalamus Temperaturschwankungen. Ist der Körper kalt, erhöht dieser die Wärmeproduktion, indem er den Grundumsatz steigert. Ist der Körper erhitzt, sendet der Hypothalamus das Blut zur Haut, wo die Wärme durch Radiation, Konduktion, Konvektion und Evaporation verloren geht.

REAKTION DER HAUT AUF KÄLTE

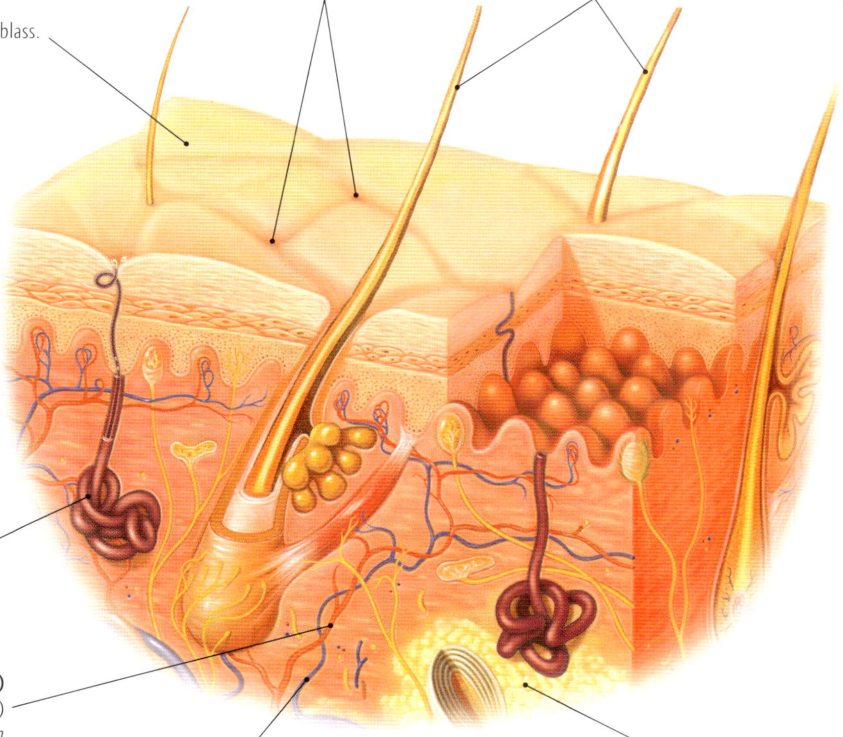

REAKTION DER HAUT AUF HITZE

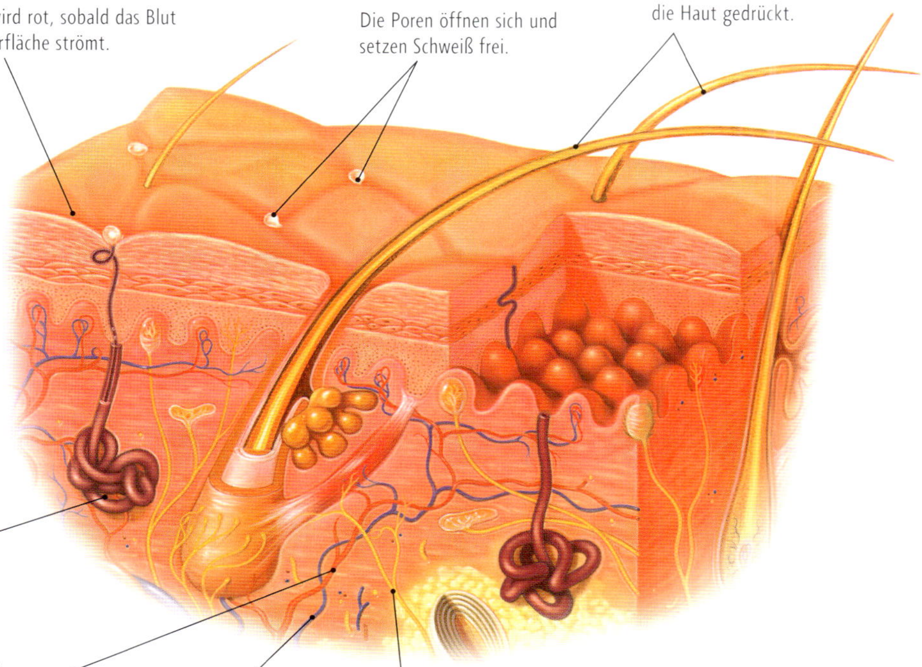

Haare und Nägel

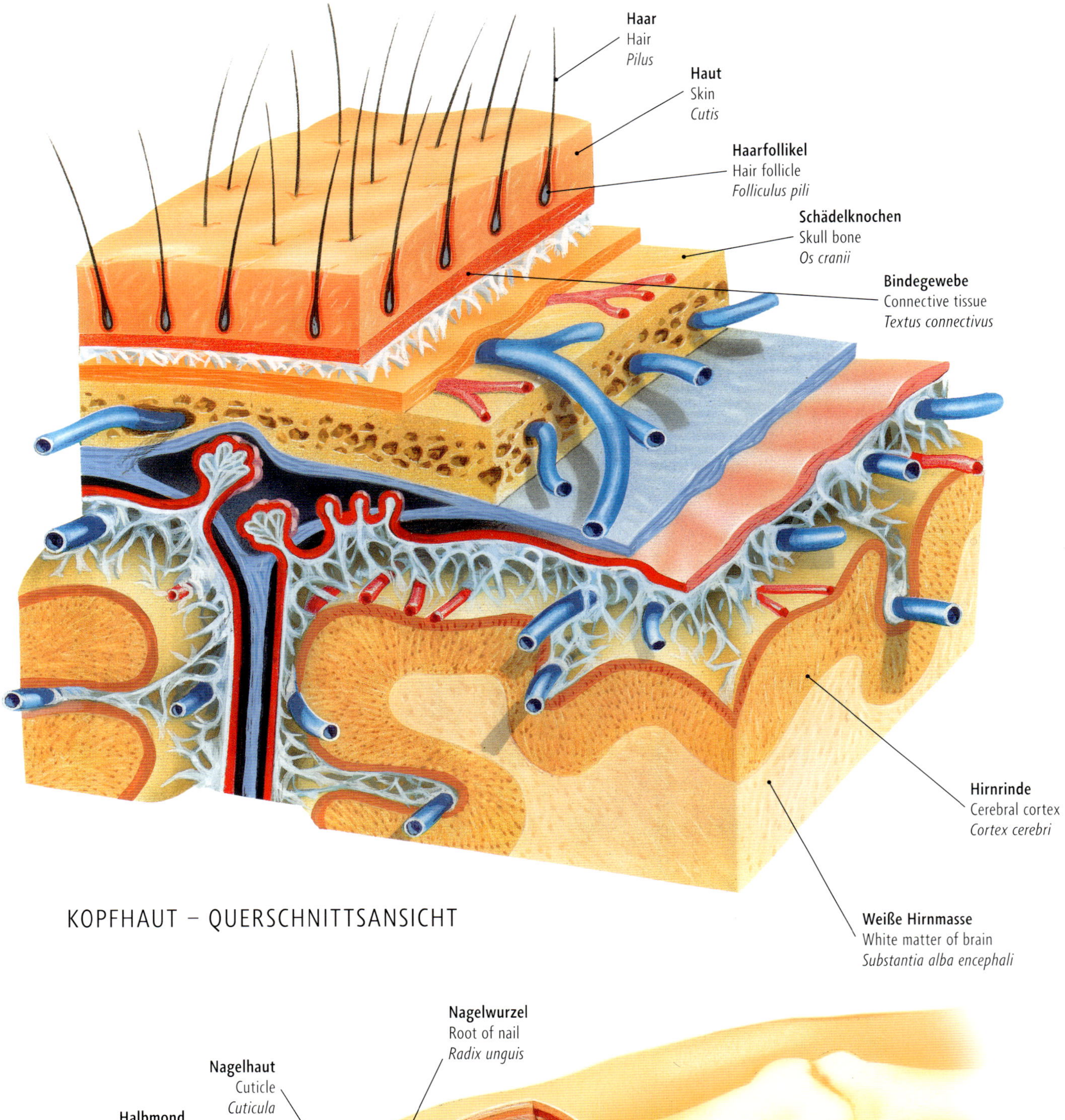

KOPFHAUT – QUERSCHNITTSANSICHT

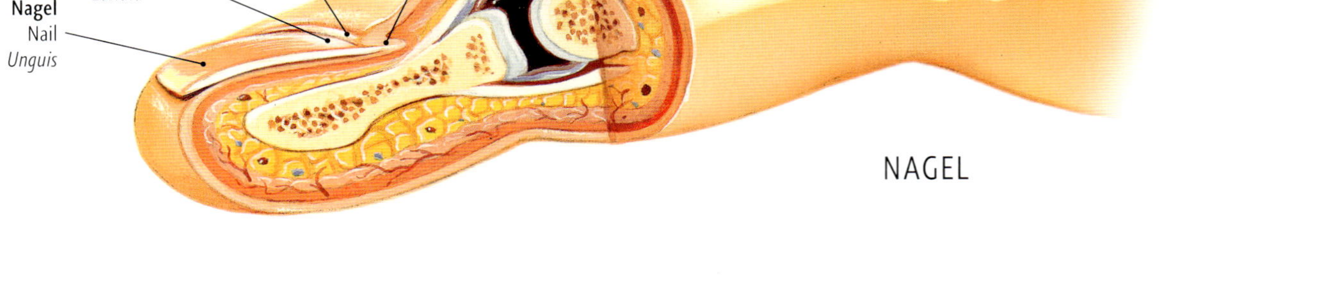

NAGEL

HAARFOLLIKEL

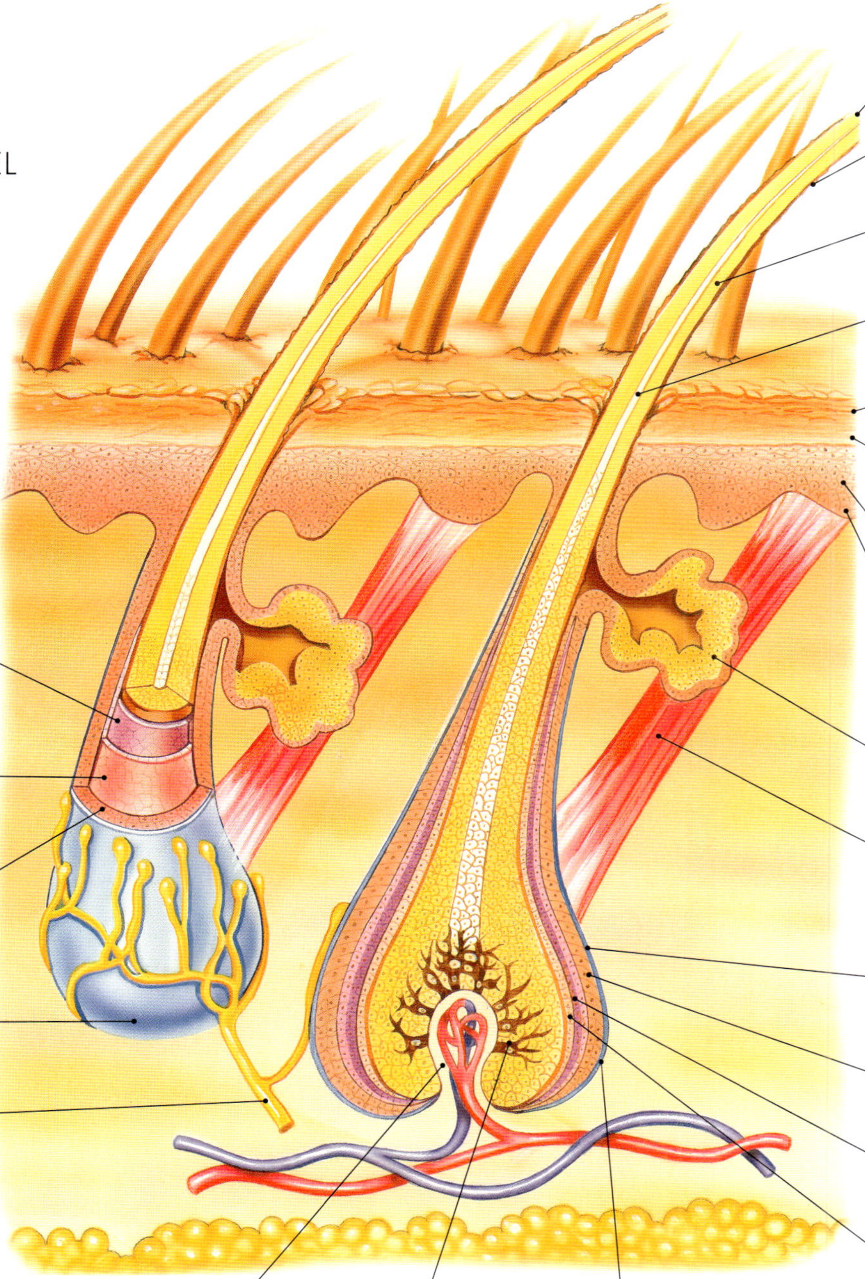

[~] = Keine direkte lateinische Entsprechung

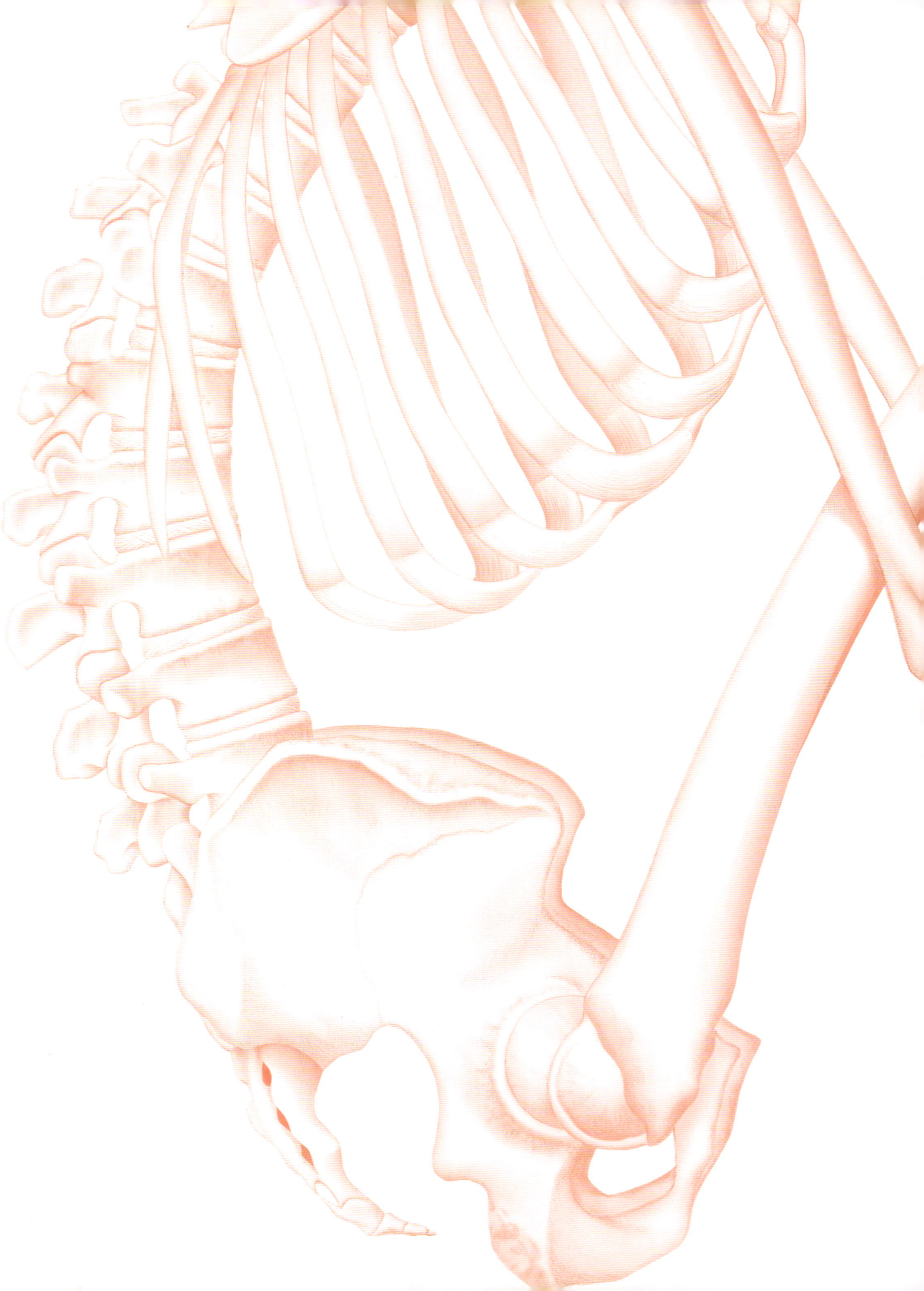

Das Skelettsystem

Knochen des Körpers 54

Knochen. 57

Knochen des Schädels 58

Knochen von Kopf und Gesicht 64

Wirbelsäule 66

Die Wirbel. 68

Brustkorb und Schlüsselbeine 70

Knochen der Arme 72

Knochen des Oberarms 74

Knochen des Unterarms. 76

Knochen von Handgelenk und Hand 78

Knochen des Beckens. 80

Knochen des Beins 82

Knochen des Knies 84

Knochen von Knöchel und Fuß 86

Knochen des Körpers

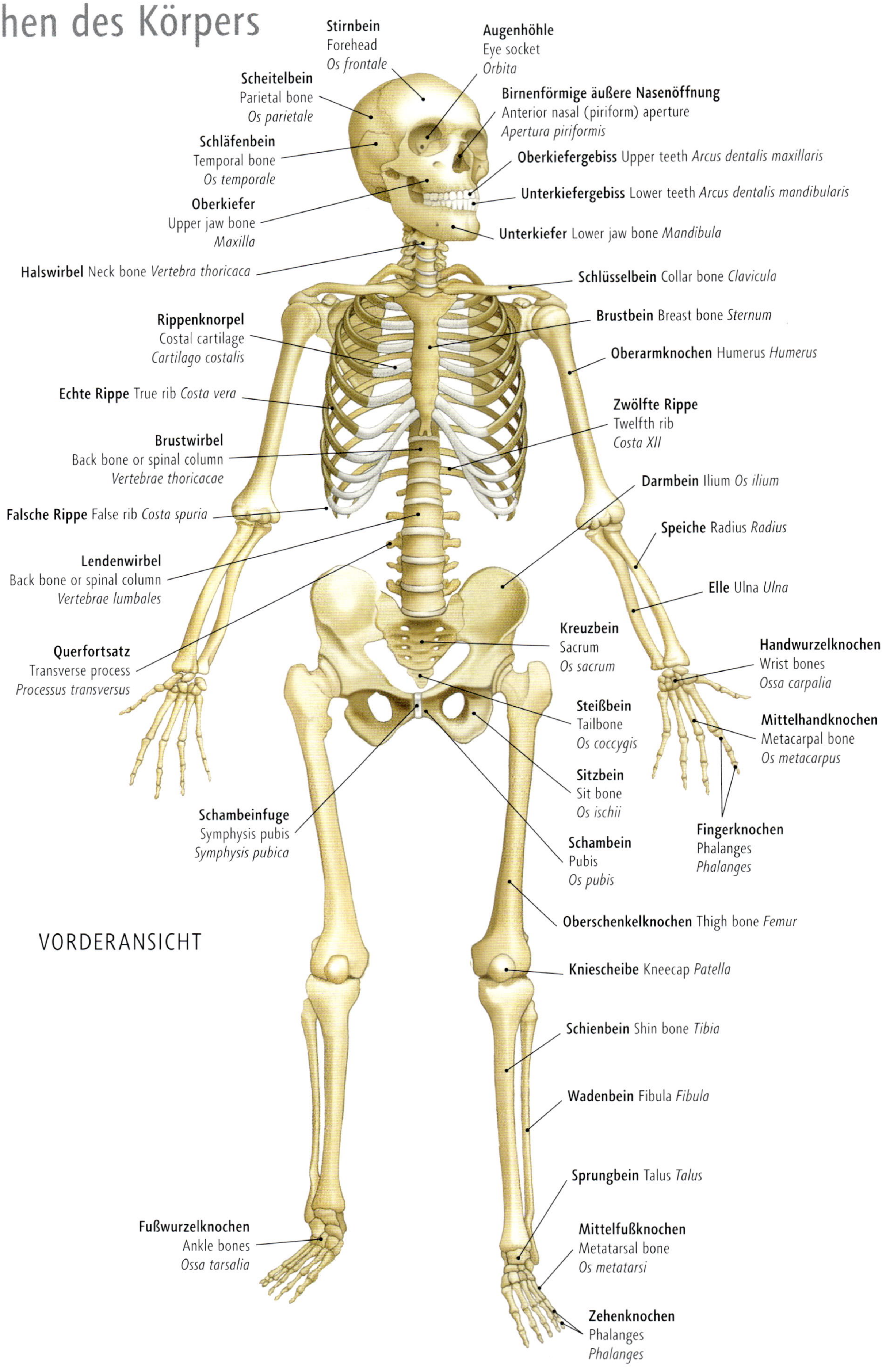

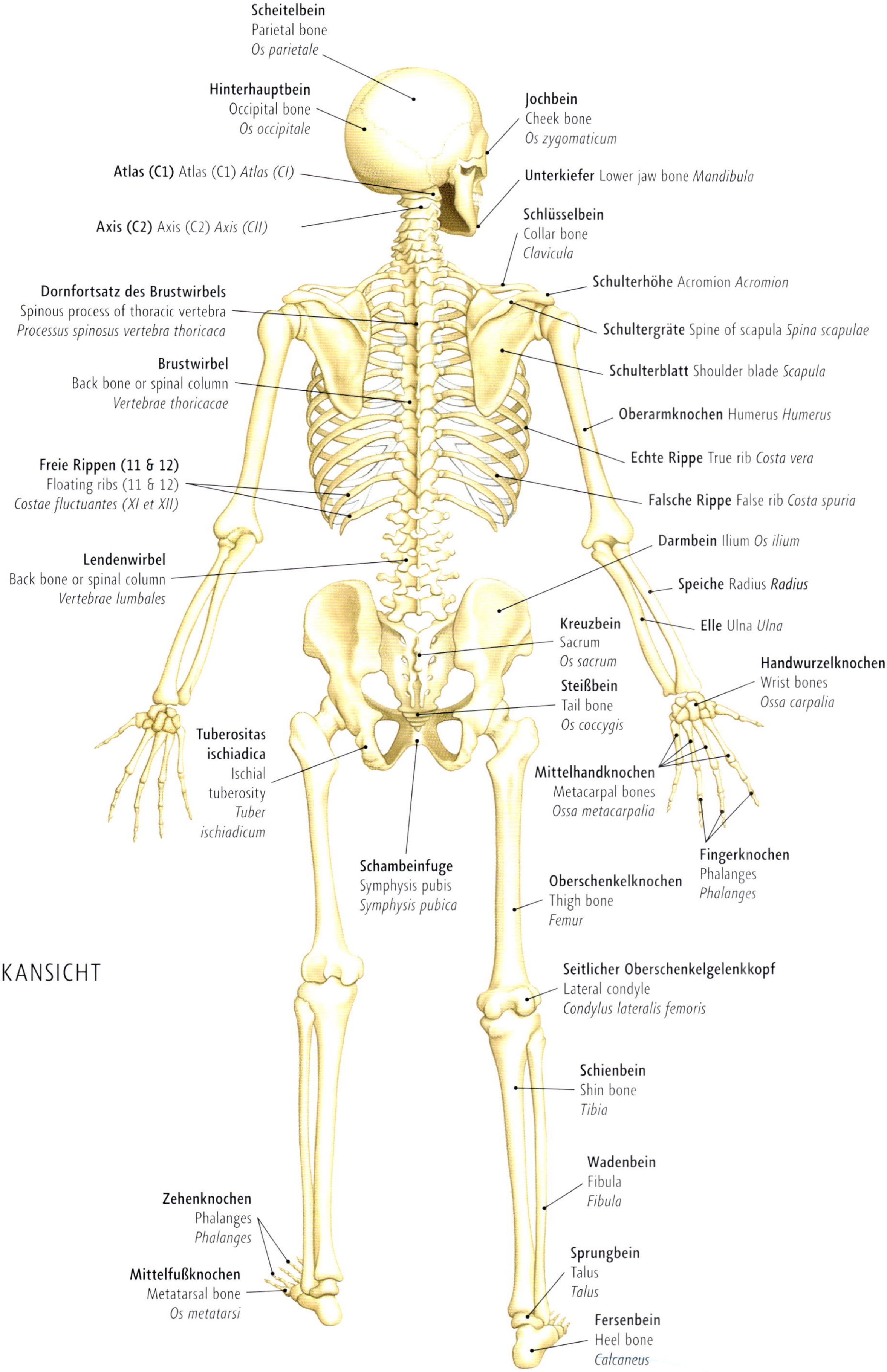

RÜCKANSICHT

SEITENANSICHT

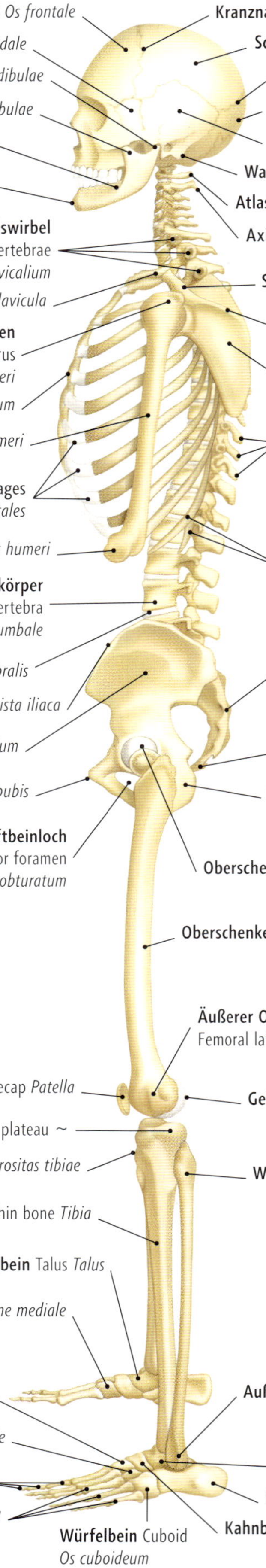

Knochen

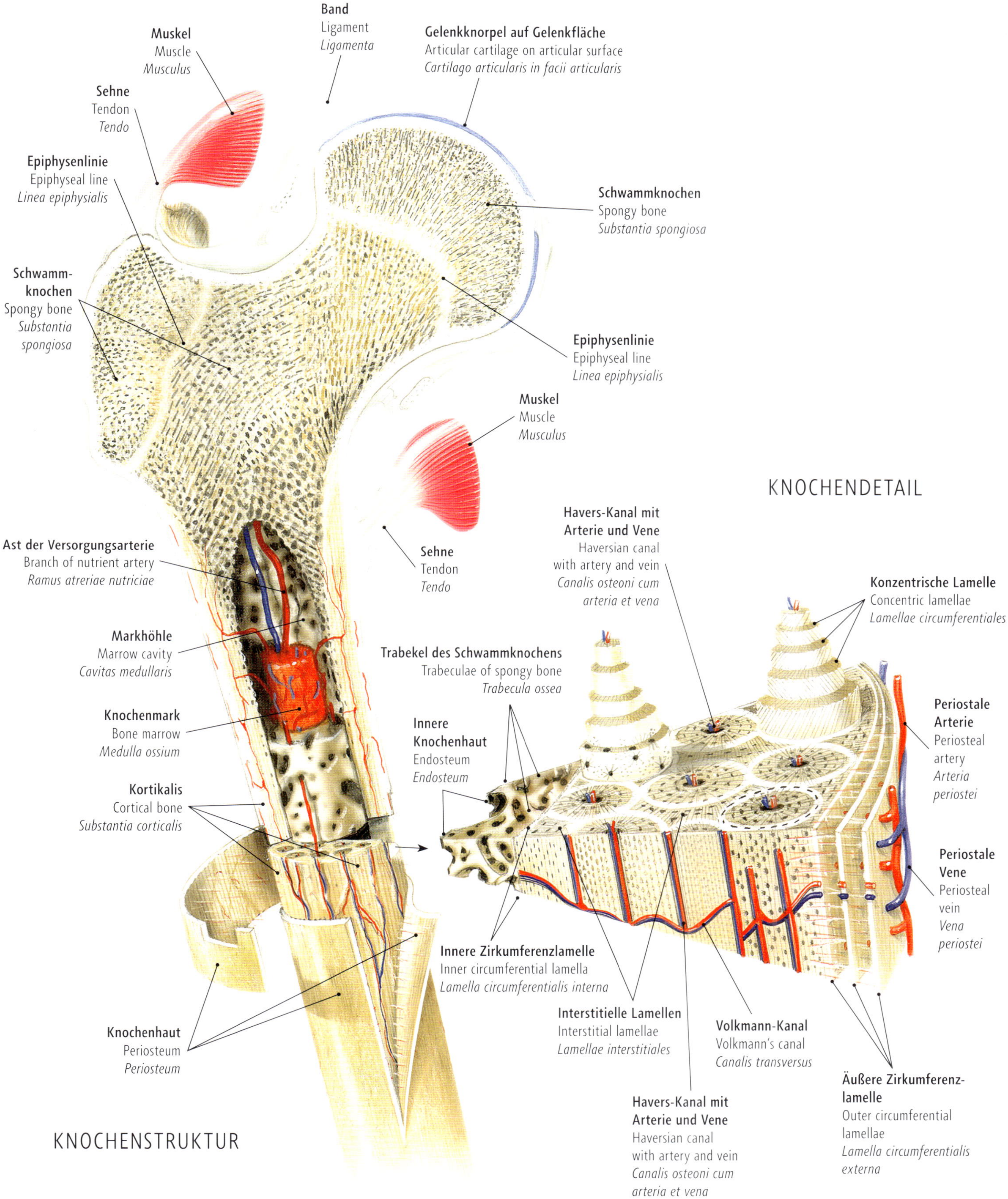

Band
Ligament
Ligamenta
Muskel
Muscle
Musculus
Gelenkknorpel auf Gelenkfläche
Articular cartilage on articular surface
Cartilago articularis in facii articularis
Sehne
Tendon
Tendo
Epiphysenlinie
Epiphyseal line
Linea epiphysialis
Schwammknochen
Spongy bone
Substantia spongiosa
Schwamm-knochen
Spongy bone
Substantia spongiosa
Epiphysenlinie
Epiphyseal line
Linea epiphysialis
Muskel
Muscle
Musculus
KNOCHENDETAIL
Havers-Kanal mit Arterie und Vene
Haversian canal with artery and vein
Canalis osteoni cum arteria et vena
Ast der Versorgungsarterie
Branch of nutrient artery
Ramus atreriae nutriciae
Sehne
Tendon
Tendo
Konzentrische Lamelle
Concentric lamellae
Lamellae circumferentiales
Markhöhle
Marrow cavity
Cavitas medullaris
Trabekel des Schwammknochens
Trabeculae of spongy bone
Trabecula ossea
Knochenmark
Bone marrow
Medulla ossium
Innere Knochenhaut
Endosteum
Endosteum
Periostale Arterie
Periosteal artery
Arteria periostei
Kortikalis
Cortical bone
Substantia corticalis
Periostale Vene
Periosteal vein
Vena periostei
Innere Zirkumferenzlamelle
Inner circumferential lamella
Lamella circumferentialis interna
Interstitielle Lamellen
Interstitial lamellae
Lamellae interstitiales
Volkmann-Kanal
Volkmann's canal
Canalis transversus
Knochenhaut
Periosteum
Periosteum
Äußere Zirkumferenz-lamelle
Outer circumferential lamellae
Lamella circumferentialis externa
Havers-Kanal mit Arterie und Vene
Haversian canal with artery and vein
Canalis osteoni cum arteria et vena
KNOCHENSTRUKTUR

Knochen des Schädels

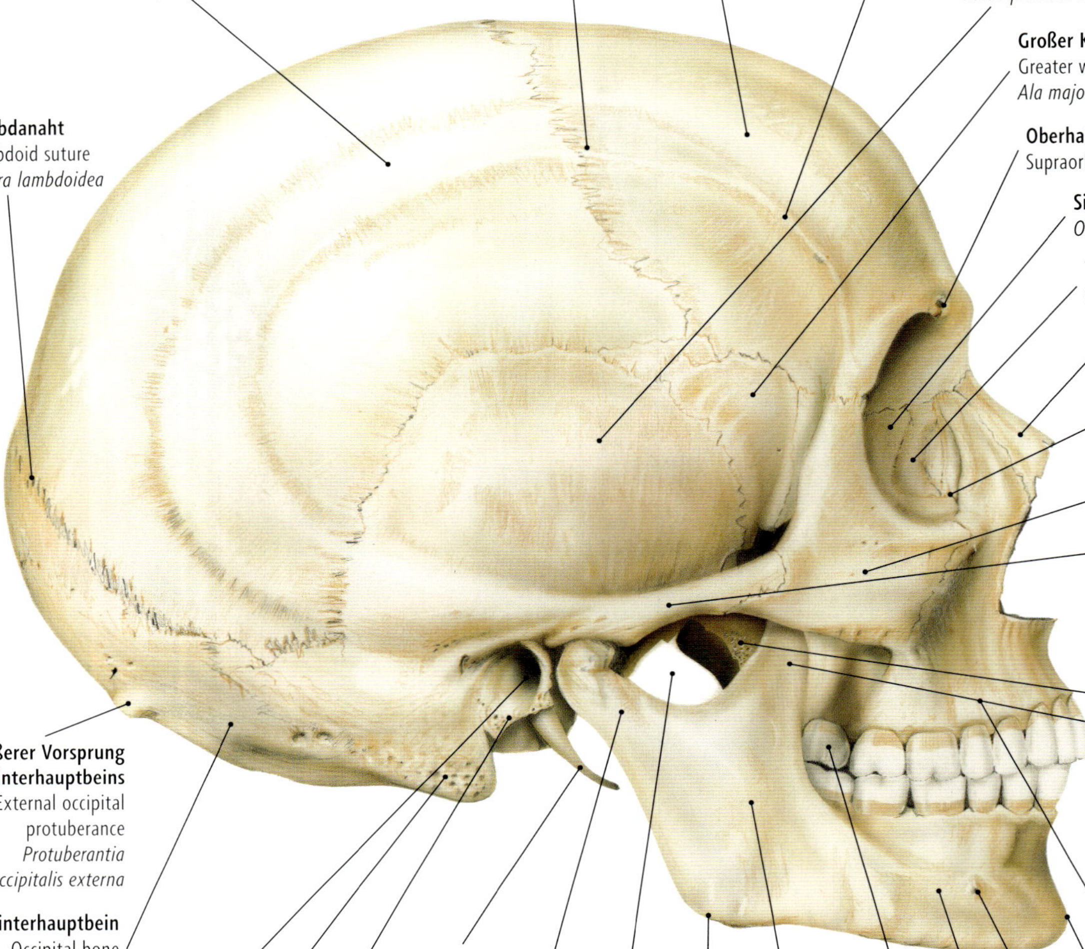

SEITENANSICHT

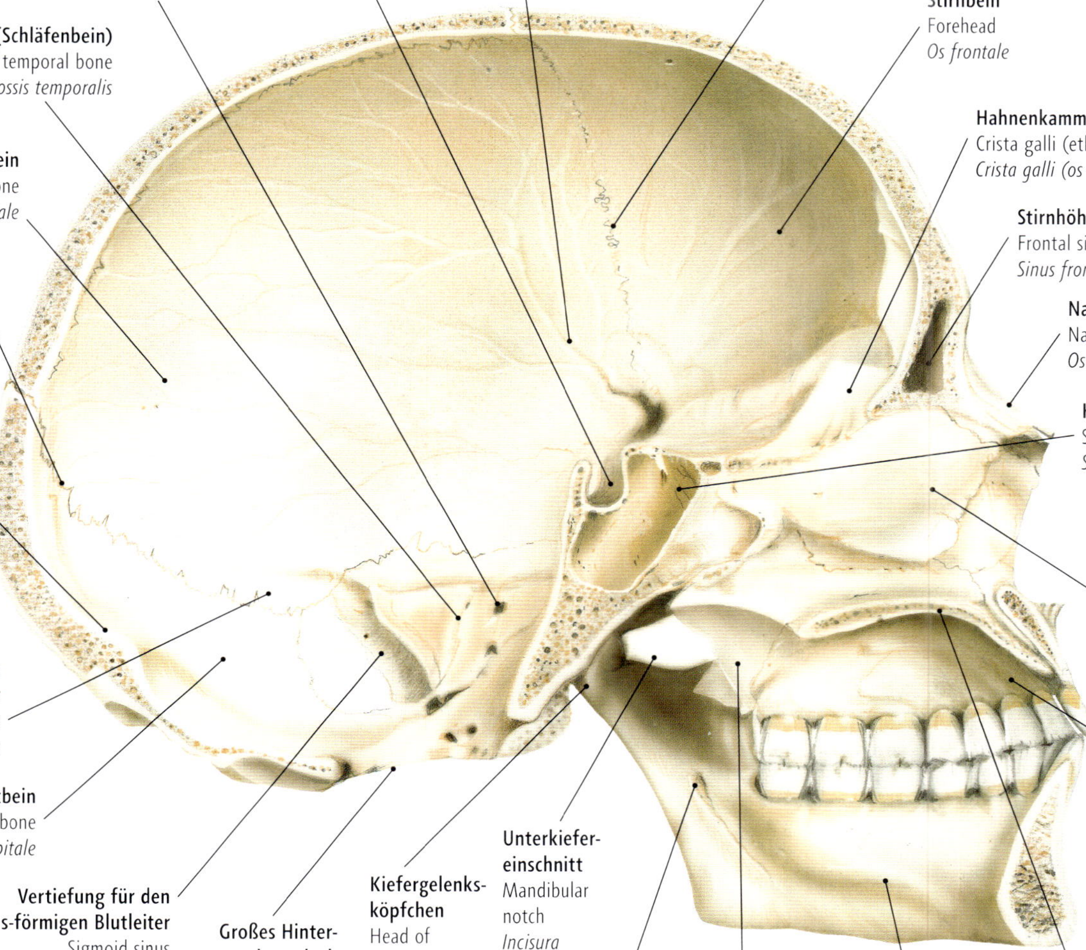

QUERSCHNITTSANSICHT

Knochen des Schädels

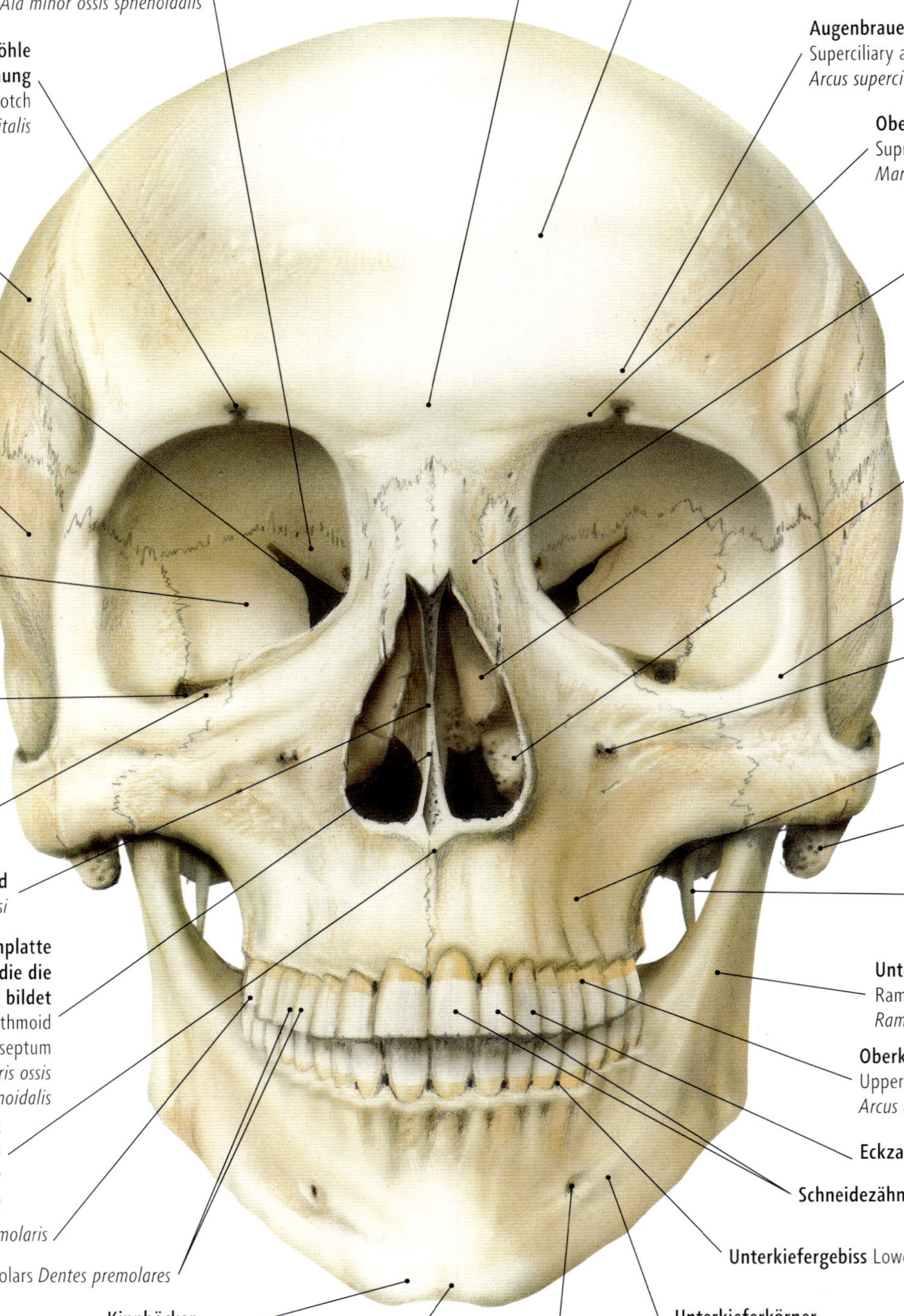

VORDERANSICHT

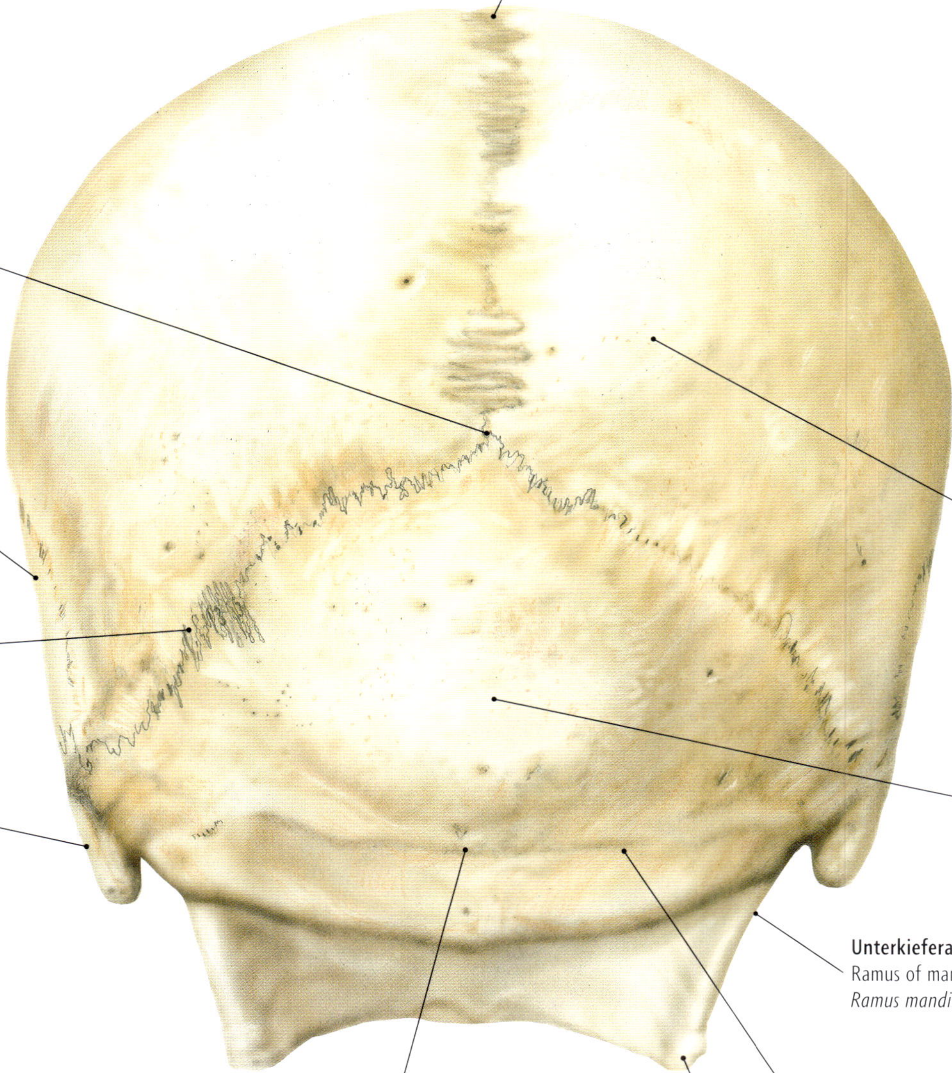

RÜCKANSICHT

Knochen des Schädels

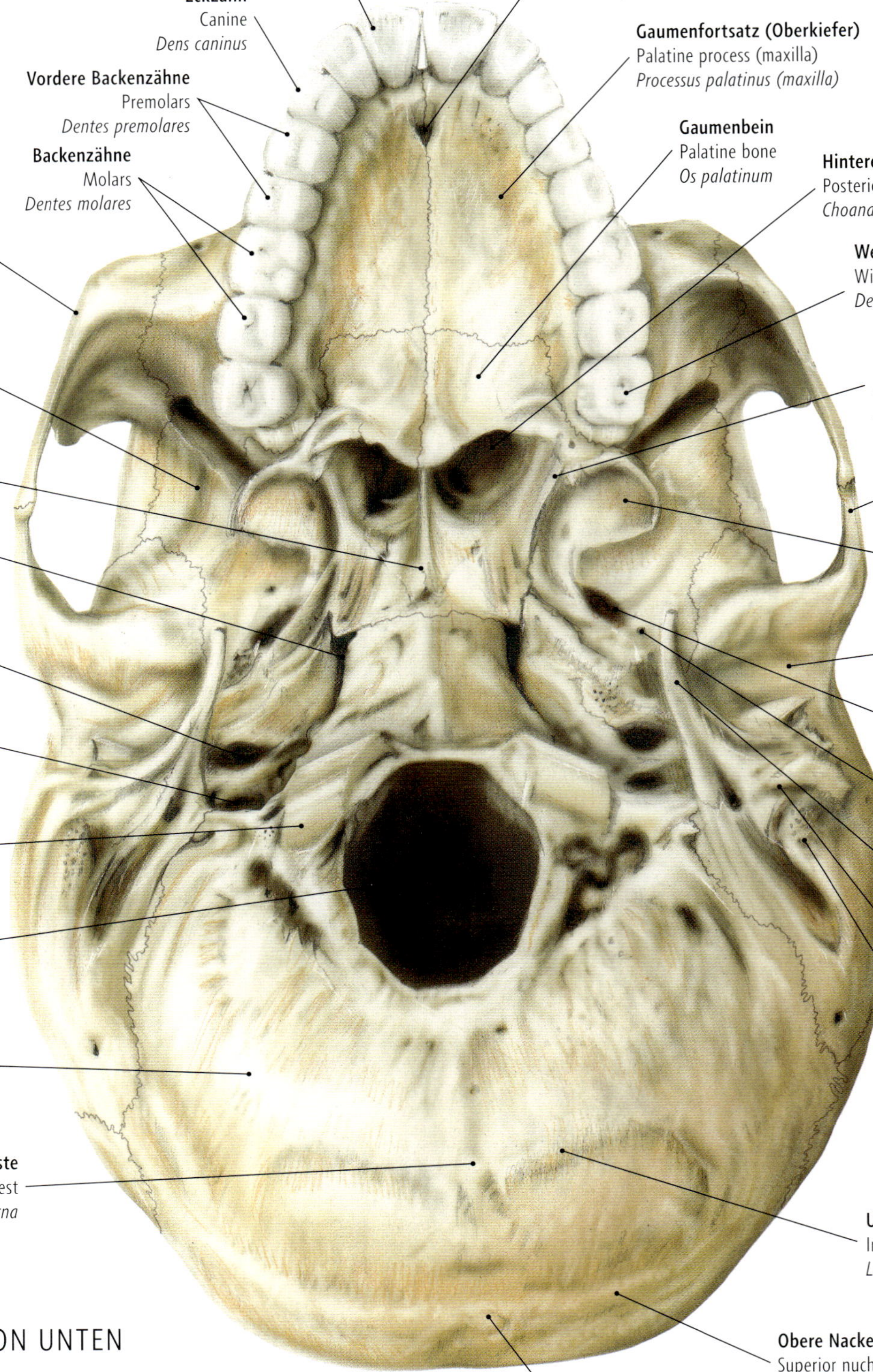

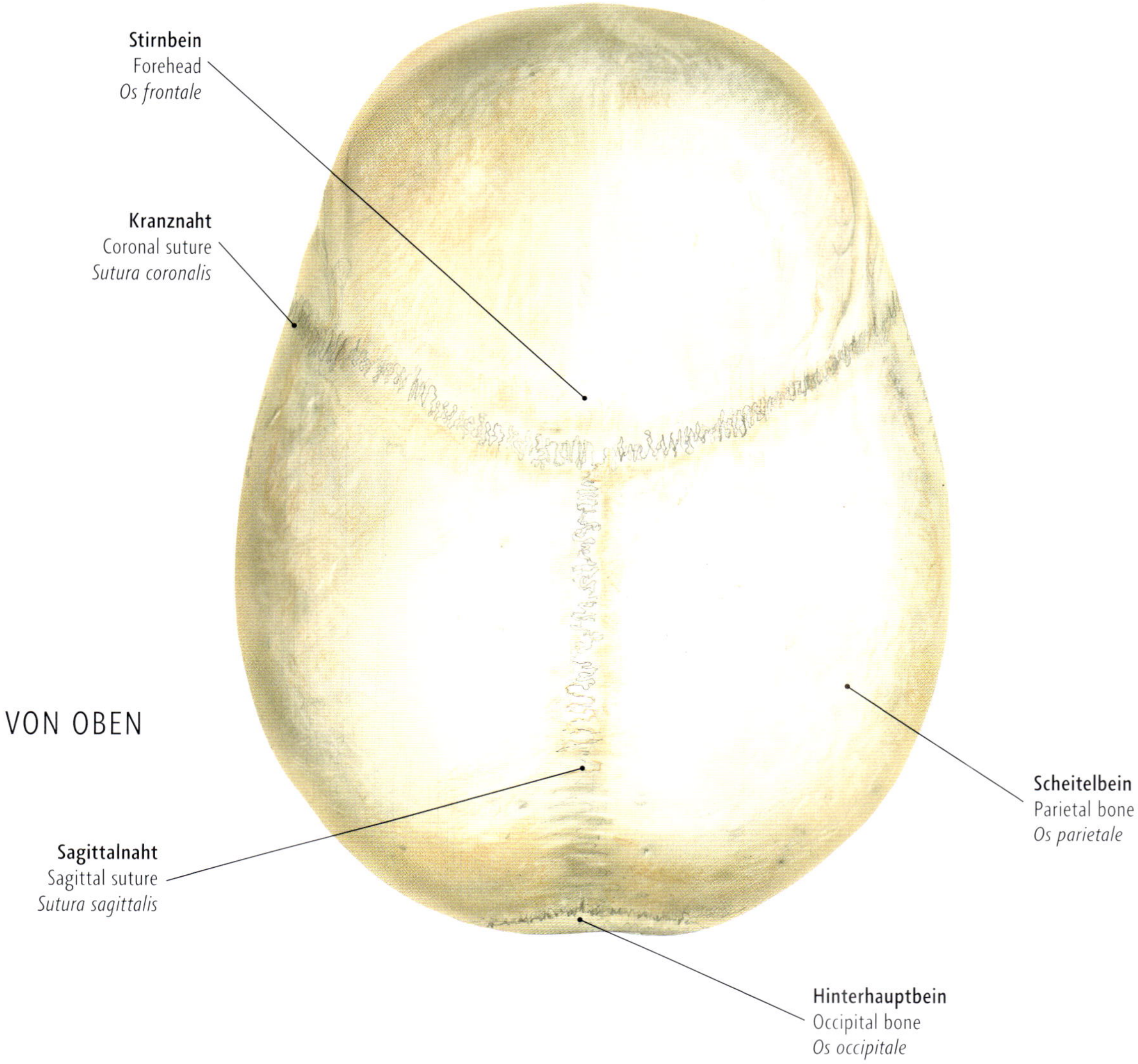

KNOCHENBILDUNG

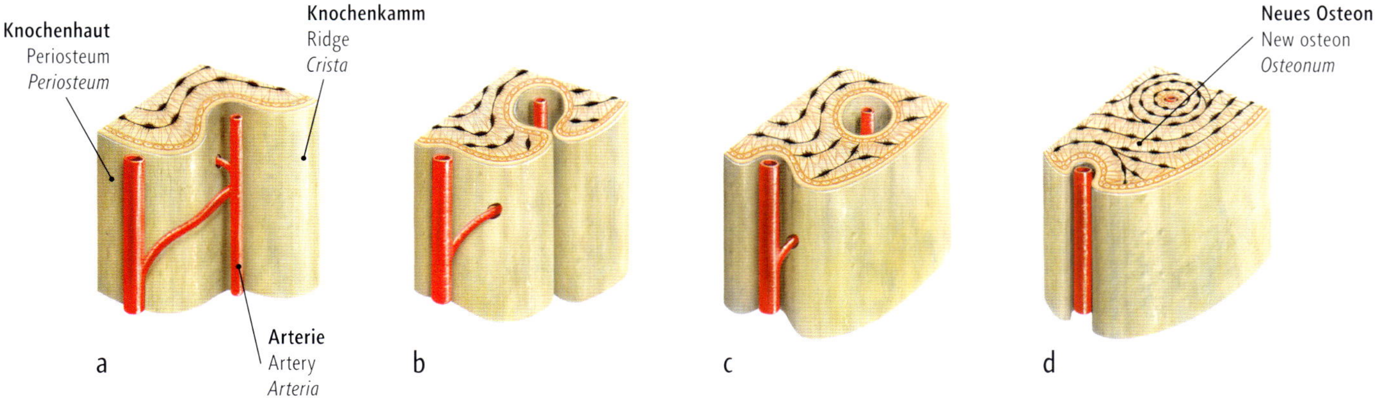

Knochen wachsen in die Breite, indem sich neuer Knochen in Kämmen um das Blutgefäß herumlegt (a). Diese Knochenkämme wachsen um das Blutgefäß zusammen (b). Durch das Anlegen von mehr Knochen wird der Raum um das Blutgefäß immer kleiner, und es bildet sich schließlich ein Osteon (c). Der Vorgang wird dann an parallelen Blutgefäßen fortgesetzt (d).

Knochen von Kopf und Gesicht

AUGENHÖHLE – SICHT VON OBEN

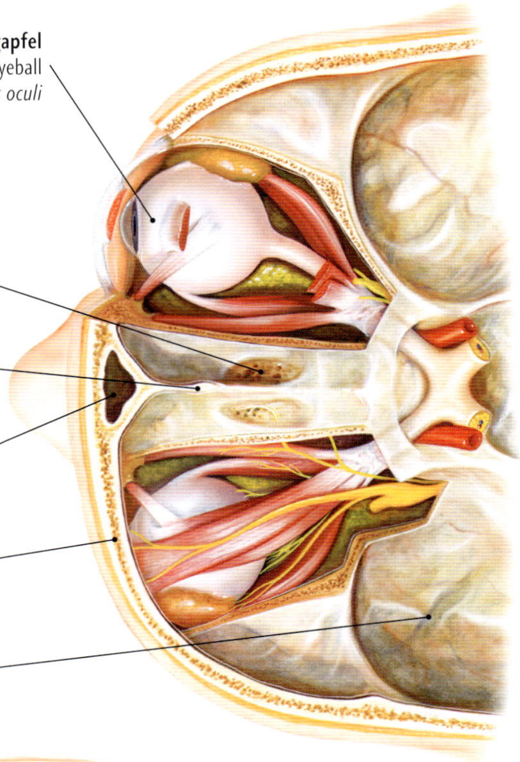

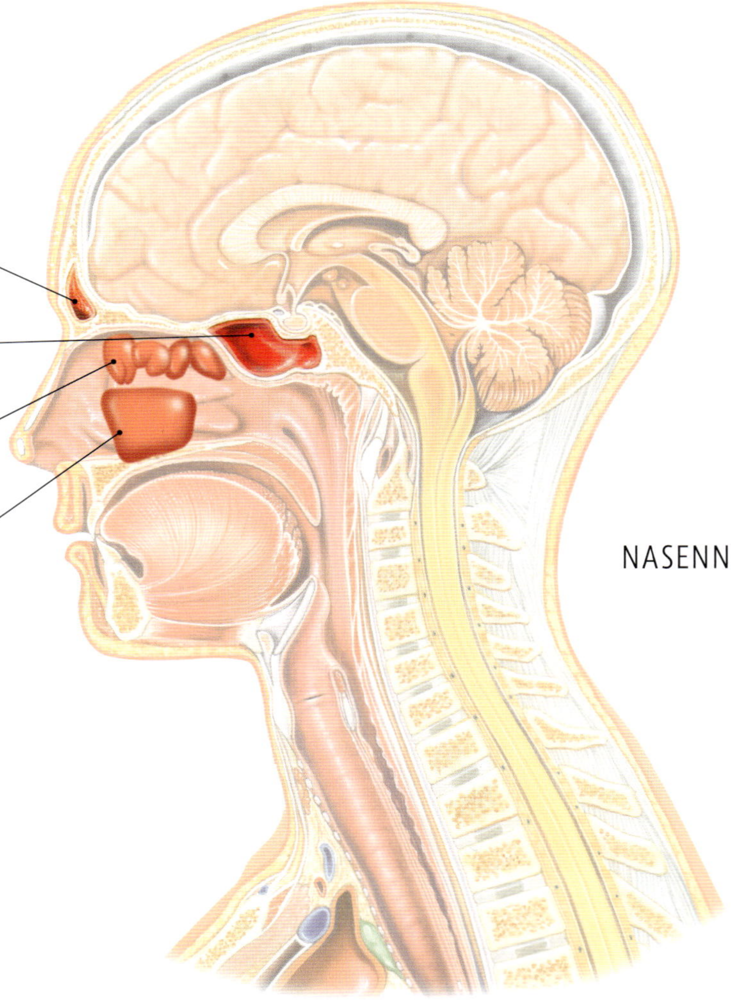

NASENNEBENHÖHLEN

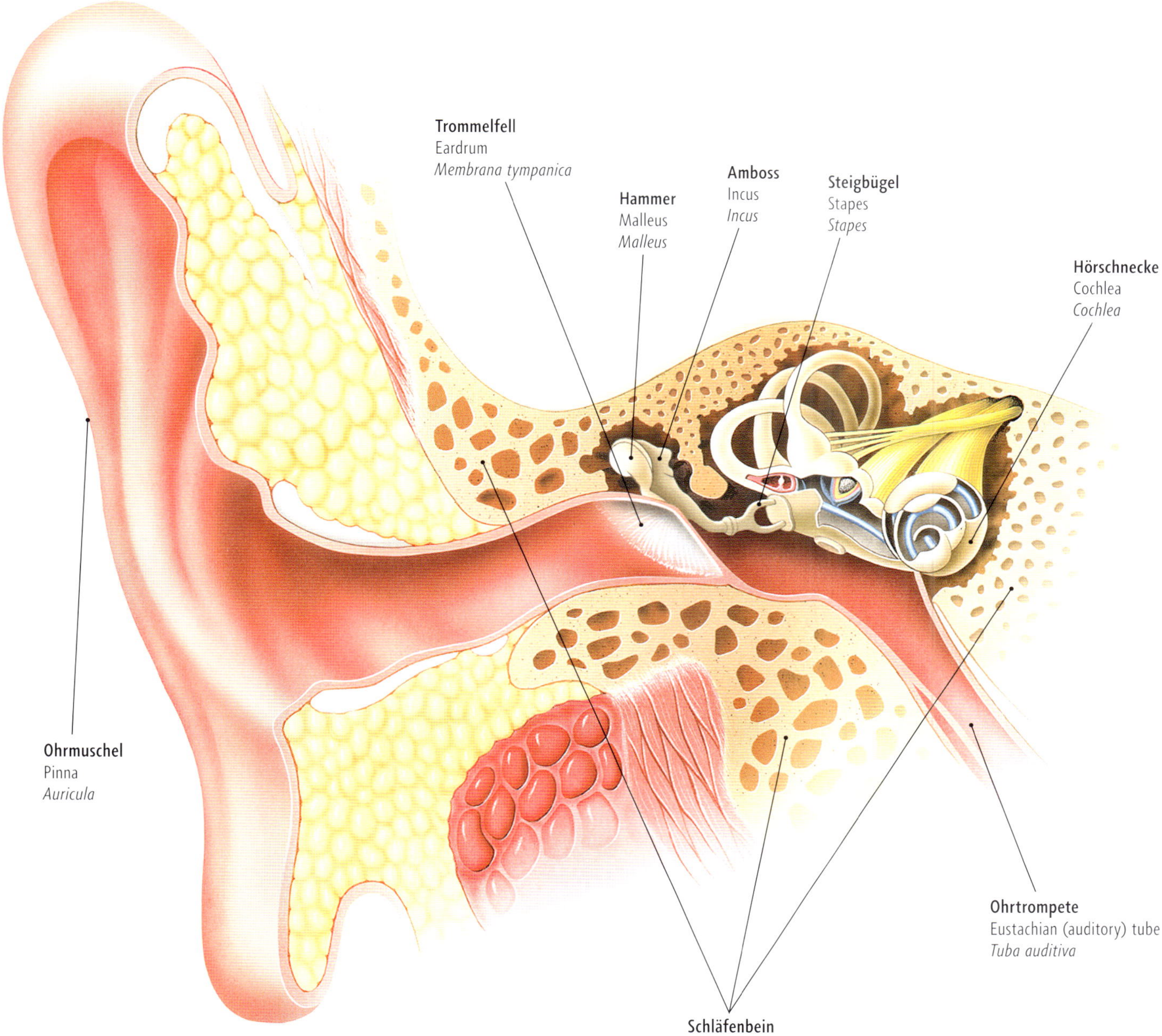

KNOCHEN IM OHR

Wirbelsäule

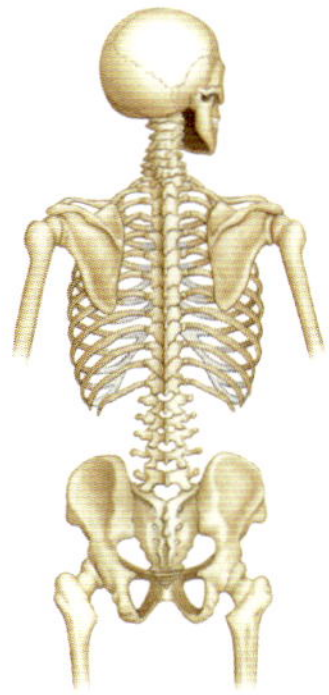

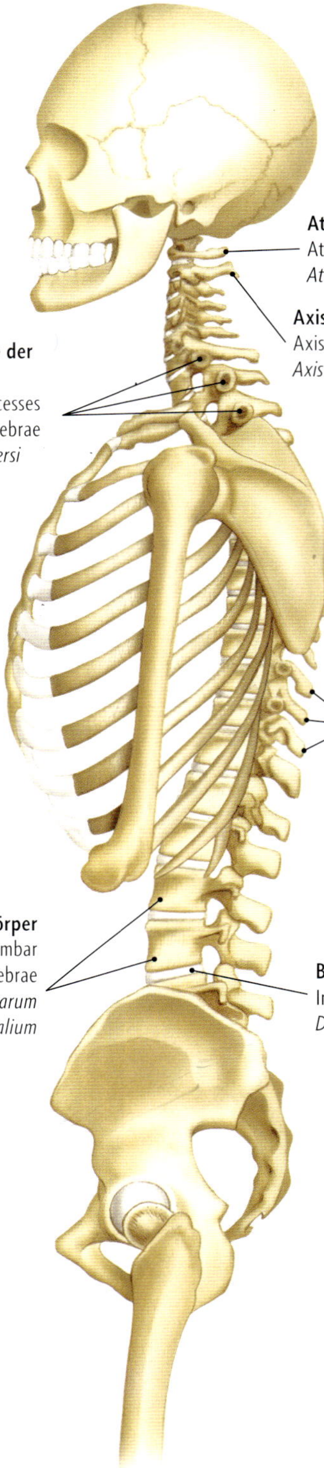

WIRBELSÄULE IN NATÜRLICHER LAGE – SEITENANSICHT

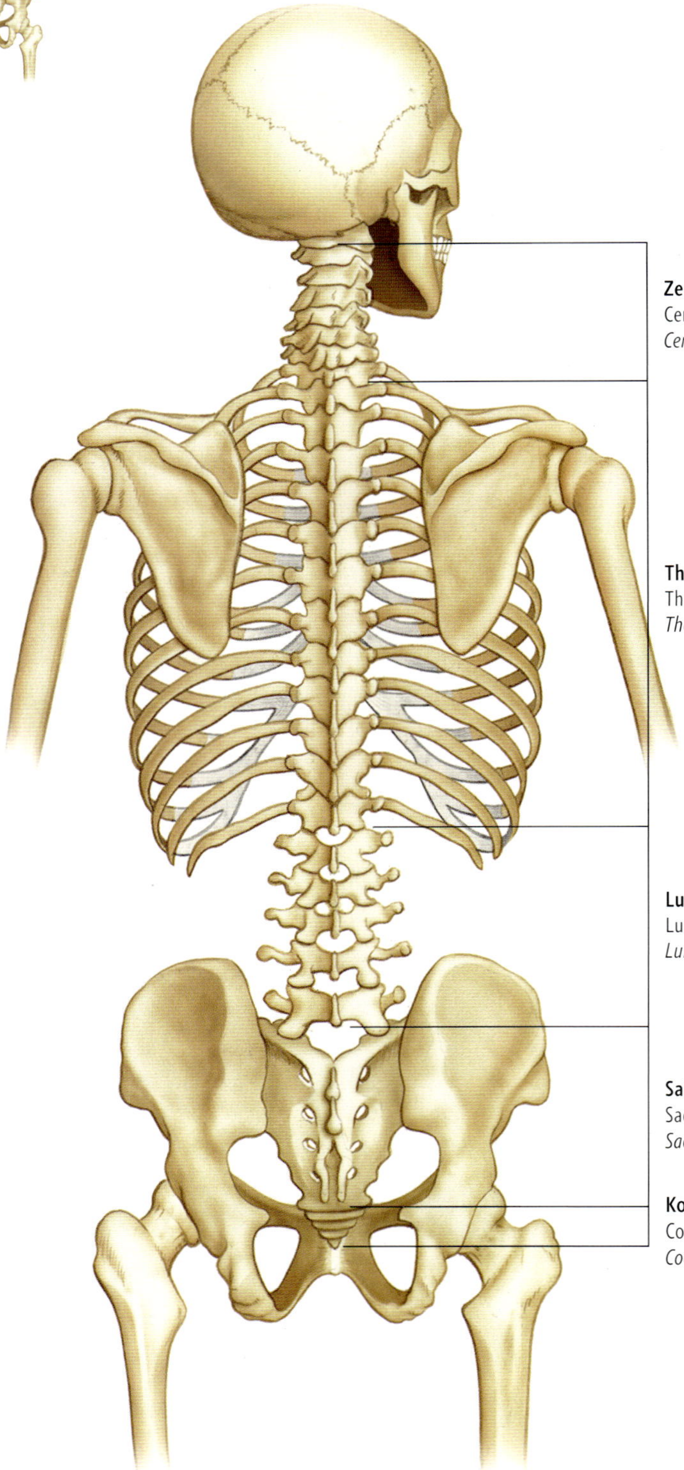

WIRBELSÄULE IN NATÜRLICHER LAGE – RÜCKANSICHT

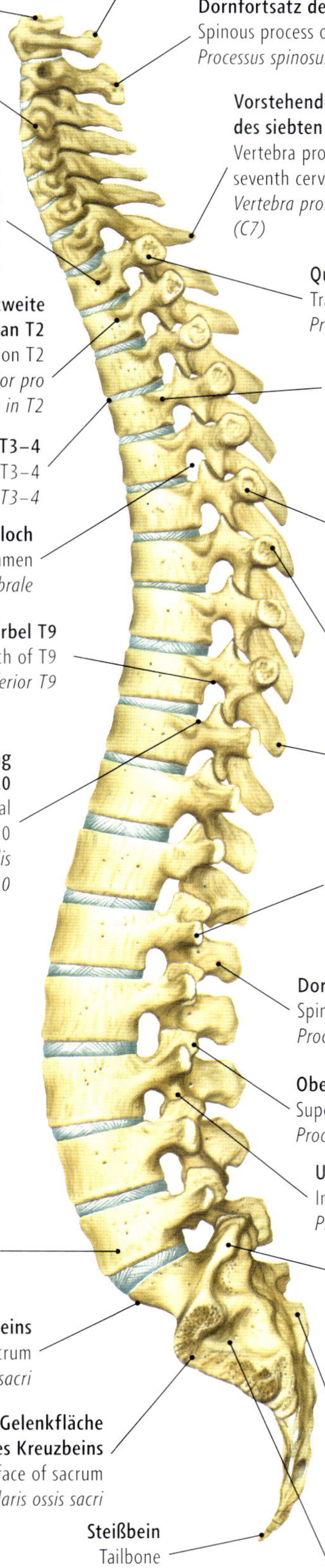

WIRBELSÄULE – SEITENANSICHT

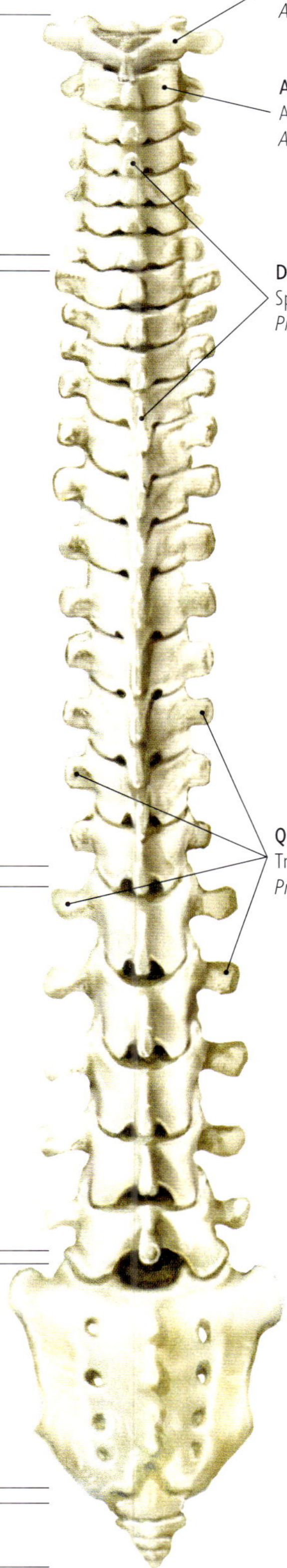

WIRBELSÄULE – RÜCKANSICHT

Die Wirbel

HALSWIRBEL: AXIS UND ATLAS

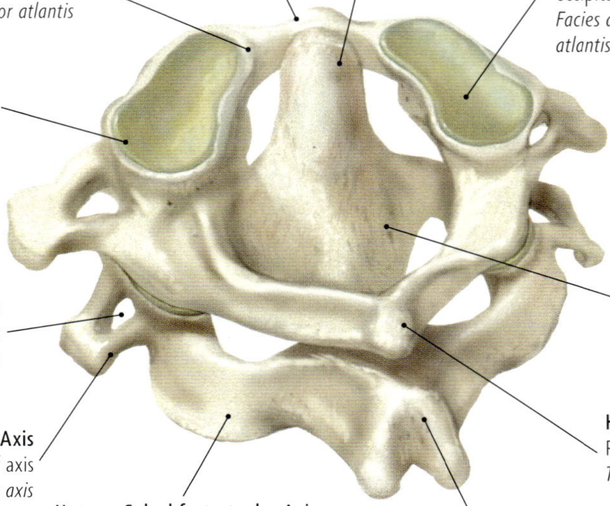

TYPISCHER HALSWIRBEL

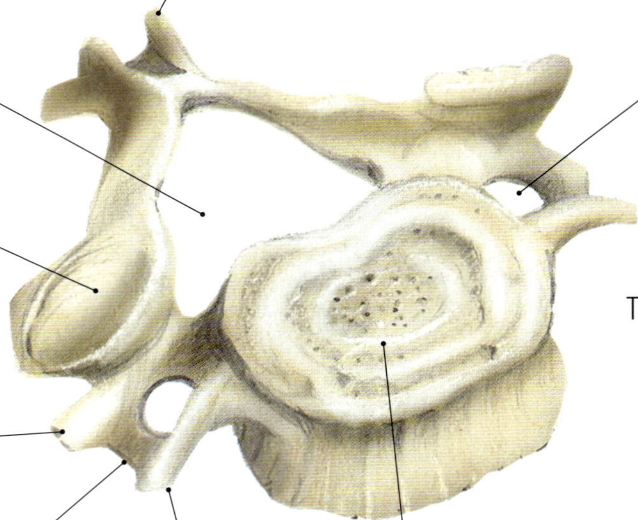

BRUSTWIRBEL

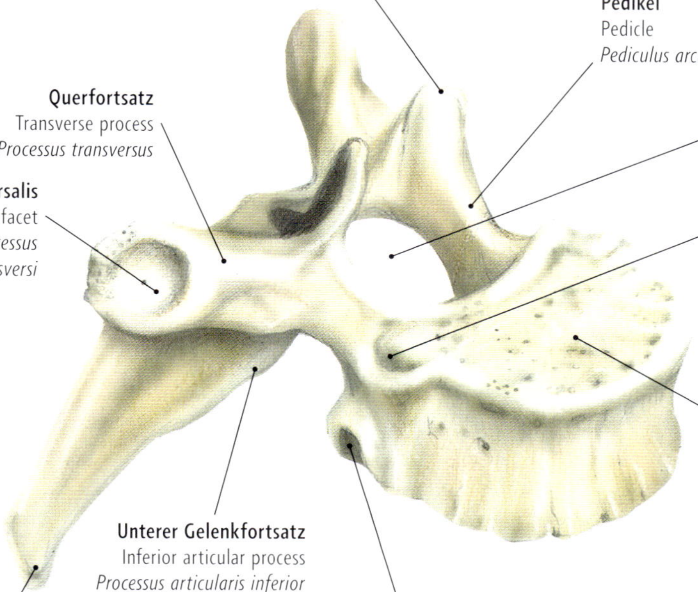

LENDENWIRBEL

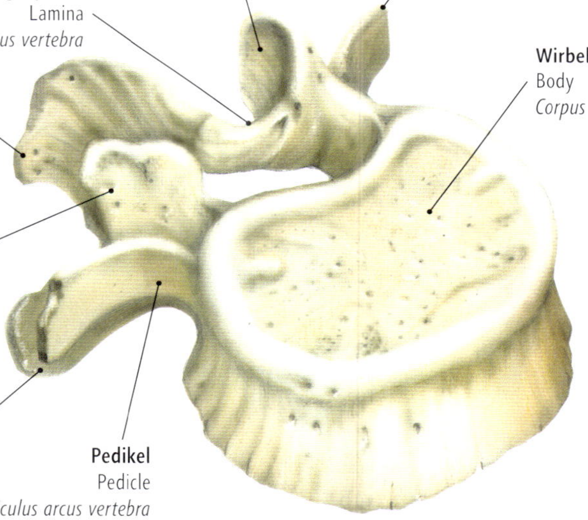

STEISSBEIN

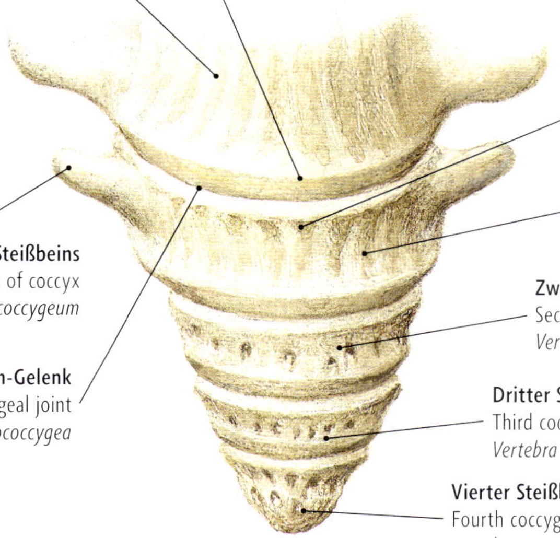

Brustkorb und Schlüsselbeine

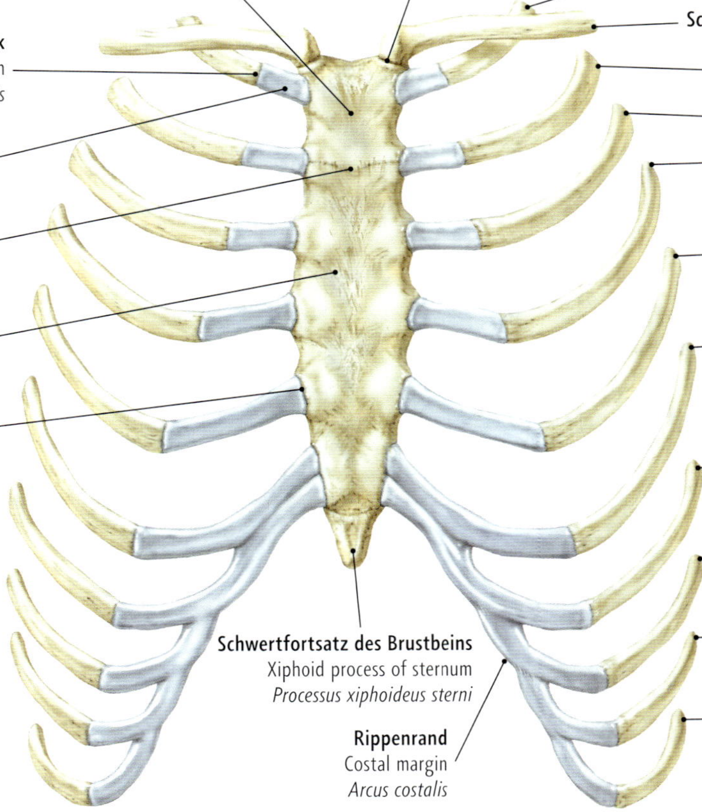

BRUSTKORB – VORDERANSICHT

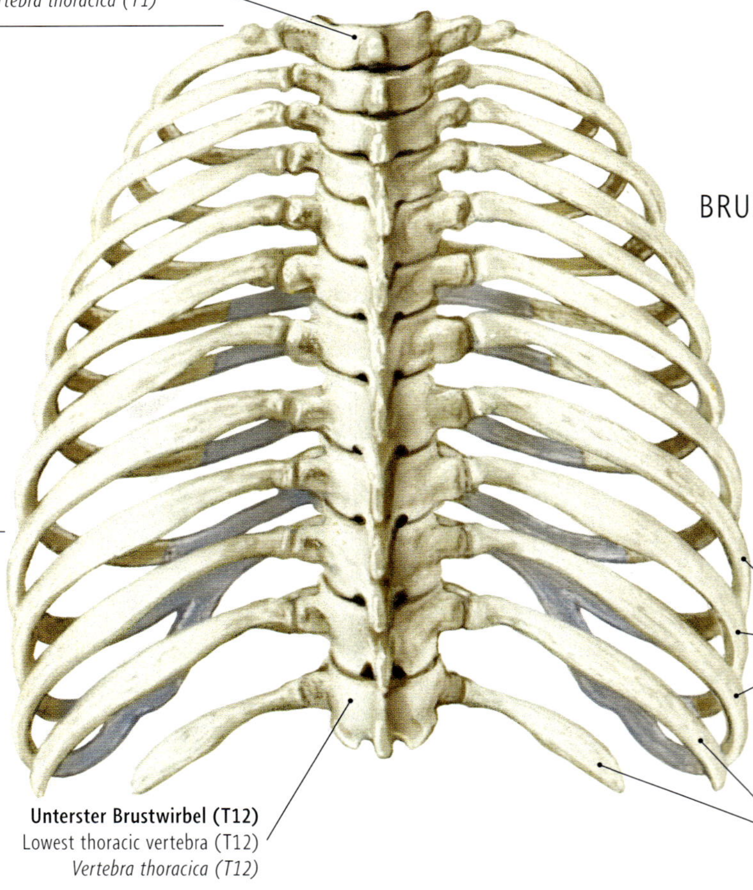

BRUSTKORB – RÜCKANSICHT

SCHLÜSSELBEINE

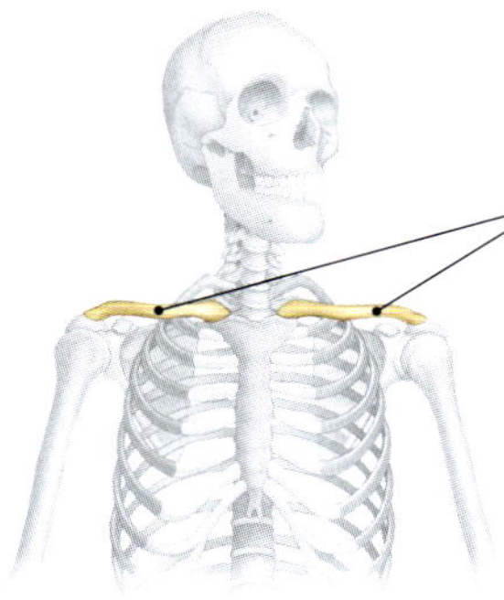

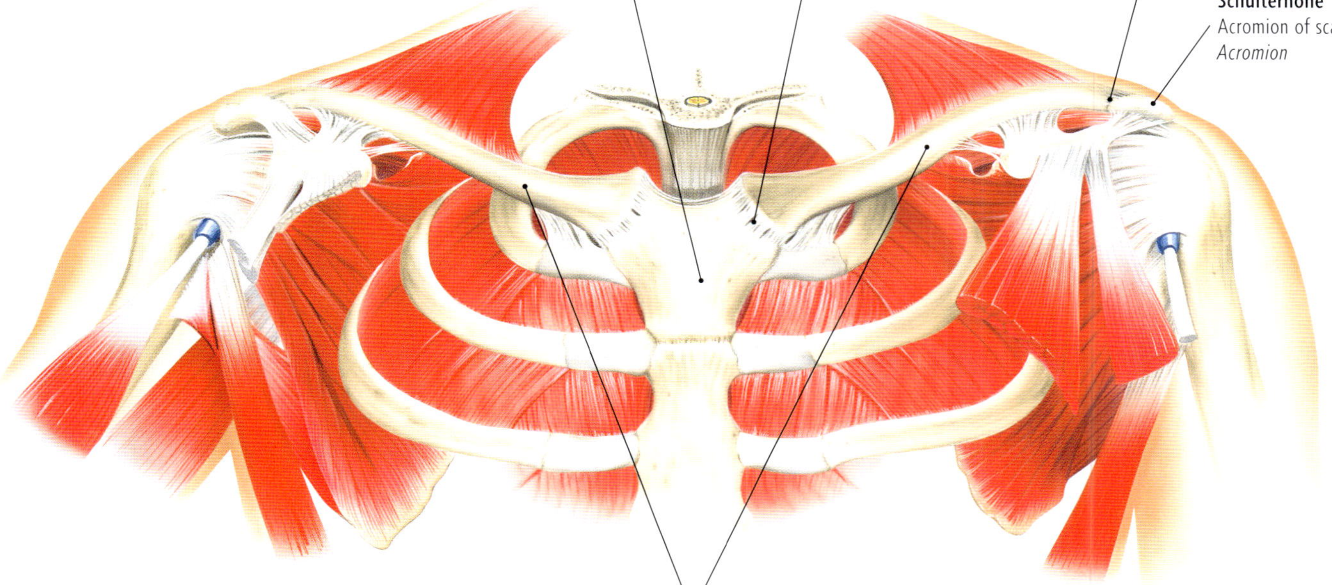

Knochen der Arme

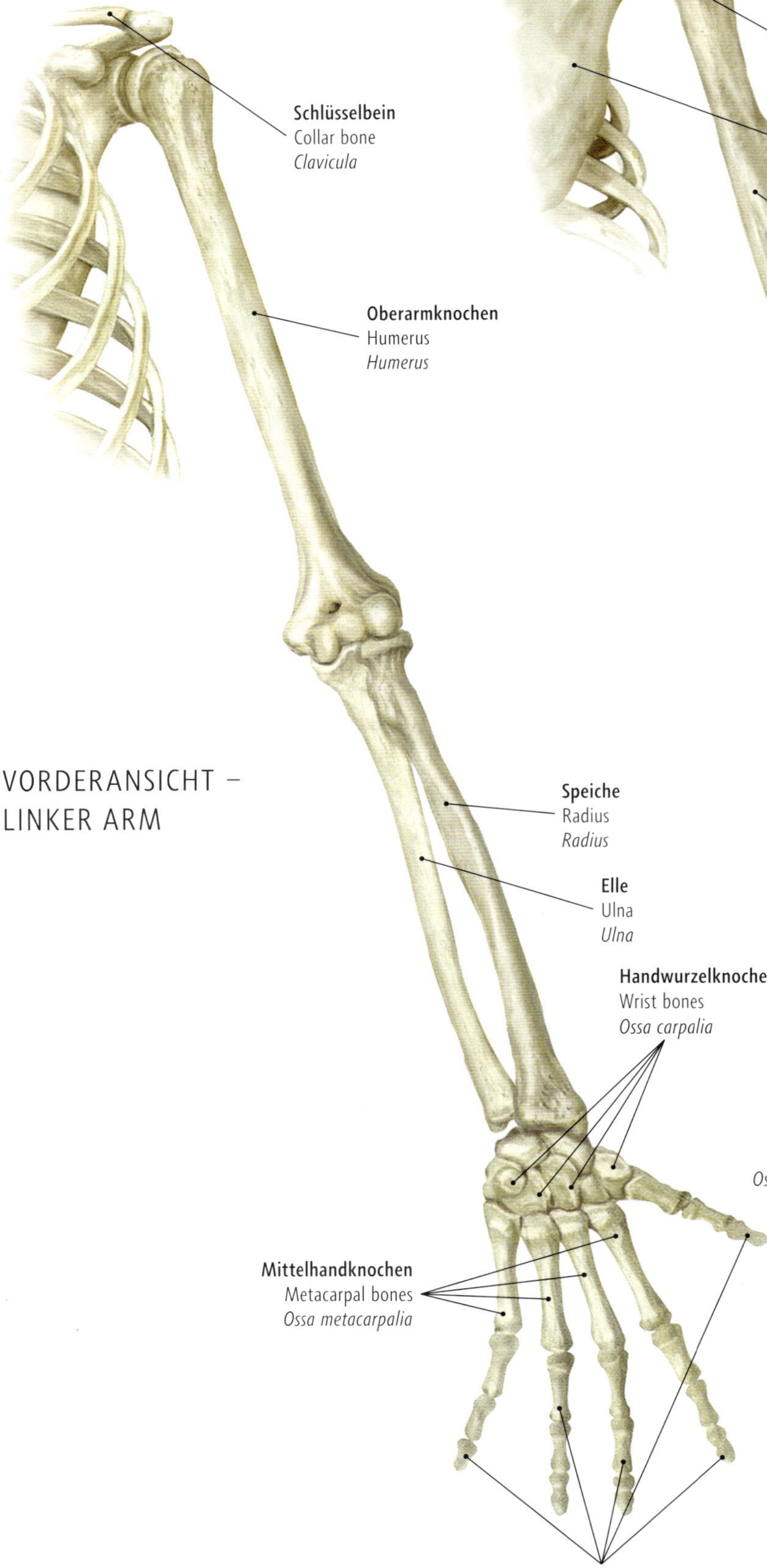

VORDERANSICHT – LINKER ARM

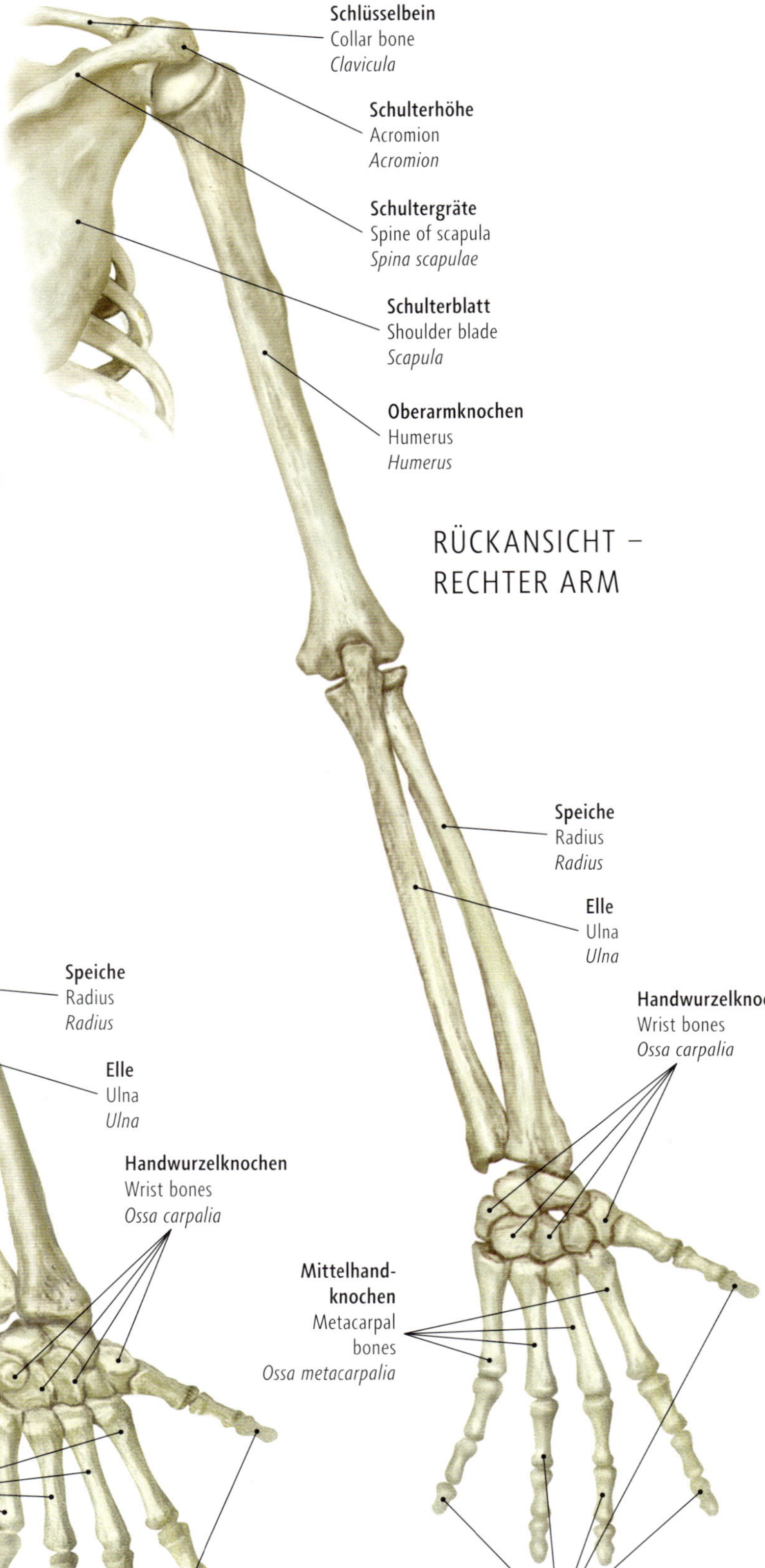

RÜCKANSICHT – RECHTER ARM

SCHULTERGELENK – VORDERANSICHT

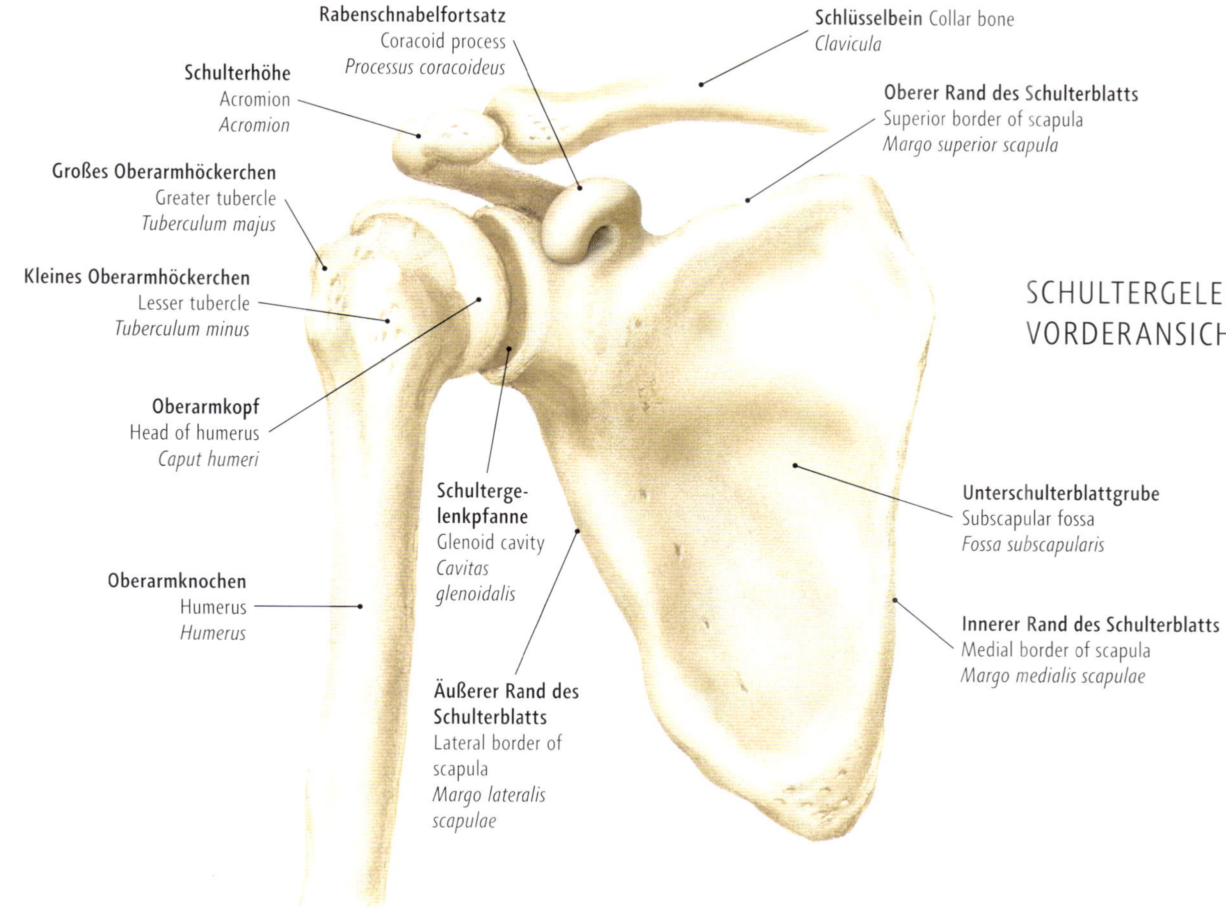

SCHULTERGELENK – RÜCKANSICHT

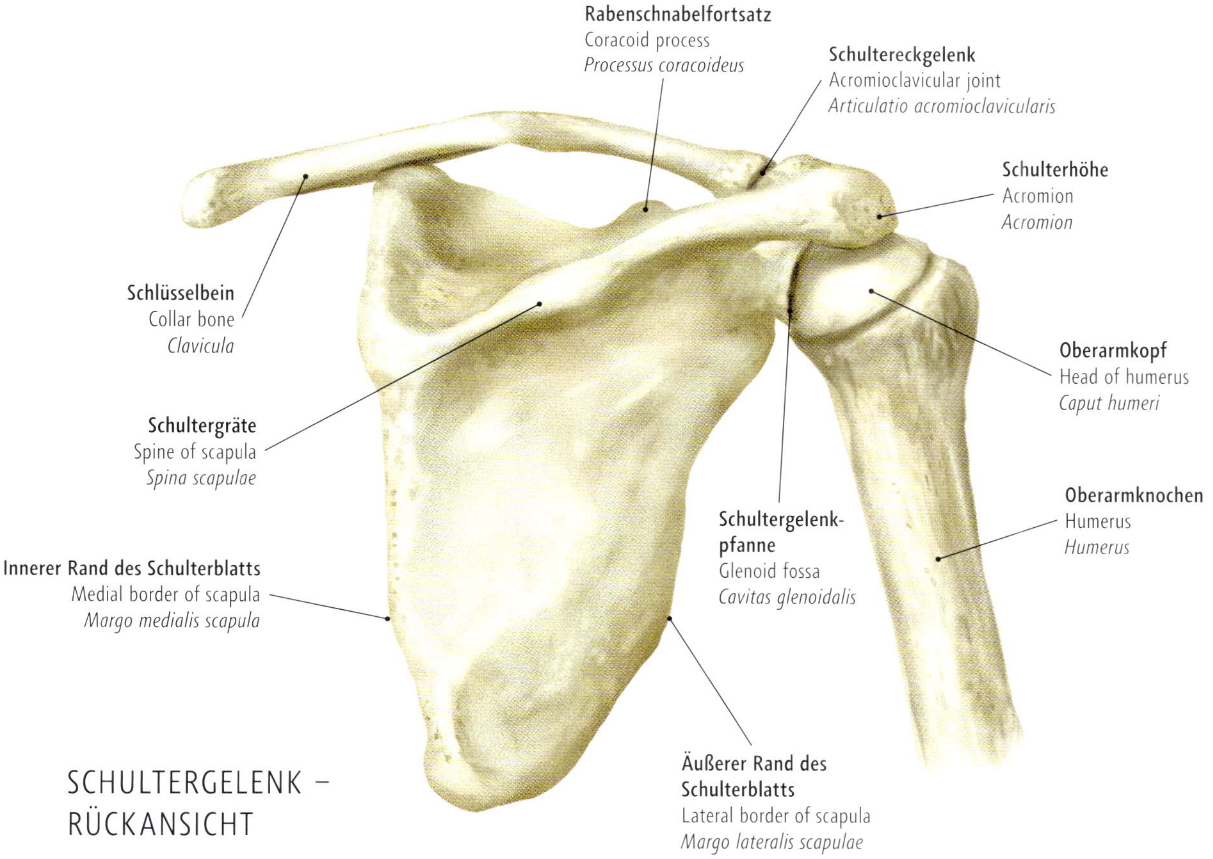

Knochen des Oberarms

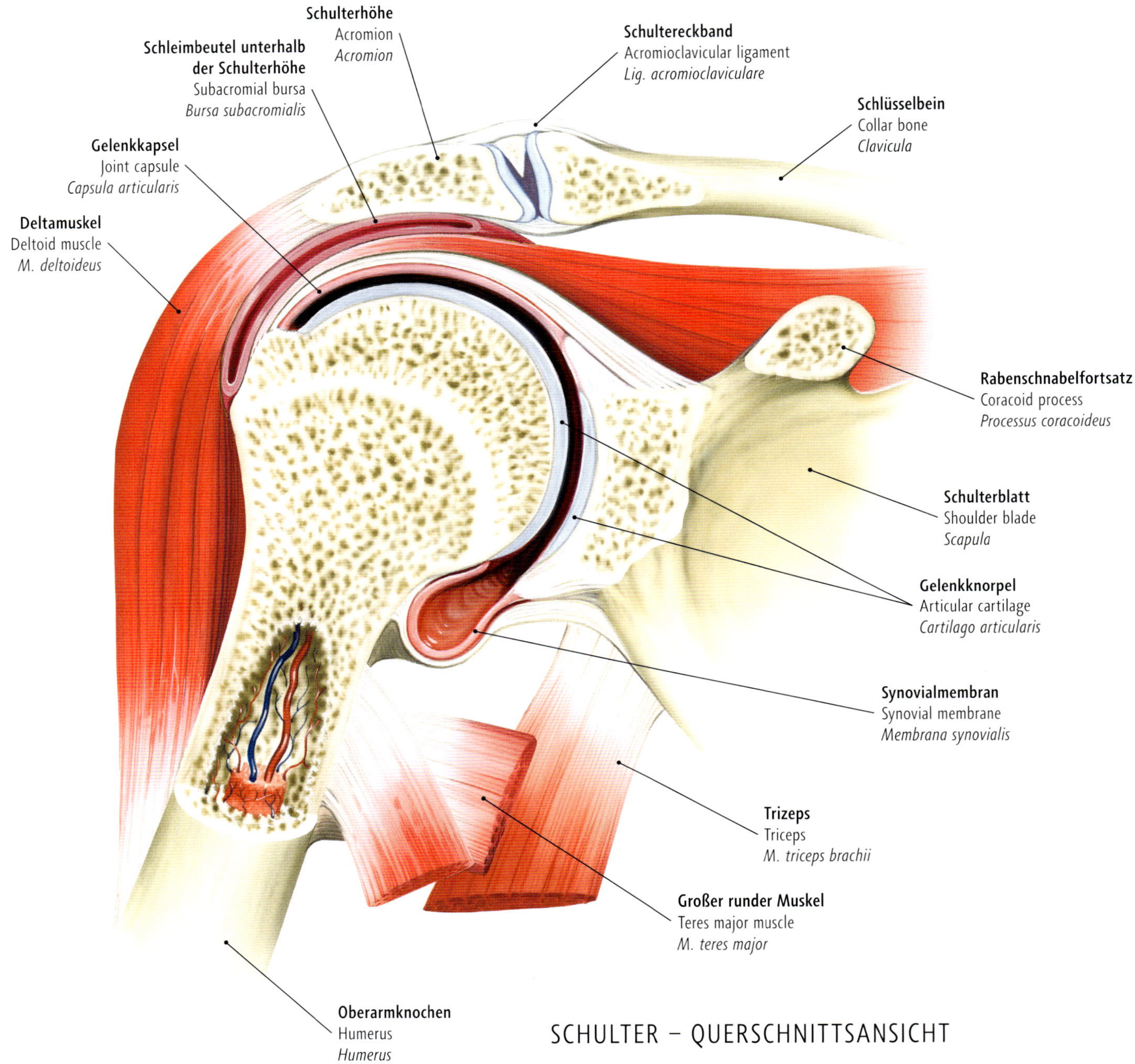

SCHULTER – QUERSCHNITTSANSICHT

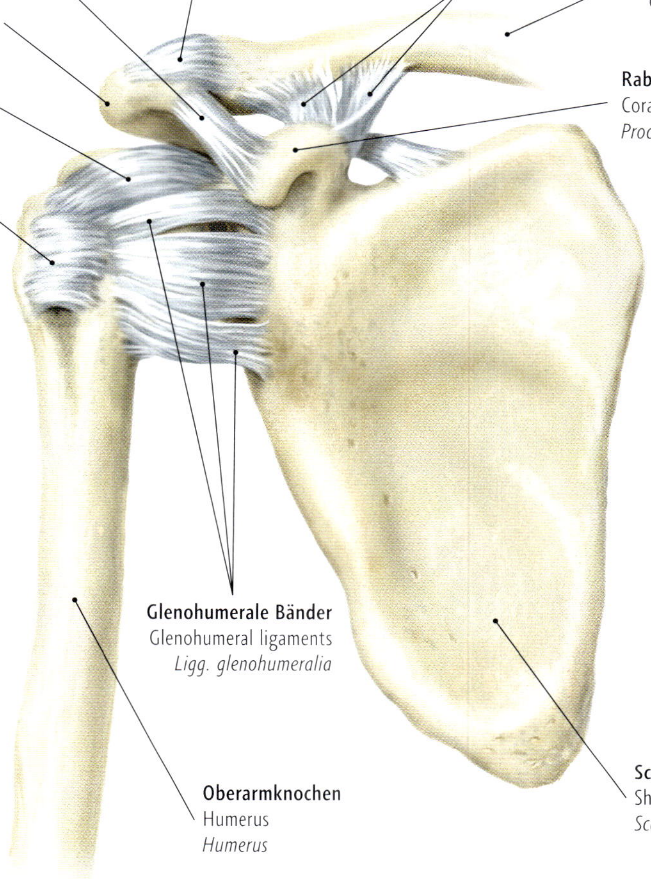

BÄNDER DER SCHULTER – VORDERANSICHT

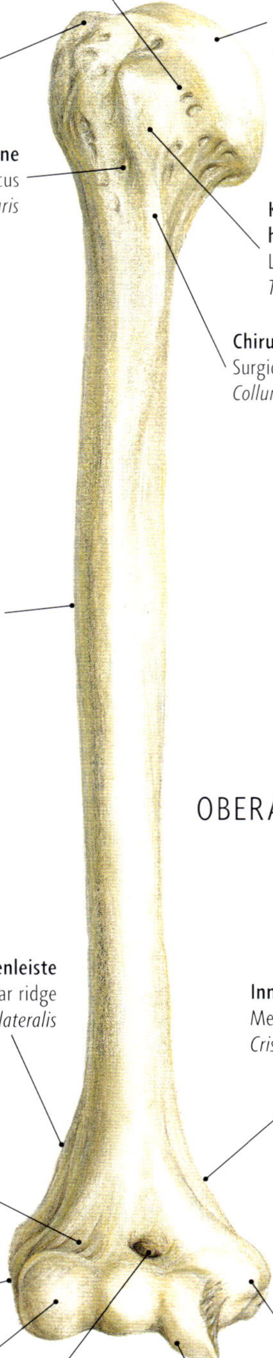

OBERARMKNOCHEN

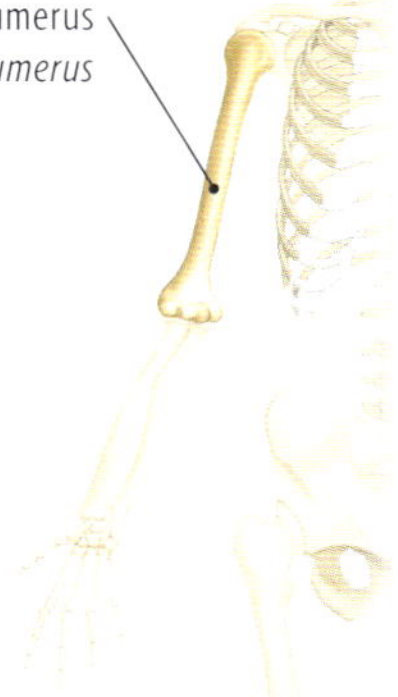

Knochen des Unterarms

ELLBOGENGELENK

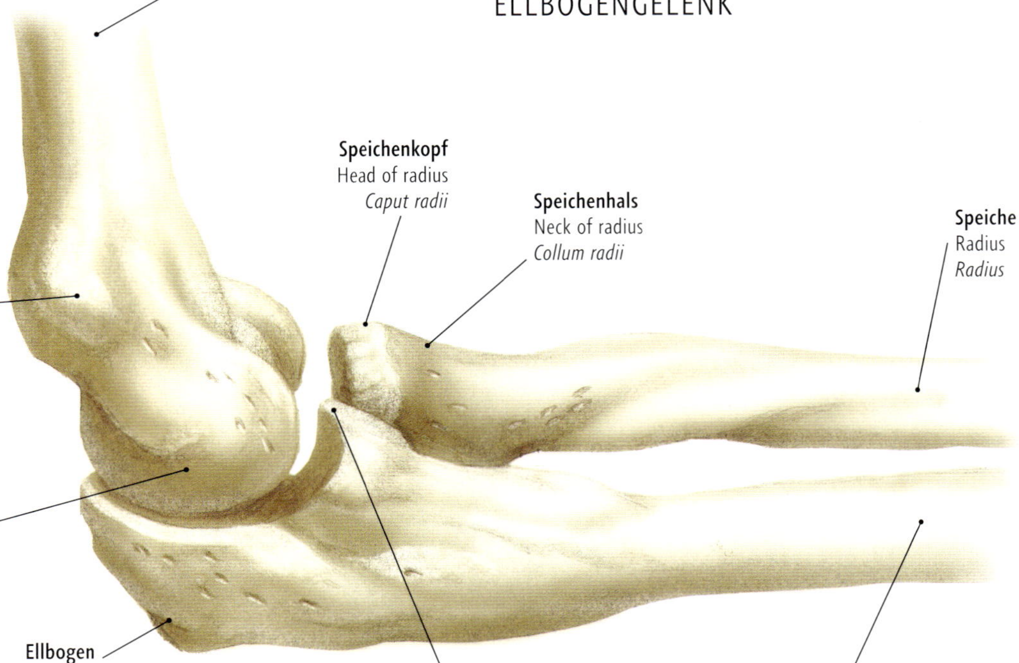

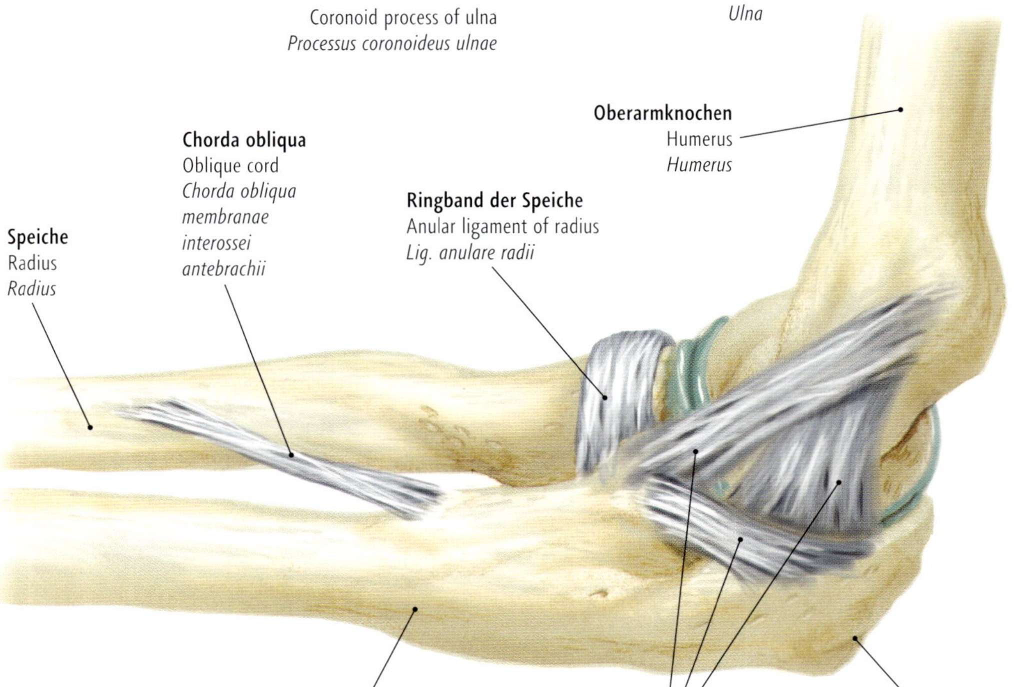

BÄNDER DES ELLBOGENS

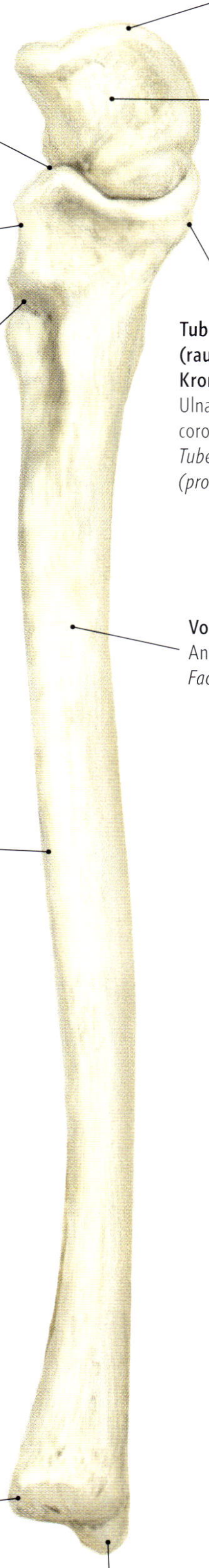
Ellbogen
Olecranon
Olecranon
Kronenfortsatz
Coronoid process
Processus coronoideus
Halbmondförmige Vertiefung
Trochlear notch
Incisura trochlearis
Einziehung für die Speiche an der Elle
Radial notch of ulna
Incisura radialis
Tuberositas ulnae (raue Ansetzfläche für den Oberarmmuskel)
Ulnar tuberosity (for brachialis)
Tuberositas ulnae (M. brachialis)
Tuberositas ulnae (raue Fläche am Kronenfortsatz der Elle)
Ulnar tuberosity (on coronoid process)
Tuberositas ulnae (processus coronoideus)
Vordere Ellenfläche
Anterior surface
Facies anterior
Zwischenknochenrand
Interosseous border
Margo interosseous
ELLE
Ellenkopf
Head of ulna
Caput ulnae
Griffelfortsatz der Elle
Styloid process of ulna
Processus styloideus ulnae

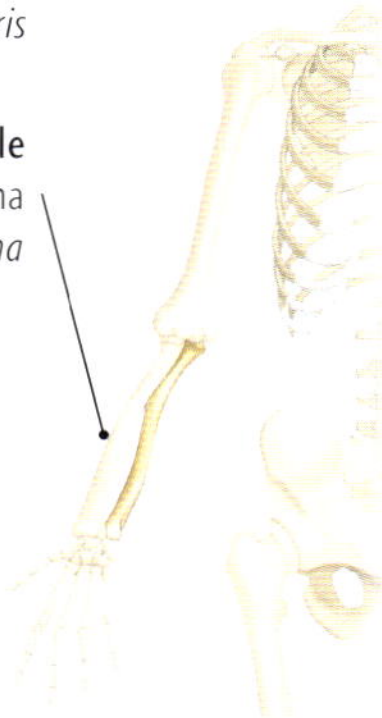
Elle
Ulna
Ulna

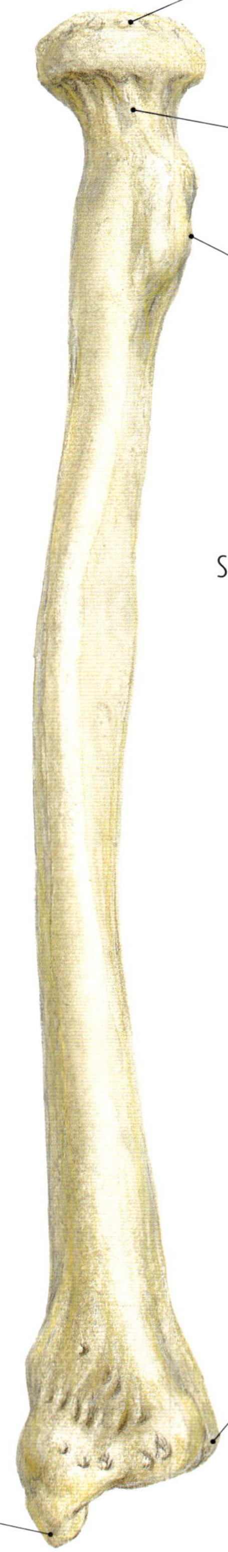
Speichenkopf
Head of radius
Caput radii
Speichenhals
Neck of radius
Collum radii
Speichenbeule
Radial tuberosity
Tuberositas radii
SPEICHE
Körperfernes Speichen-Ellen-Gelenk
Distal radioulnar joint
Articulatio radioulnaris distalis
Griffelfortsatz der Speiche
Styloid process of radius
Processus styloideus radii

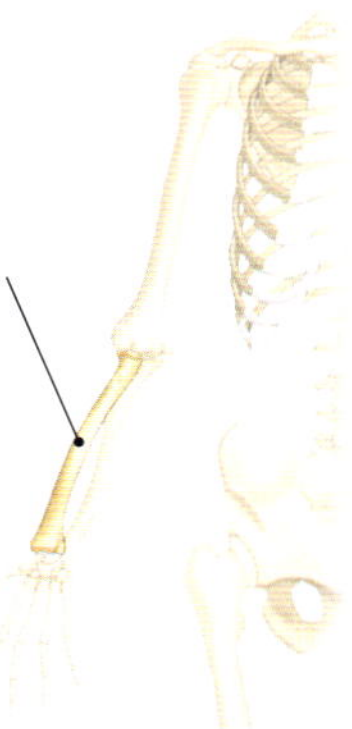
Speiche
Radius
Radius

Knochen von Handgelenk und Hand

ANSICHT VON OBEN – RECHTE HAND

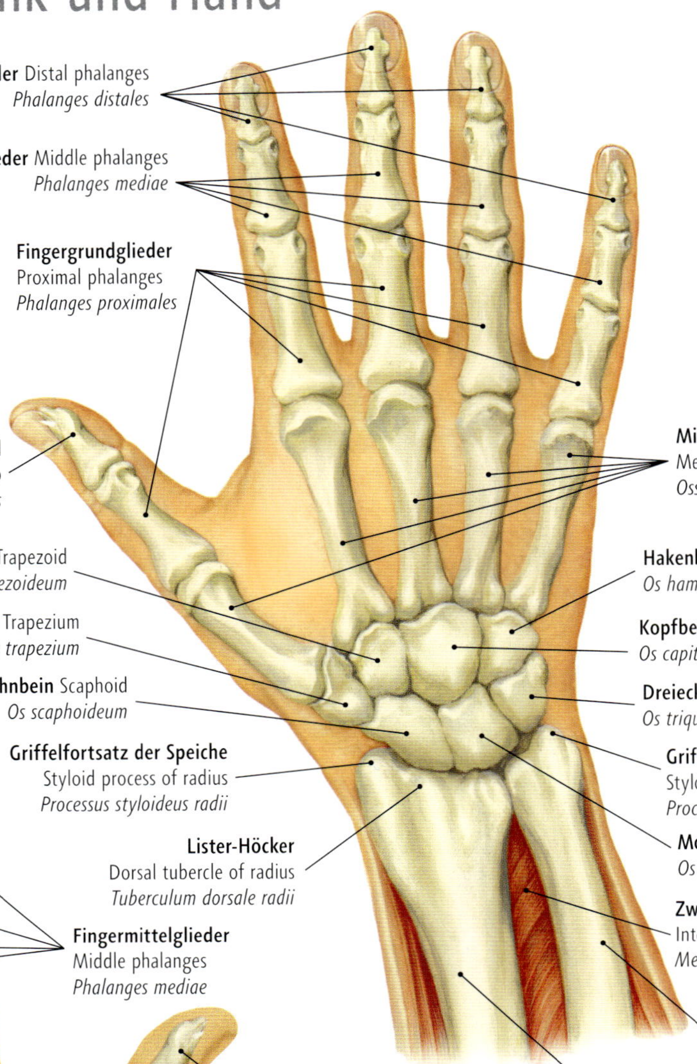

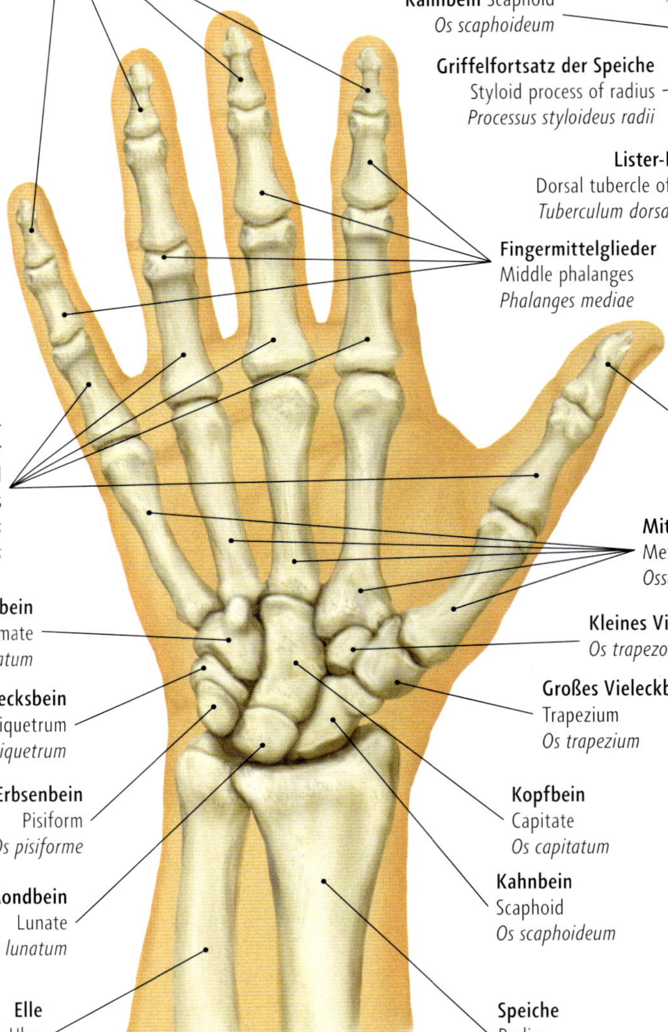

HANDINNENFLÄCHE – RECHTE HAND

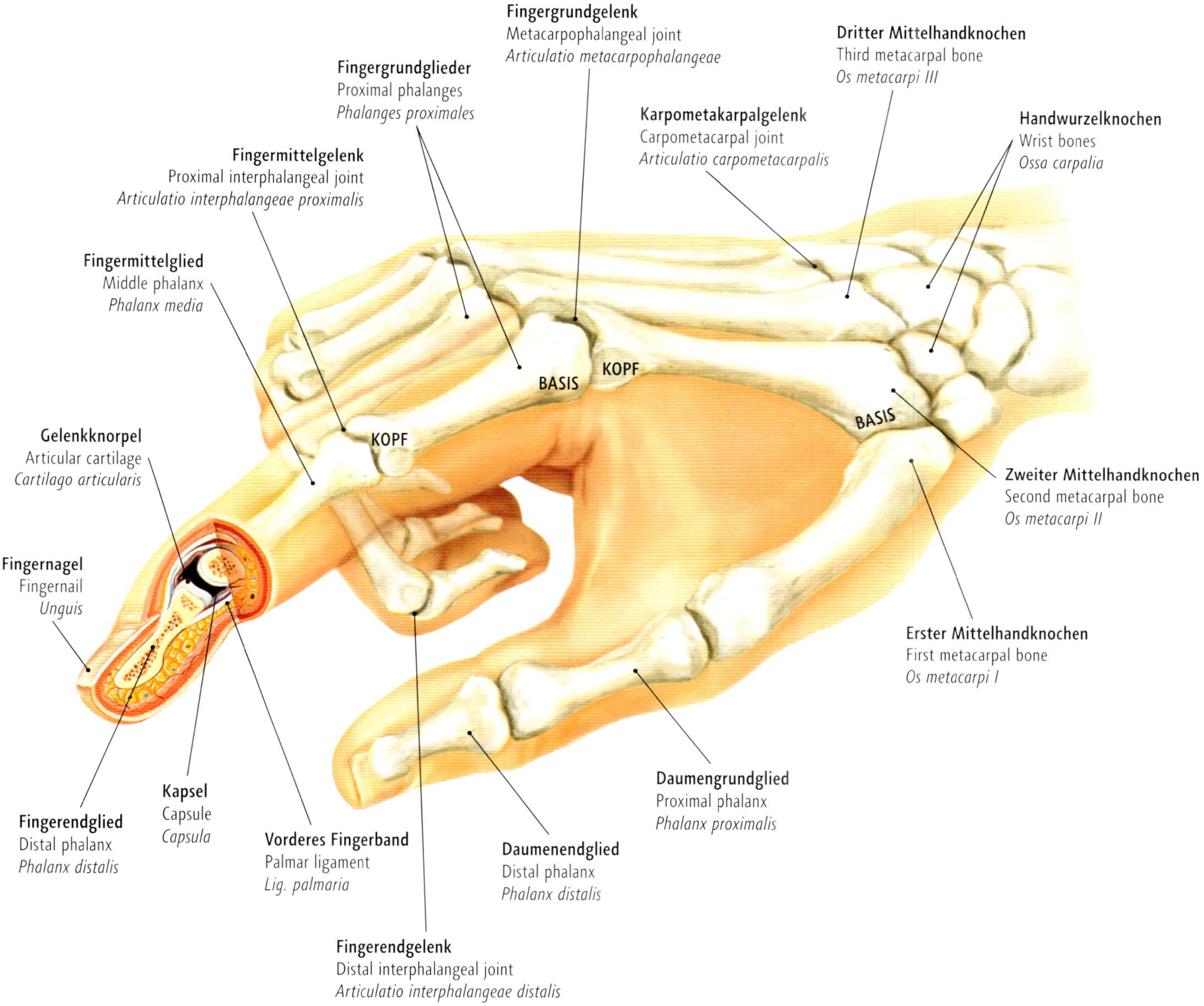
Fingergrundgelenk
Metacarpophalangeal joint
Articulatio metacarpophalangeae
Dritter Mittelhandknochen
Third metacarpal bone
Os metacarpi III
Fingergrundglieder
Proximal phalanges
Phalanges proximales
Karpometakarpalgelenk
Carpometacarpal joint
Articulatio carpometacarpalis
Handwurzelknochen
Wrist bones
Ossa carpalia
Fingermittelgelenk
Proximal interphalangeal joint
Articulatio interphalangeae proximalis
Fingermittelglied
Middle phalanx
Phalanx media
BASIS
KOPF
KOPF
BASIS
Gelenkknorpel
Articular cartilage
Cartilago articularis
Zweiter Mittelhandknochen
Second metacarpal bone
Os metacarpi II
Fingernagel
Fingernail
Unguis
Erster Mittelhandknochen
First metacarpal bone
Os metacarpi I
Kapsel
Capsule
Capsula
Daumengrundglied
Proximal phalanx
Phalanx proximalis
Fingerendglied
Distal phalanx
Phalanx distalis
Vorderes Fingerband
Palmar ligament
Lig. palmaria
Daumenendglied
Distal phalanx
Phalanx distalis
Fingerendgelenk
Distal interphalangeal joint
Articulatio interphalangeae distalis

FINGER

Knochen des Beckens

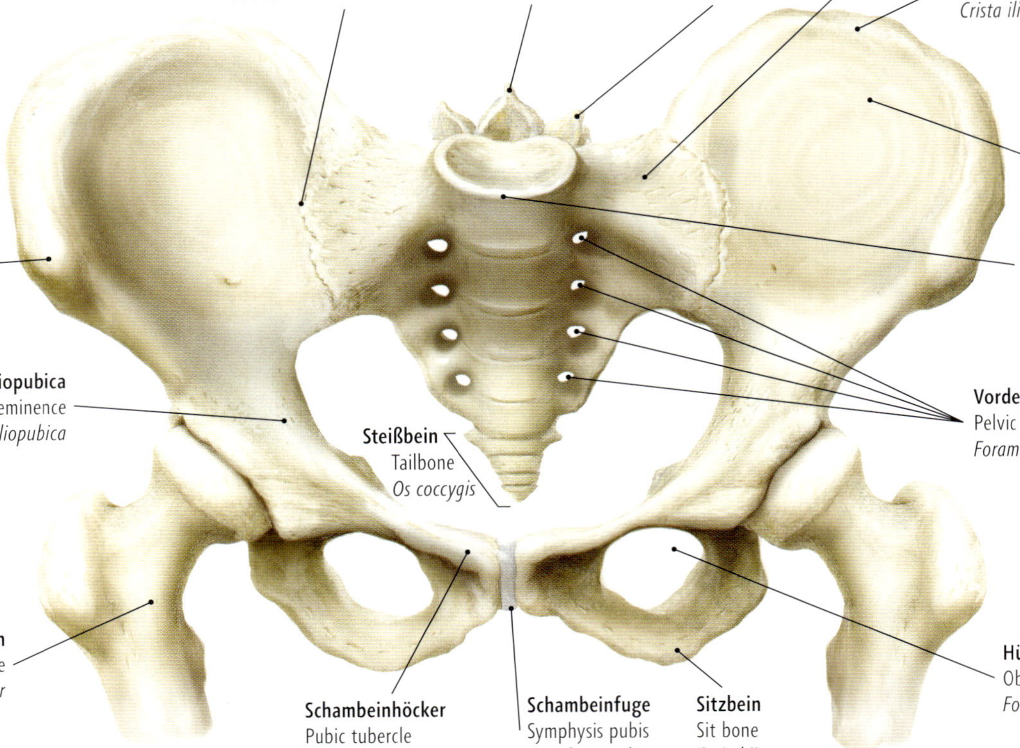

WEIBLICHES BECKEN – VORDERANSICHT

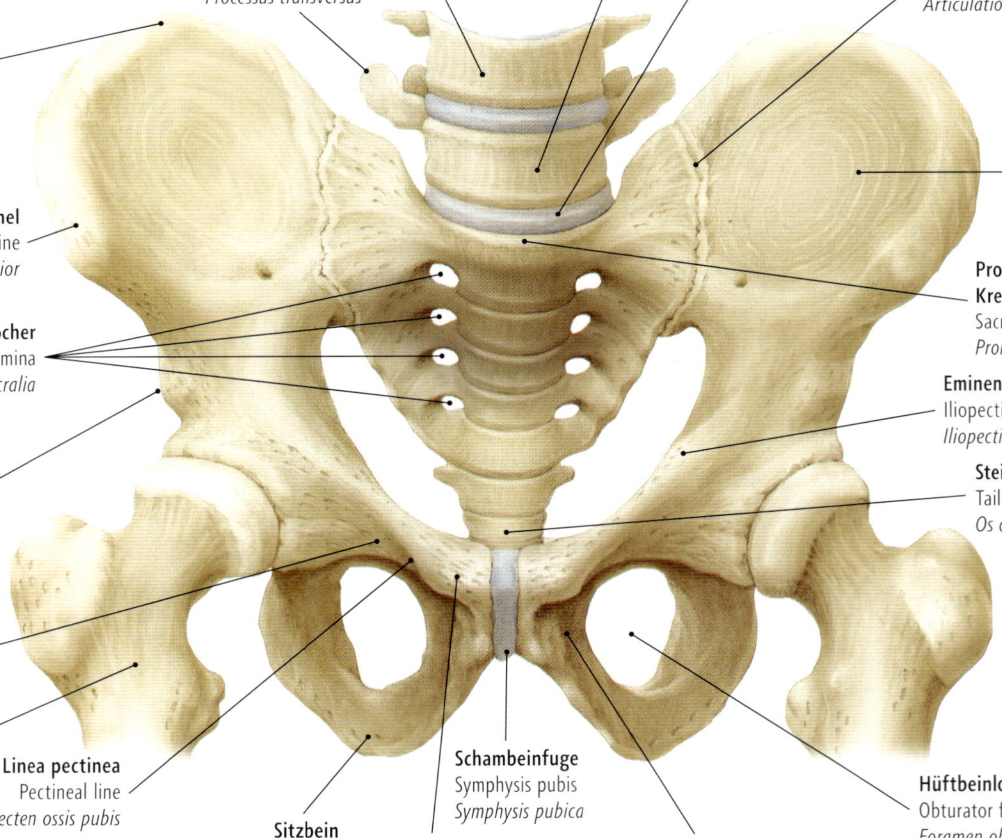

MÄNNLICHES BECKEN – VORDERANSICHT

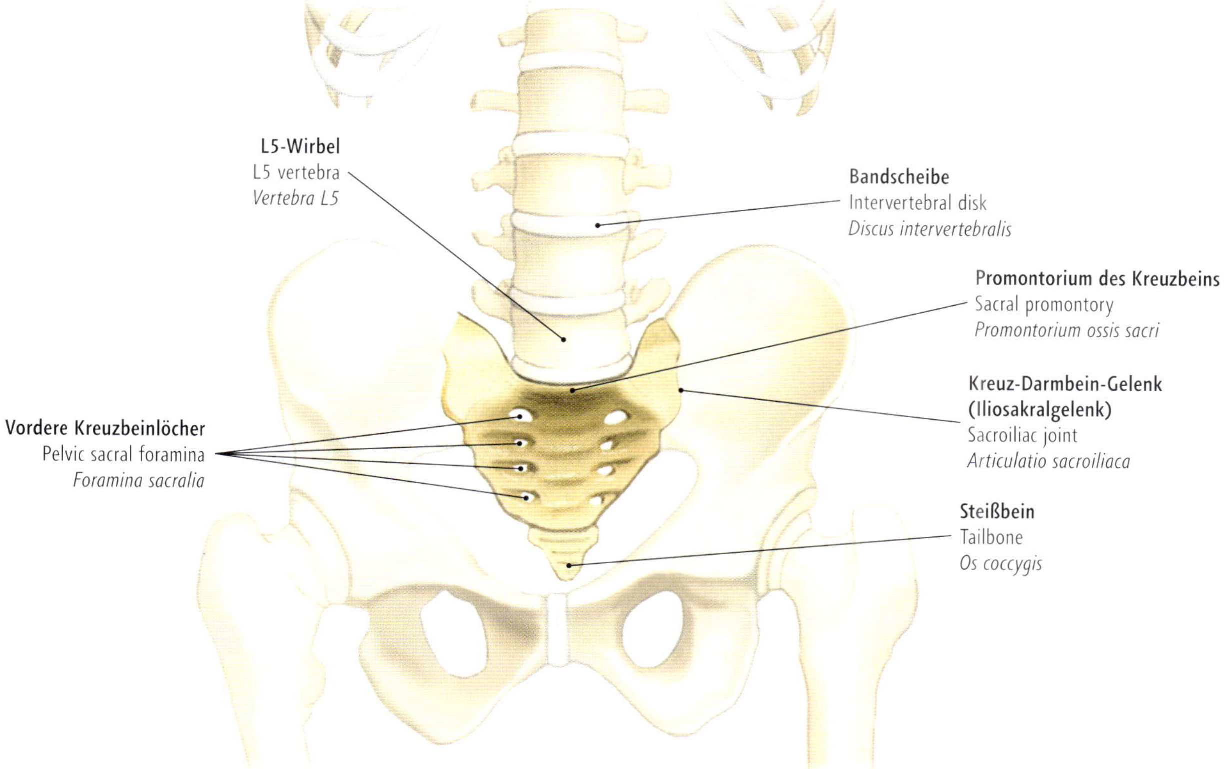

KREUZBEIN

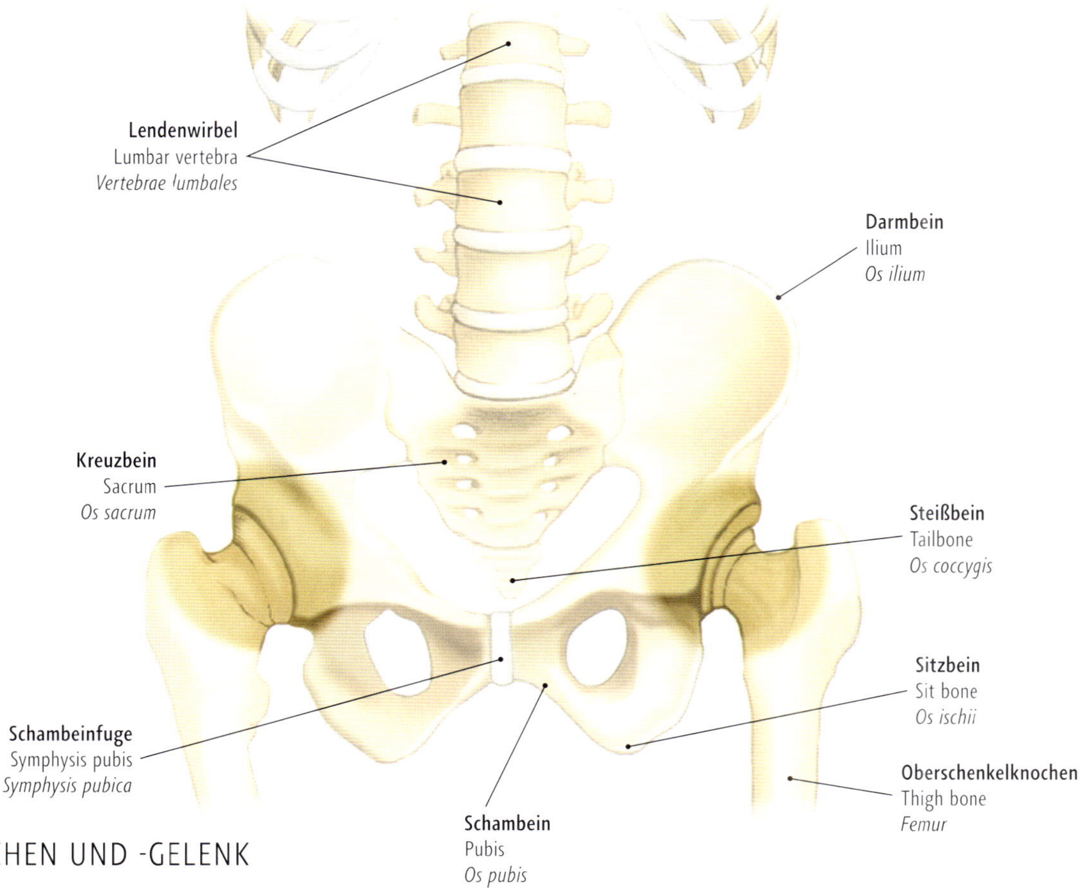

HÜFTKNOCHEN UND -GELENK

Knochen des Beins

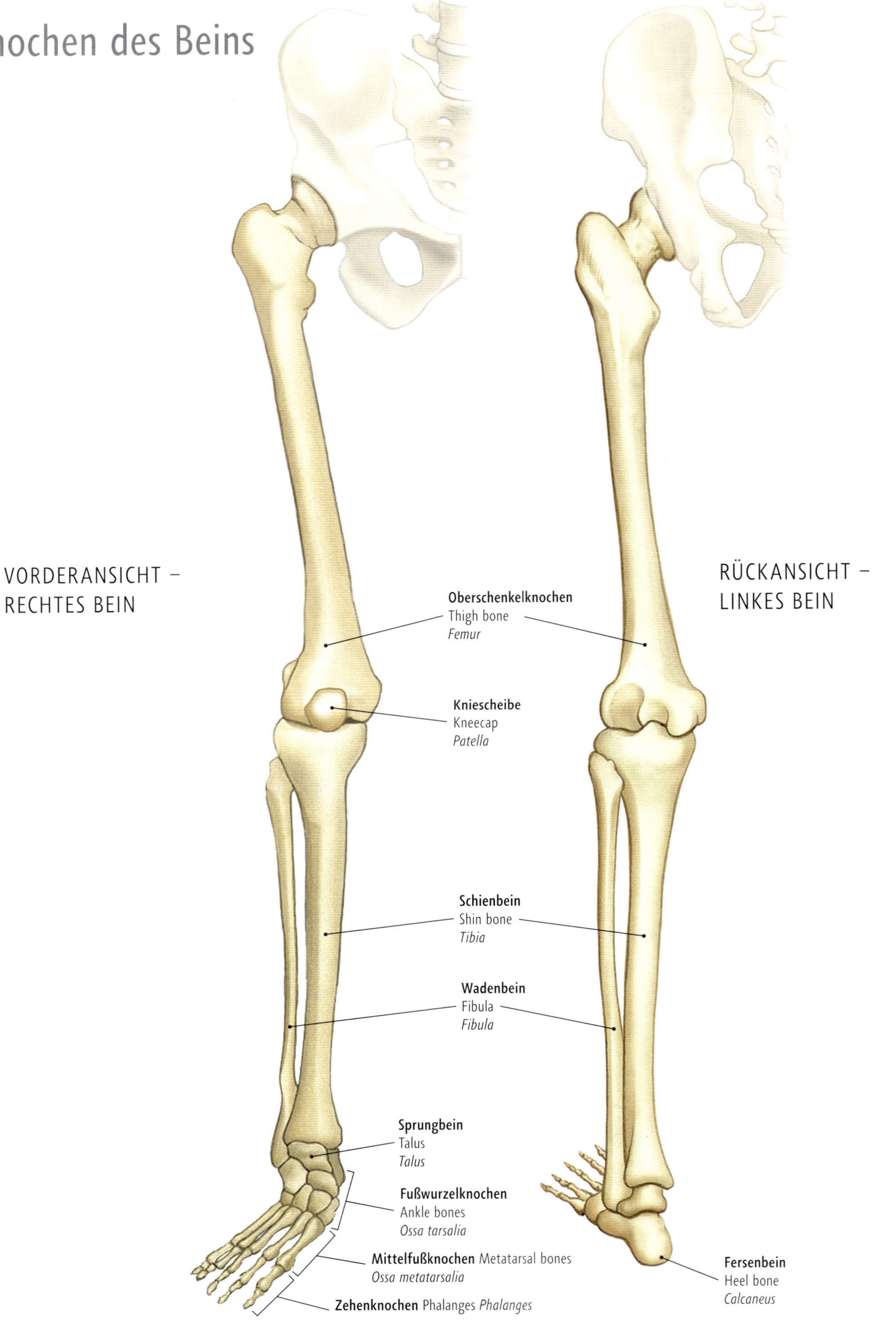

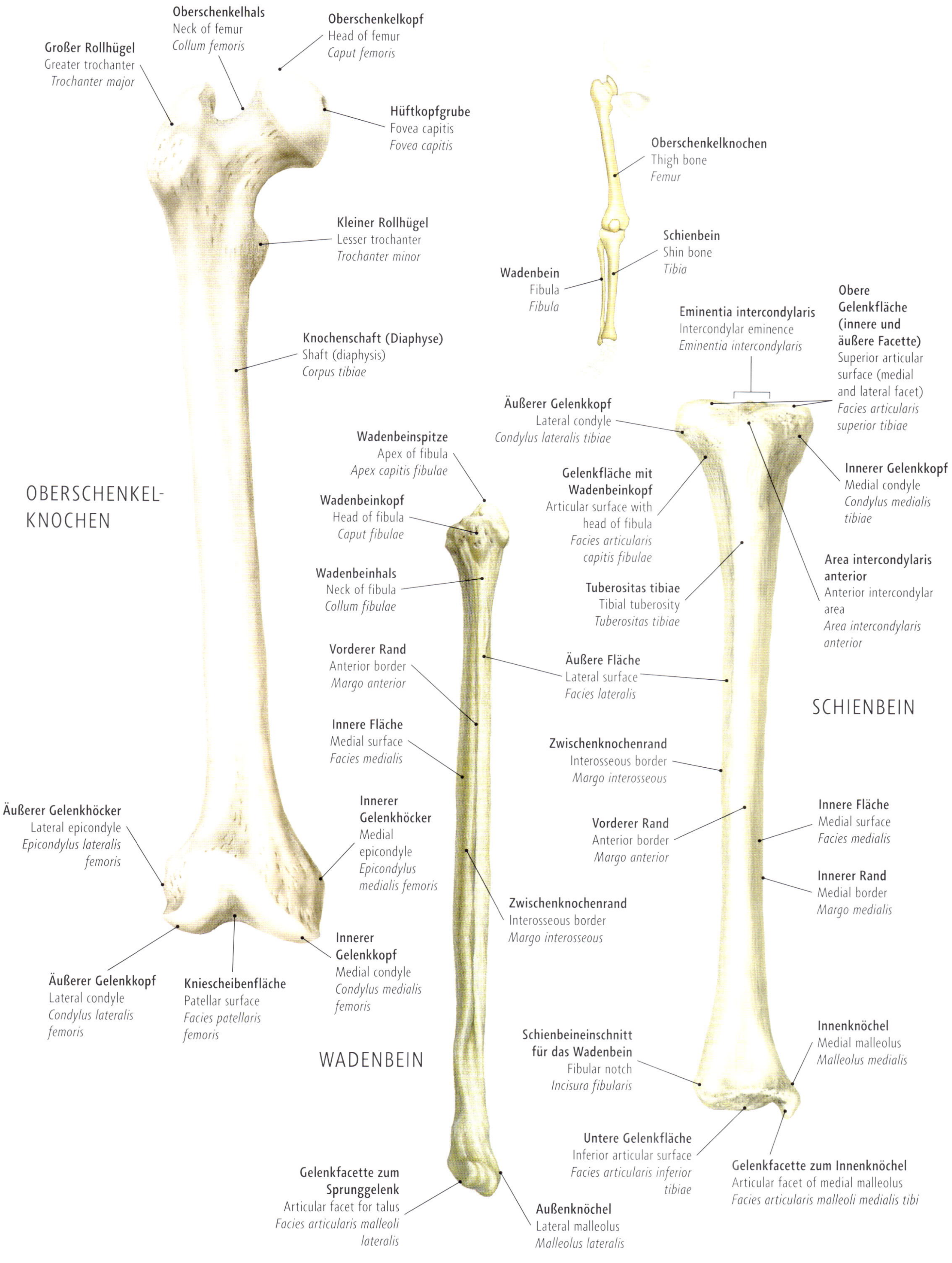
Oberschenkelhals
Neck of femur
Collum femoris
Oberschenkelkopf
Head of femur
Caput femoris
Großer Rollhügel
Greater trochanter
Trochanter major
Hüftkopfgrube
Fovea capitis
Fovea capitis
Kleiner Rollhügel
Lesser trochanter
Trochanter minor
Knochenschaft (Diaphyse)
Shaft (diaphysis)
Corpus tibiae
OBERSCHENKEL-
KNOCHEN
Äußerer Gelenkhöcker
Lateral epicondyle
Epicondylus lateralis
femoris
Innerer
Gelenkhöcker
Medial
epicondyle
Epicondylus
medialis femoris
Innerer
Gelenkkopf
Medial condyle
Condylus medialis
femoris
Äußerer Gelenkkopf
Lateral condyle
Condylus lateralis
femoris
Kniescheibenfläche
Patellar surface
Facies patellaris
femoris
Oberschenkelknochen
Thigh bone
Femur
Schienbein
Shin bone
Tibia
Wadenbein
Fibula
Fibula
Wadenbeinspitze
Apex of fibula
Apex capitis fibulae
Wadenbeinkopf
Head of fibula
Caput fibulae
Wadenbeinhals
Neck of fibula
Collum fibulae
Vorderer Rand
Anterior border
Margo anterior
Innere Fläche
Medial surface
Facies medialis
Zwischenknochenrand
Interosseous border
Margo interosseous
WADENBEIN
Gelenkfacette zum
Sprunggelenk
Articular facet for talus
Facies articularis malleoli
lateralis
Außenknöchel
Lateral malleolus
Malleolus lateralis
Eminentia intercondylaris
Intercondylar eminence
Eminentia intercondylaris
Obere
Gelenkfläche
(innere und
äußere Facette)
Superior articular
surface (medial
and lateral facet)
Facies articularis
superior tibiae
Äußerer Gelenkkopf
Lateral condyle
Condylus lateralis tibiae
Gelenkfläche mit
Wadenbeinkopf
Articular surface with
head of fibula
Facies articularis
capitis fibulae
Innerer Gelenkkopf
Medial condyle
Condylus medialis
tibiae
Area intercondylaris
anterior
Anterior intercondylar
area
Area intercondylaris
anterior
Tuberositas tibiae
Tibial tuberosity
Tuberositas tibiae
Äußere Fläche
Lateral surface
Facies lateralis
SCHIENBEIN
Zwischenknochenrand
Interosseous border
Margo interosseous
Vorderer Rand
Anterior border
Margo anterior
Innere Fläche
Medial surface
Facies medialis
Innerer Rand
Medial border
Margo medialis
Schienbeineinschnitt
für das Wadenbein
Fibular notch
Incisura fibularis
Innenknöchel
Medial malleolus
Malleolus medialis
Untere Gelenkfläche
Inferior articular surface
Facies articularis inferior
tibiae
Gelenkfacette zum Innenknöchel
Articular facet of medial malleolus
Facies articularis malleoli medialis tibi

Knochen des Knies

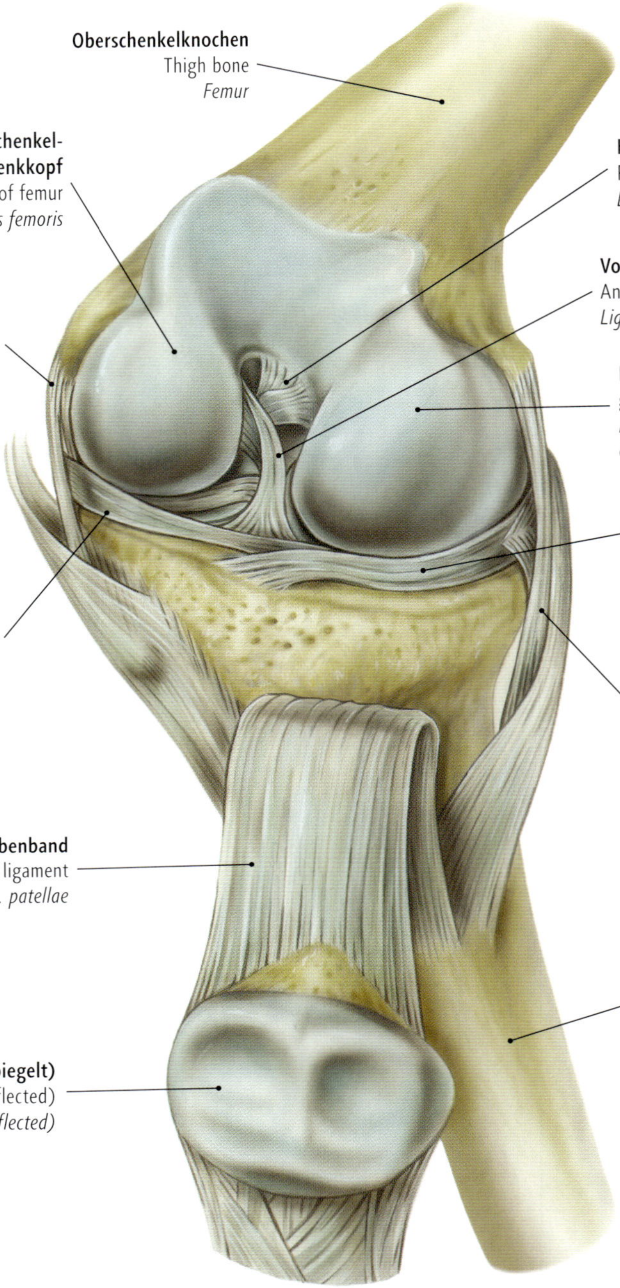

KNOCHEN UND BÄNDER DES KNIES – VORDERANSICHT

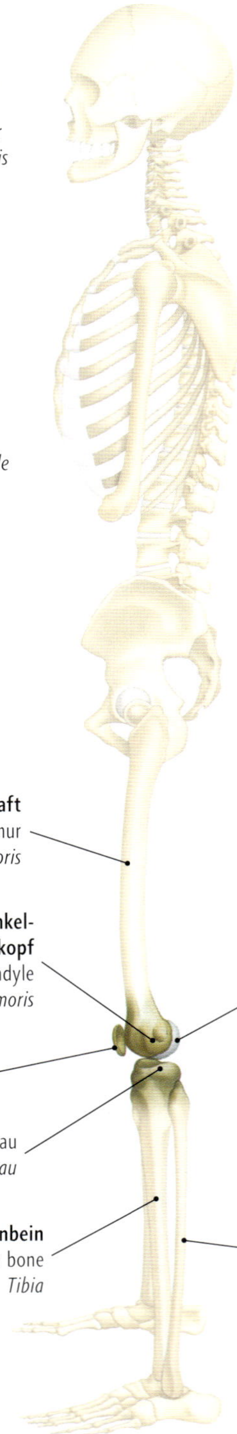

KNOCHEN DES KNIES – SEITENANSICHT

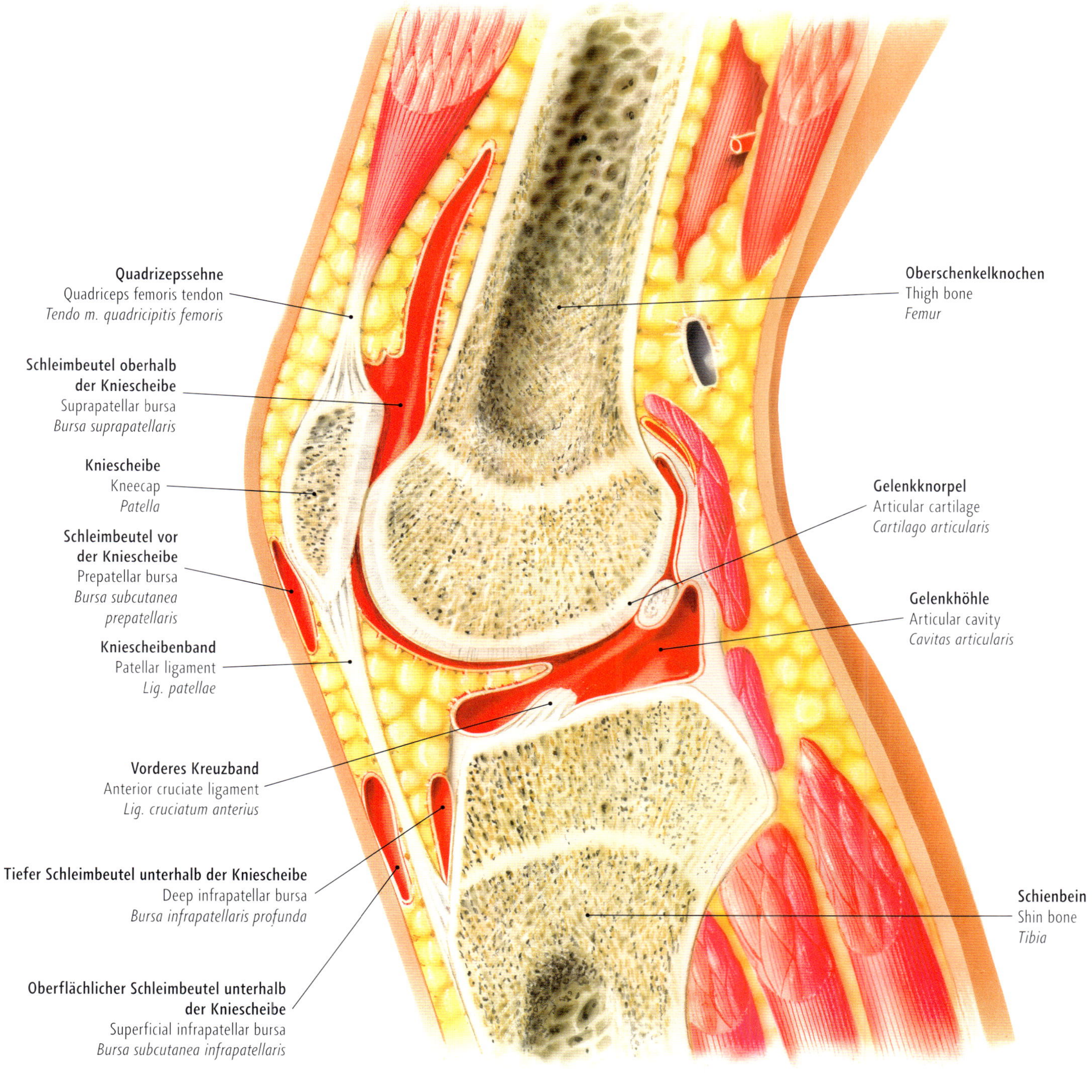

KNIEGELENK – QUERSCHNITTSANSICHT

Knochen von Knöchel und Fuß

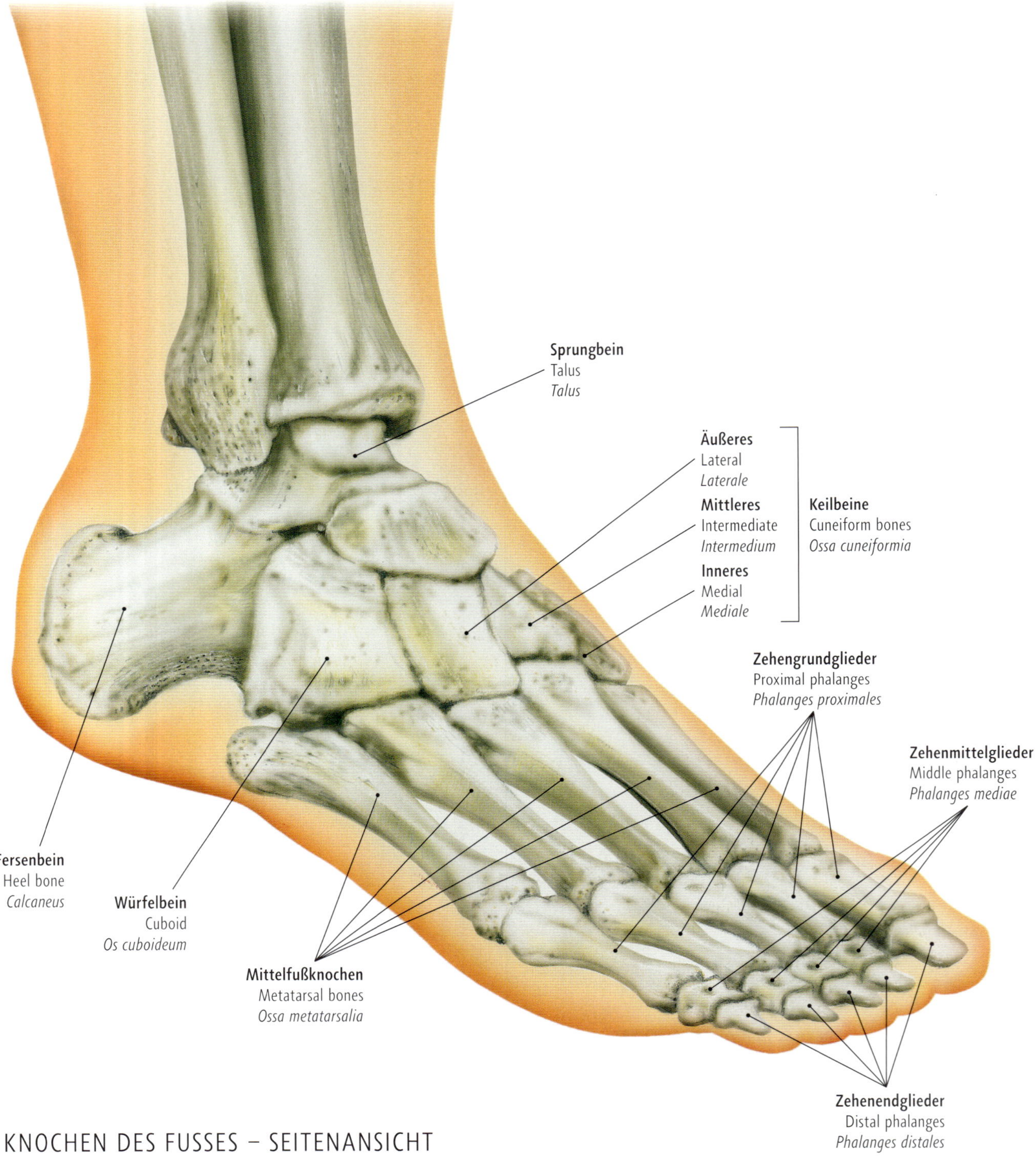

KNOCHEN DES FUSSES – SEITENANSICHT

KNÖCHEL – RÜCKANSICHT

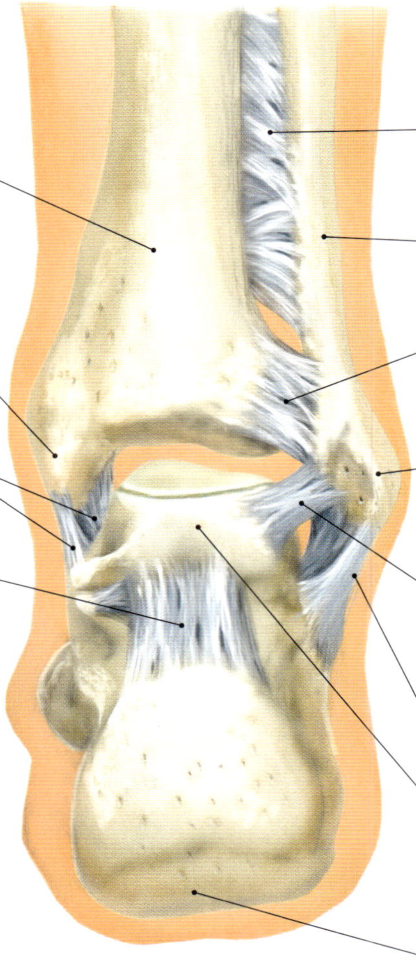

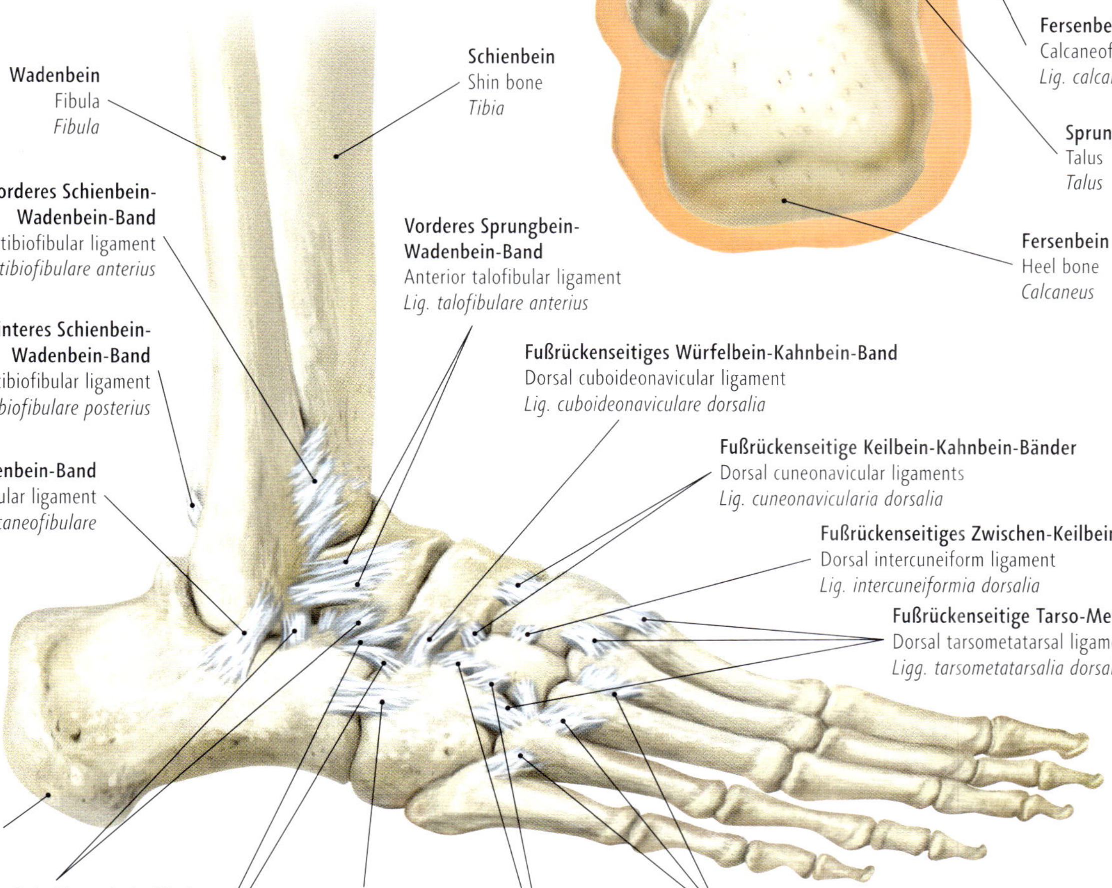

BÄNDER VON KNÖCHEL UND FUSS – SEITENANSICHT

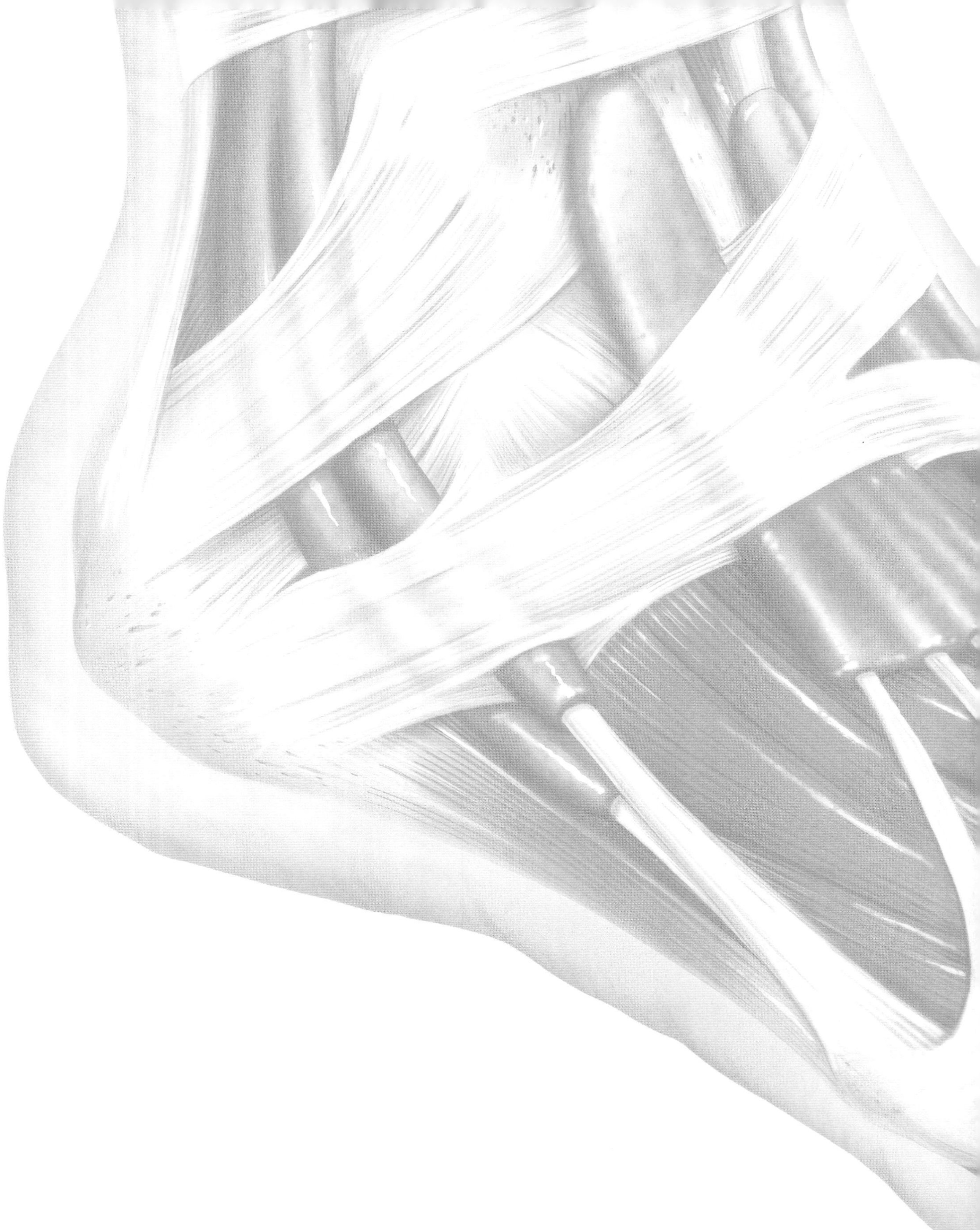

Körperbewegungen

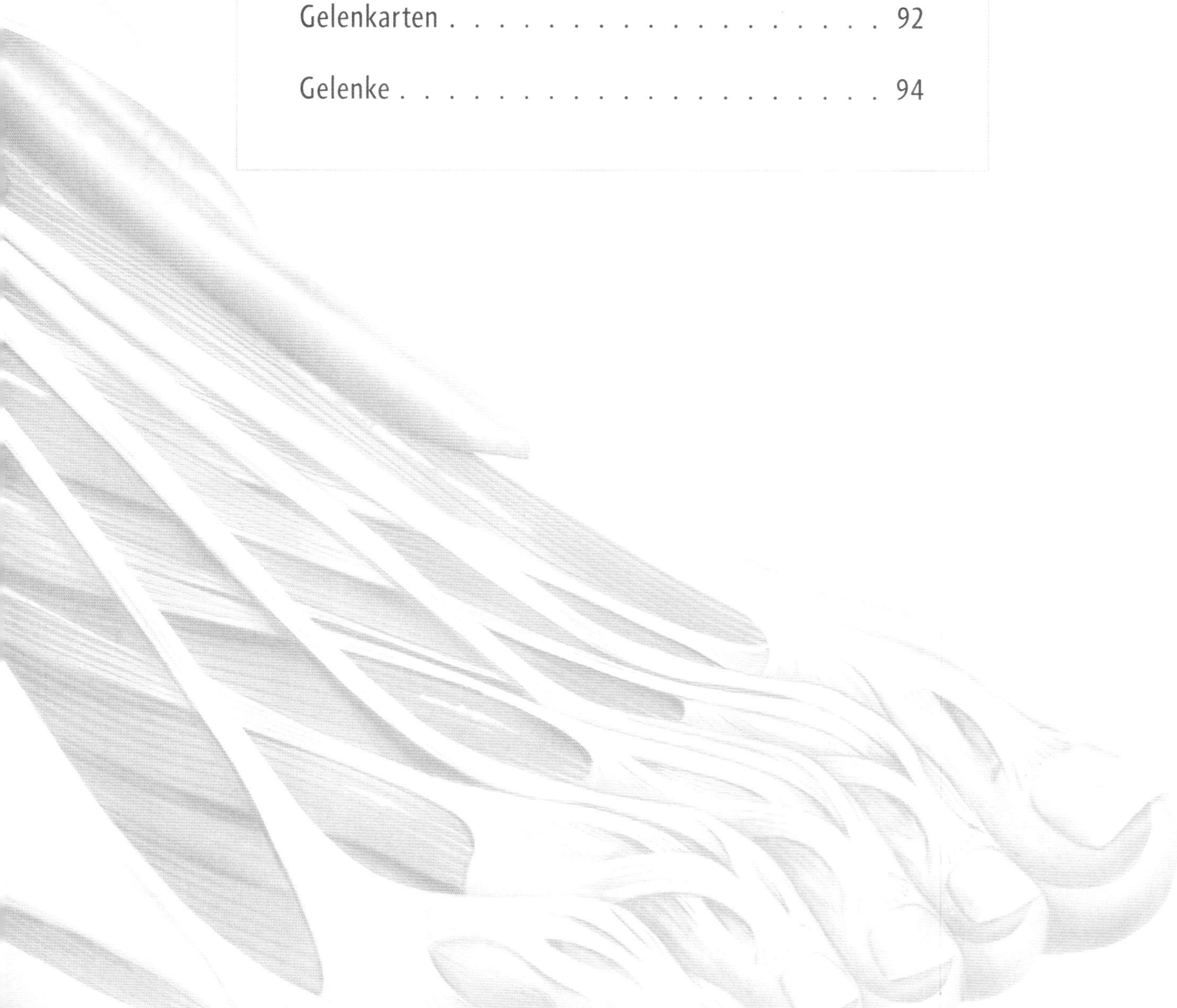

Bewegungen des Körpers

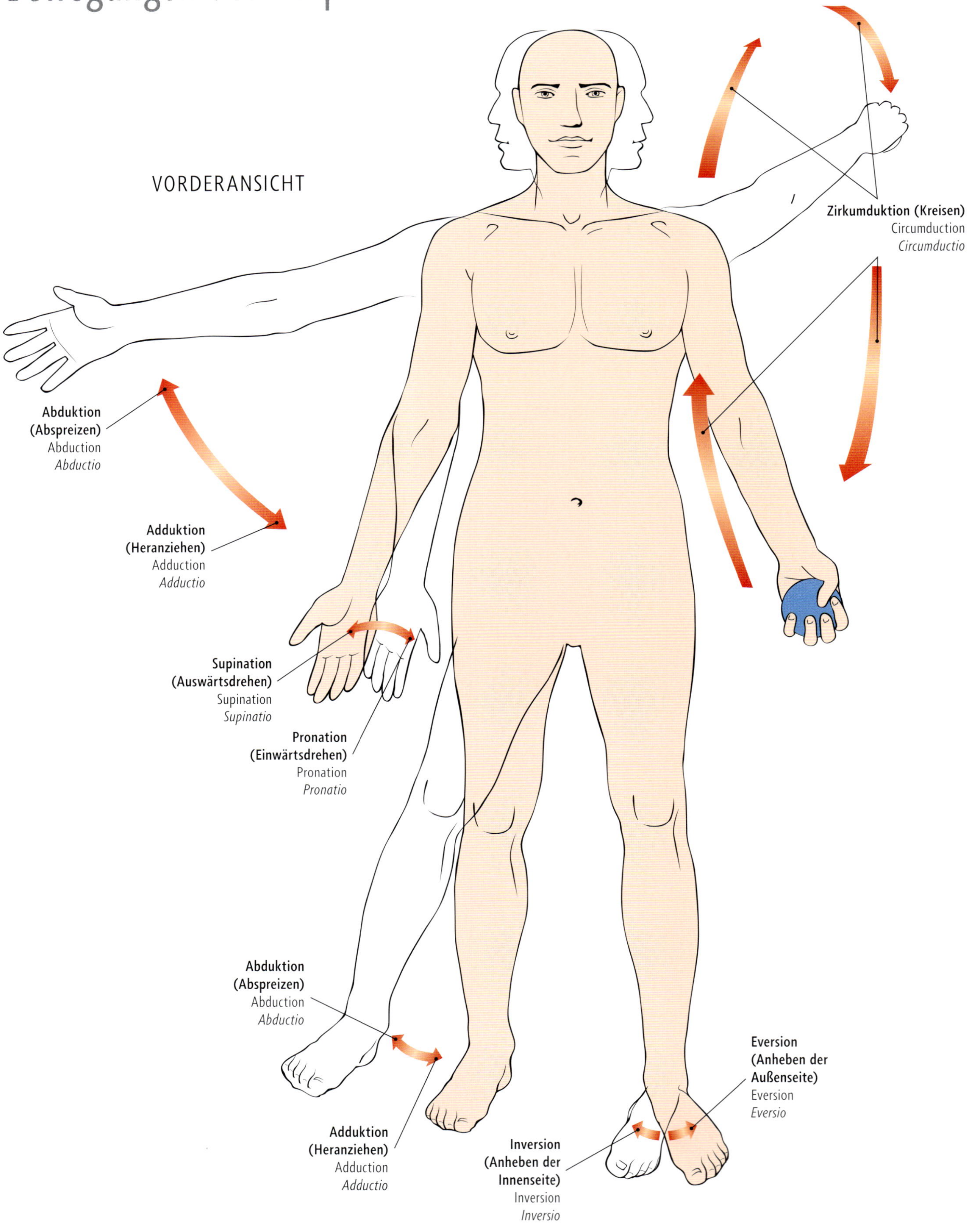

SEITENANSICHT

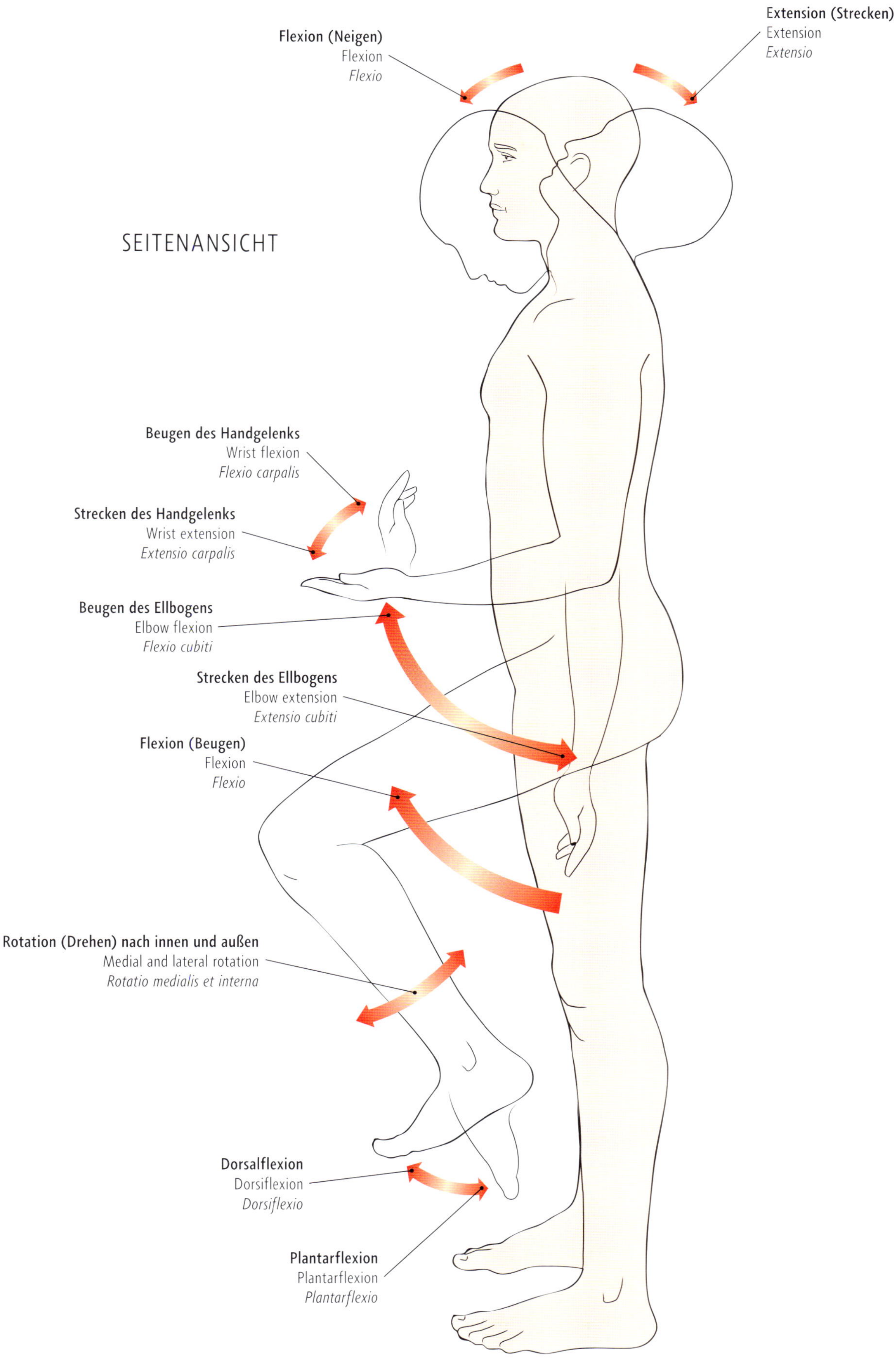

Gelenkarten

EBENES GELENK

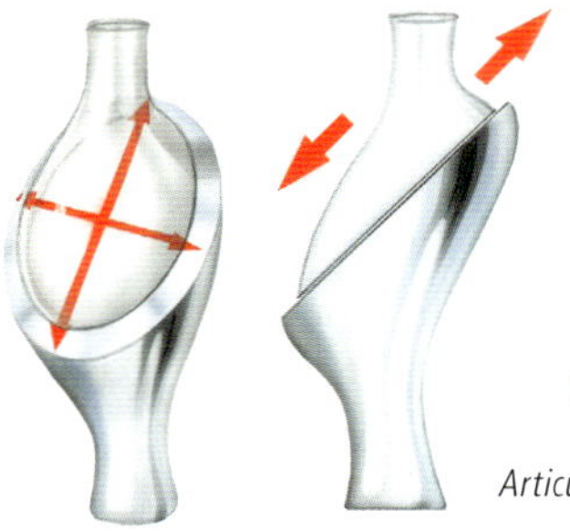

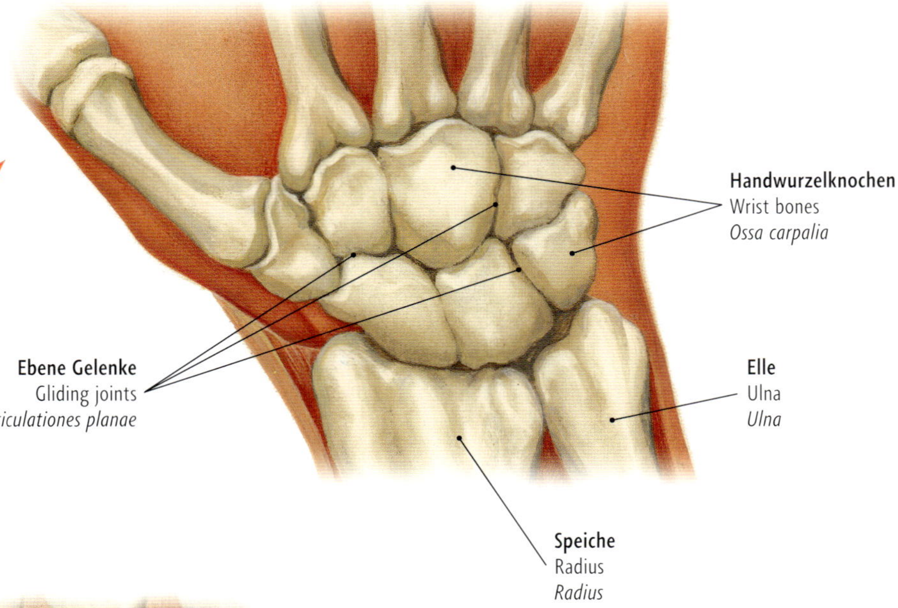

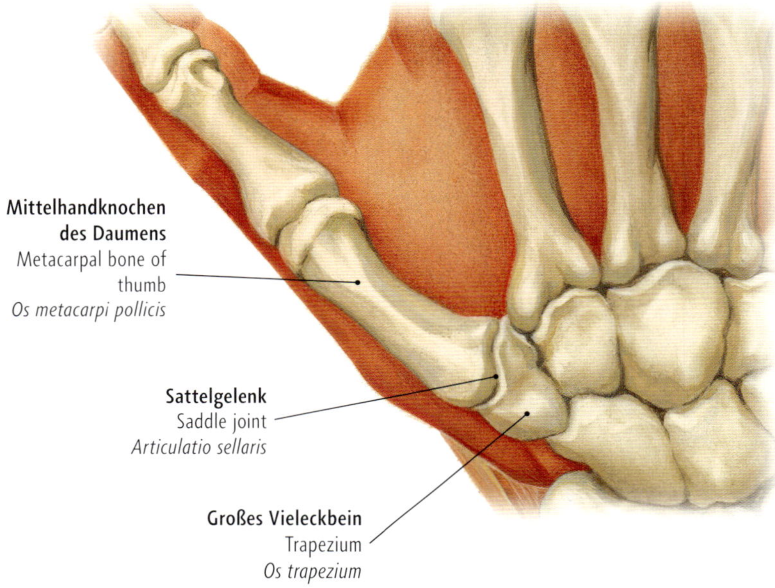

SATTELGELENK

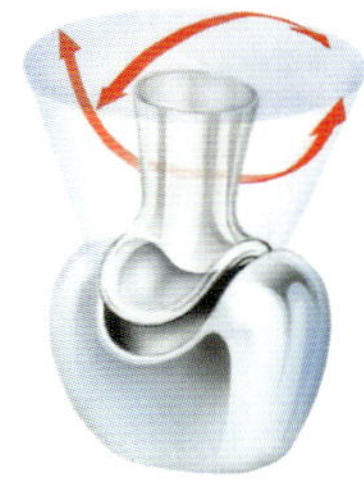

EIGELENK

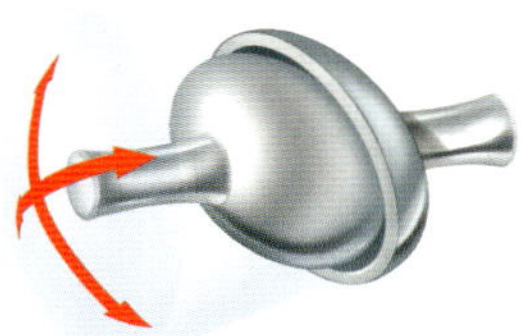

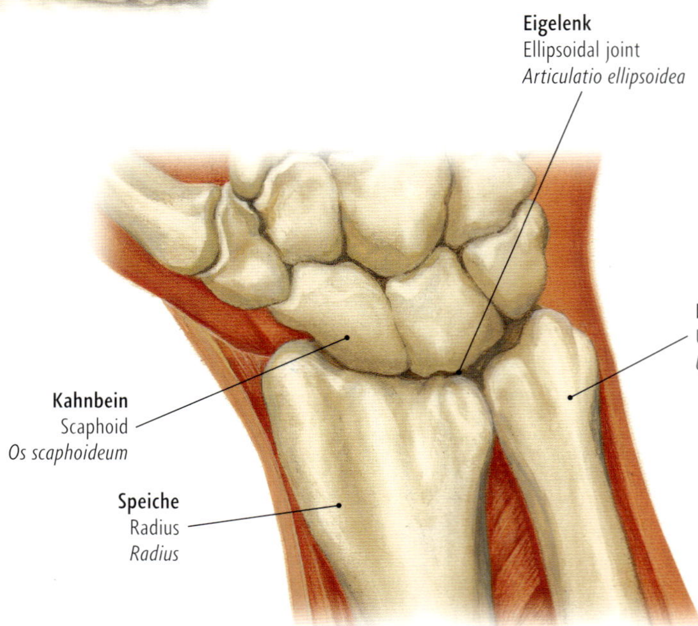

DREHGELENK

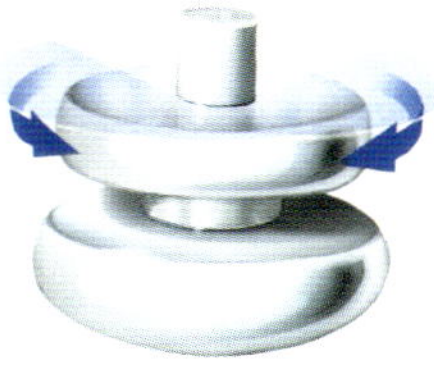

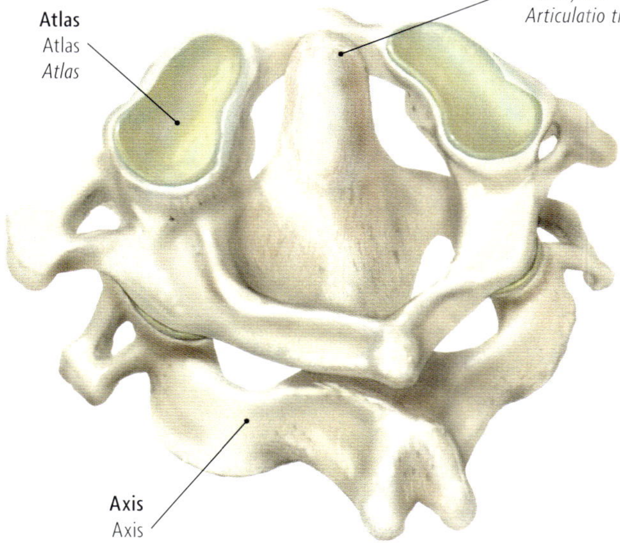

SCHARNIERGELENK

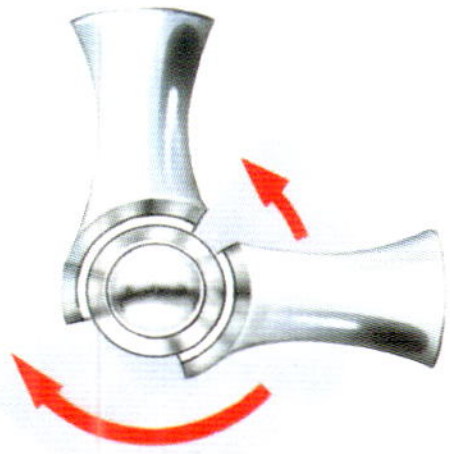

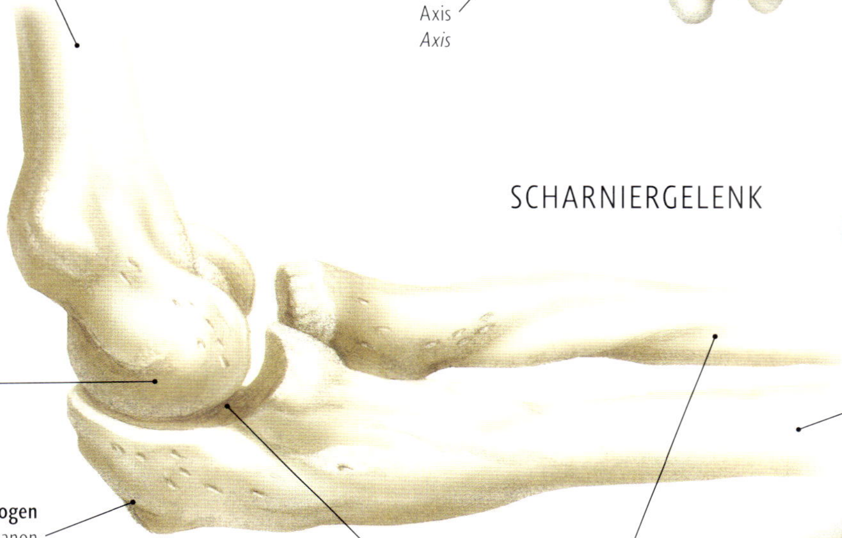

KUGELGELENK

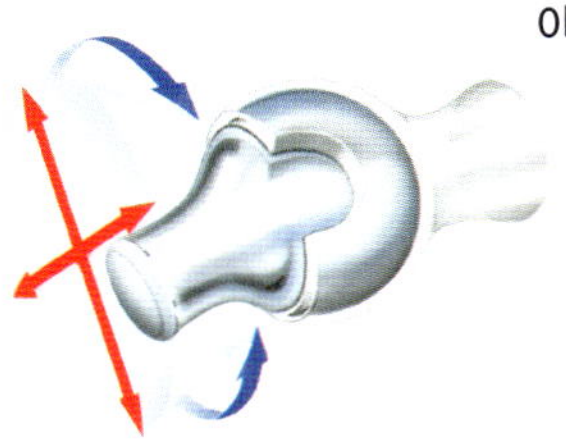

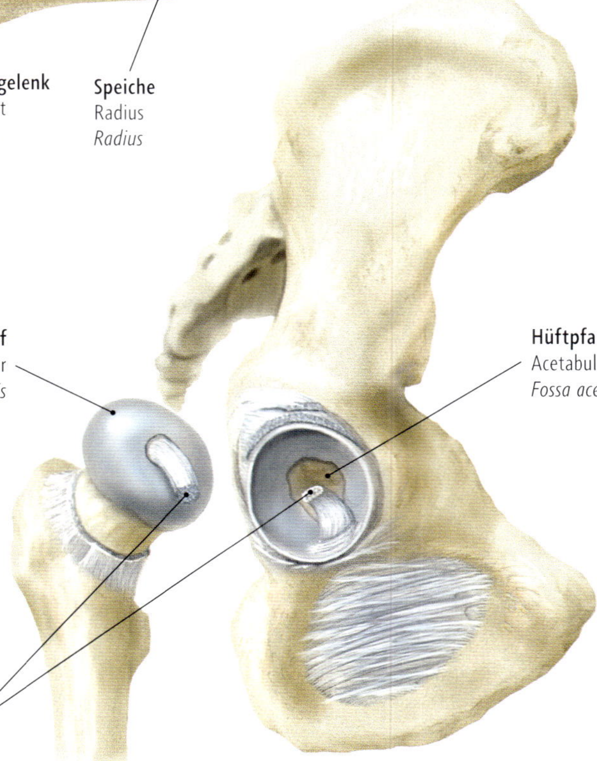

Gelenke

KIEFERGELENK

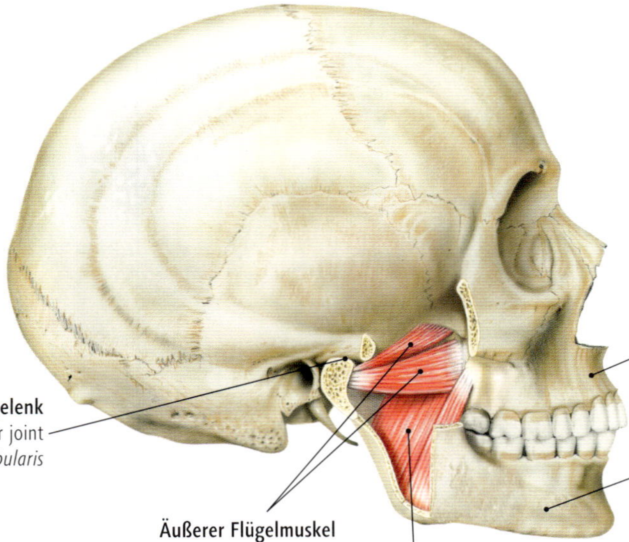

SCHULTERGELENK

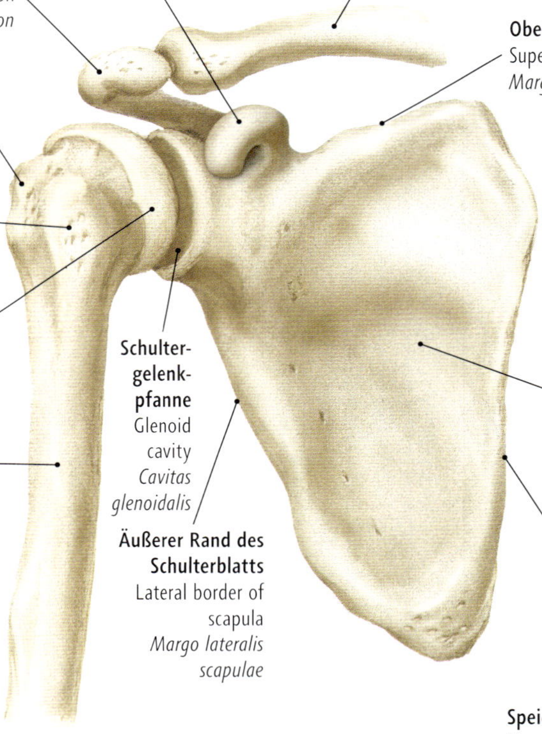

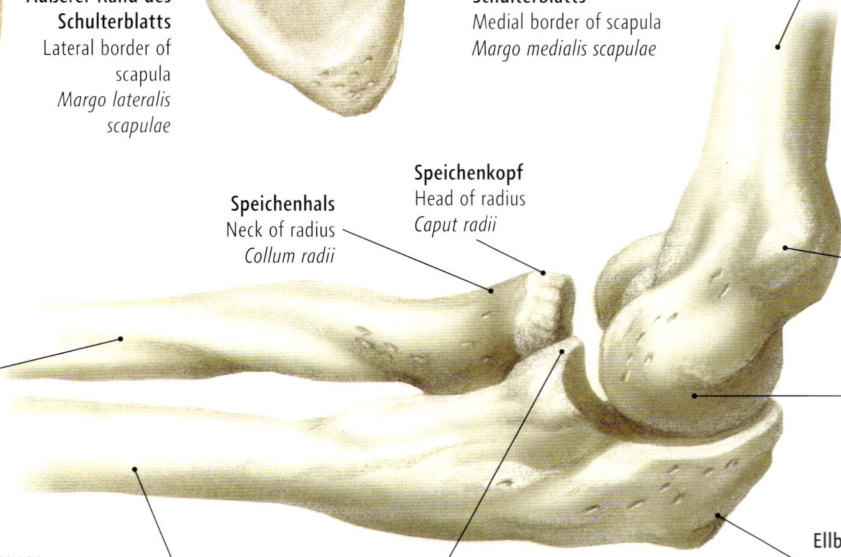

ELLBOGENGELENK

HÜFTGELENK

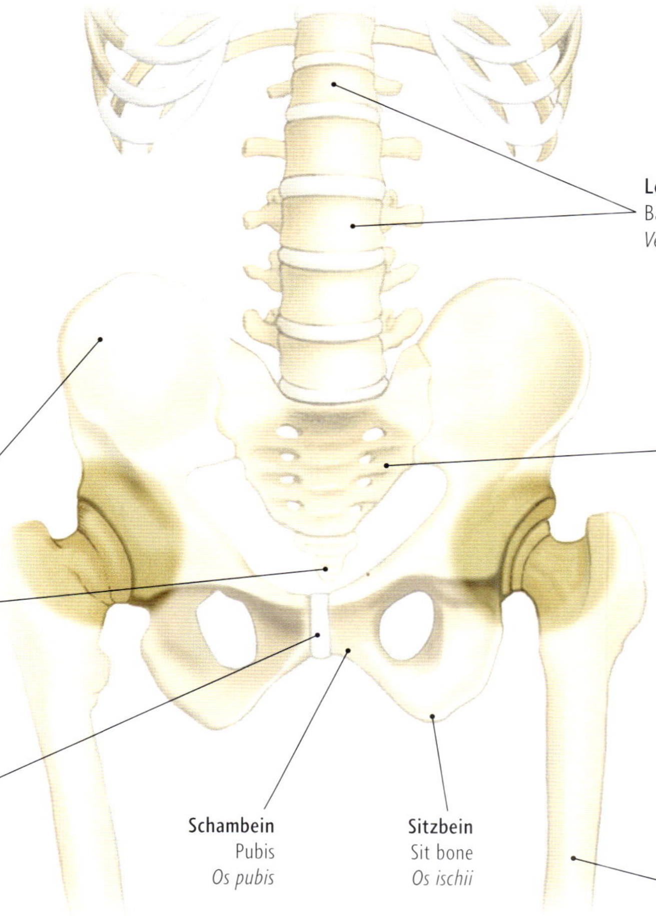

KNIEGELENK

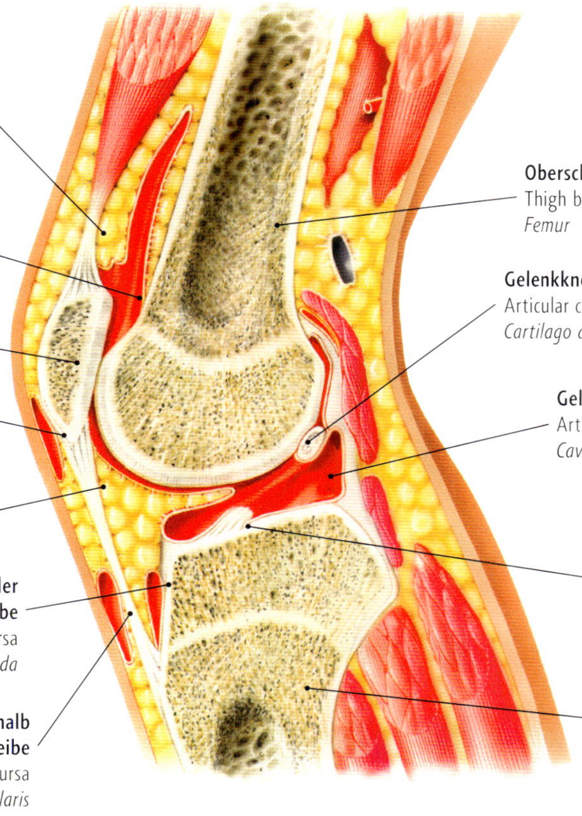

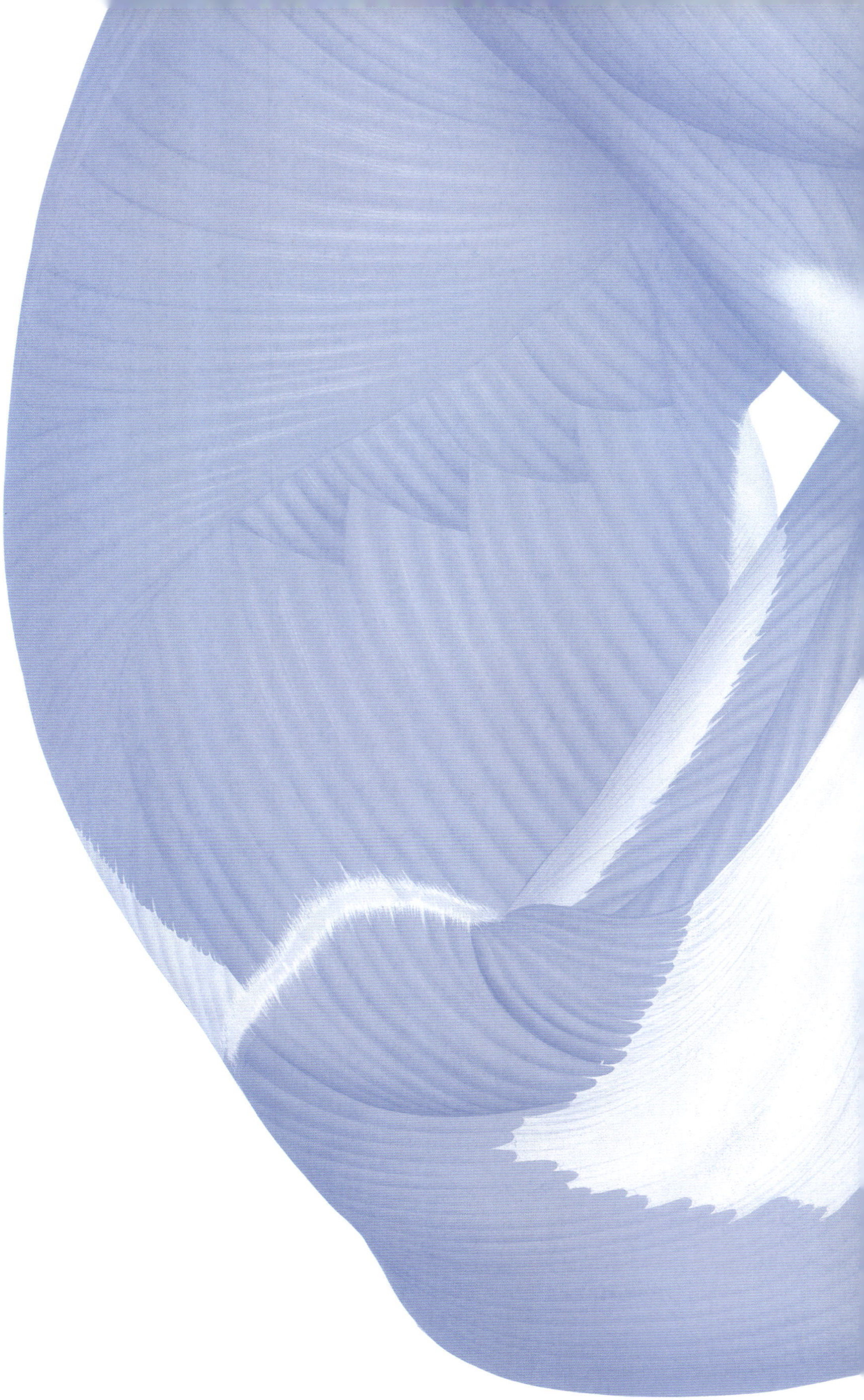

Das Muskelsystem

Muskeln des Körpers 98

Muskelarten .101

Muskelaktivität 103

Muskeln des Kopfes 104

Muskeln von Augen und Hals 106

Muskeln von Wange und Hals. 108

Muskeln von Rücken und Bauch. 110

Atem- und Beckenmuskulatur 112

Muskeln des Arms 114

Muskeln von Arm und Hand 118

Muskeln des Beins 120

Muskeln von Bein und Fuß 122

Muskeln des Fußes 124

Muskeln des Körpers

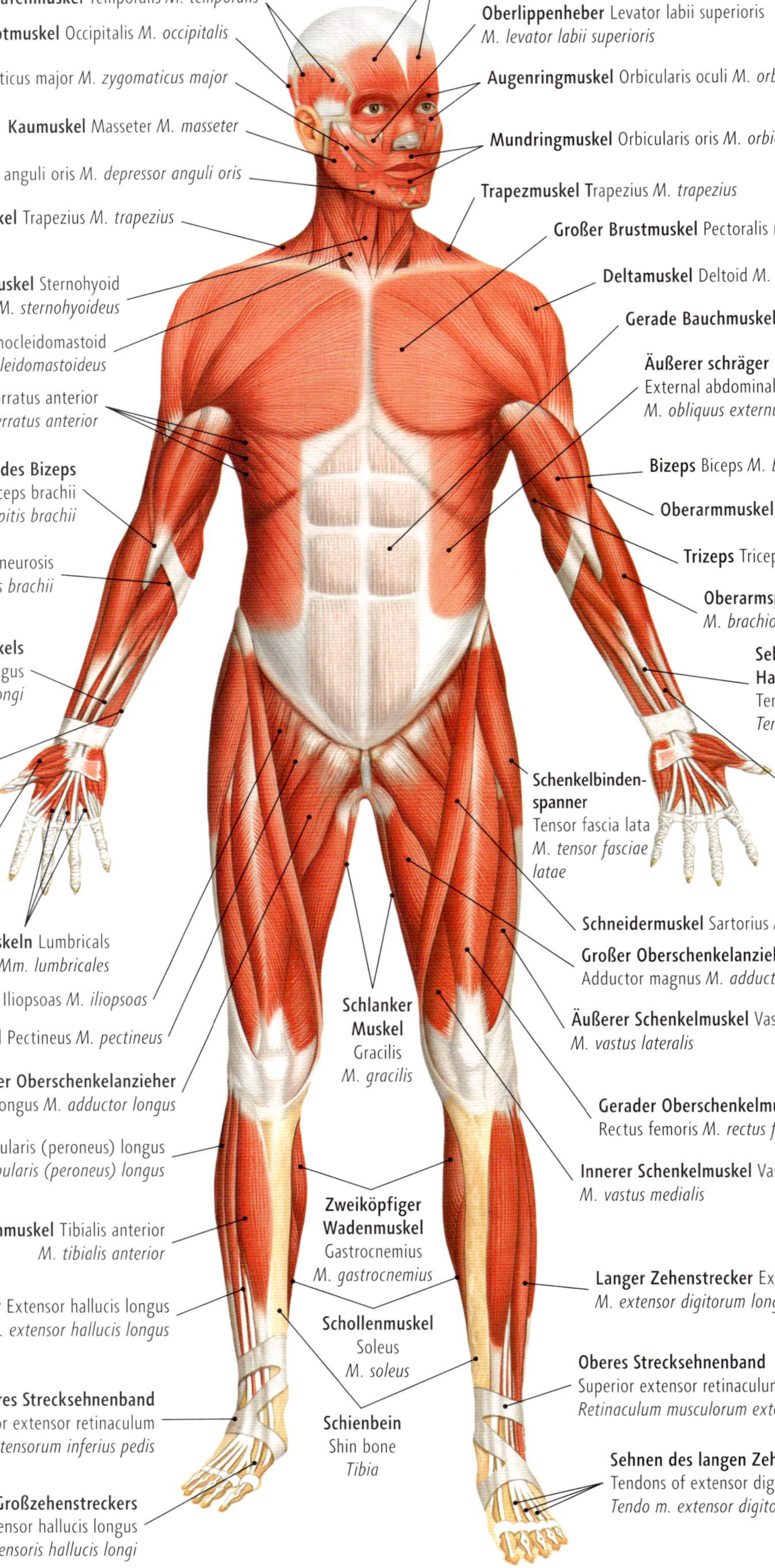

VORDERANSICHT

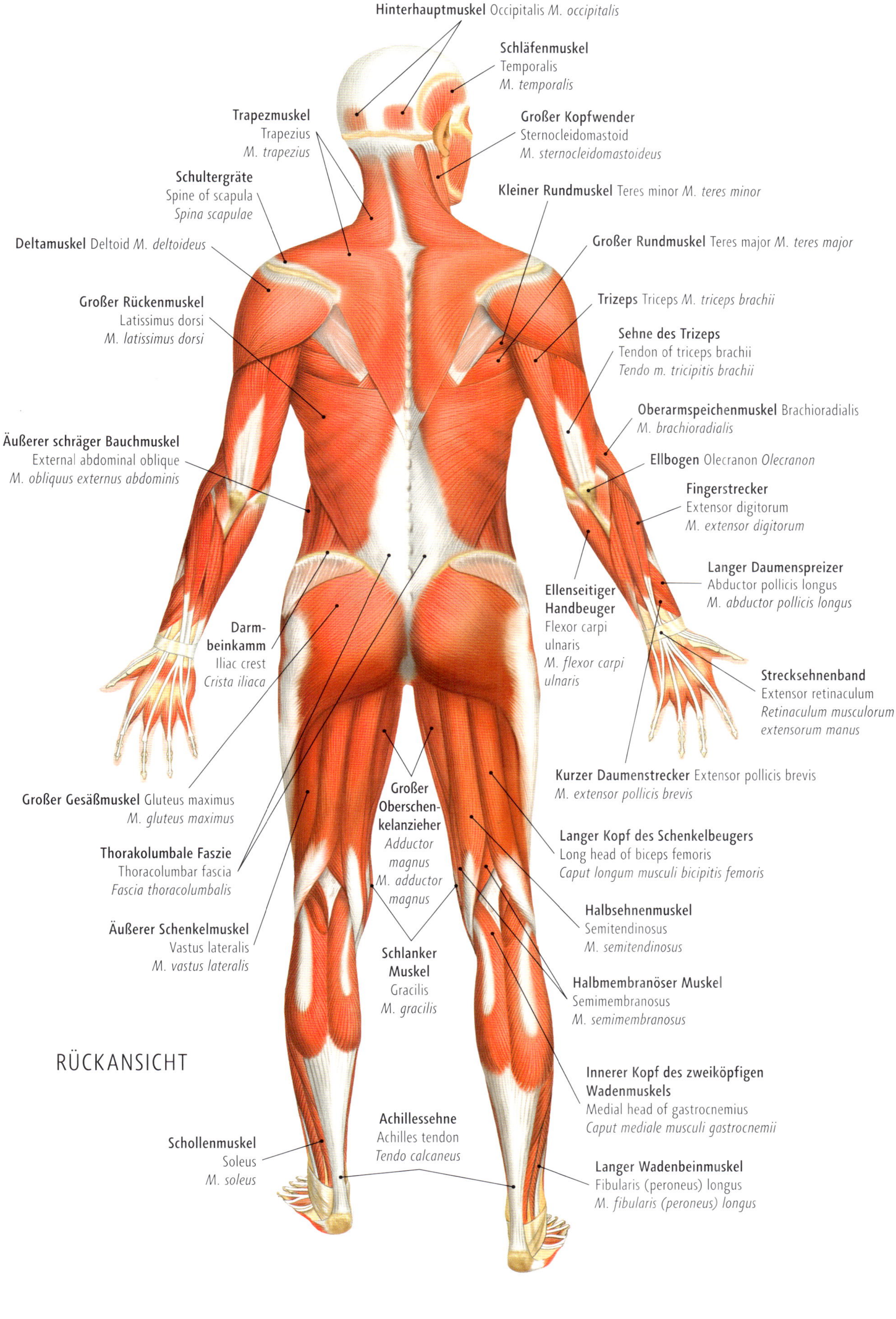
Hinterhauptmuskel Occipitalis M. occipitalis
Schläfenmuskel Temporalis M. temporalis
Trapezmuskel Trapezius M. trapezius
Großer Kopfwender Sternocleidomastoid M. sternocleidomastoideus
Schultergräte Spine of scapula Spina scapulae
Kleiner Rundmuskel Teres minor M. teres minor
Deltamuskel Deltoid M. deltoideus
Großer Rundmuskel Teres major M. teres major
Großer Rückenmuskel Latissimus dorsi M. latissimus dorsi
Trizeps Triceps M. triceps brachii
Sehne des Trizeps Tendon of triceps brachii Tendo m. tricipitis brachii
Oberarmspeichenmuskel Brachioradialis M. brachioradialis
Äußerer schräger Bauchmuskel External abdominal oblique M. obliquus externus abdominis
Ellbogen Olecranon Olecranon
Fingerstrecker Extensor digitorum M. extensor digitorum
Langer Daumenspreizer Abductor pollicis longus M. abductor pollicis longus
Ellenseitiger Handbeuger Flexor carpi ulnaris M. flexor carpi ulnaris
Darmbeinkamm Iliac crest Crista iliaca
Strecksehnenband Extensor retinaculum Retinaculum musculorum extensorum manus
Kurzer Daumenstrecker Extensor pollicis brevis M. extensor pollicis brevis
Großer Gesäßmuskel Gluteus maximus M. gluteus maximus
Großer Oberschenkelanzieher Adductor magnus M. adductor magnus
Langer Kopf des Schenkelbeugers Long head of biceps femoris Caput longum musculi bicipitis femoris
Thorakolumbale Faszie Thoracolumbar fascia Fascia thoracolumbalis
Halbsehnenmuskel Semitendinosus M. semitendinosus
Äußerer Schenkelmuskel Vastus lateralis M. vastus lateralis
Schlanker Muskel Gracilis M. gracilis
Halbmembranöser Muskel Semimembranosus M. semimembranosus
RÜCKANSICHT
Innerer Kopf des zweiköpfigen Wadenmuskels Medial head of gastrocnemius Caput mediale musculi gastrocnemii
Achillessehne Achilles tendon Tendo calcaneus
Schollenmuskel Soleus M. soleus
Langer Wadenbeinmuskel Fibularis (peroneus) longus M. fibularis (peroneus) longus

Muskeln des Körpers

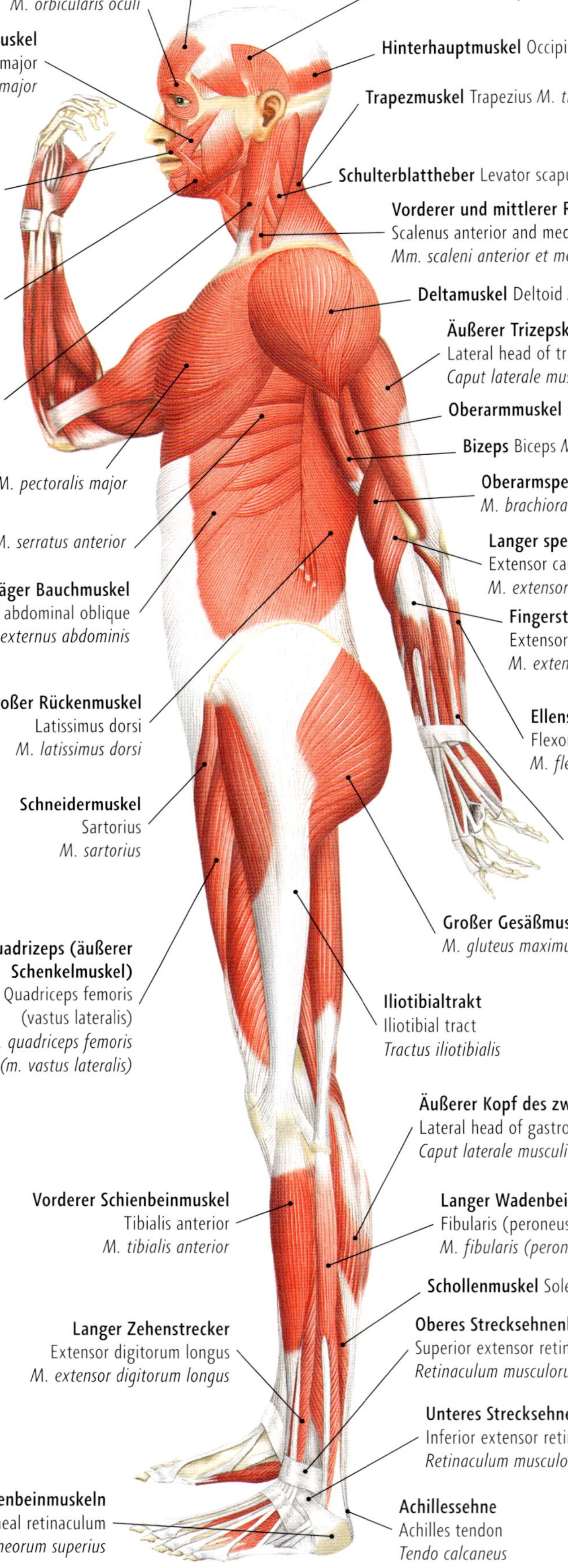

SEITENANSICHT

Muskelarten

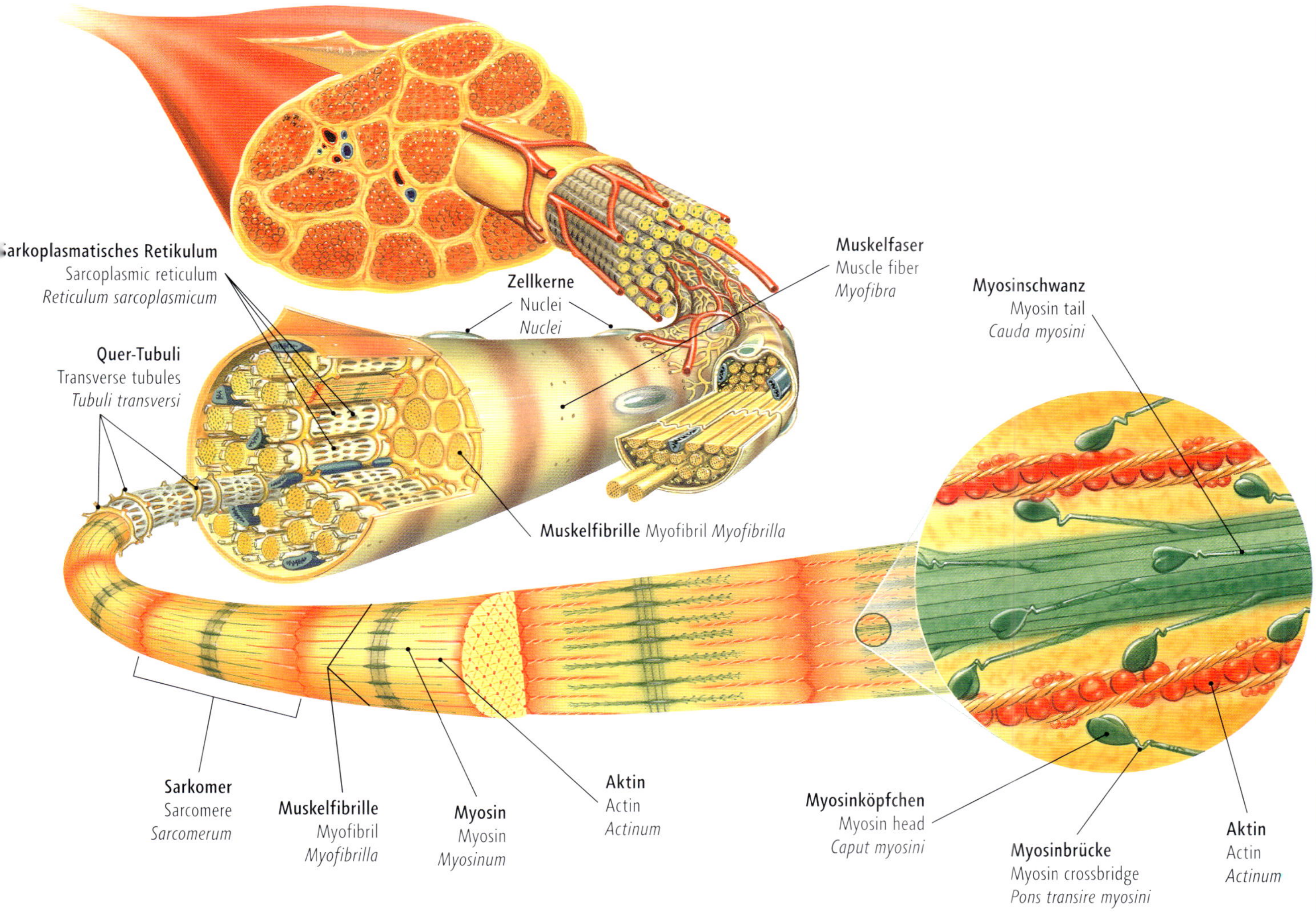

MUSKELFASER-MIKROSTRUKTUR

Muskelfasern sind langgestreckte Zellen, die dünne Fäden aus Muskelfibrillen enthalten. Muskelfibrillen bestehen wiederum aus in regelmäßigen Reihen angeordneten Myofilamenten (kontraktiles Protein). Eine Muskelkontraktion wird durch Interagieren der Myosinköpfchen mit Aktin ausgelöst.

MUSKELFORMEN

Die Muskeln werden nach ihrer allgemeinen Form eingeteilt: Manche Muskeln bestehen hauptsächlich aus parallel verlaufenden, andere aus schrägen Muskelfasern. Form und Anordnung der Muskelfasern spiegeln die Funktion des Muskels (Muskelfasern, die Organe stützen, sind beispielsweise gekreuzt).

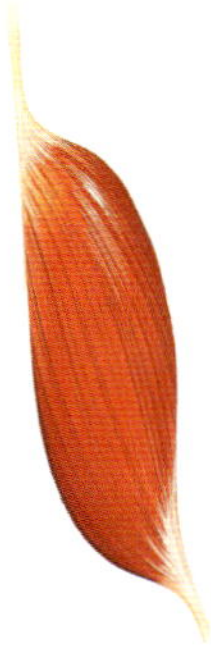

Einfach gefiedert
Unipennate
M. unipennatus

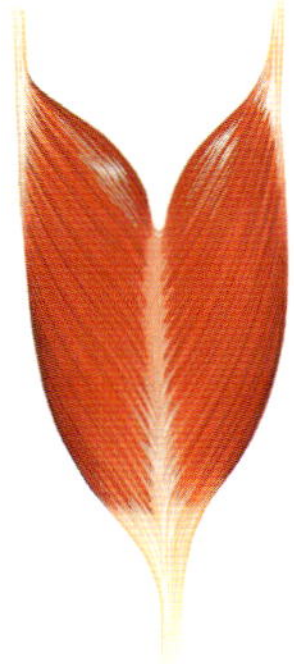

Zweifach gefiedert
Bipennate
M. bipennatus

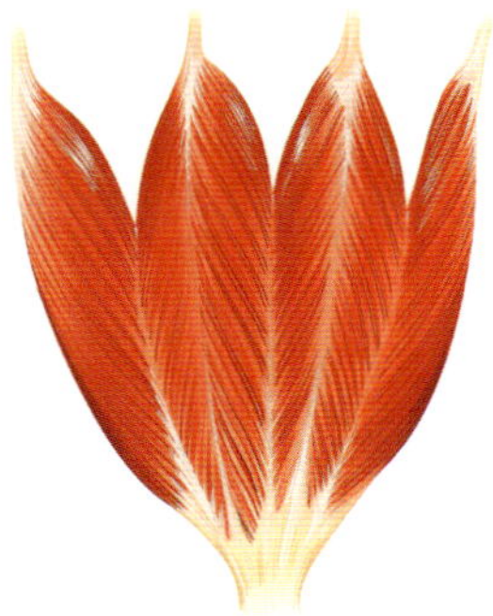

Mehrfach gefiedert
Multipennate
M. multipennatus

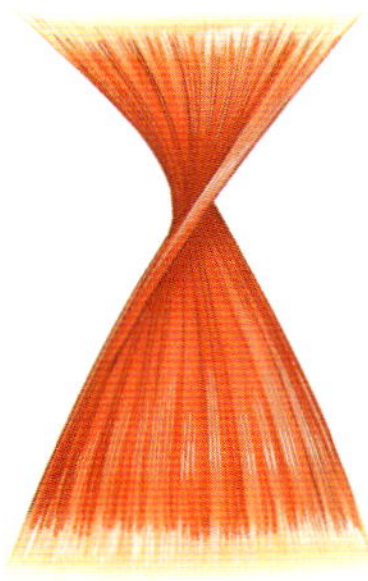

Spiralförmig
Spiral
M. spiralis

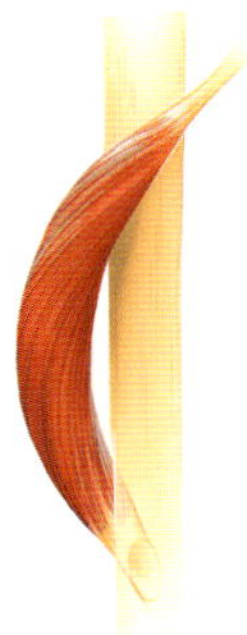

Spiralförmig
Spiral
M. spiralis

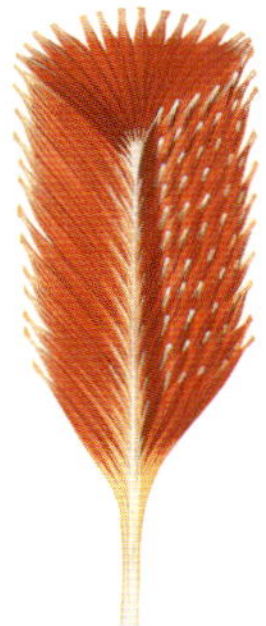

Strahlenförmig
Radial
M. radialis

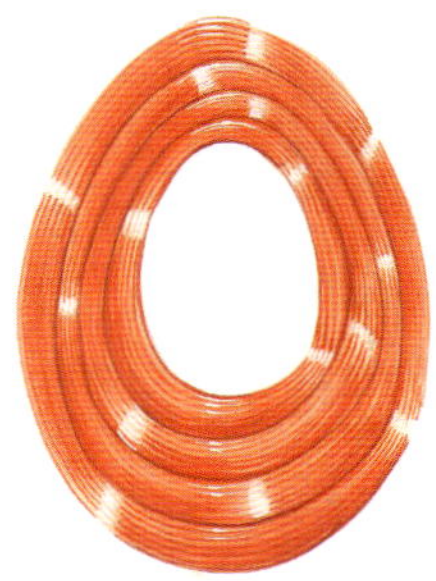

Kreisförmig
Circular
M. orbicularis

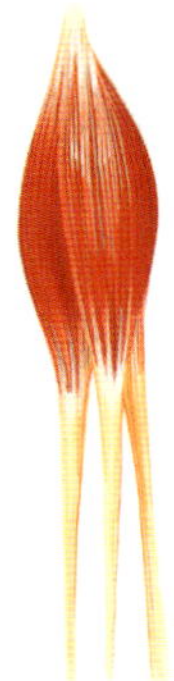

Multikaudal
Multicaudal
M. multicaudalis

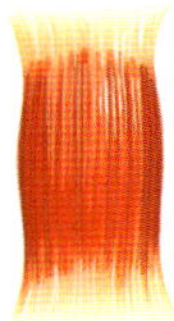

Viereckig
Quadrilateral
M. quadratus

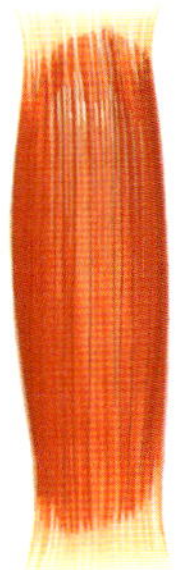

Riemenförmig
Strap
M. habenalis

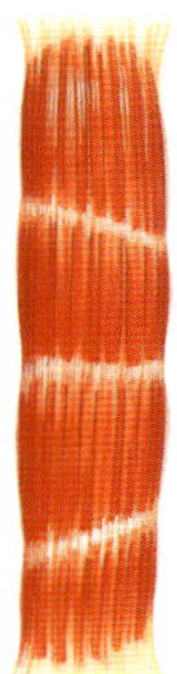

Riemenförmig (mit Sehnenkreuzungen)
Strap (with tendinous intersections)
M. habenalis (cum intersectiones tendineae)

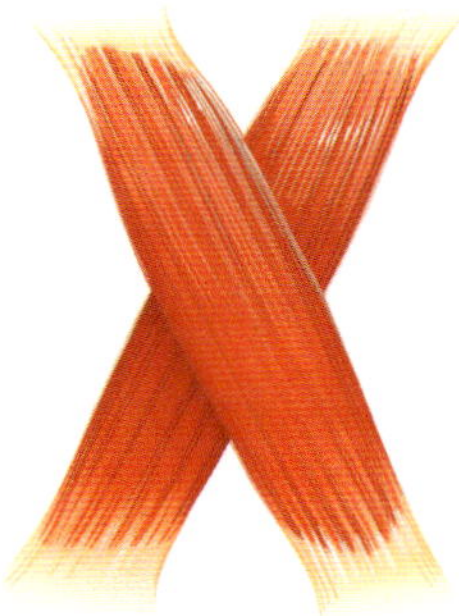

Gekreuzt
Cruciate
M. cruciatus

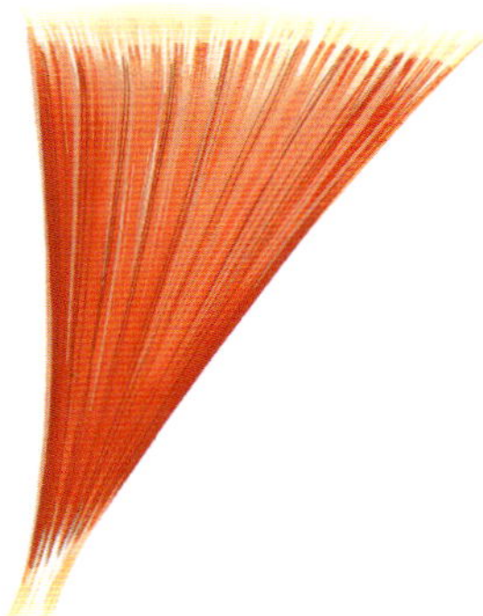

Dreieckig
Triangular
M. triangularis

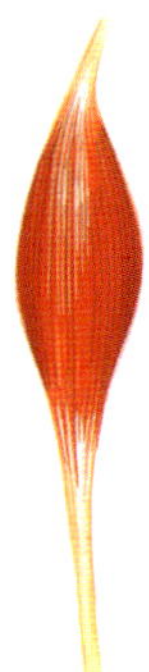

Lanzettförmig
Fusiform
M. fusiformis

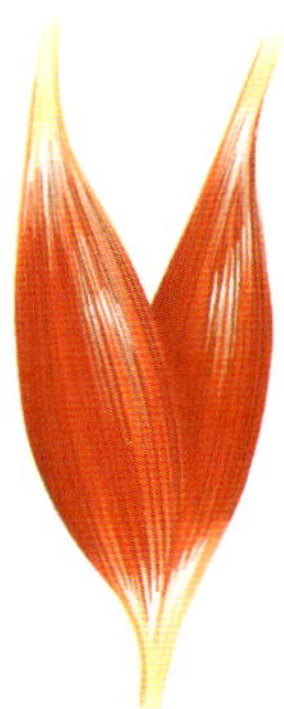

Zweiköpfig
Bicipital
M. biceps

Dreiköpfig
Tricipital
M. triceps

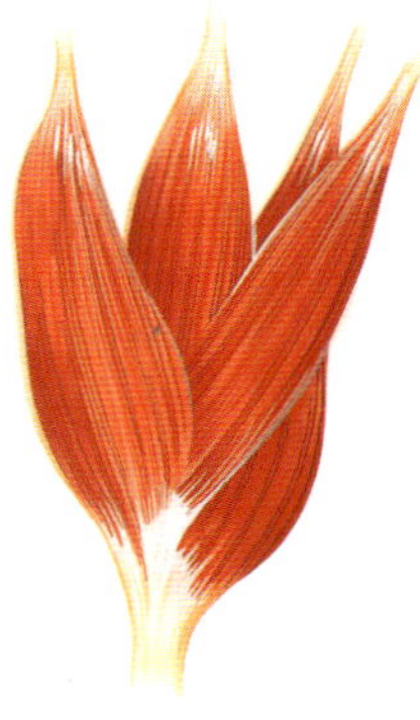

Vierköpfig
Quadricipital
M. quadriceps

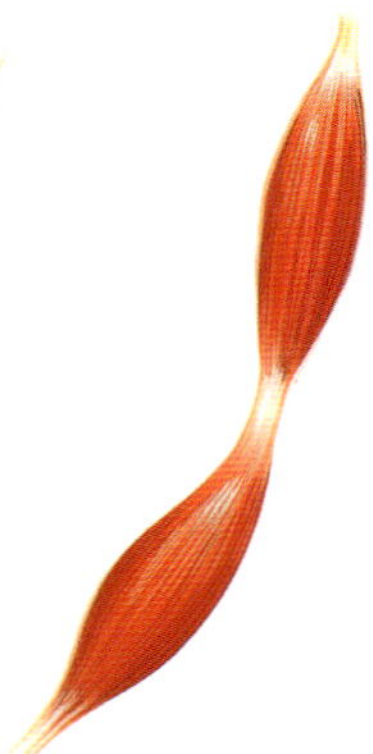

Zweibäuchig
Digastric
M. biventer

Muskelaktivität

MUSKELBETÄTIGUNG

Muskeln sind in Gegenspieler-Paaren angeordnet. Dadurch werden entgegengesetzte Bewegungen möglich, ein Gelenk kann also in eine Richtung gebeugt und in die andere gestreckt werden. So bewirkt der Bizeps zum Beispiel eine Beugung des Ellbogens, während der Trizeps für dessen Streckung verantwortlich ist.

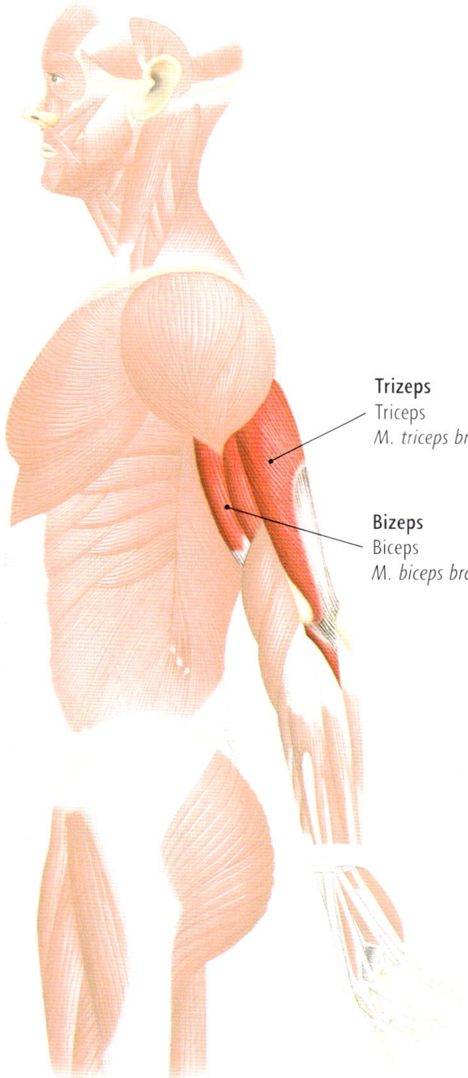

BEWEGUNG UND STÜTZUNG

Die als Rotatorenmanschette bekannten Muskeln des Schultergelenks sind eine wichtige Stütze für das Gelenk und ermöglichen einen großen Bewegungsradius.

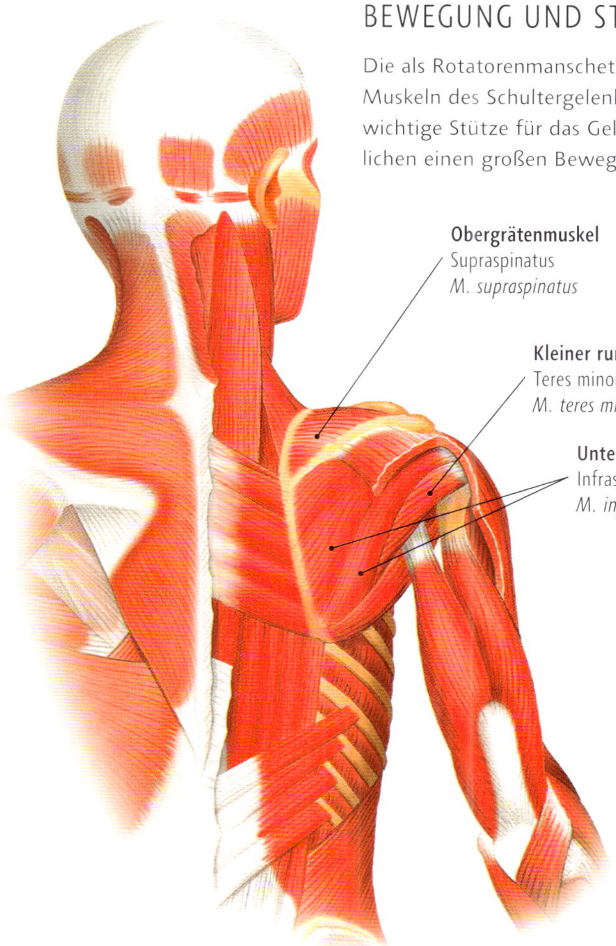

MUSKELKONTRAKTION

Beim Kontrahieren eines Muskels verkürzt sich dieser und zieht an den Muskelansätzen. Die Aktivität des Muskels hängt dabei von seiner Lage zum bewegten Gelenk ab. Der vordere Schienbeinmuskel hebt zum Beispiel durch Kreuzen vor dem Knöchel den Fuß an (Dorsalflexion).

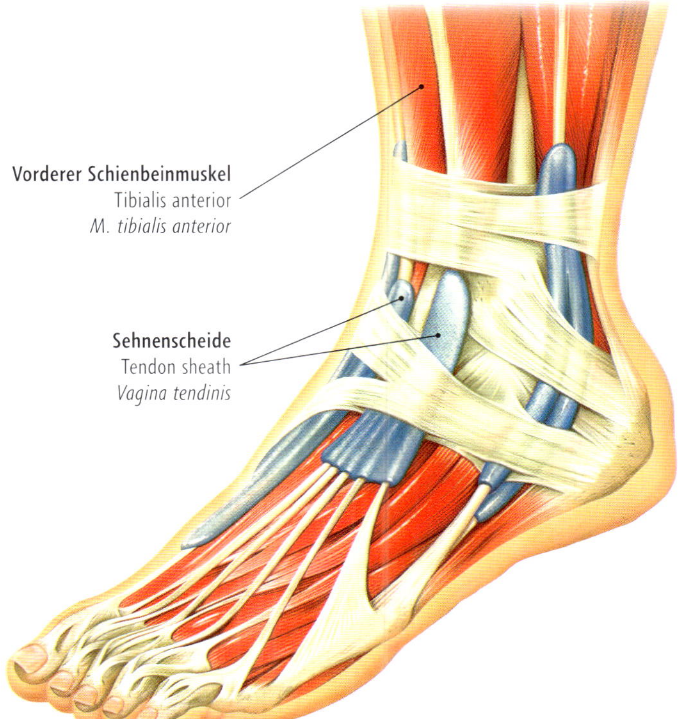

Muskeln des Kopfes

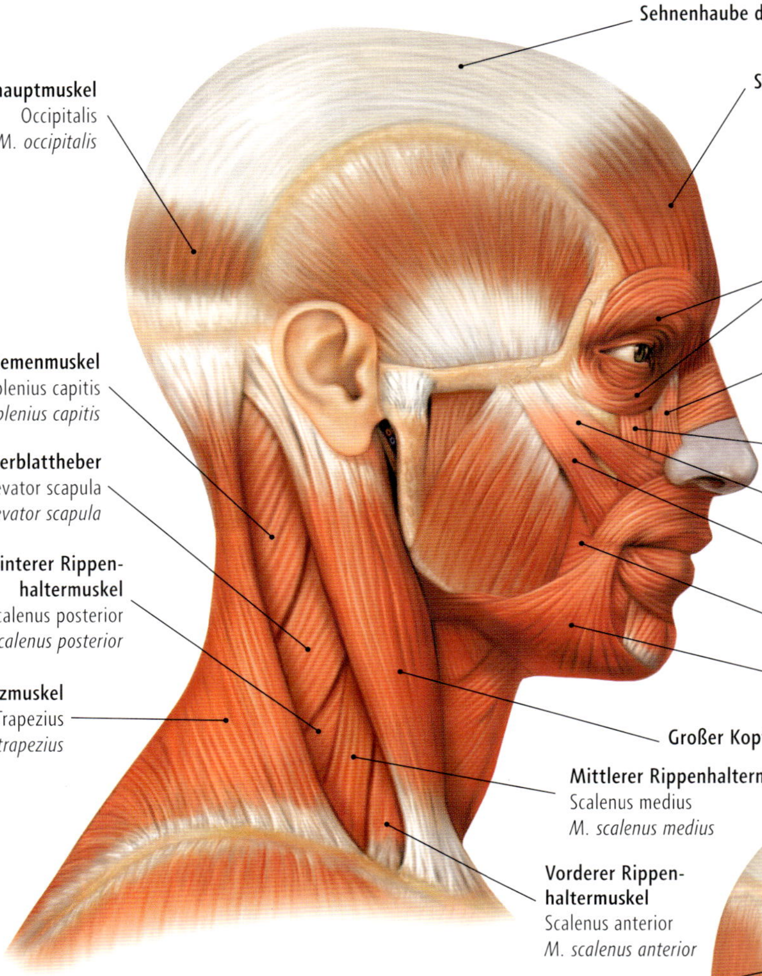

MUSKELN DES KOPFES – SEITENANSICHT

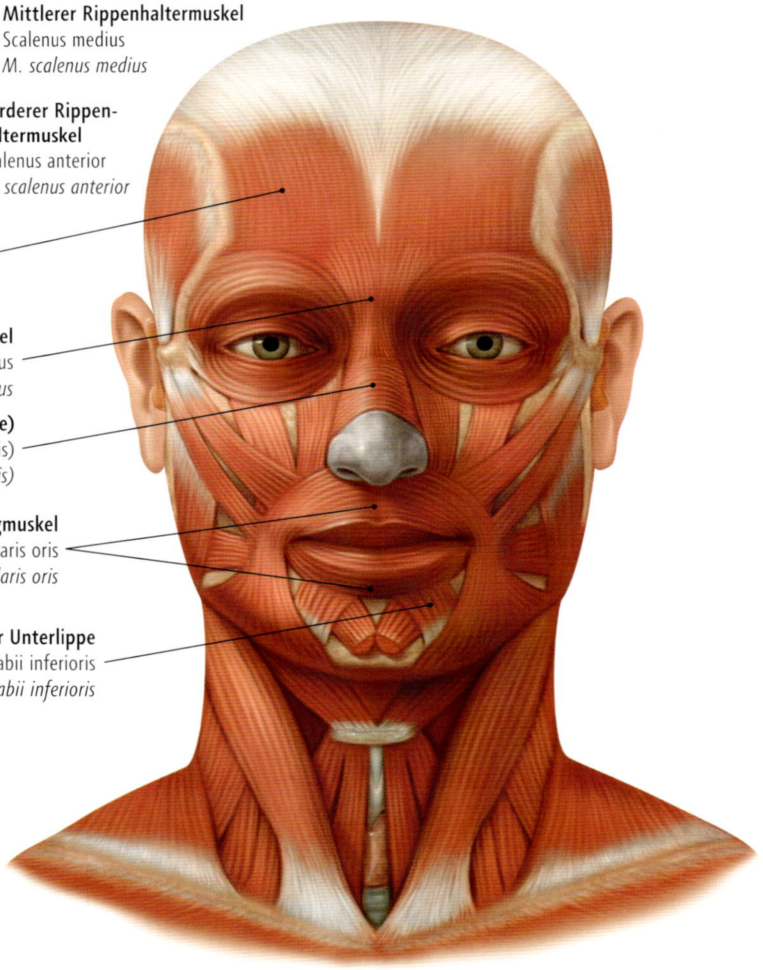

MUSKELN DES GESICHTSAUSDRUCKS – VORDERANSICHT

TIEFE UND OBERFLÄCHLICHE MUSKELN – VORDERANSICHT

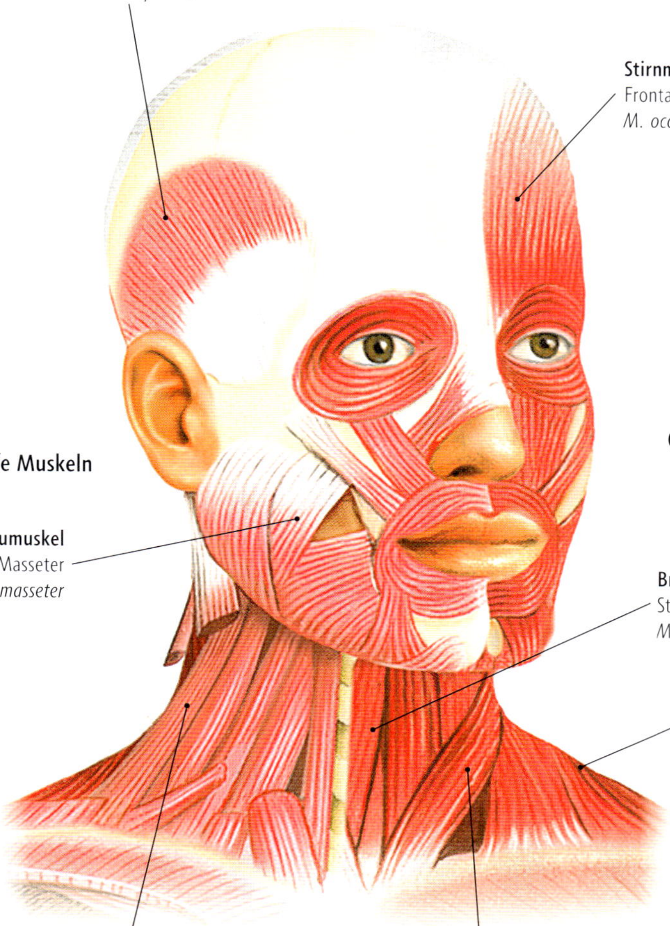

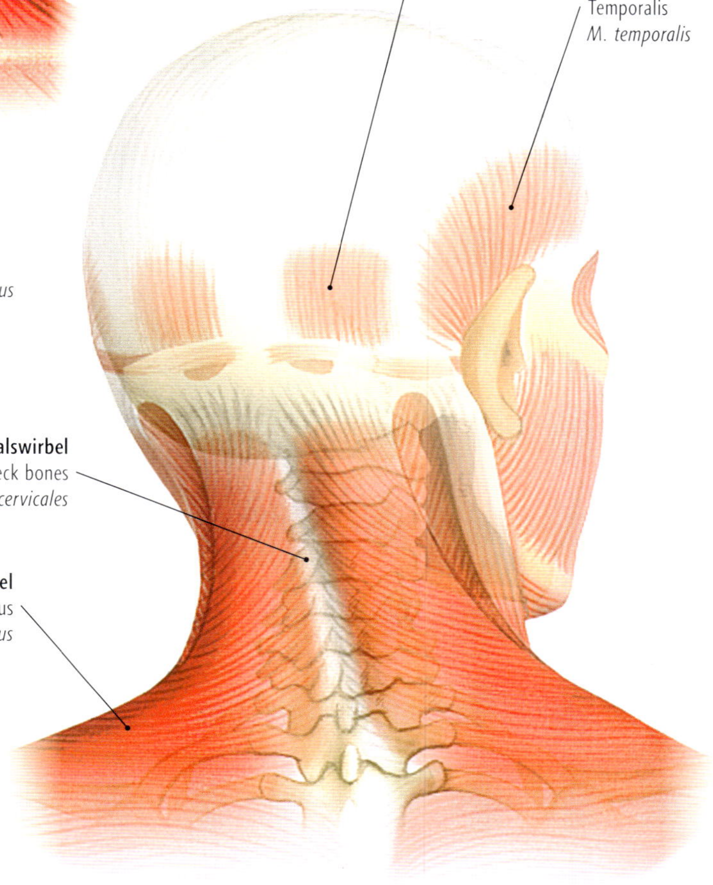

TIEFE UND OBERFLÄCHLICHE MUSKELN – RÜCKANSICHT

Muskeln von Augen und Hals

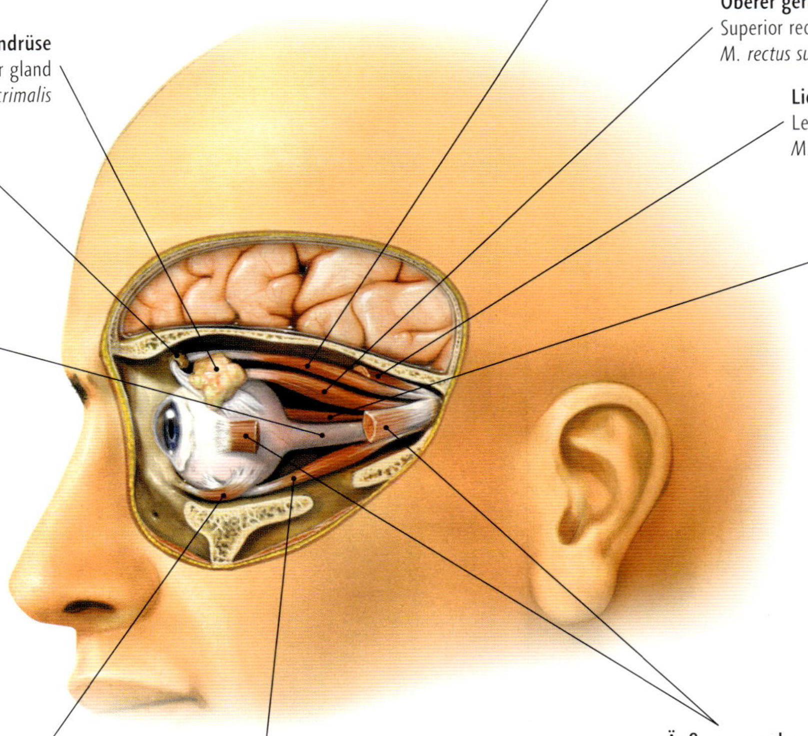

AUGENMUSKELN – SEITENANSICHT

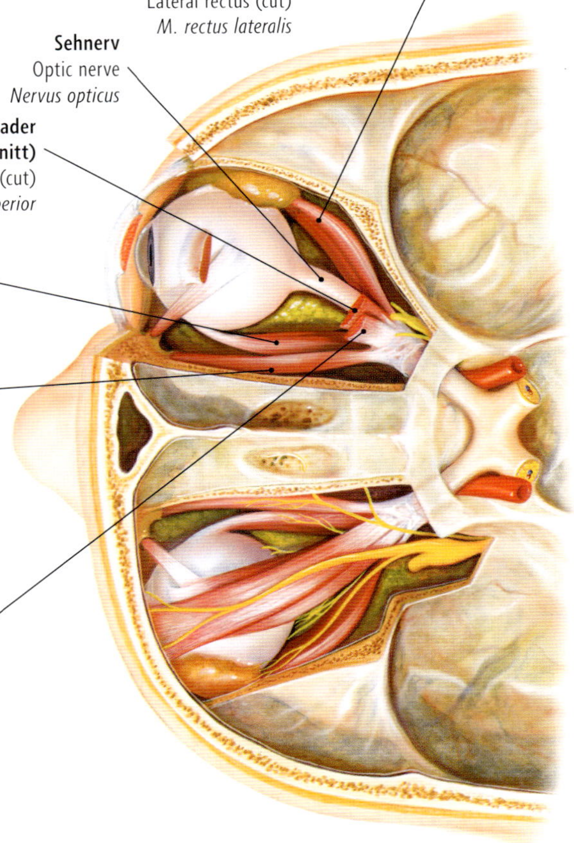

AUGENMUSKELN – SICHT VON OBEN

HALSMUSKELN – QUERSCHNITTSANSICHT

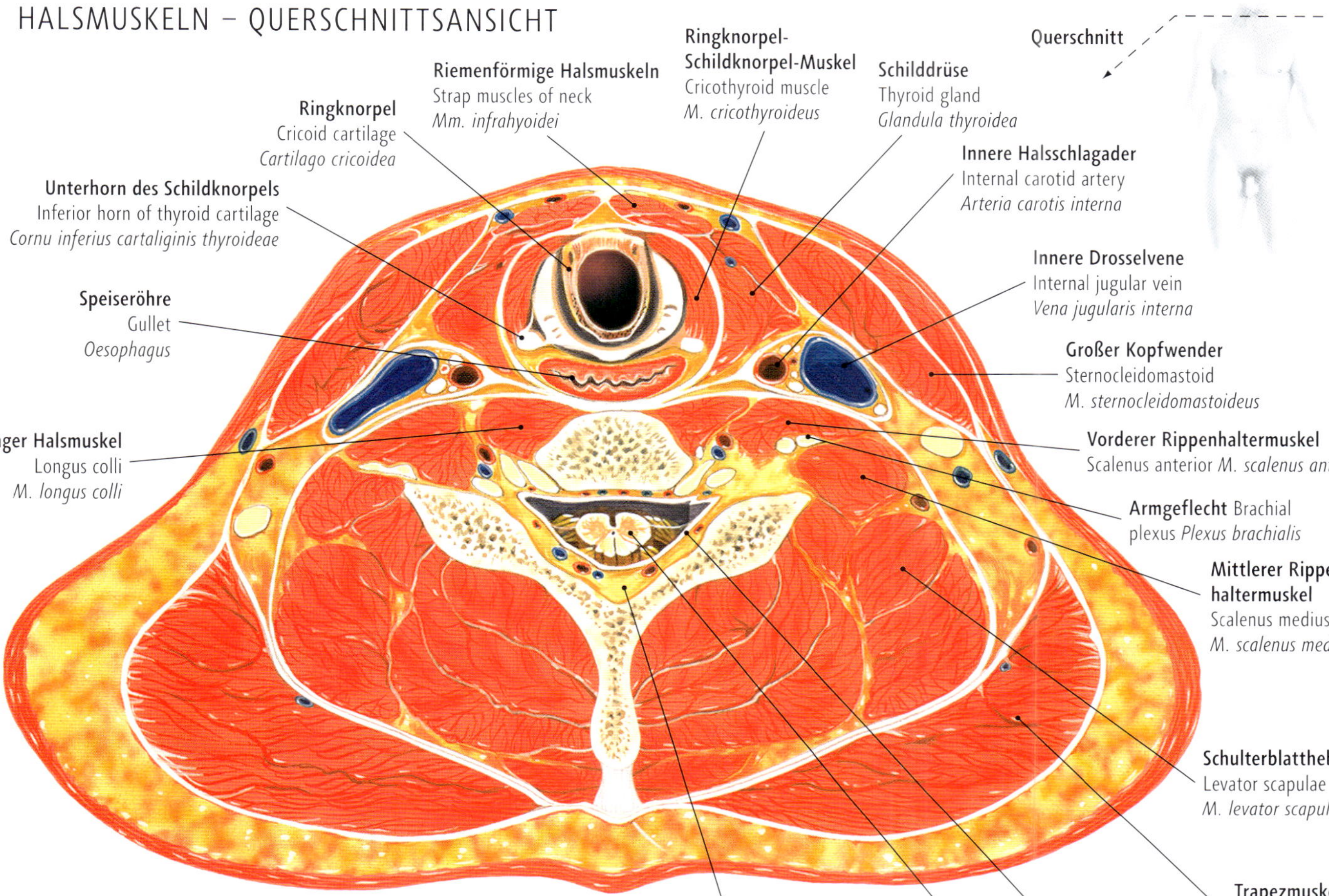

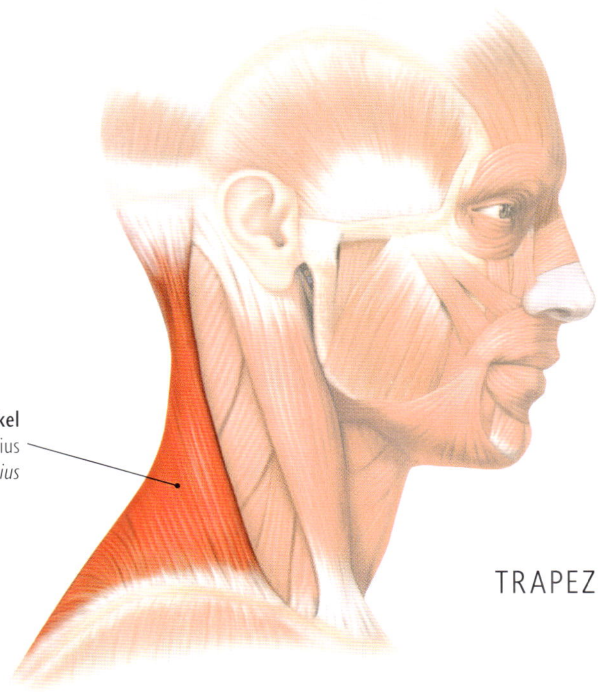

TRAPEZMUSKEL

Muskeln von Wange und Hals

TIEFE MUSKELN DER WANGE – SEITENANSICHT

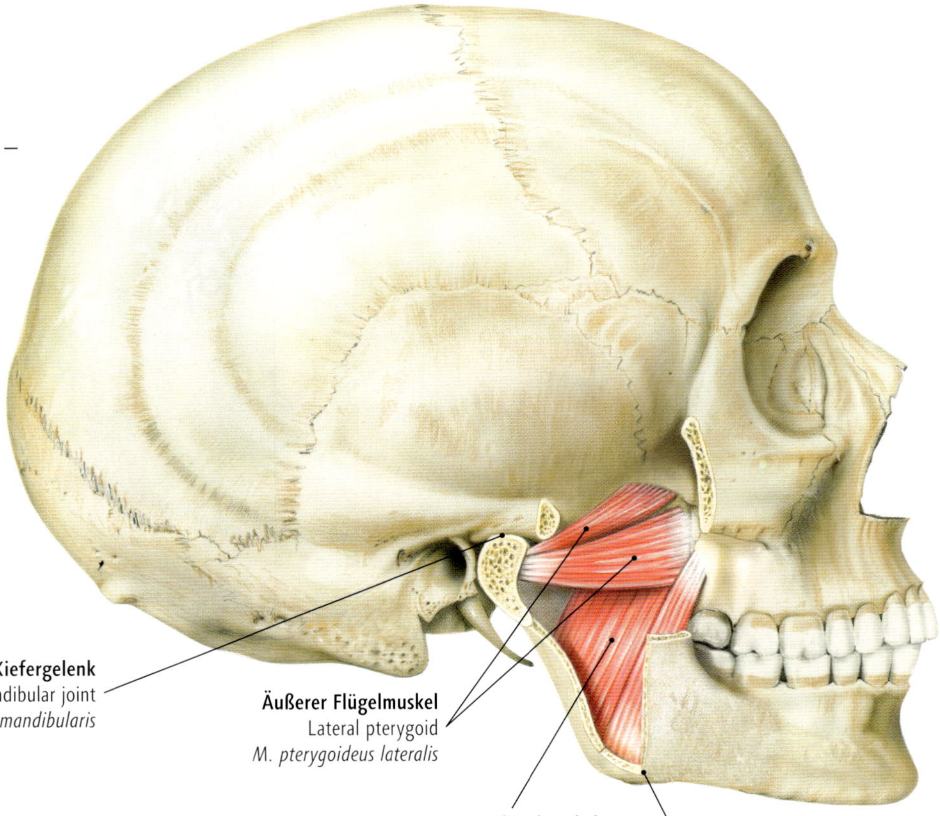

OBERFLÄCHLICHE MUSKELN DER WANGE – SEITENANSICHT

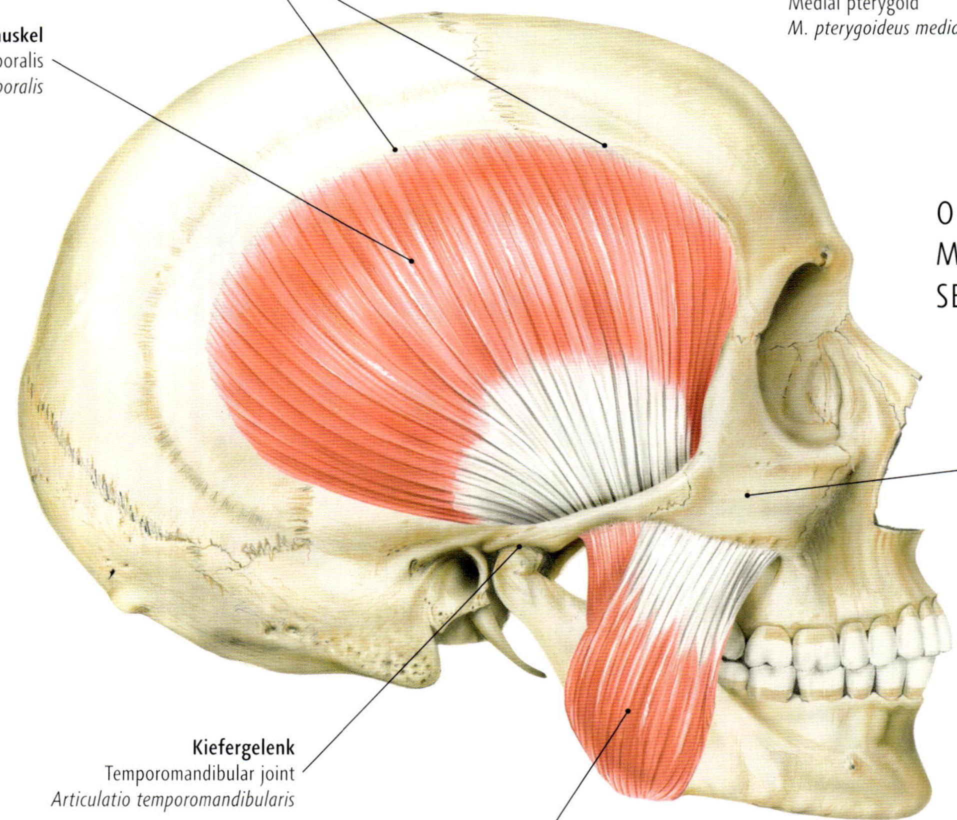

HALSMUSKELN – RÜCKANSICHT

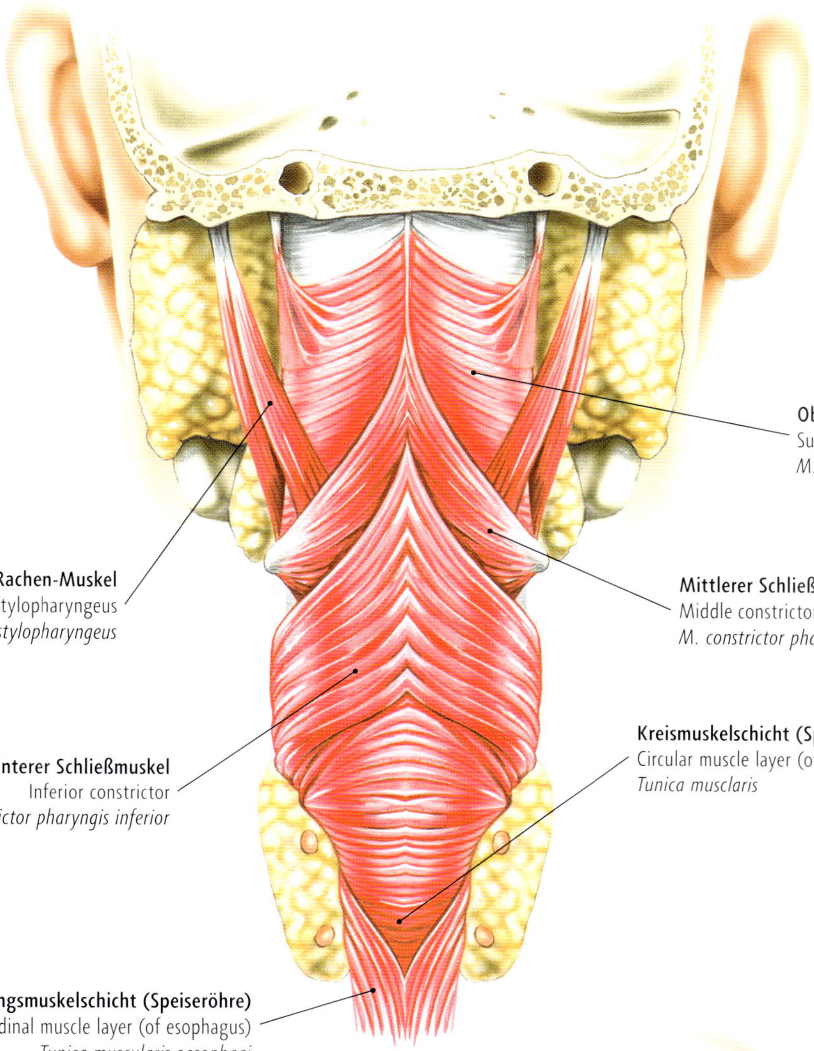

LIPPENMUSKELN

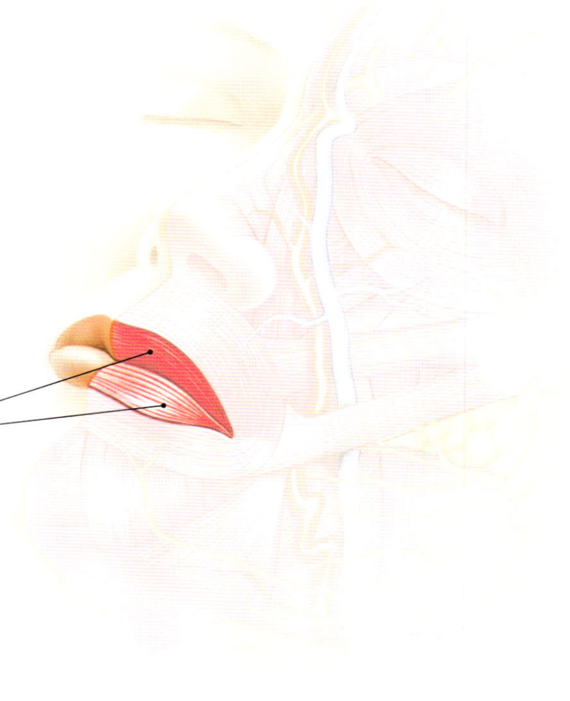

Muskeln von Rücken und Bauch

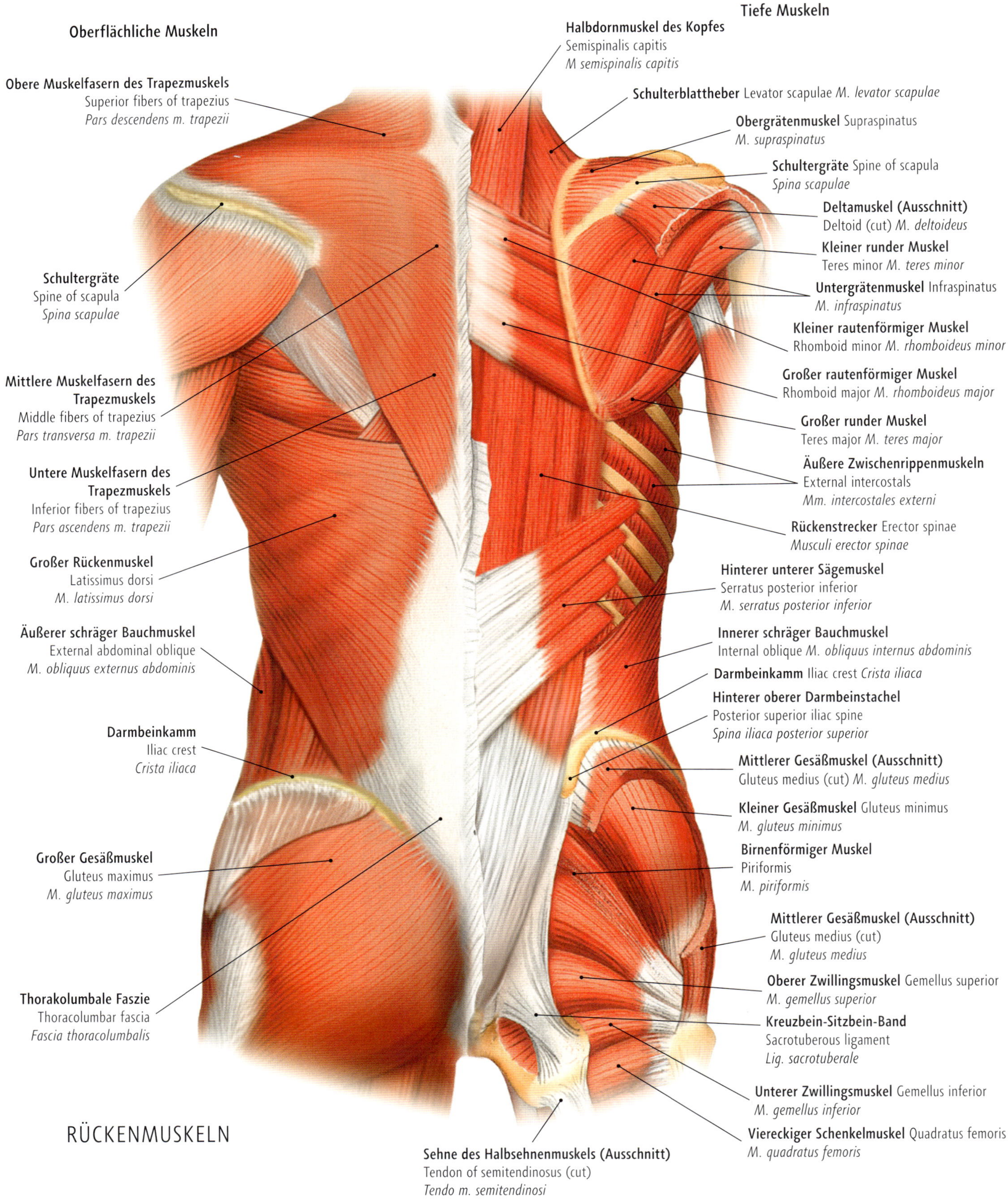

RÜCKENMUSKELN

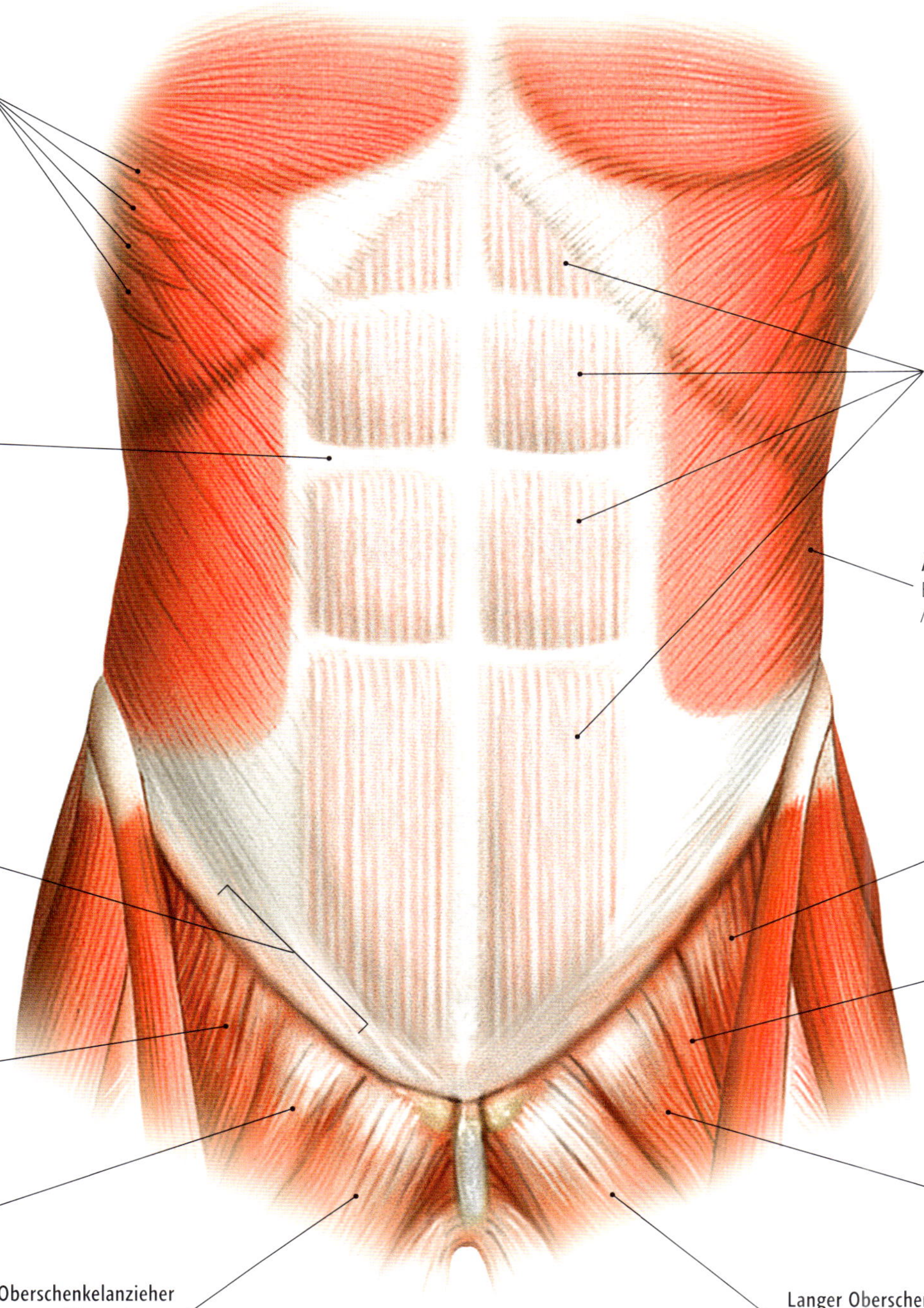

BAUCHMUSKELN

Atem- und Beckenmuskulatur

ZWISCHENRIPPENMUSKELN

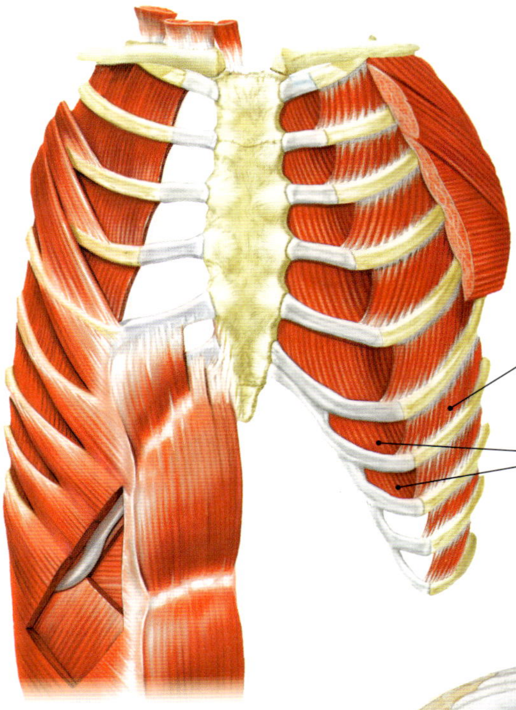

MUSKELN DES ZWERCHFELLS

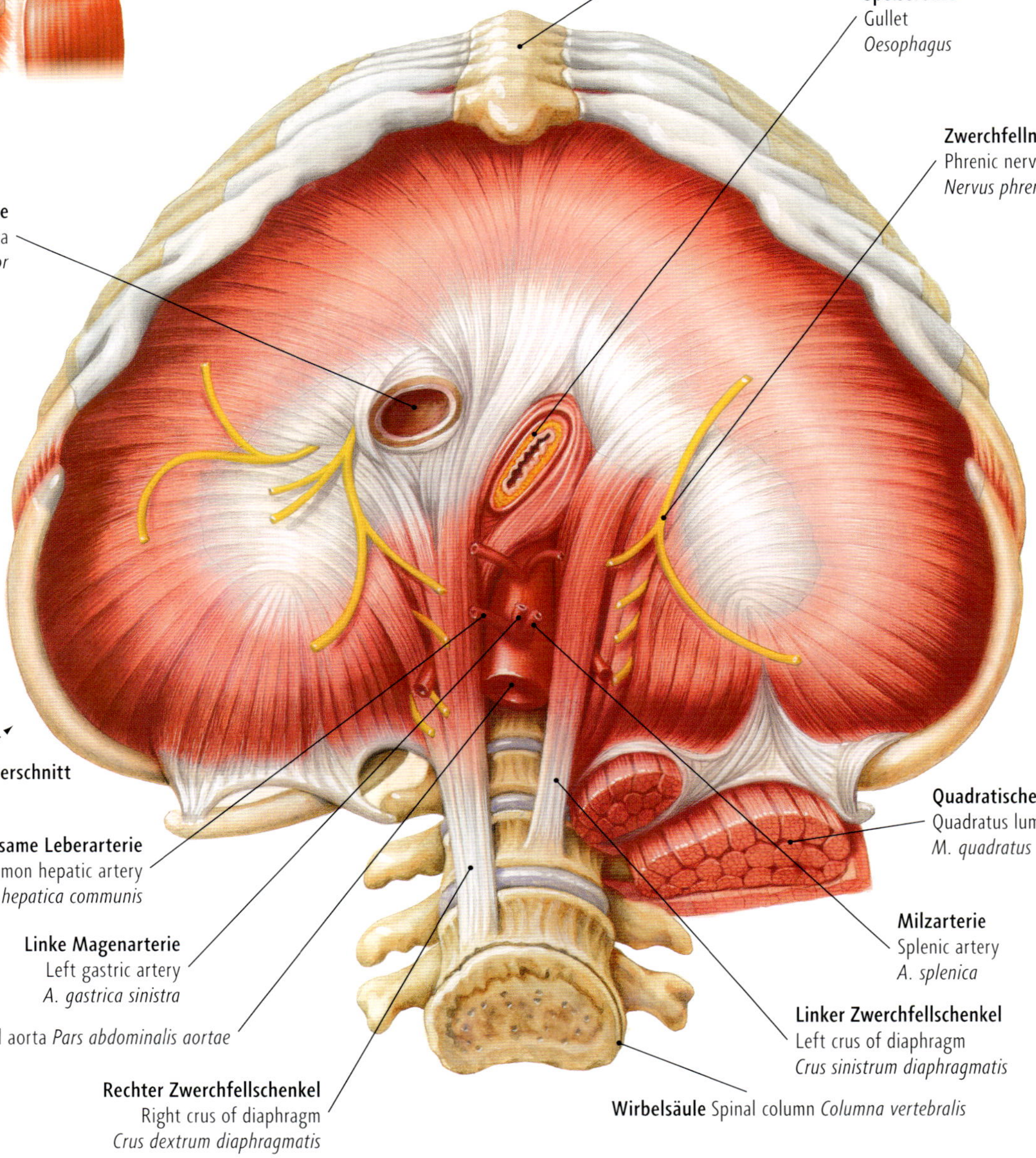

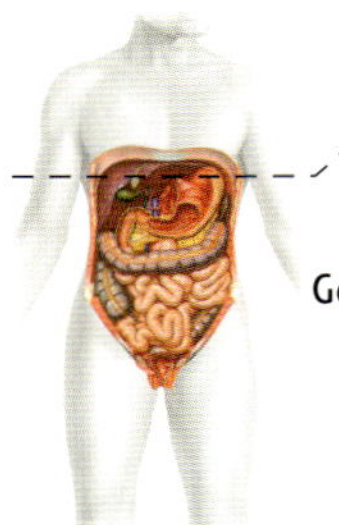

BECKENBODENMUSKELN

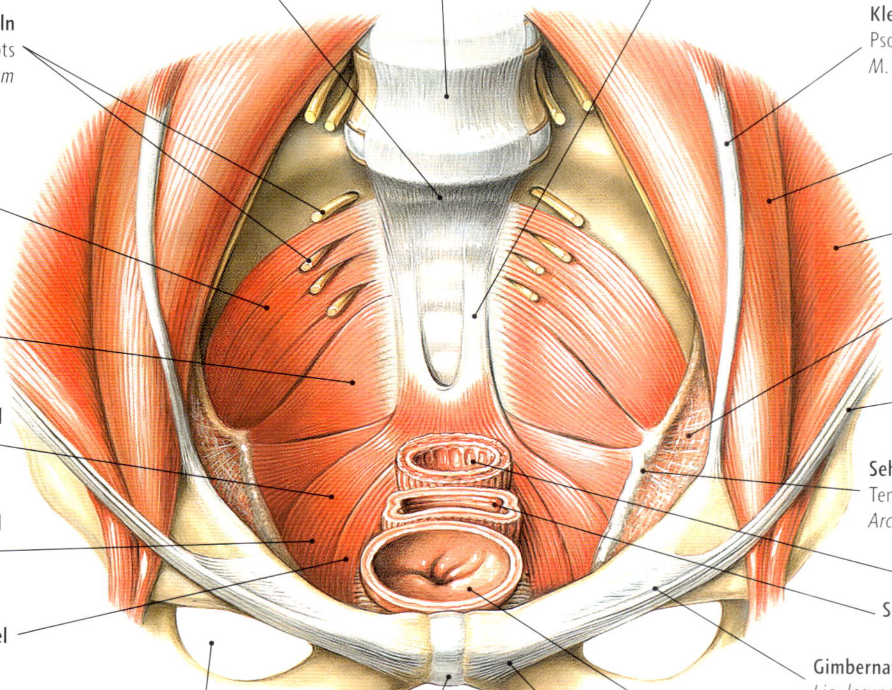

MUSKELN DER LEISTE

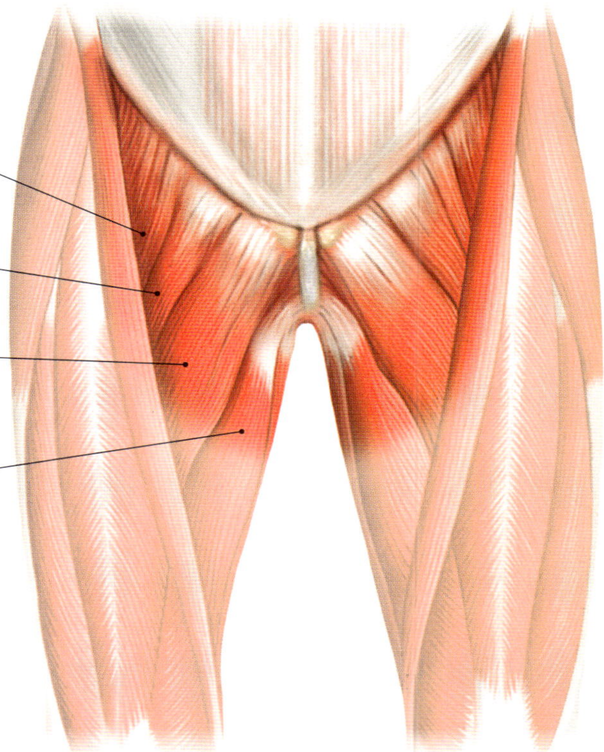

Muskeln des Arms

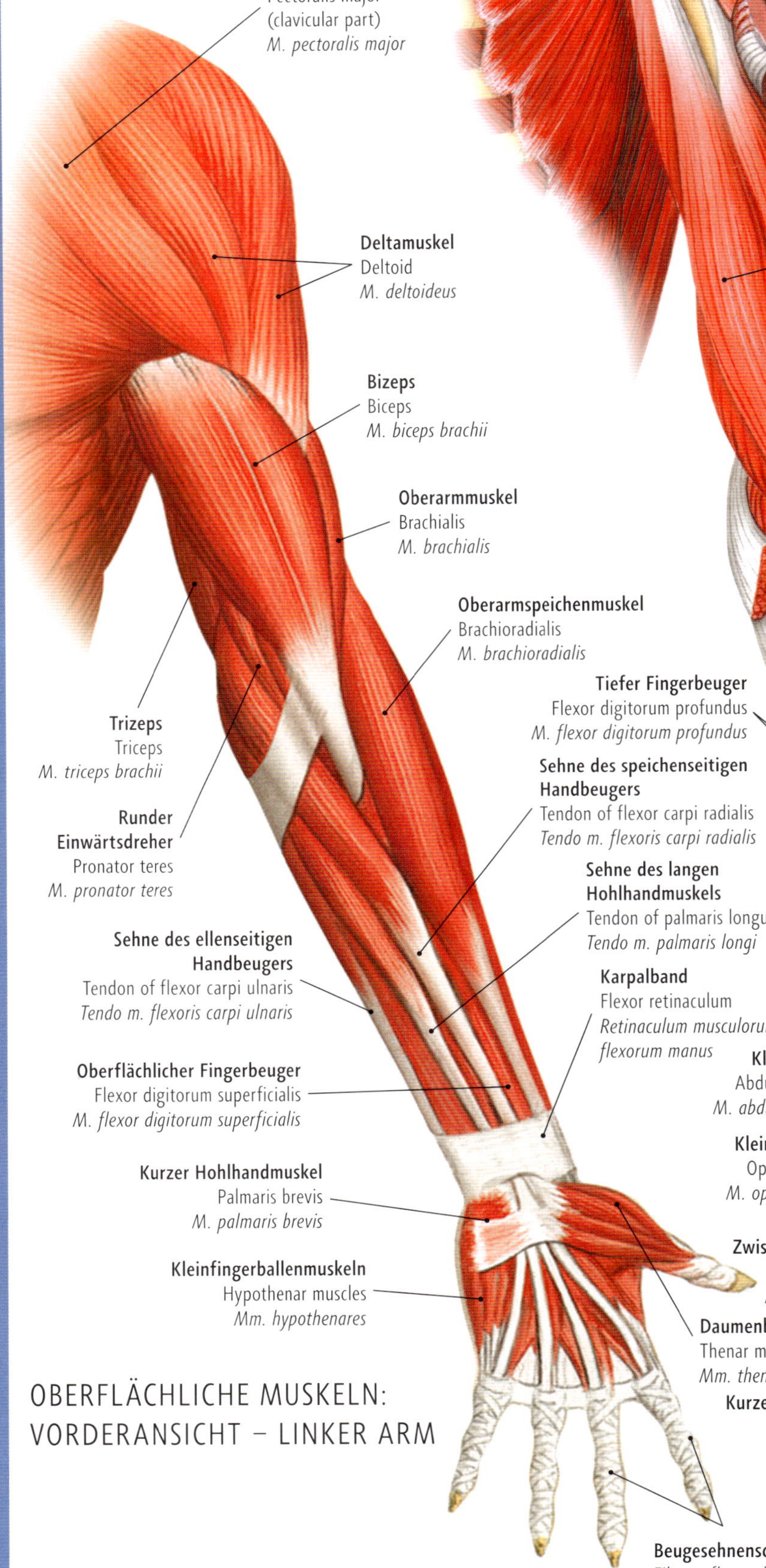

OBERFLÄCHLICHE MUSKELN: VORDERANSICHT – LINKER ARM

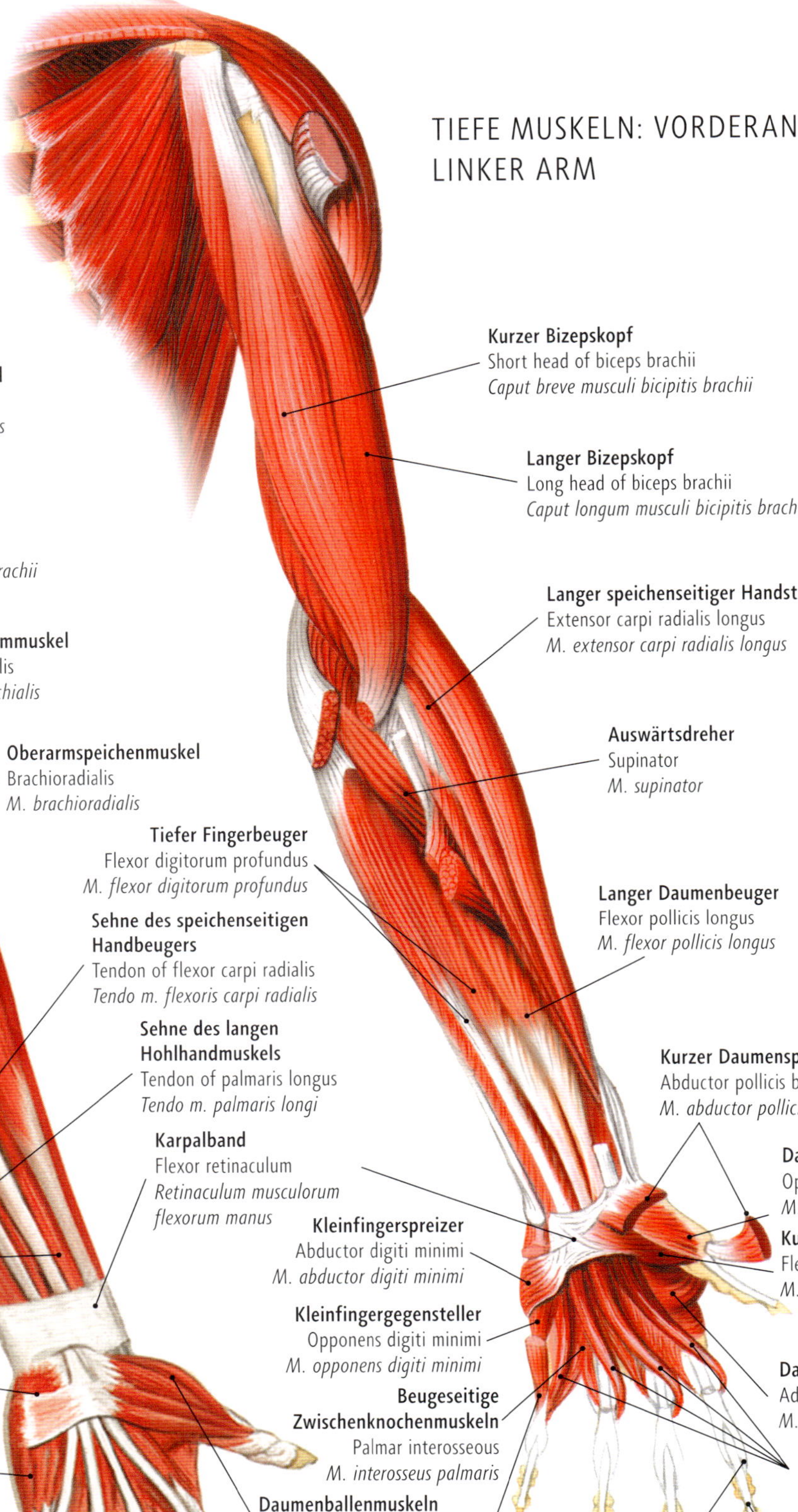

TIEFE MUSKELN: VORDERANSICHT – LINKER ARM

OBERFLÄCHLICHE MUSKELN: RÜCKANSICHT – RECHTER ARM

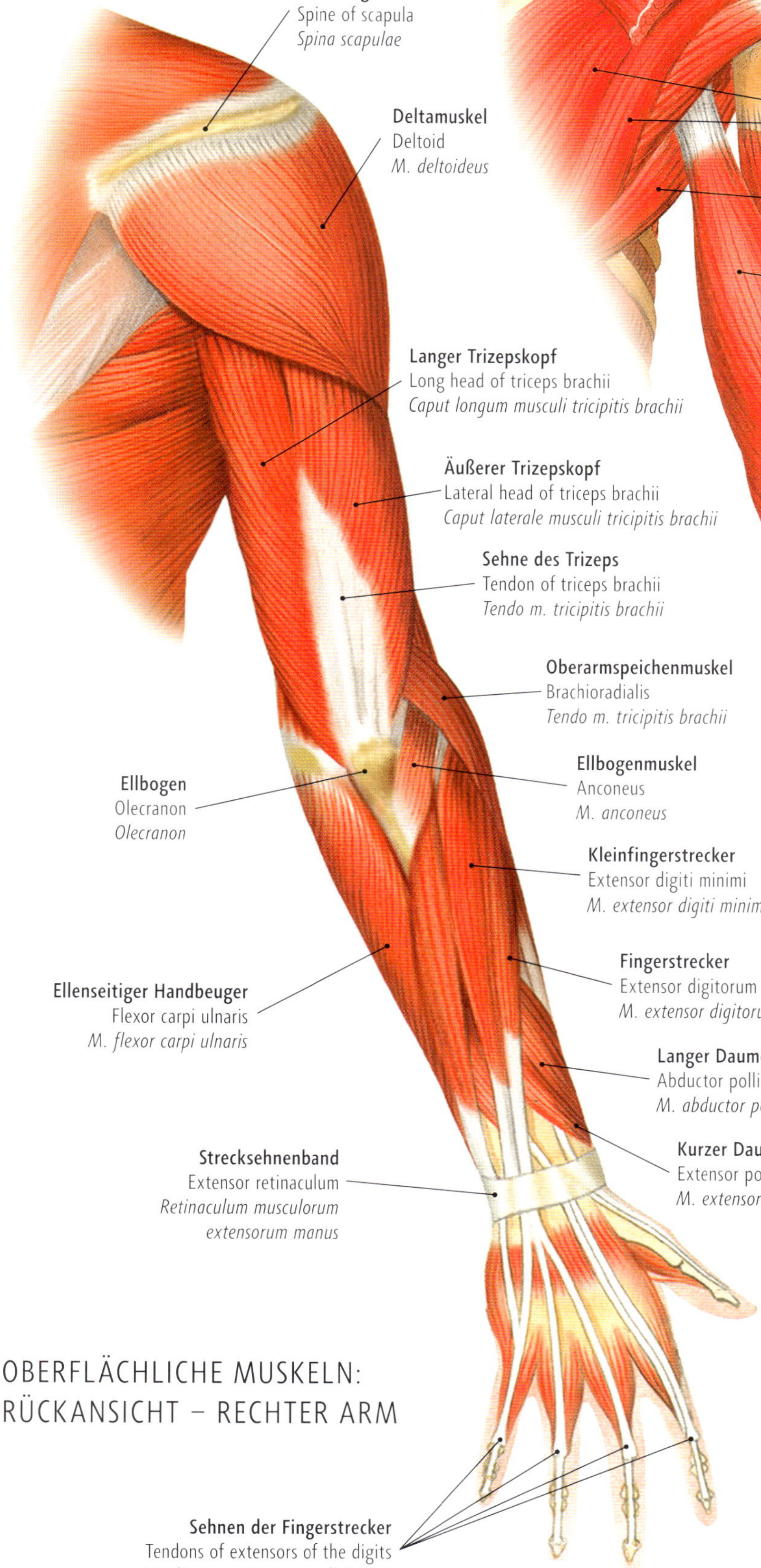

TIEFE MUSKELN: RÜCKANSICHT – RECHTER ARM

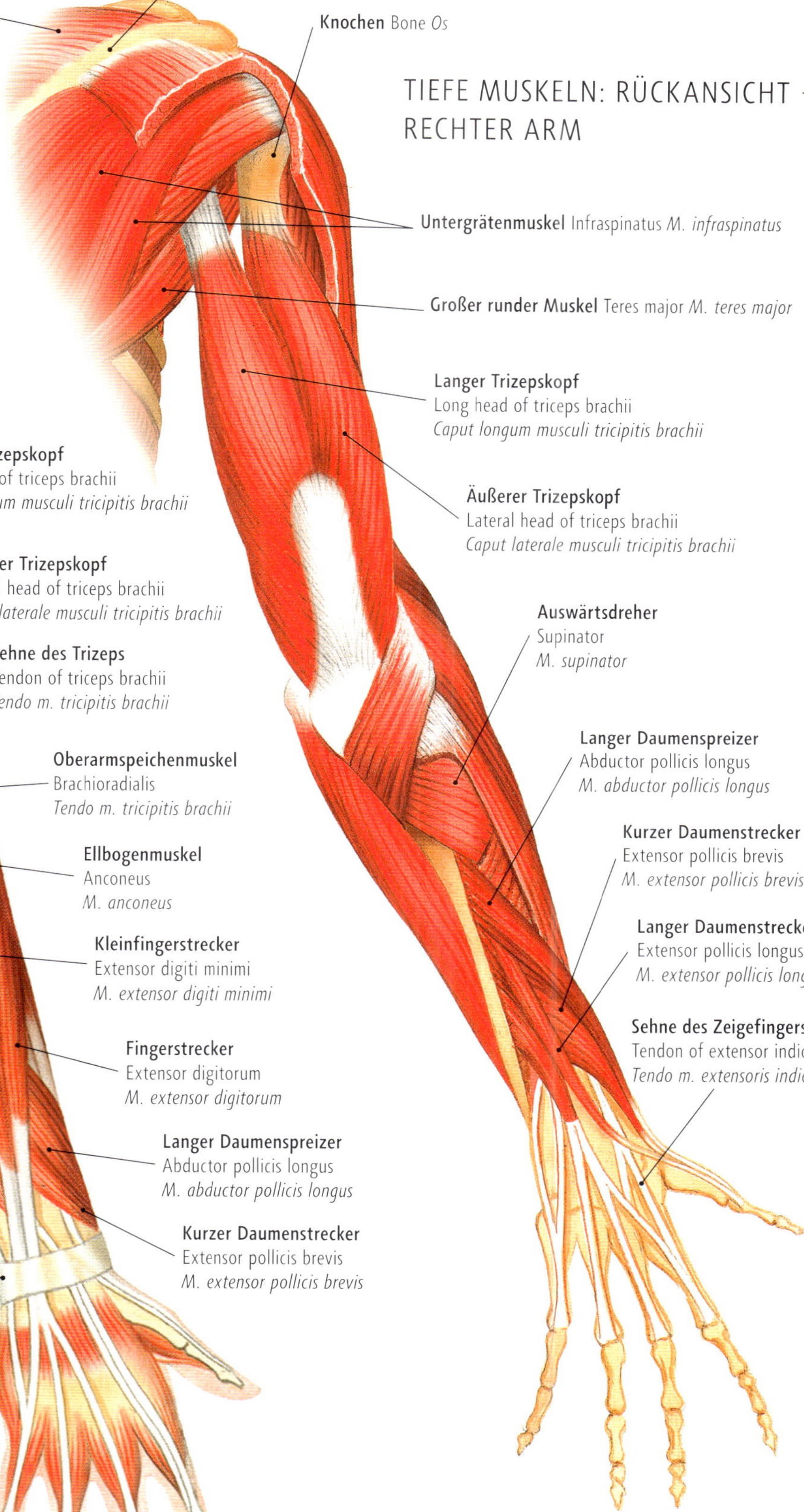

Muskeln des Arms

SEITENANSICHT – LINKER ARM

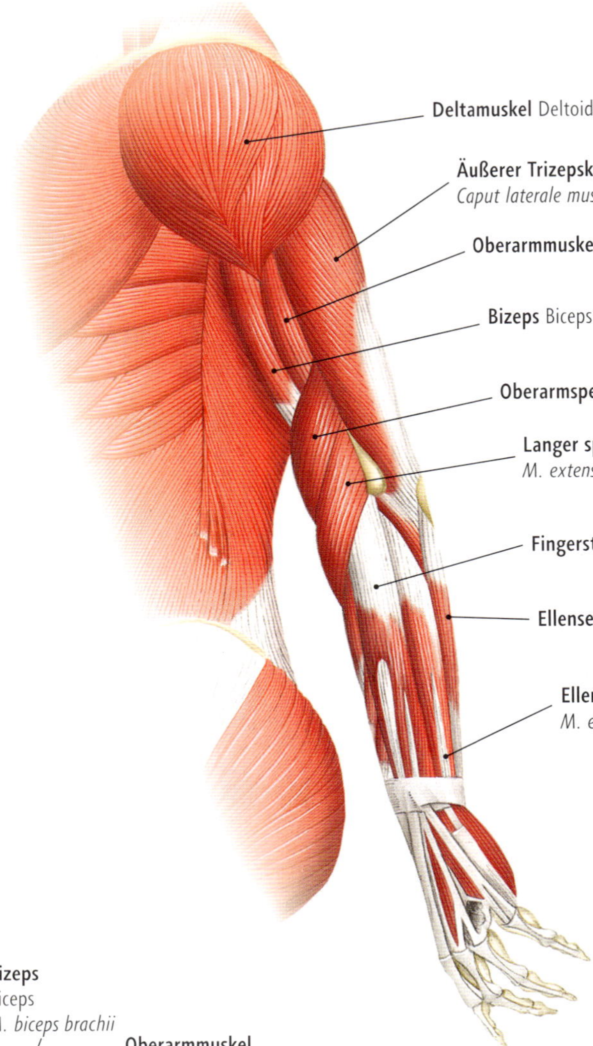

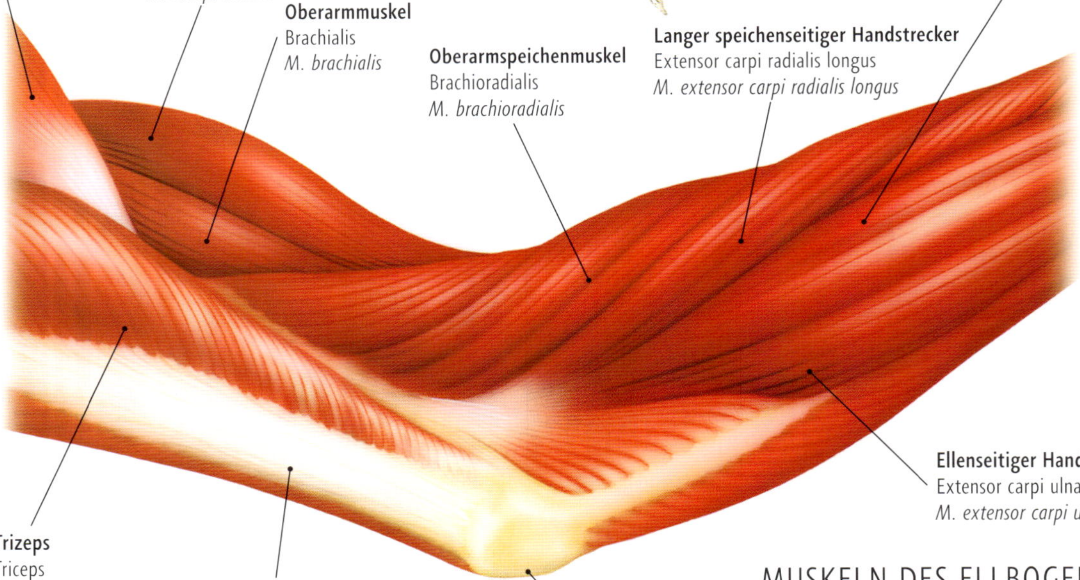

MUSKELN DES ELLBOGENS – SEITENANSICHT

RECHTER ELLBOGEN – VORDERANSICHT

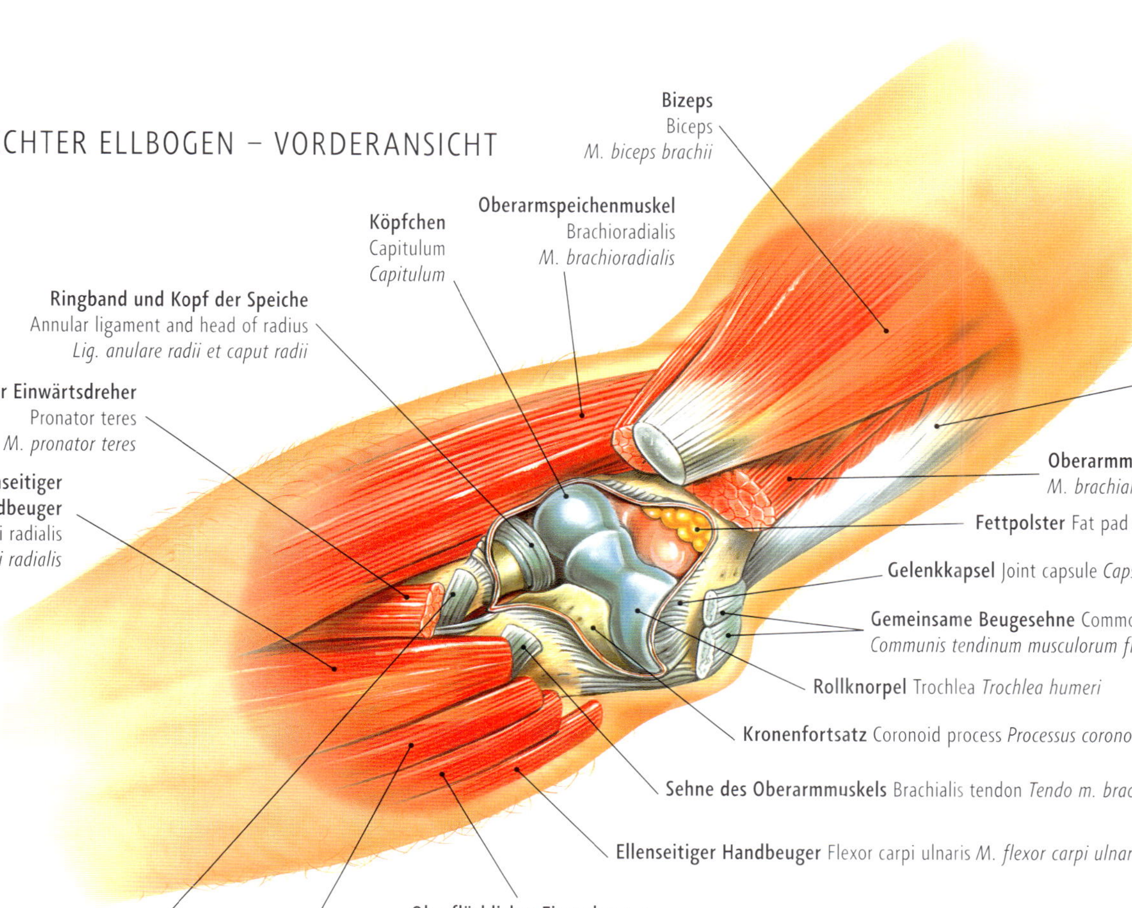

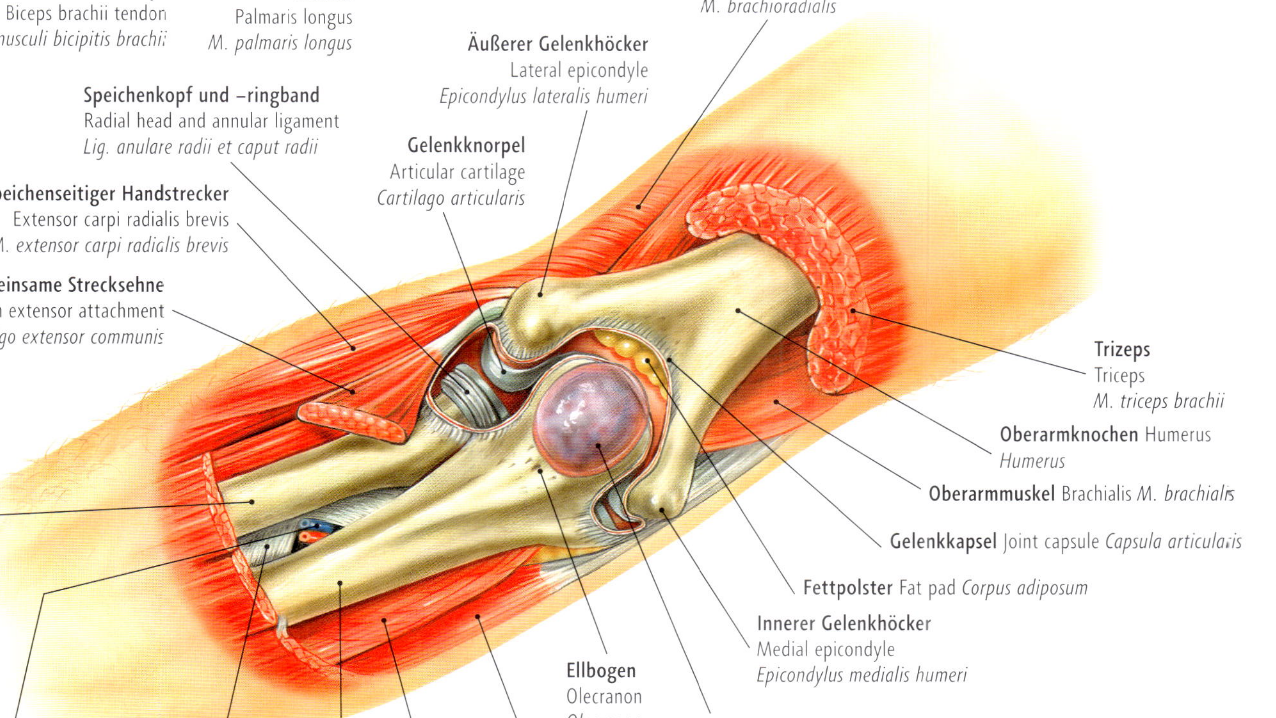

LINKER ELLBOGEN – RÜCKANSICHT

Muskeln von Arm und Hand

MUSKELN UND SEHNEN DER RECHTEN HAND – ANSICHT VON OBEN

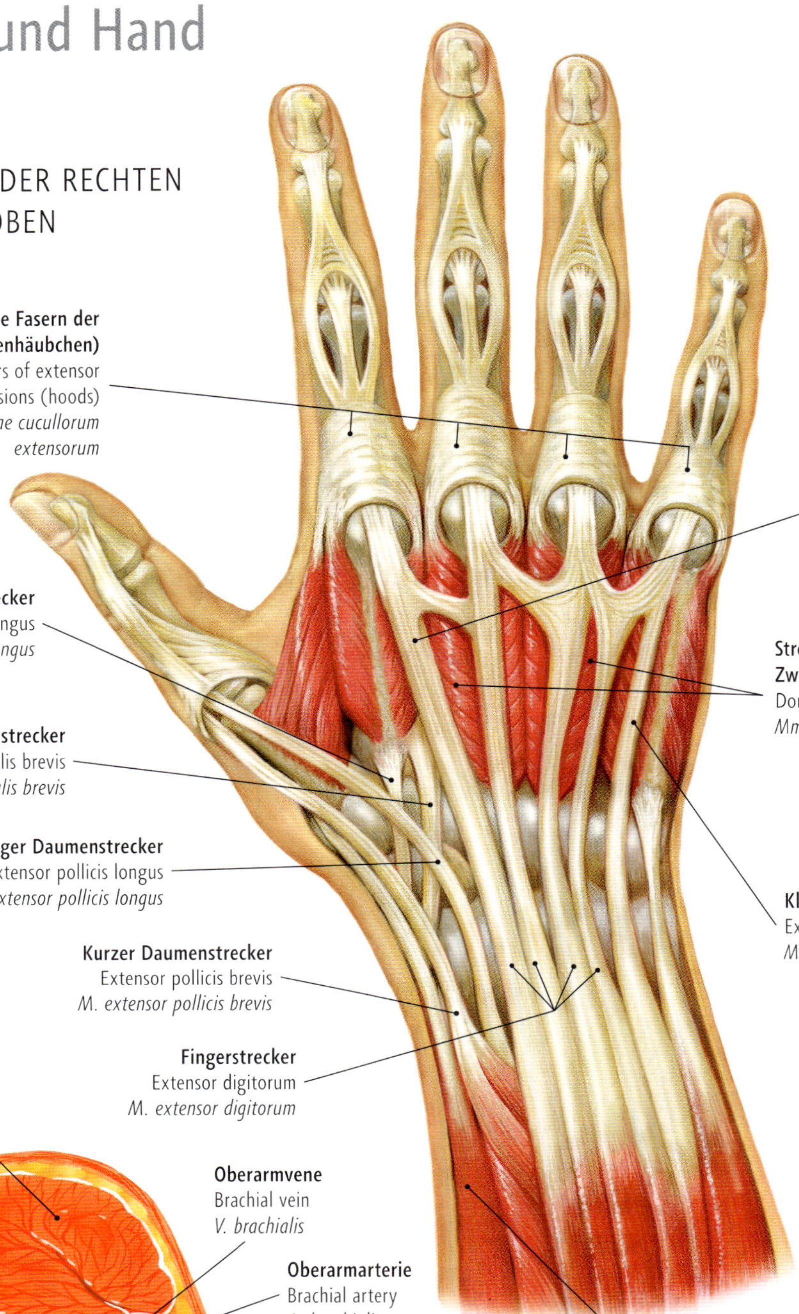

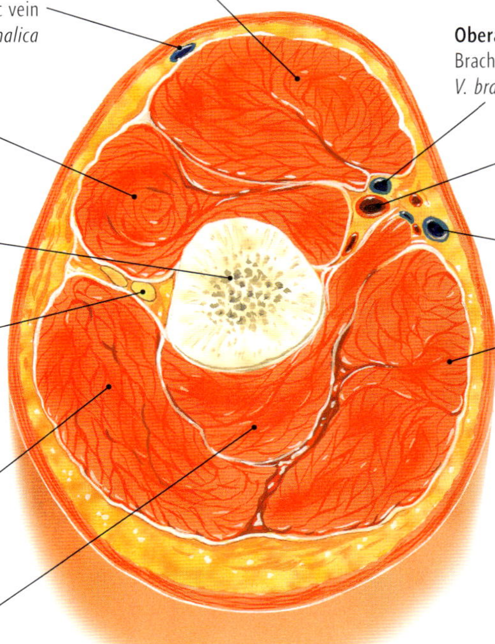

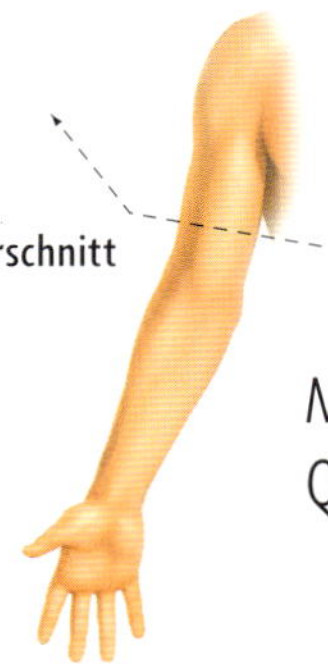

MUSKELN DES OBERARMS – QUERSCHNITTSANSICHT

ROTATORENMANSCHETTE – RÜCKANSICHT

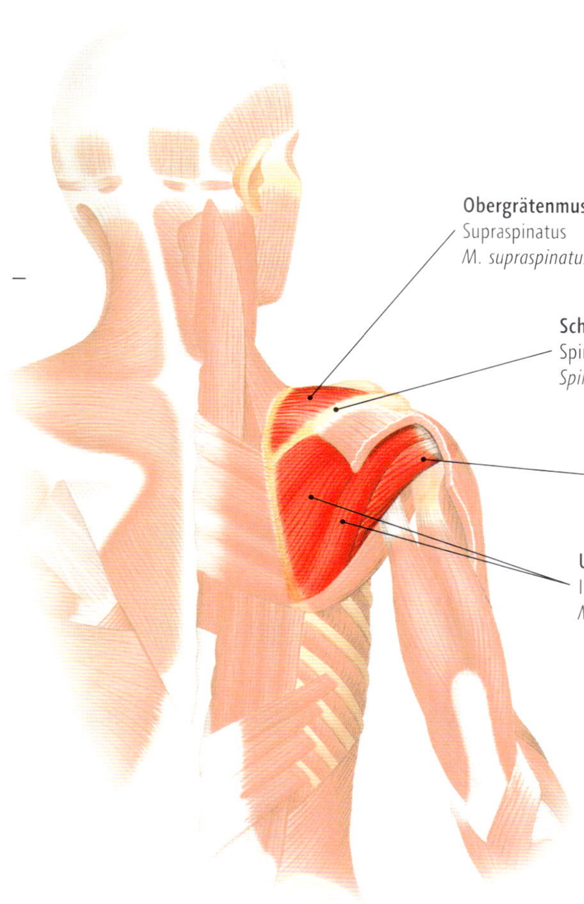

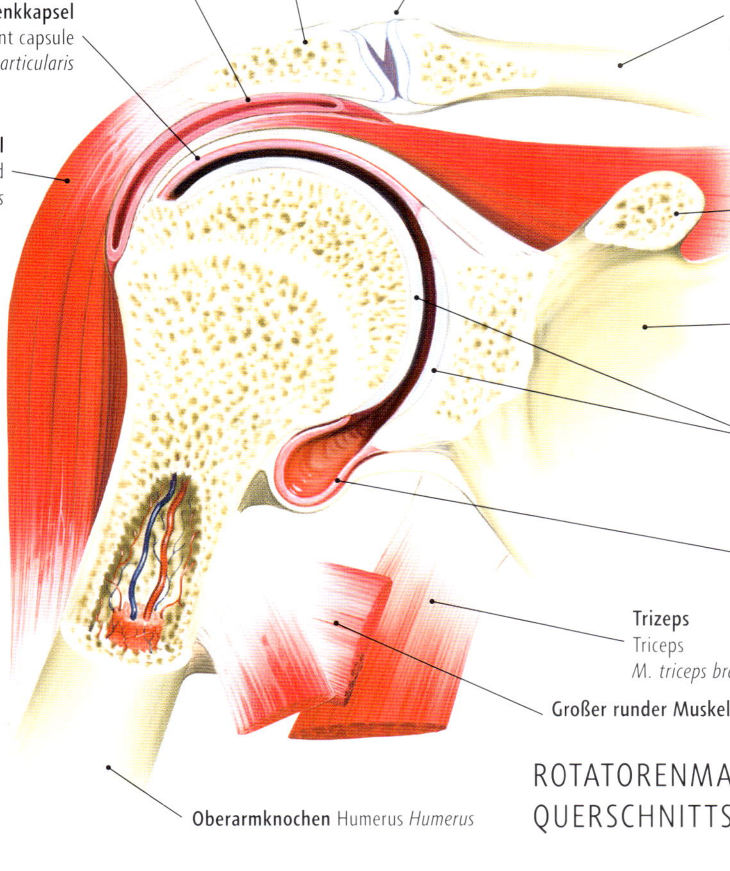

ROTATORENMANSCHETTE (SCHULTERGELENK) – QUERSCHNITTSANSICHT

Muskeln des Beins

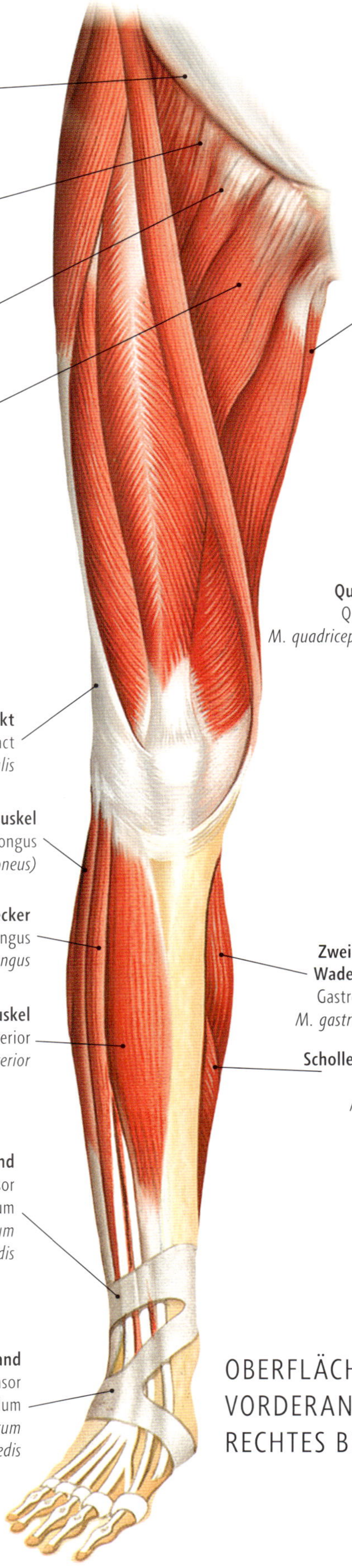

OBERFLÄCHLICHE MUSKELN: VORDERANSICHT – RECHTES BEIN

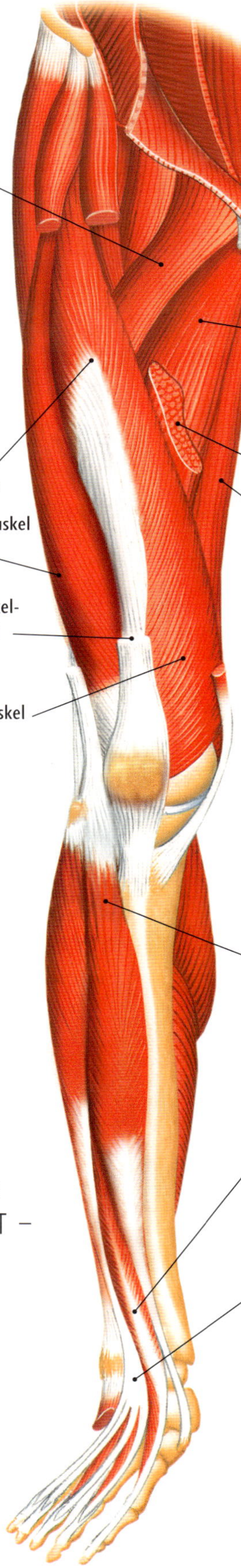

TIEFE MUSKELN: VORDERANSICHT – RECHTES BEIN

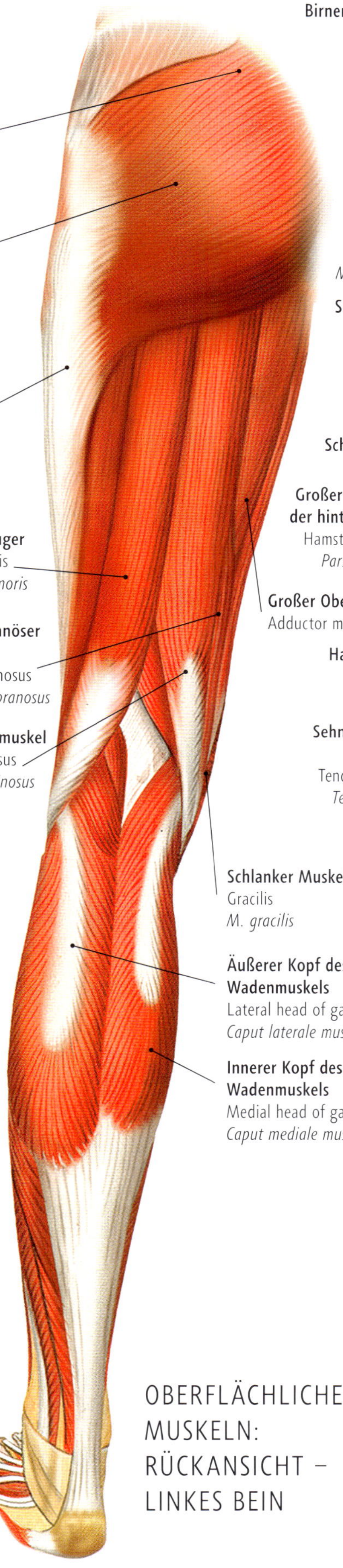

OBERFLÄCHLICHE MUSKELN: RÜCKANSICHT – LINKES BEIN

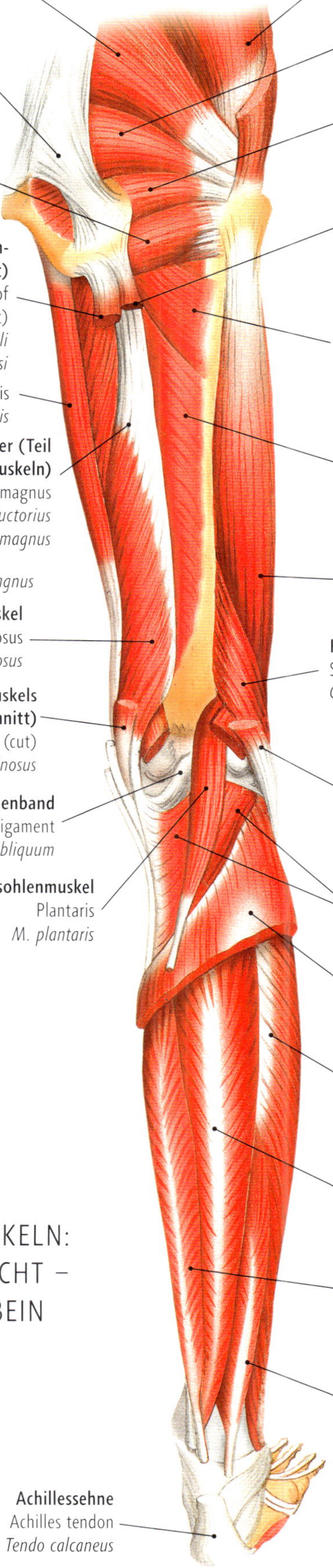

TIEFE MUSKELN: RÜCKANSICHT – RECHTES BEIN

Muskeln von Bein und Fuß

SEITENANSICHT – LINKES BEIN

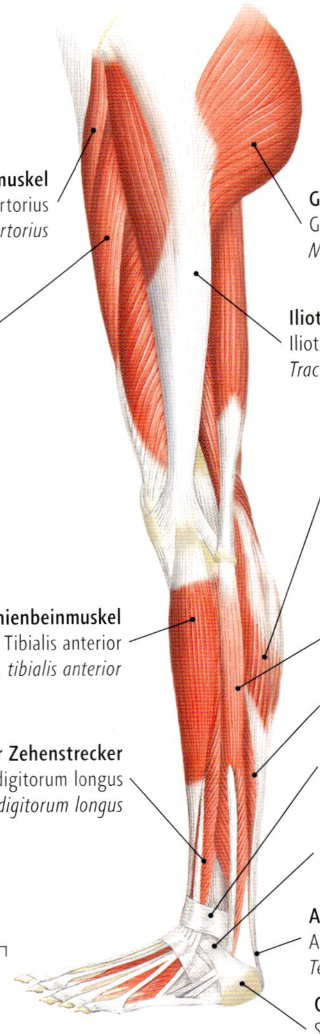

OBERSCHENKELMUSKELN – QUERSCHNITTSANSICHT

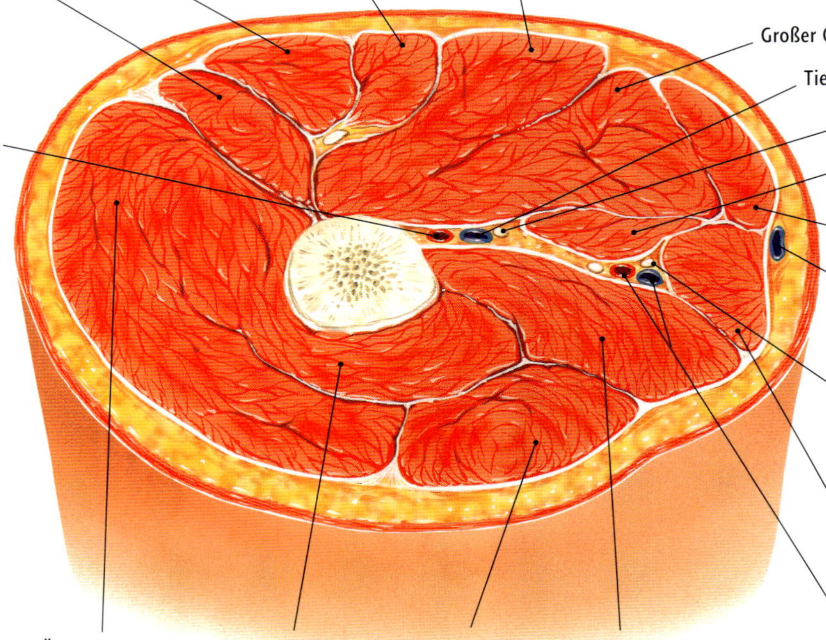

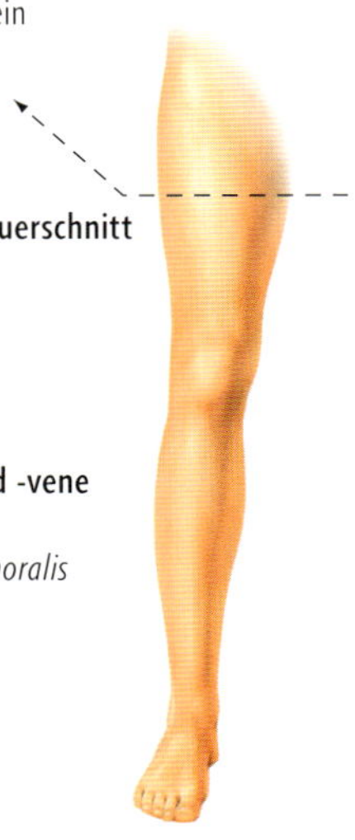

FUSSMUSKELN – RÜCKANSICHT

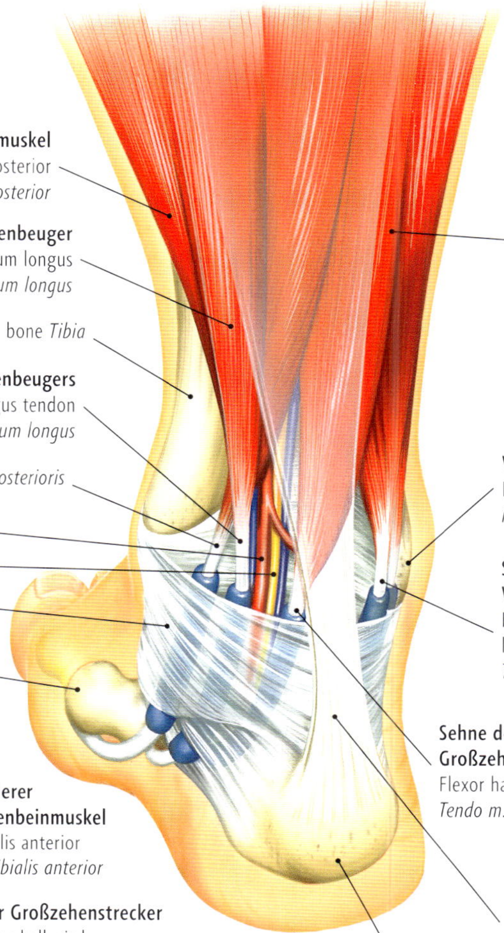

FUSSMUSKELN – SEITENANSICHT

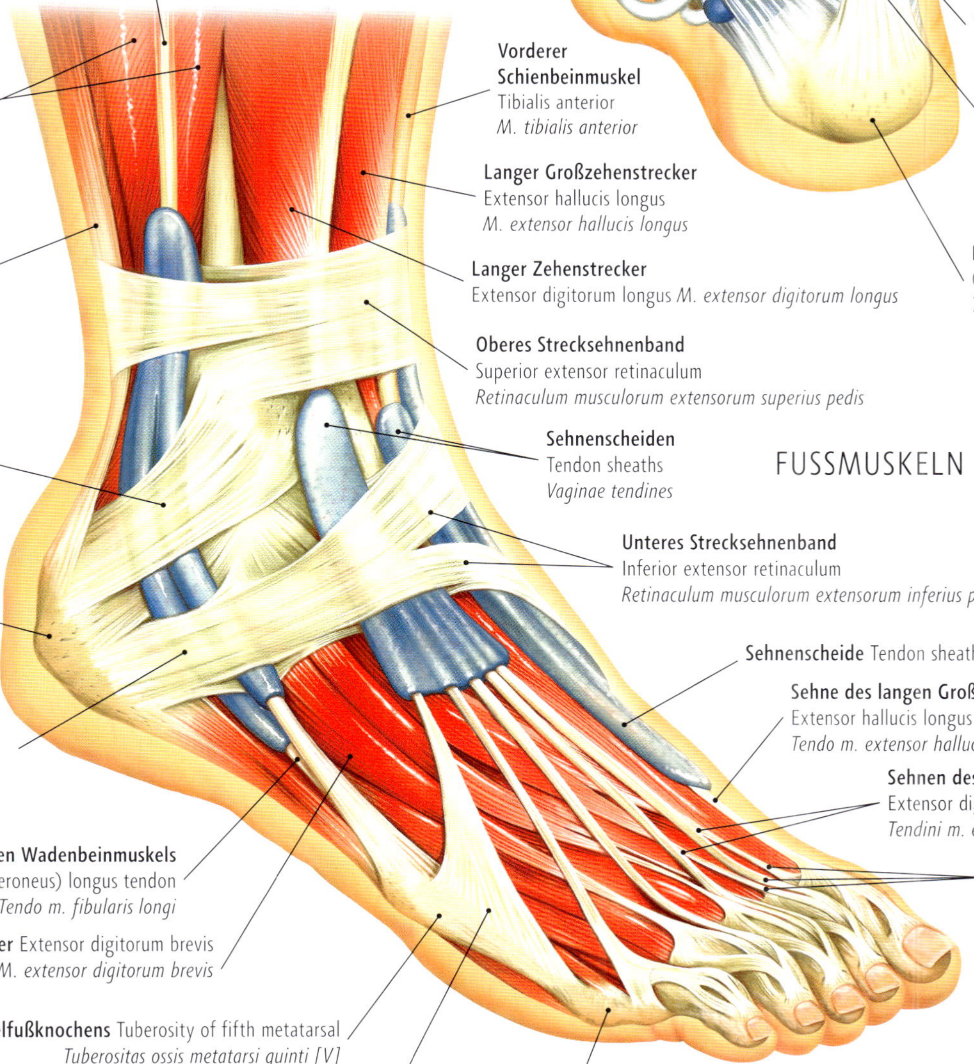

Muskeln des Fußes

ERSTE SCHICHT DER FUSSMUSKELN – SICHT VON UNTEN

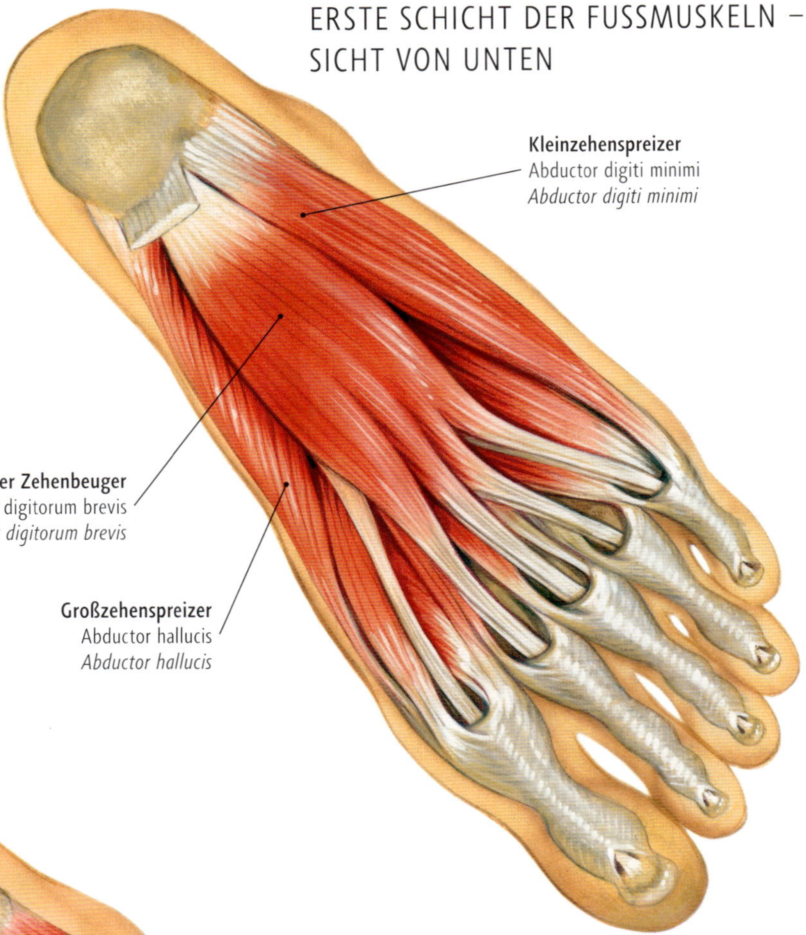

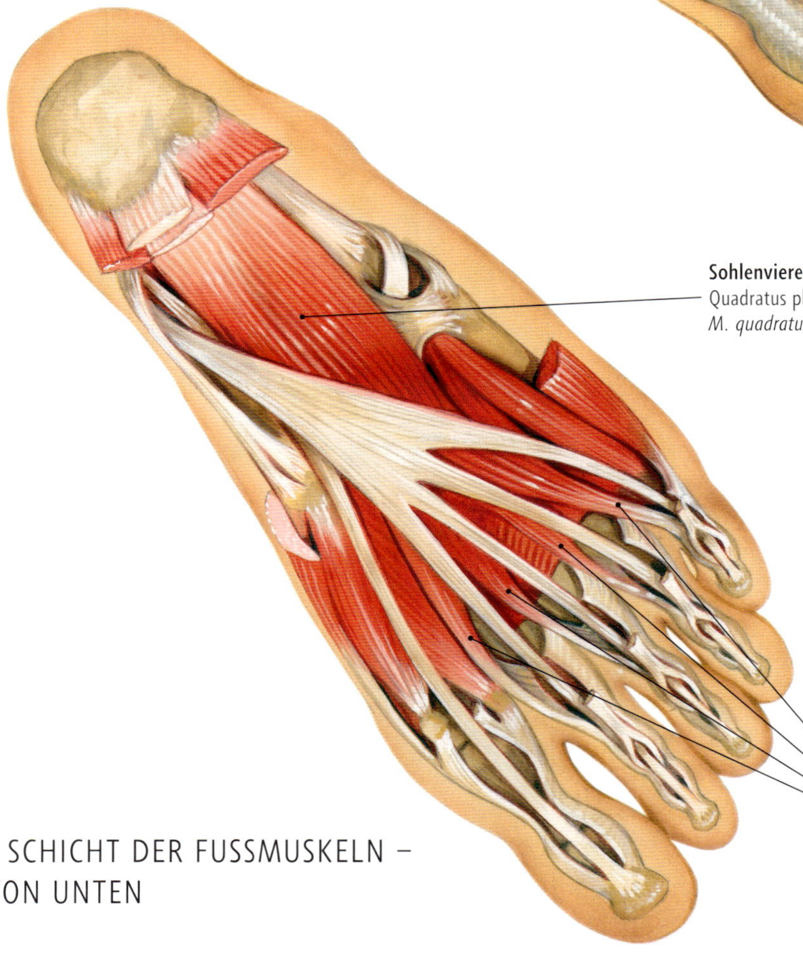

ZWEITE SCHICHT DER FUSSMUSKELN – SICHT VON UNTEN

DRITTE SCHICHT DER FUSSMUSKELN – SICHT VON UNTEN

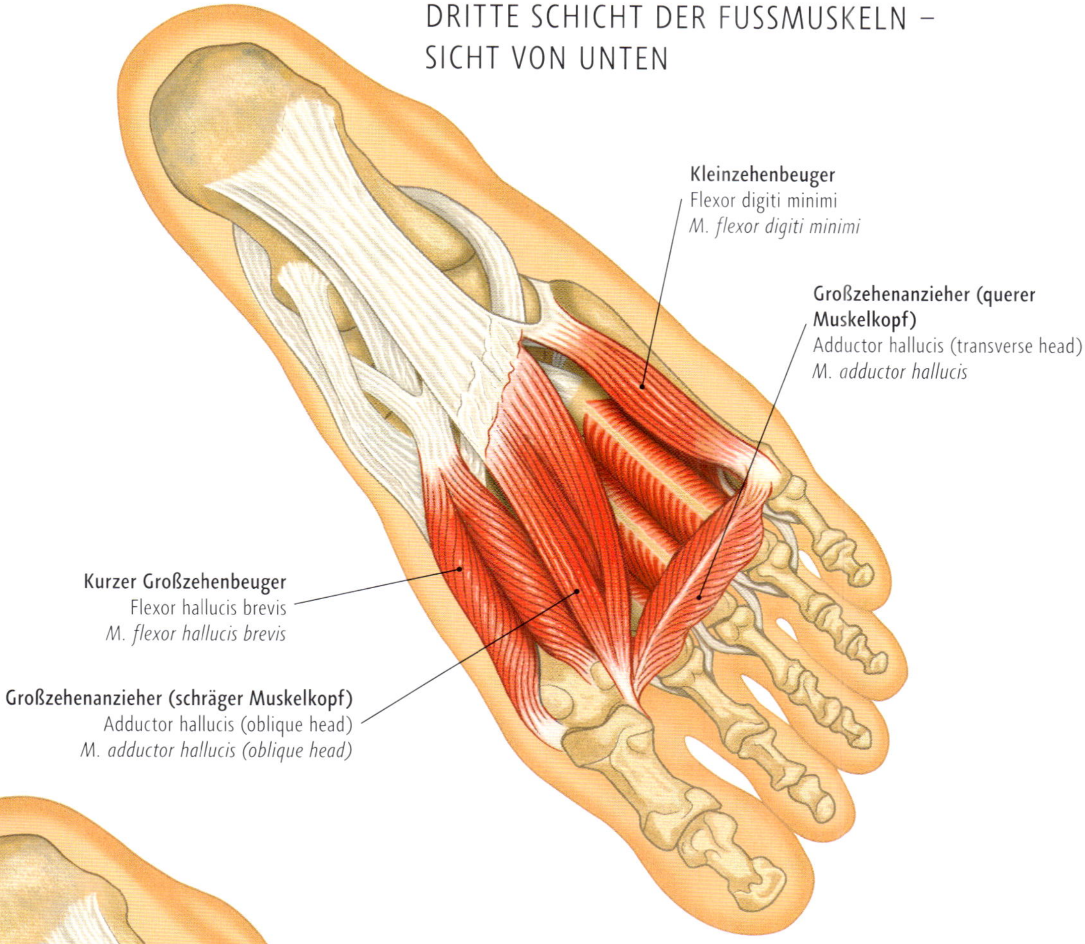

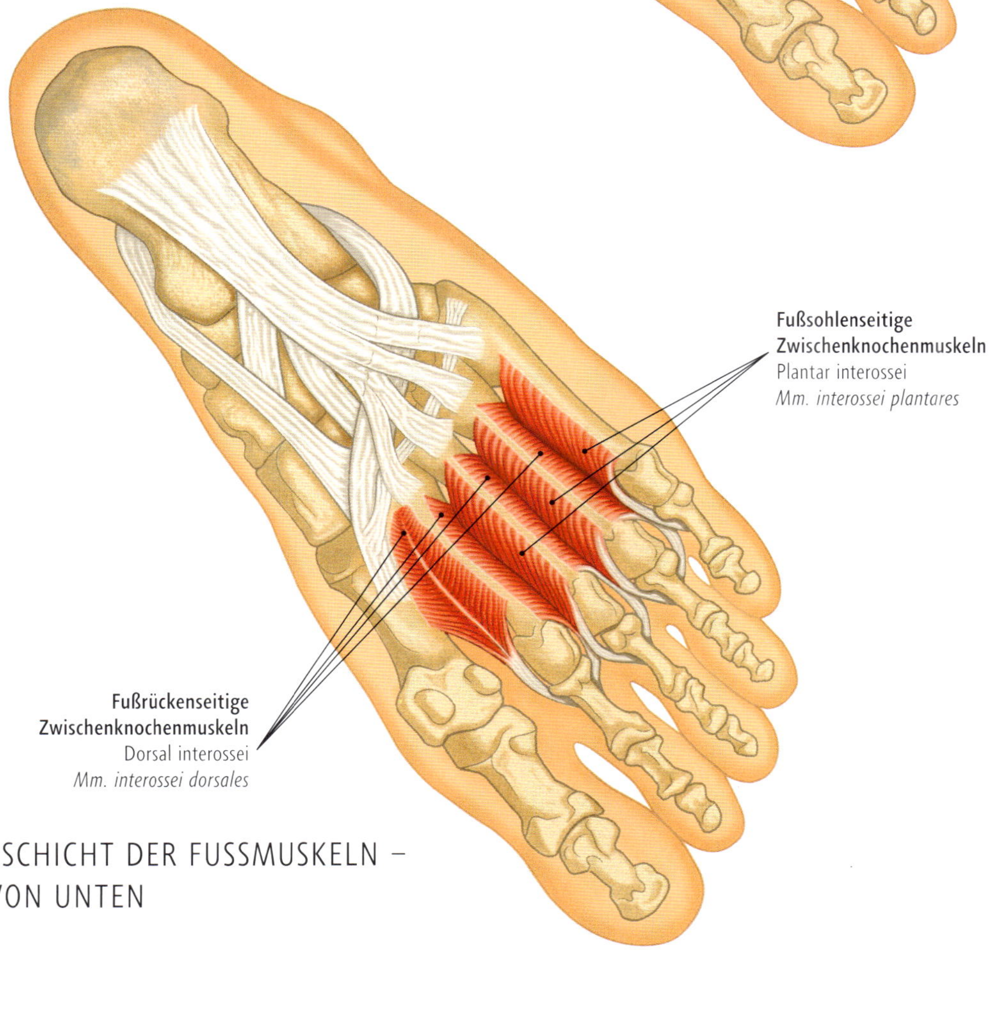

VIERTE SCHICHT DER FUSSMUSKELN – SICHT VON UNTEN

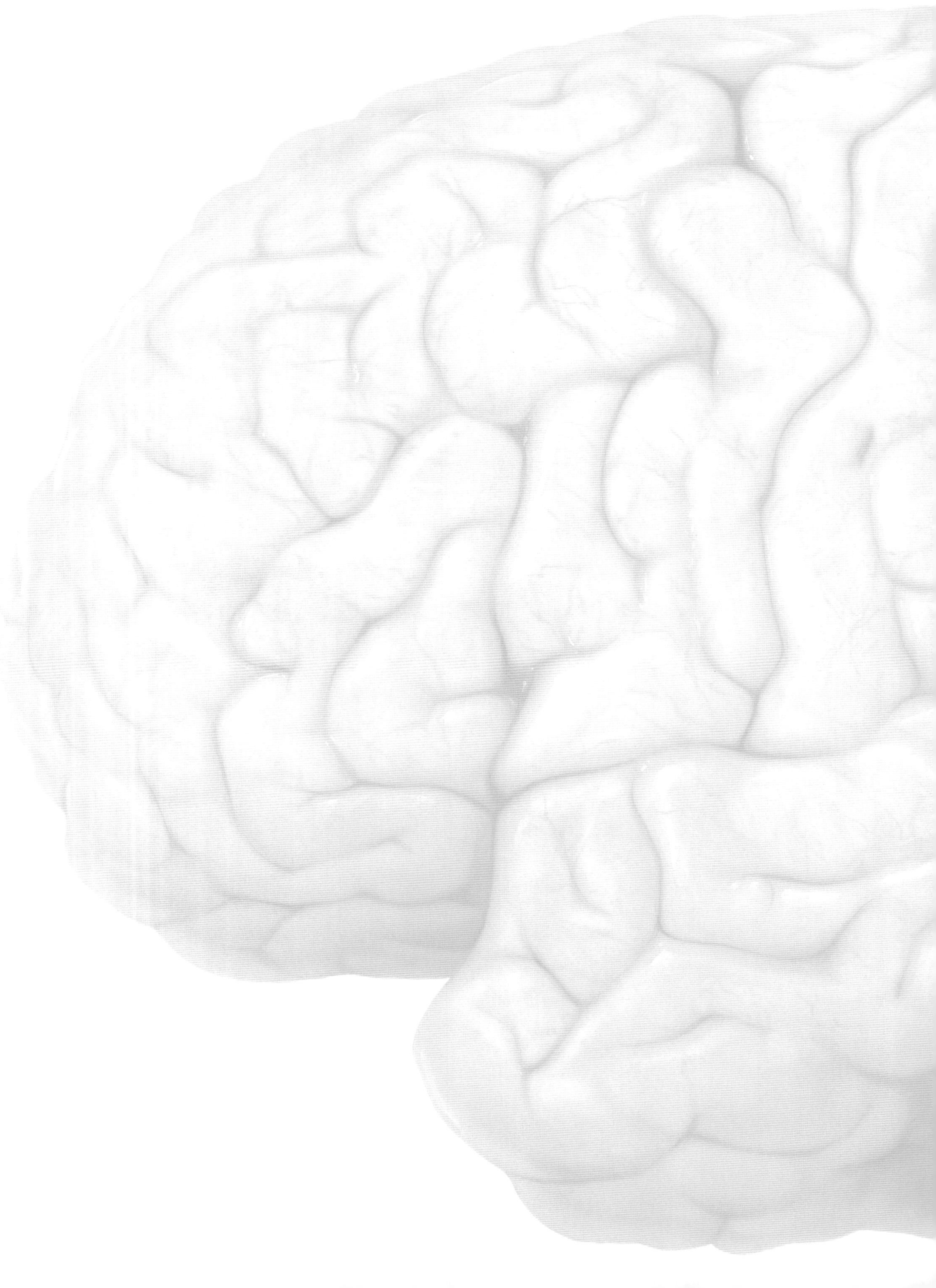

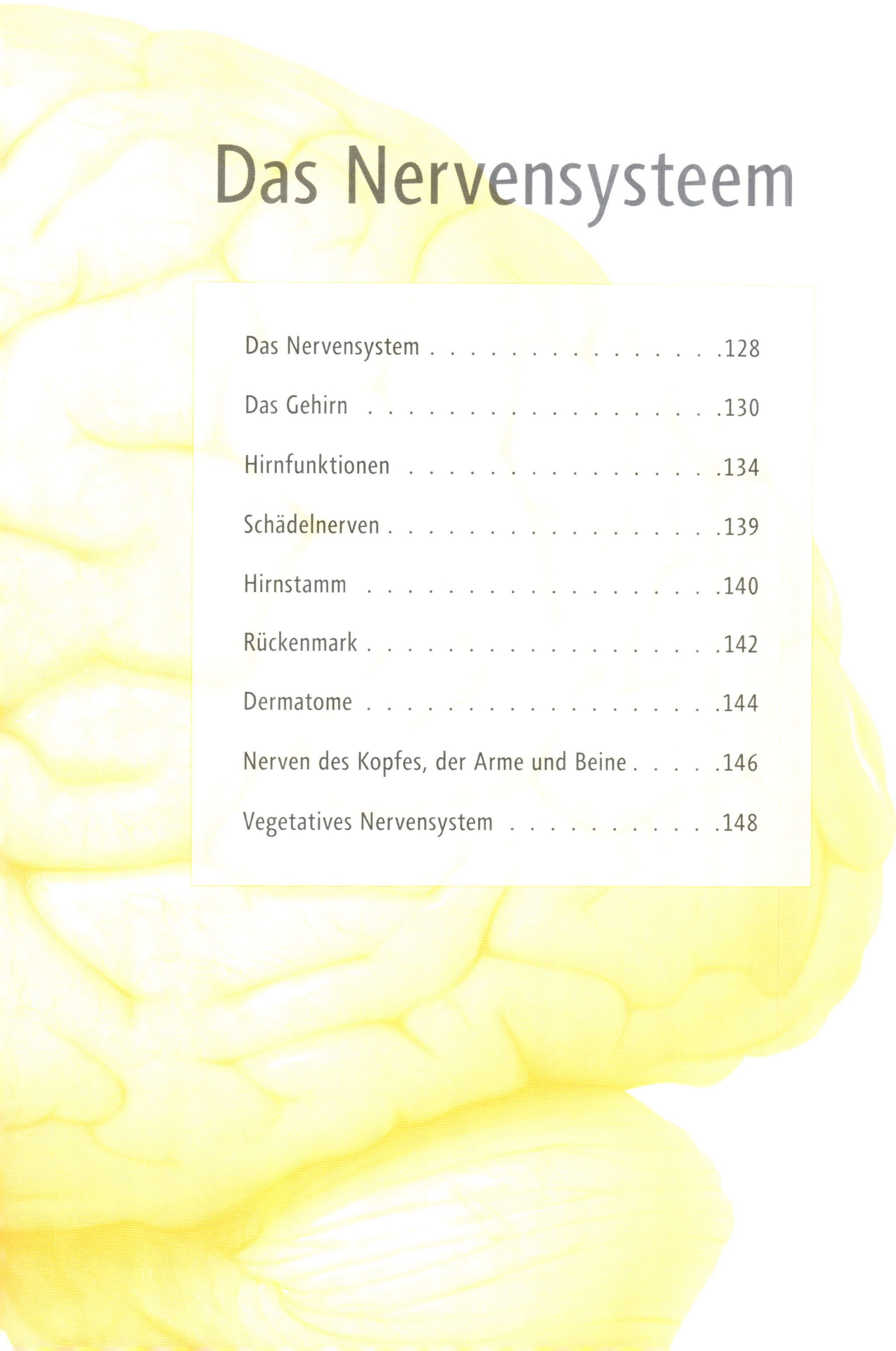

Das Nervensysteem

Das Nervensystem 128

Das Gehirn 130

Hirnfunktionen 134

Schädelnerven .139

Hirnstamm 140

Rückenmark 142

Dermatome 144

Nerven des Kopfes, der Arme und Beine 146

Vegetatives Nervensystem 148

Das Nervensystem

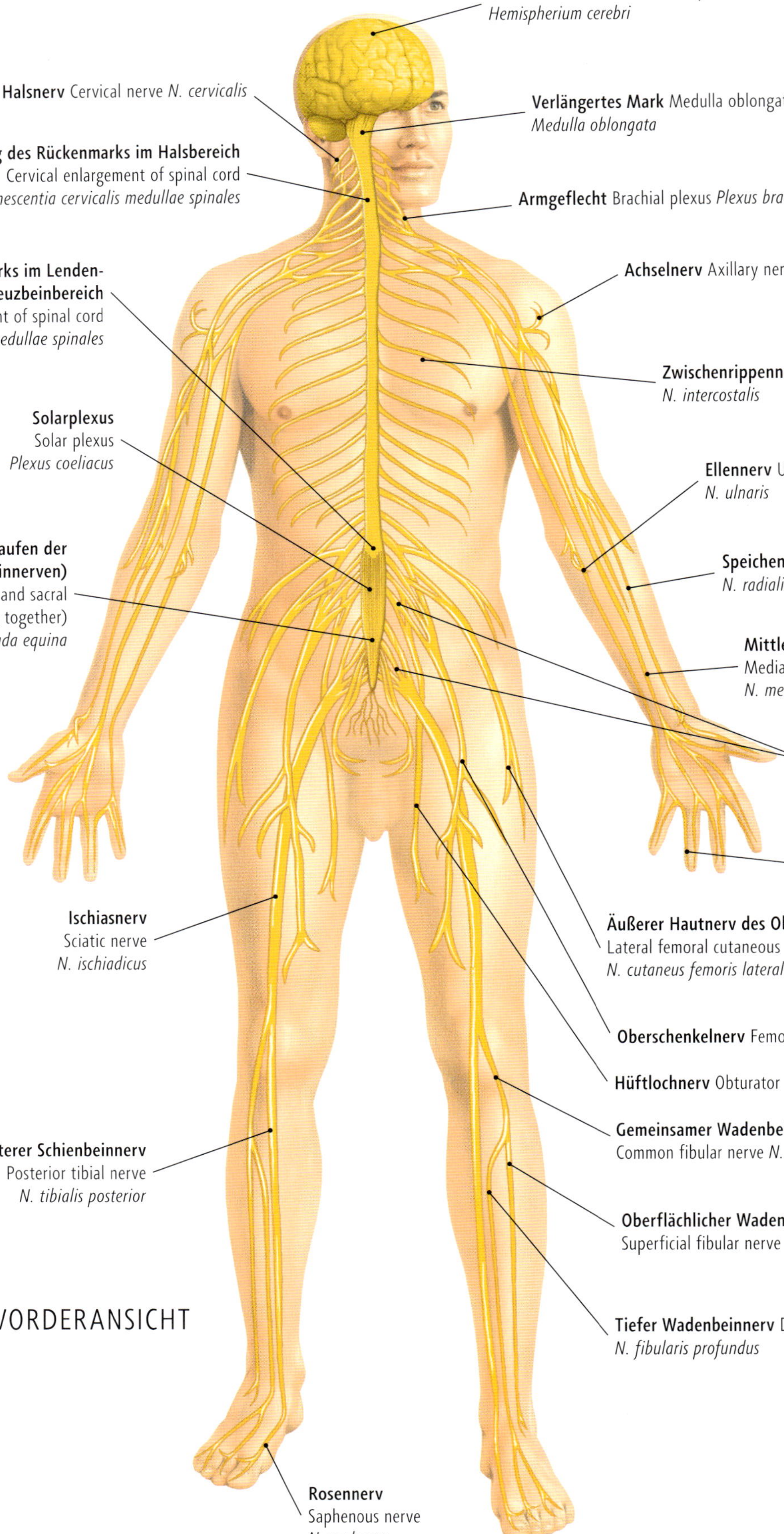

NERVENSYSTEM – VORDERANSICHT

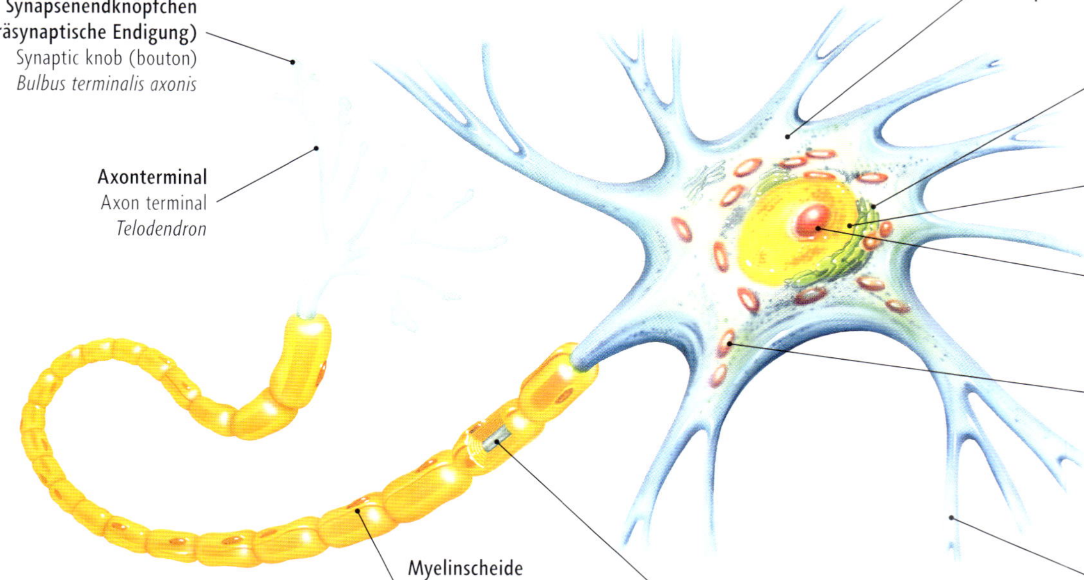

NEURON (NERVENZELLE)

Neuronen sind Zellen, die auf die Weitergabe von Nervenimpulsen spezialisiert sind. Jedes Neuron hat drei Teile: einen Zellkörper, mehrere astartige Zellfortsätze (Dendrite), die die Impulse zum Zellkörper transportieren, und einen schlauchartigen Zellfortsatz (Axon), der die Impulse vom Zellkörper wegleitet.

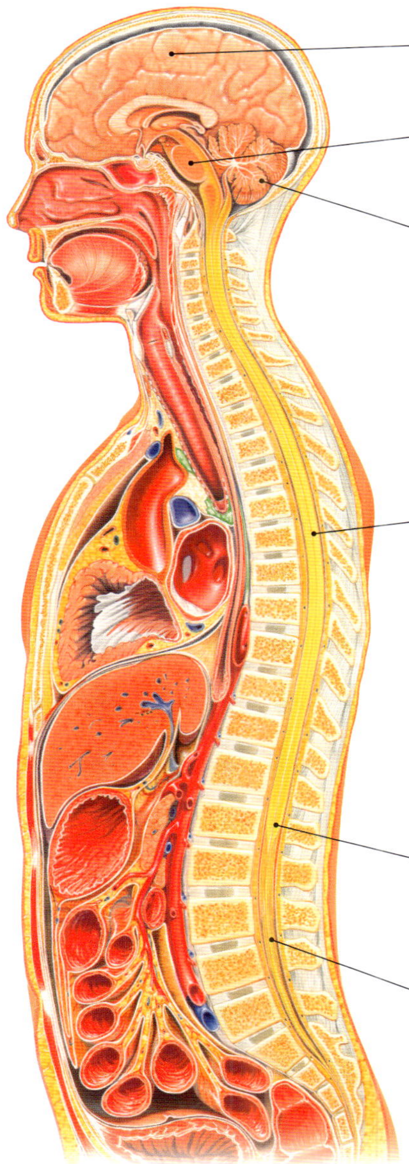

ZENTRALES NERVENSYSTEM – QUERSCHNITTSANSICHT

Das zentrale Nervensystem (ZNS) umfasst Gehirn und Rückenmark. Mit der Peripherie (Muskeln, Haut und innere Organe) wird das ZNS über Nerven verbunden. Die meisten Nervenzellen des (für die nicht willentlich gesteuerten Körperfunktionen verantwortlichen) vegetativen Nervensystems sind peripher, manche befinden sich aber auch im ZNS.

Das Gehirn

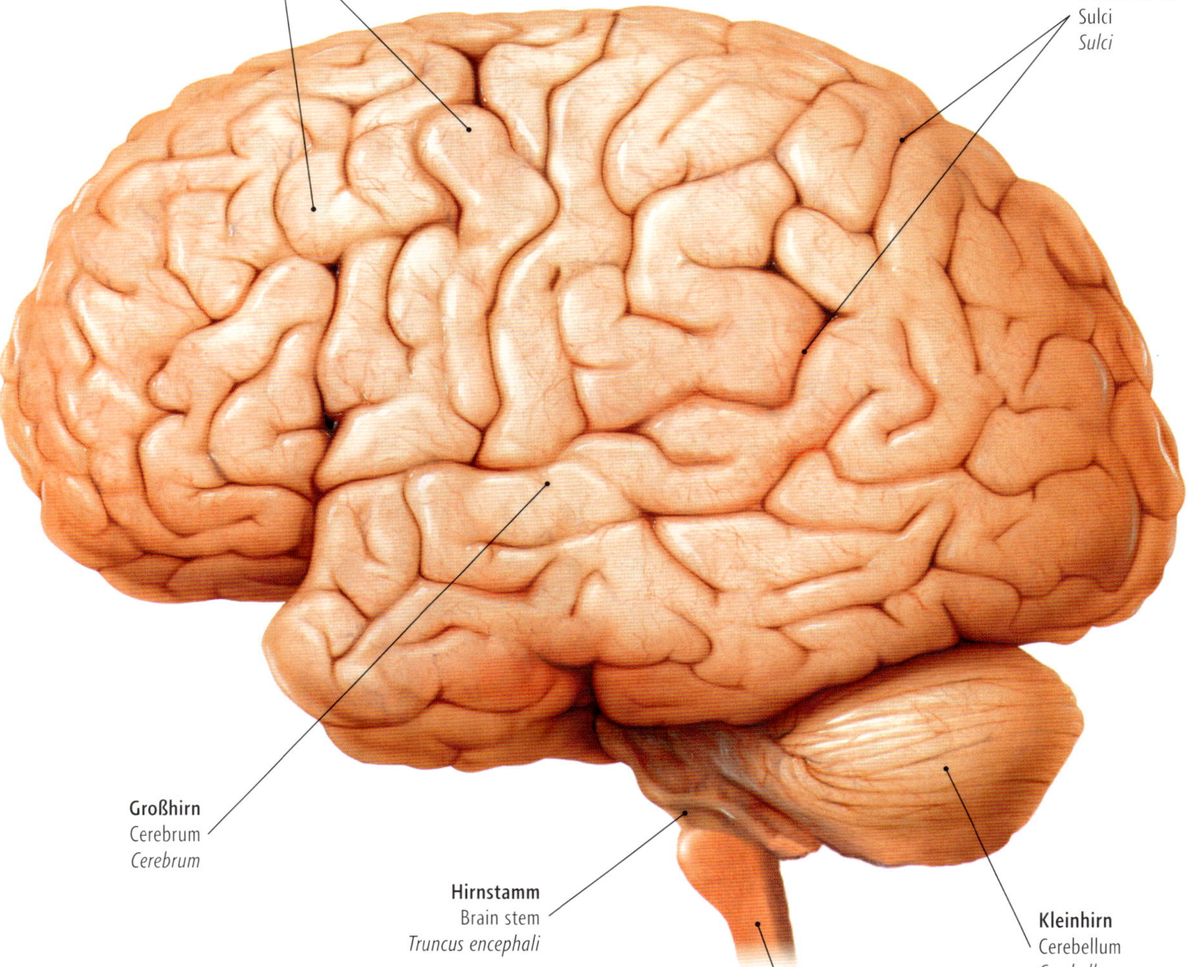

SEITENANSICHT

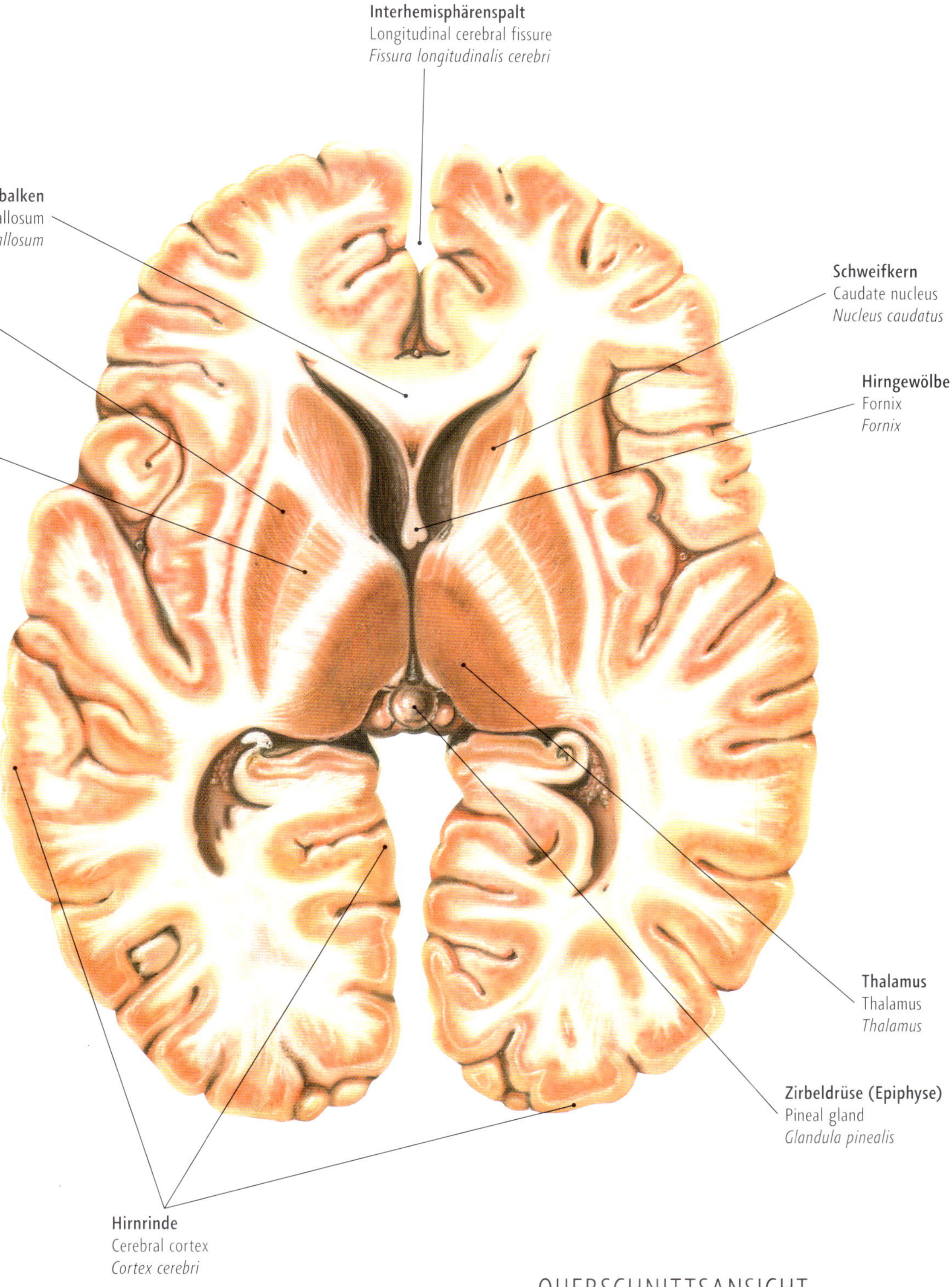

QUERSCHNITTSANSICHT

Das Gehirn

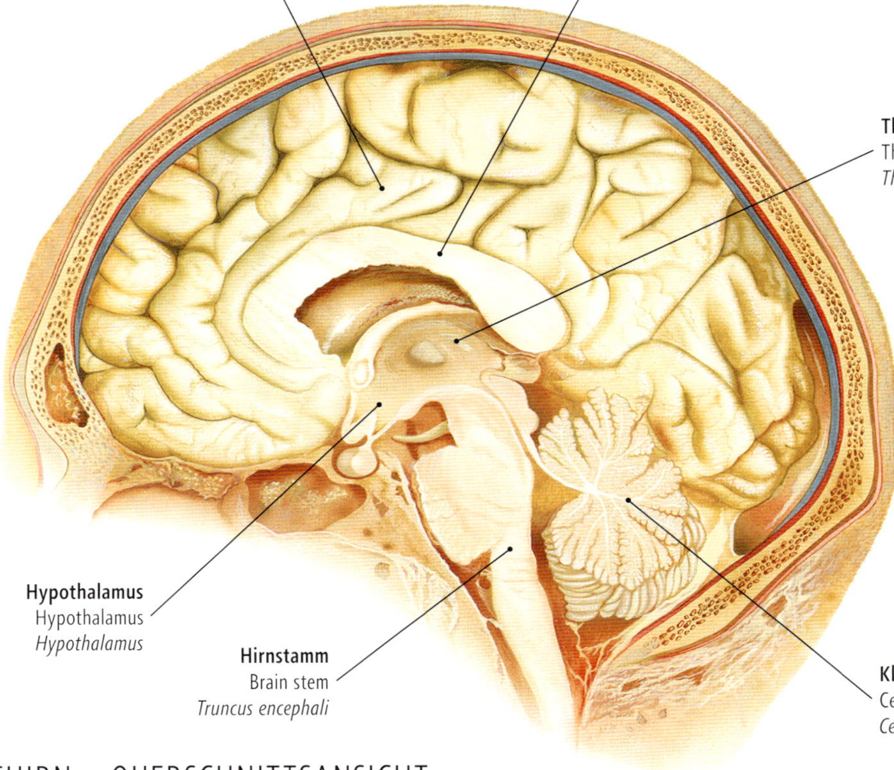

GEHIRN – QUERSCHNITTSANSICHT

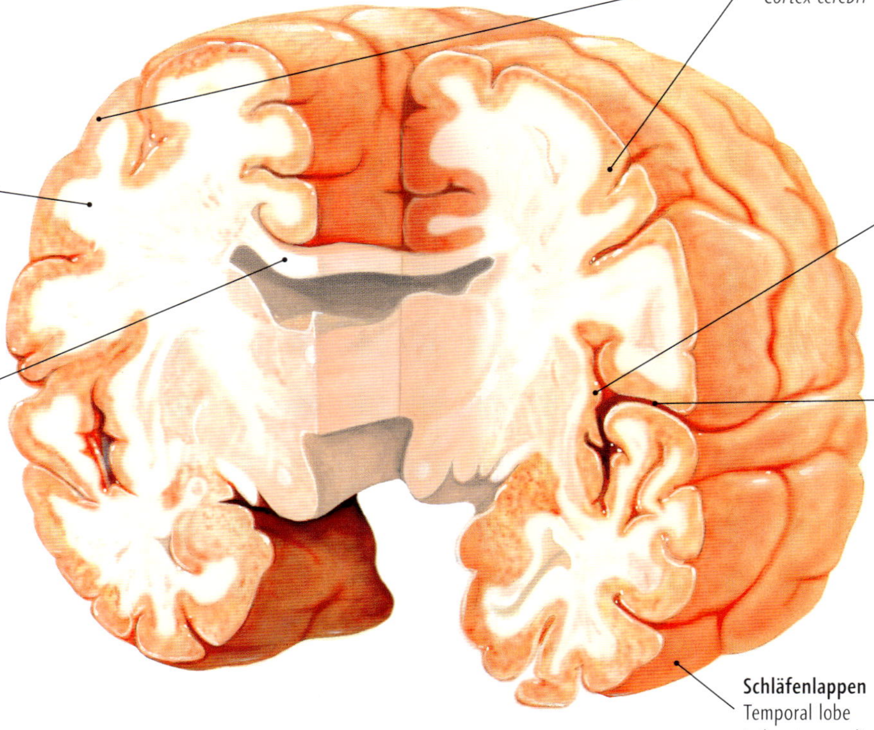

HIRNRINDE – QUERSCHNITTSANSICHT

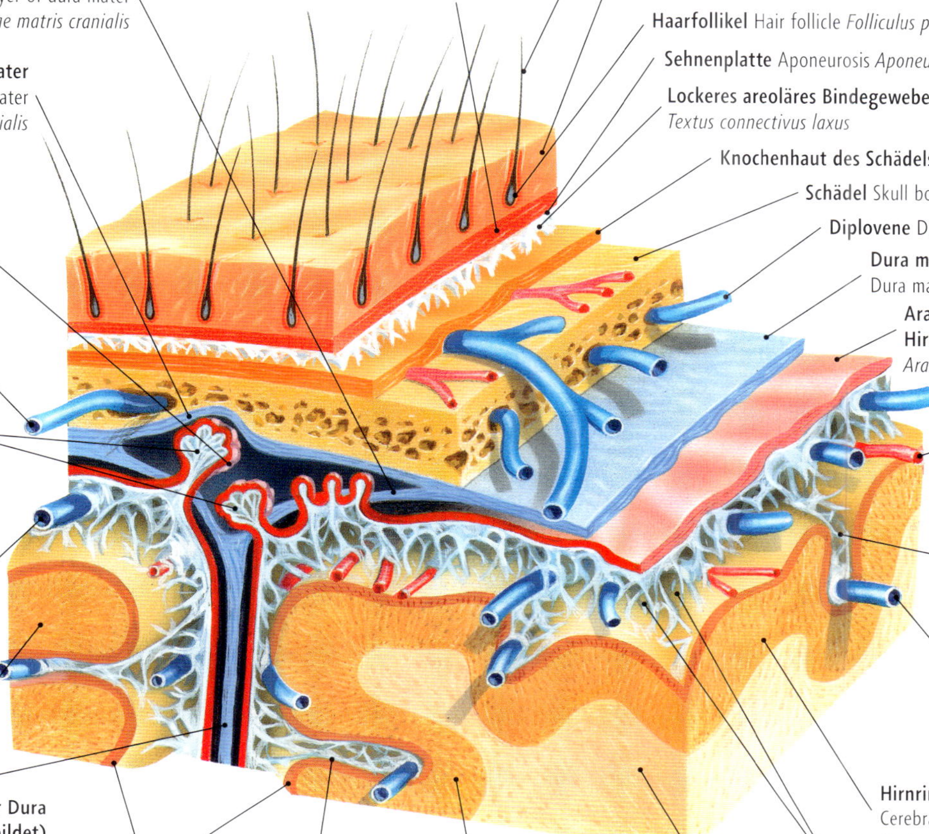

DIE HIRNHÄUTE (MENINGEN)

Die Hirnhaut hat drei Schichten (Meningen), die Gehirn und Rückenmark schützen: die faserige äußere Schicht (Dura mater), die kollagene und elastische Schicht in der Mitte (Arachnoidea mater) und die innen liegende Pia mater. Der Subarachnoidalraum zwischen Arachnoidea und Pia mater enthält viele Blutgefäße.

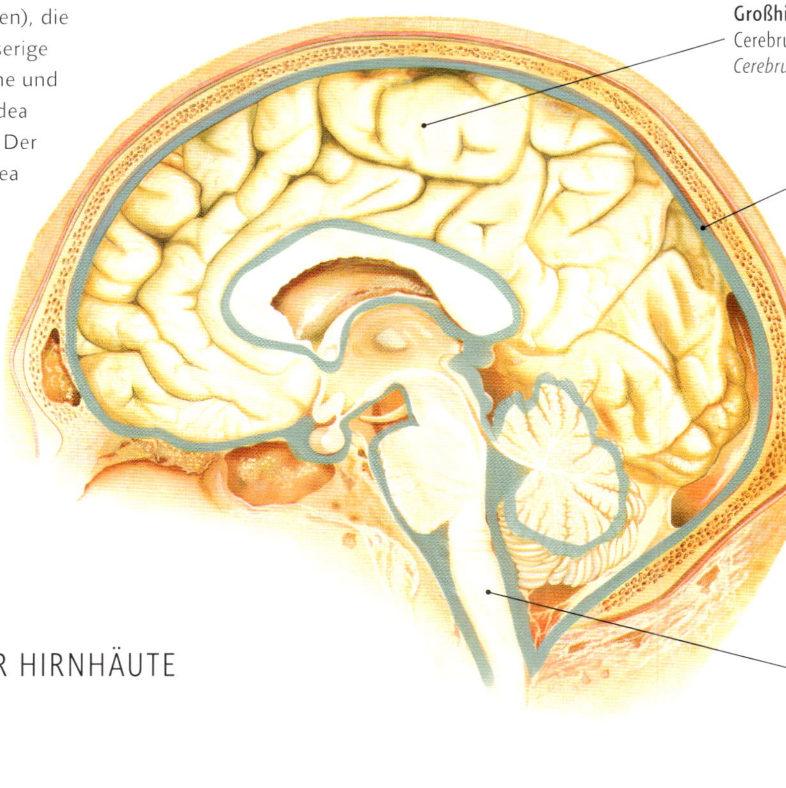

LAGE DER HIRNHÄUTE

Hirnfunktionen

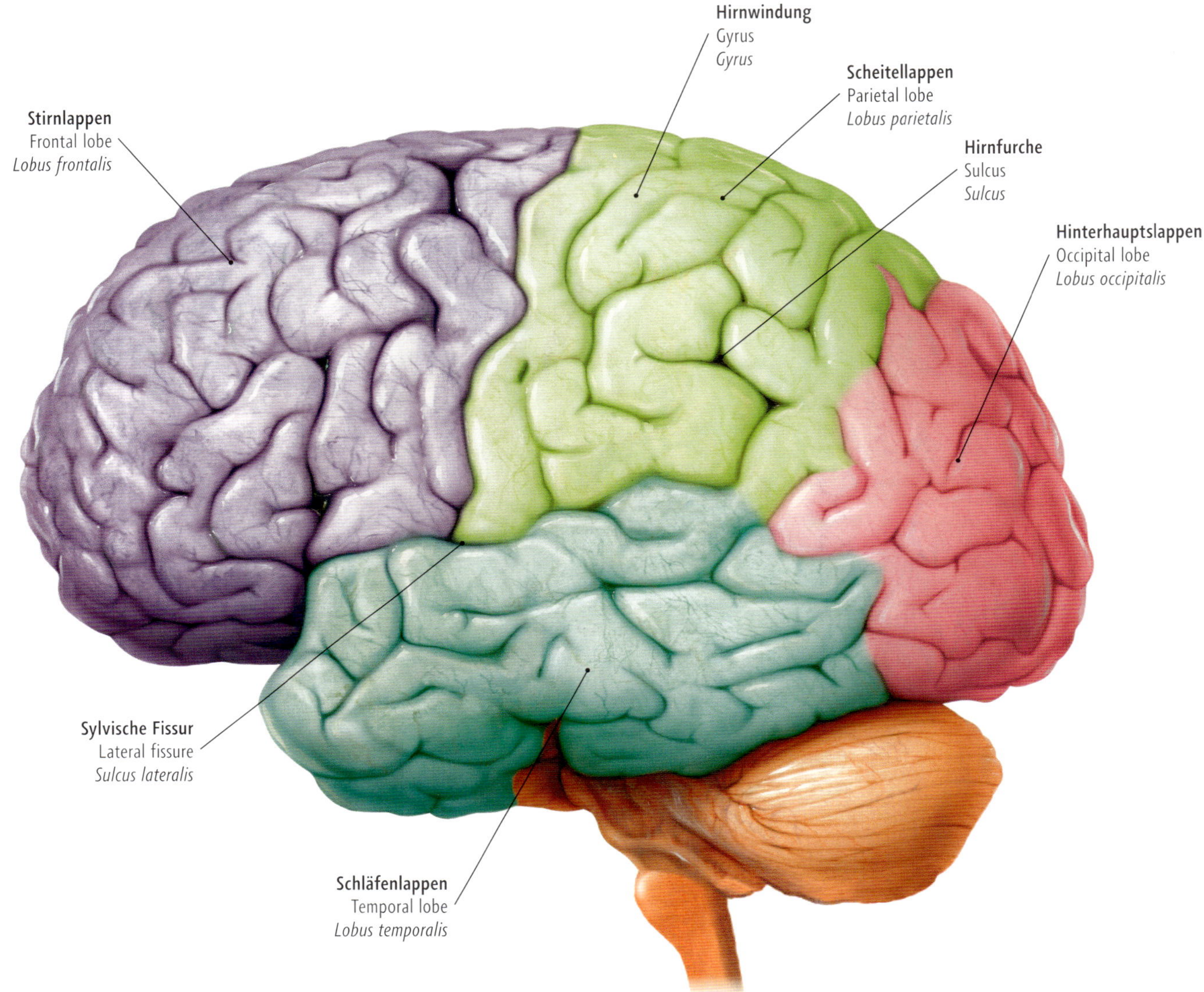

HIRNLAPPEN

Eine Erhöhung auf der Oberfläche der Hirnrinde nennt man Gyrus (Hirnwindung). Eine oberflächliche Vertiefung nennt man Sulcus (Hirnfurche), eine tiefe Fissur. Fissuren und Sulci teilen die Hirnrinde in verschiedene Gebiete, die Hirnlappen.

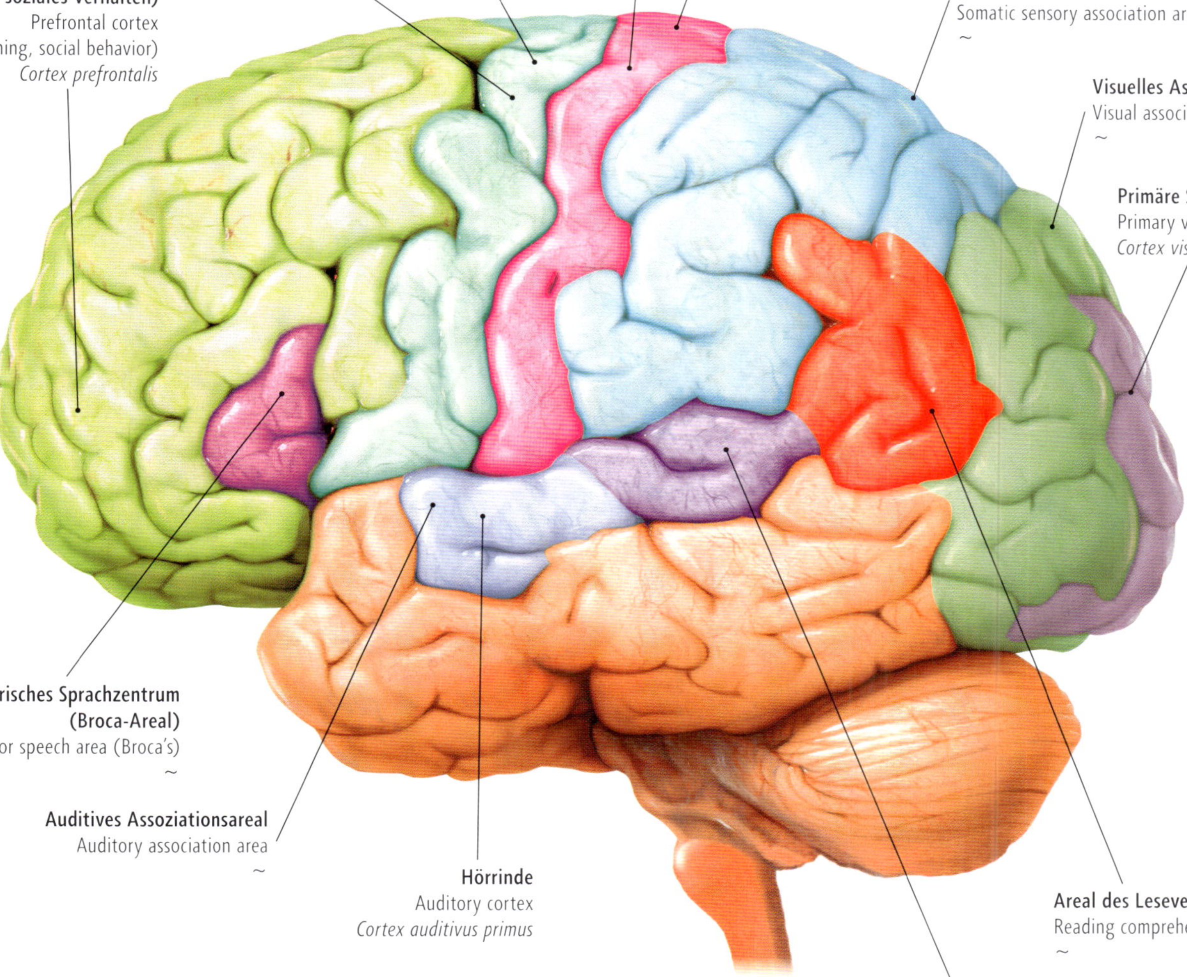

FUNKTIONELLE AREALE

Die einzelnen Regionen der Hirnrinde sind mit bestimmten Funktionen verknüpft. Die vordere Zentralwindung hängt beispielsweise mit der willentlichen Steuerung der Skelettmuskeln (motorische Funktion), die hintere Zentralwindung dagegen mit Empfindungen von Haut, Muskeln und Gelenken zusammen (somatosensorische Funktion).

[~] = keine direkte lateinische Entsprechung

Hirnfunktionen

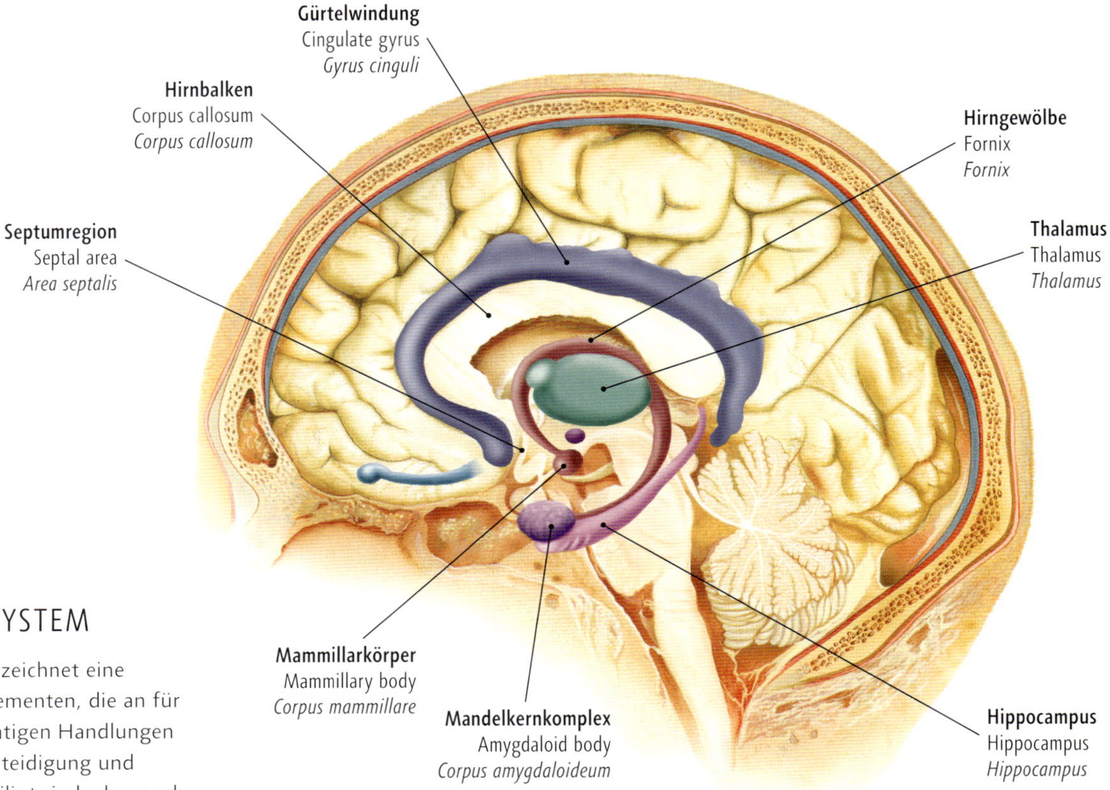

LIMBISCHES SYSTEM

Dieses „System" bezeichnet eine Gruppe von Hirnelementen, die an für das Überleben wichtigen Handlungen wie Ernährung, Verteidigung und Fortpflanzung beteiligt sind, aber auch die Entstehung von Emotionen und das Abspeichern von Erinnerungen steuern.

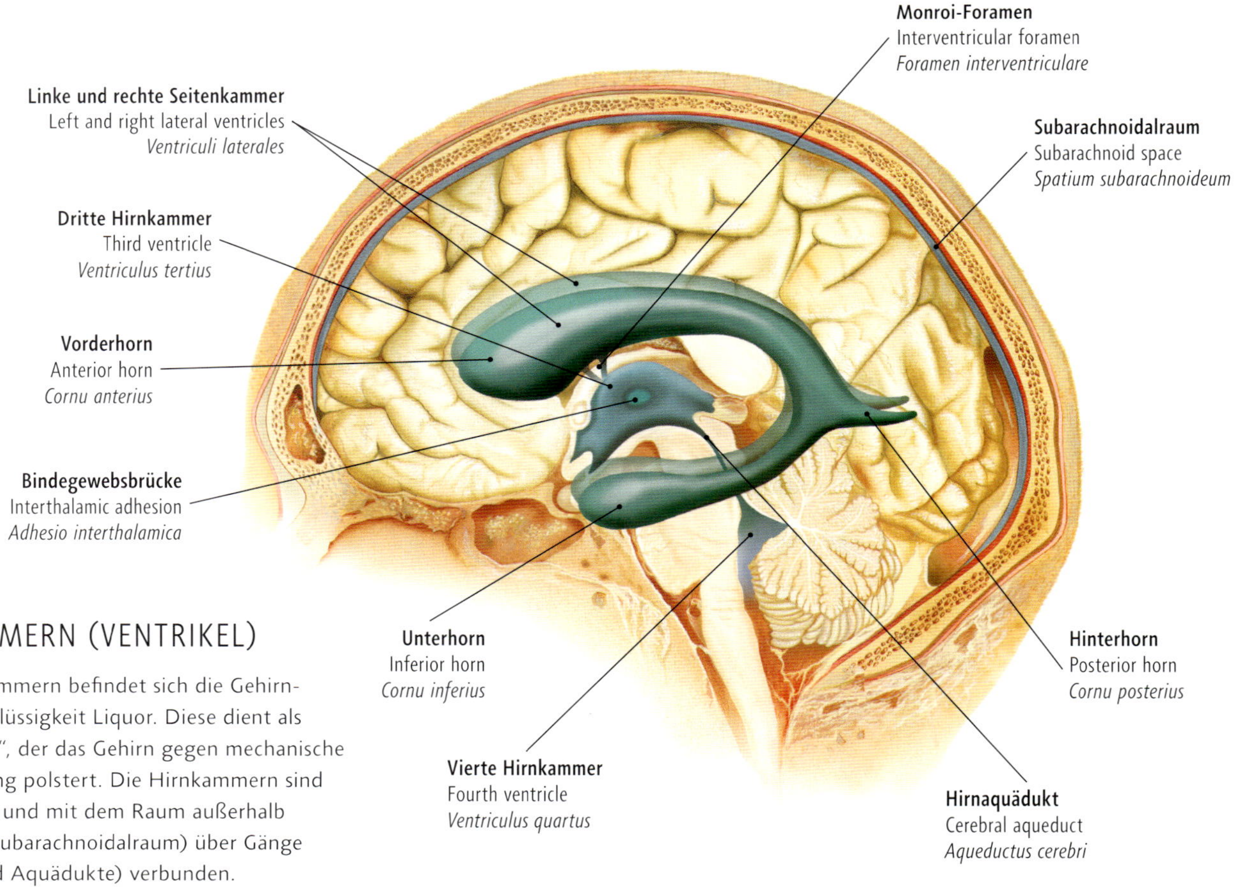

HIRNKAMMERN (VENTRIKEL)

In den Hirnkammern befindet sich die Gehirn-Rückenmark-Flüssigkeit Liquor. Diese dient als „Stoßdämpfer", der das Gehirn gegen mechanische Krafteinwirkung polstert. Die Hirnkammern sind untereinander und mit dem Raum außerhalb des Gehirns (Subarachnoidalraum) über Gänge (Foramina und Aquädukte) verbunden.

ORGANISATION DER MOTORISCHEN UND SENSORISCHEN GEBIETE DER HIRNRINDE

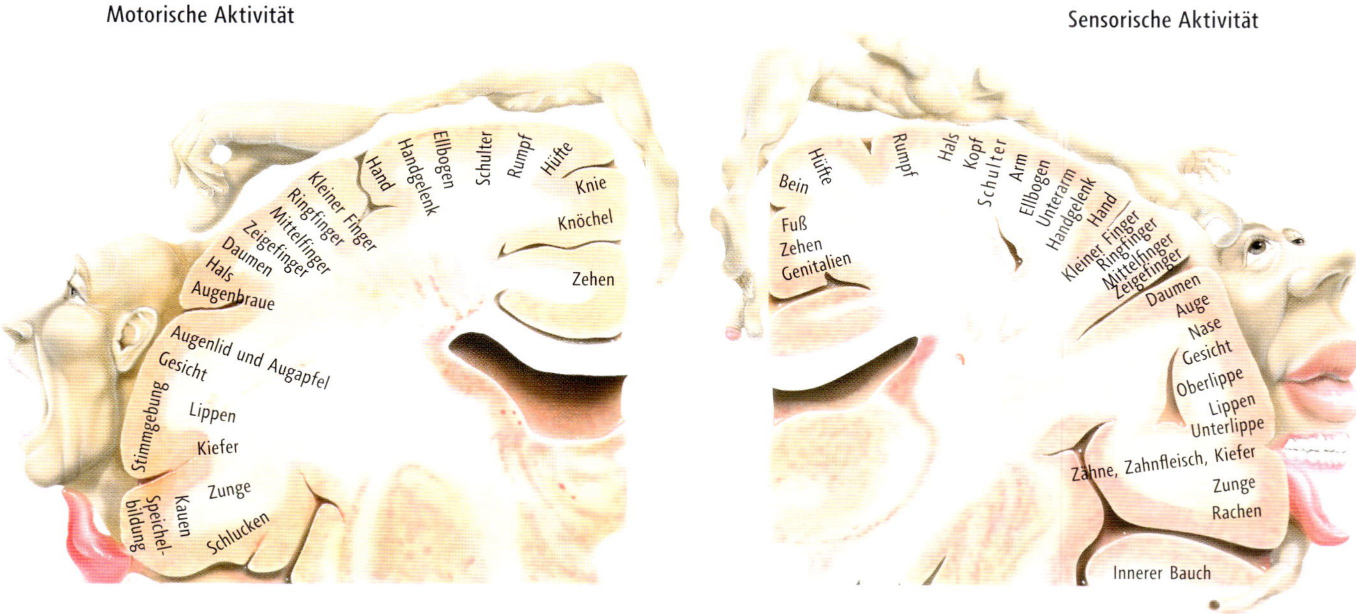

Die Größe der Körperteile spiegelt die Proportion wider, die die jeweilige – an der motorischen Aktivität beteiligte – Körperregion auf der vorderen Zentralwindung einnimmt (oben links), bzw. die Proportion, die die jeweilige – an der sensorischen Aktivität beteiligte – Körperregion auf der hinteren Zentralwindung einnimmt (oben rechts).

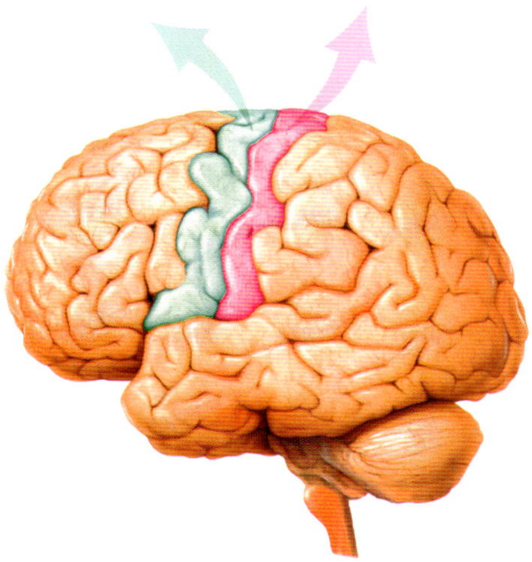

Hirnfunktionen

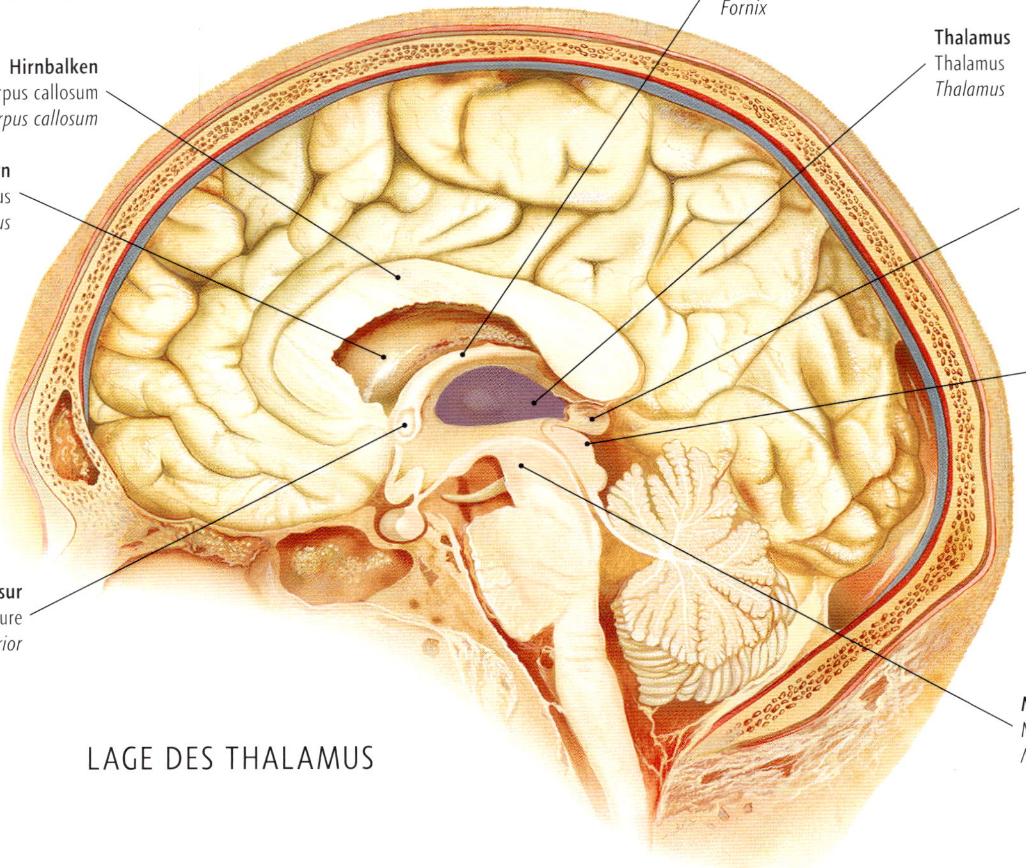

LAGE DES THALAMUS

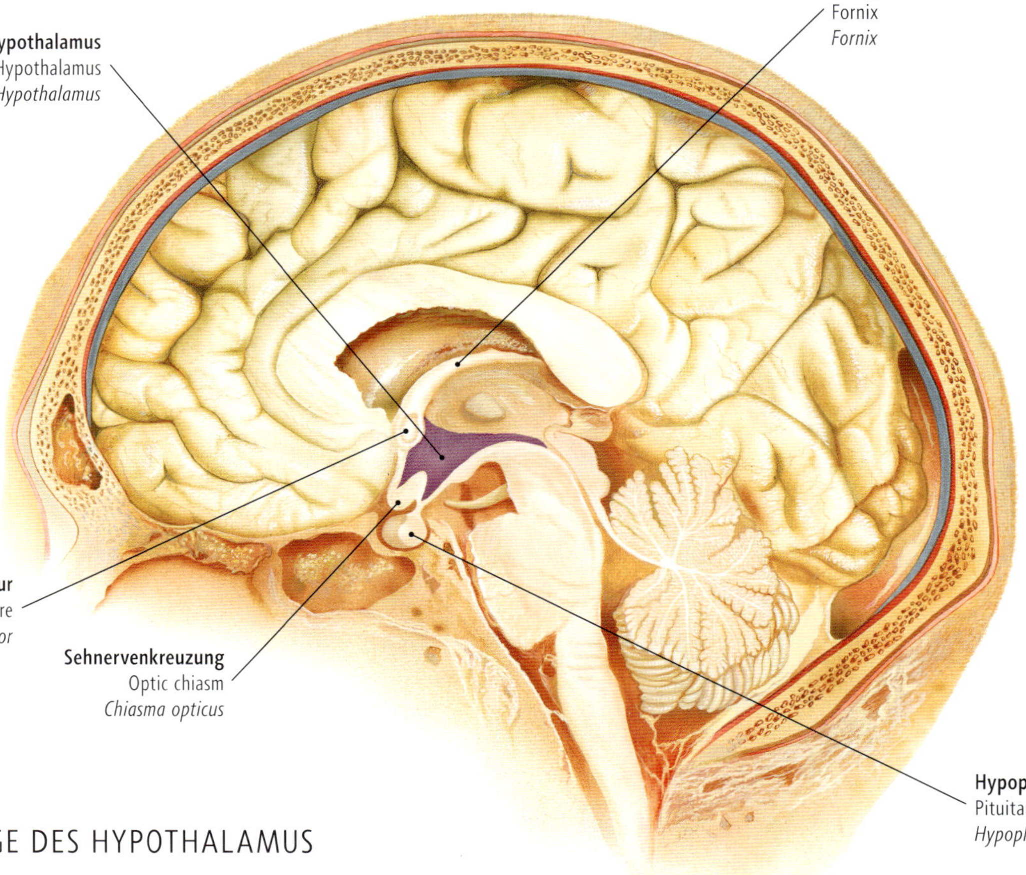

LAGE DES HYPOTHALAMUS

Schädelnerven

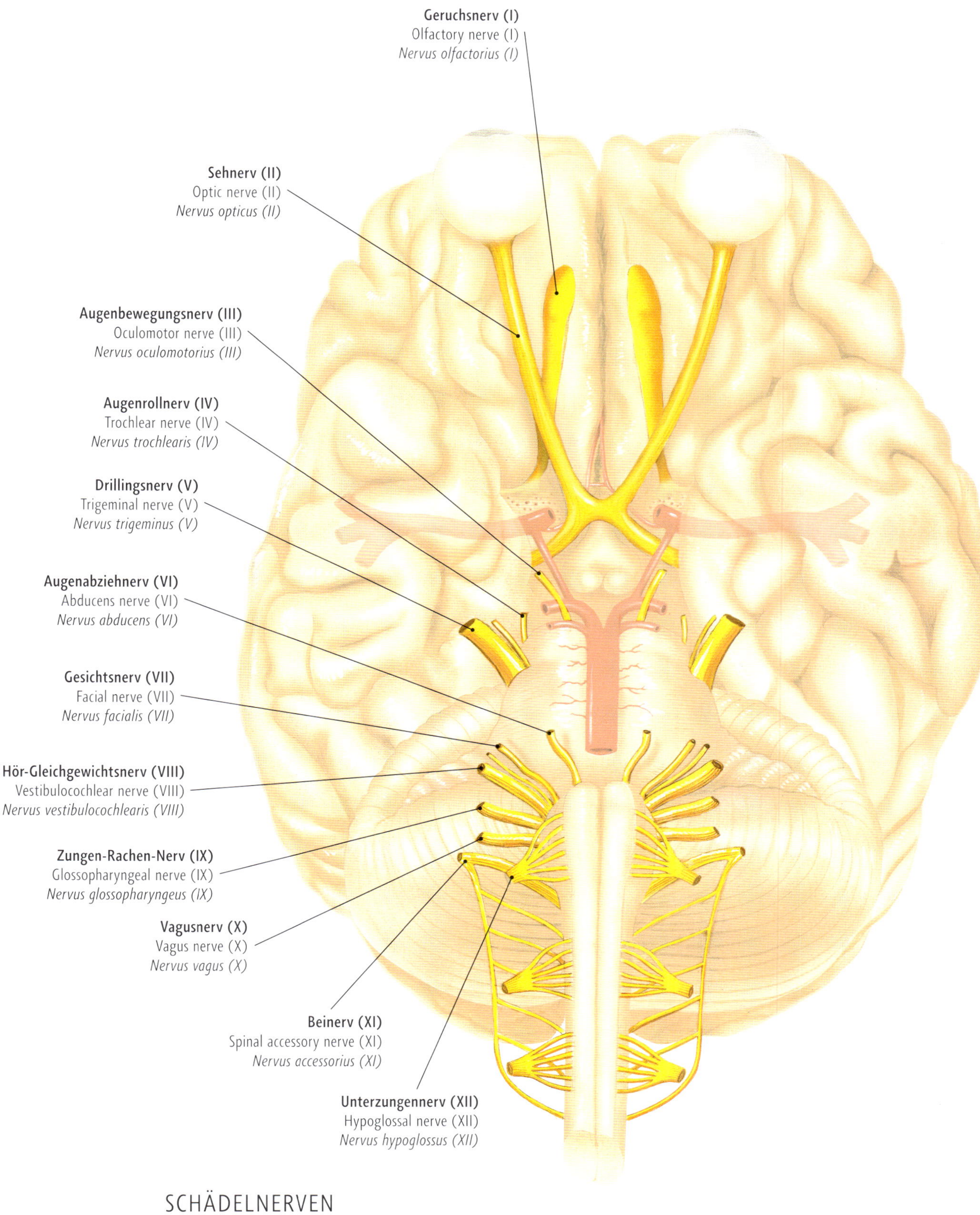

SCHÄDELNERVEN

Hirnstamm

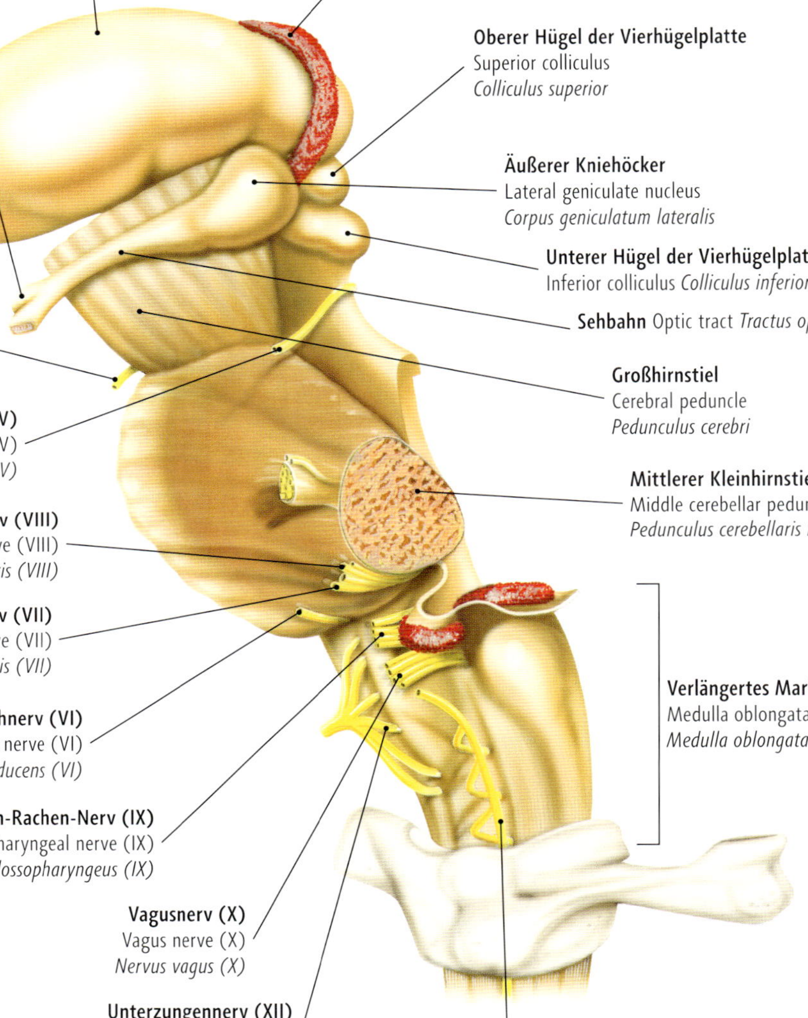

HIRNSTAMM – SEITENANSICHT

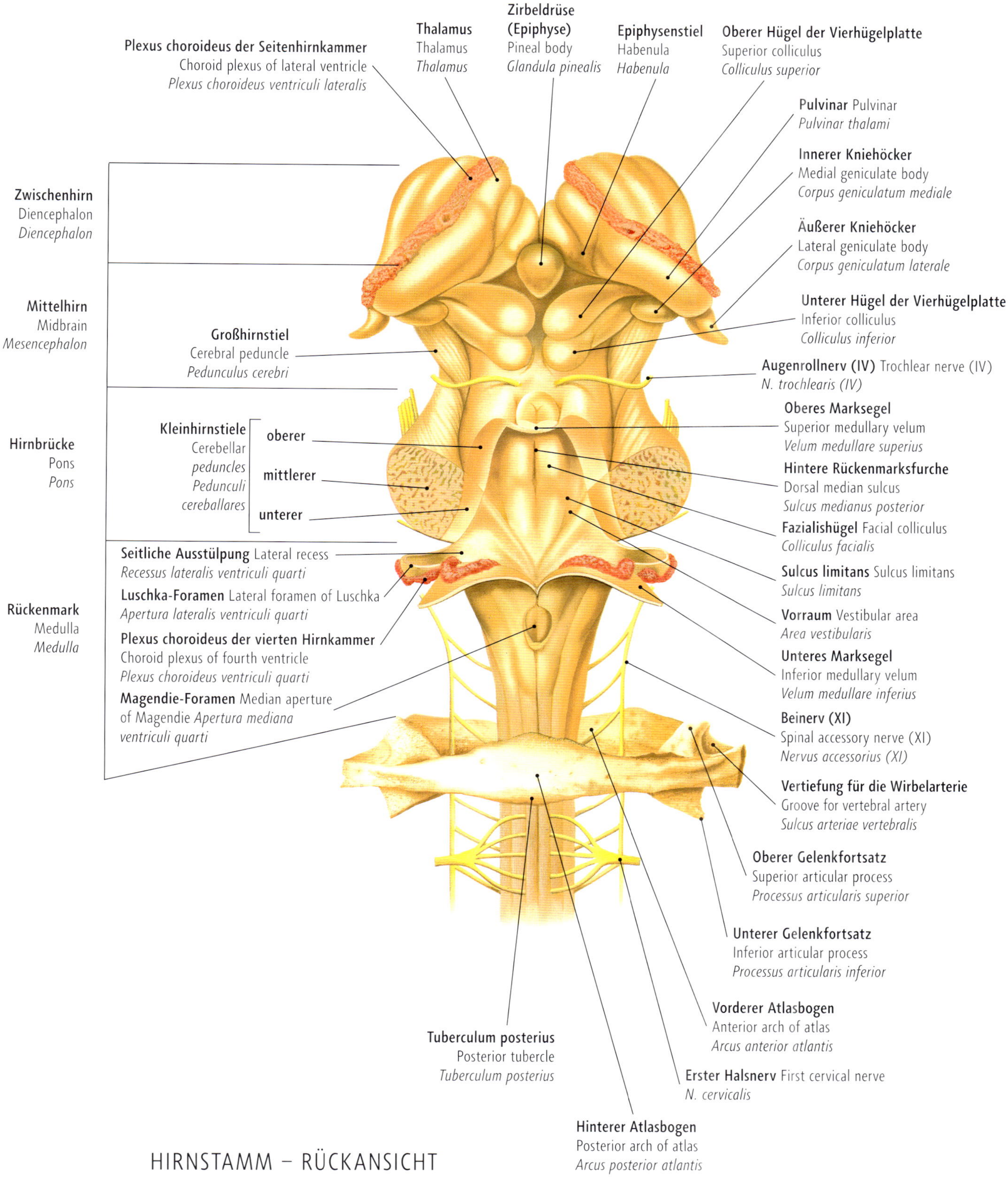

HIRNSTAMM – RÜCKANSICHT

Rückenmark

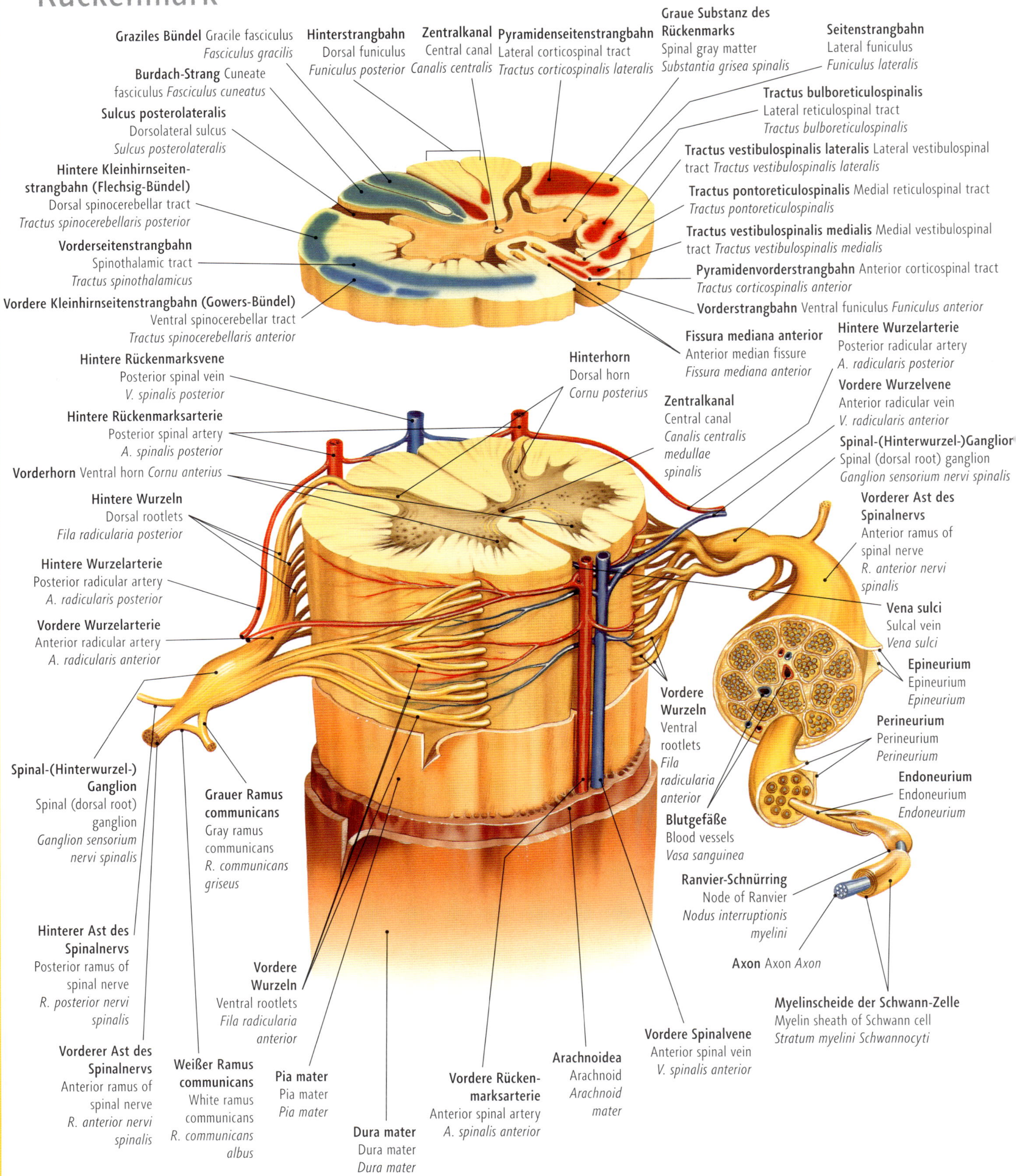

Graziles Bündel Gracile fasciculus *Fasciculus gracilis*
Hinterstrangbahn Dorsal funiculus *Funiculus posterior*
Zentralkanal Central canal *Canalis centralis*
Pyramidenseitenstrangbahn Lateral corticospinal tract *Tractus corticospinalis lateralis*
Graue Substanz des Rückenmarks Spinal gray matter *Substantia grisea spinalis*
Seitenstrangbahn Lateral funiculus *Funiculus lateralis*
Burdach-Strang Cuneate fasciculus *Fasciculus cuneatus*
Sulcus posterolateralis Dorsolateral sulcus *Sulcus posterolateralis*
Tractus bulboreticulospinalis Lateral reticulospinal tract *Tractus bulboreticulospinalis*
Hintere Kleinhirnseitenstrangbahn (Flechsig-Bündel) Dorsal spinocerebellar tract *Tractus spinocerebellaris posterior*
Tractus vestibulospinalis lateralis Lateral vestibulospinal tract *Tractus vestibulospinalis lateralis*
Tractus pontoreticulospinalis Medial reticulospinal tract *Tractus pontoreticulospinalis*
Tractus vestibulospinalis medialis Medial vestibulospinal tract *Tractus vestibulospinalis medialis*
Vorderseitenstrangbahn Spinothalamic tract *Tractus spinothalamicus*
Pyramidenvorderstrangbahn Anterior corticospinal tract *Tractus corticospinalis anterior*
Vordere Kleinhirnseitenstrangbahn (Gowers-Bündel) Ventral spinocerebellar tract *Tractus spinocerebellaris anterior*
Vorderstrangbahn Ventral funiculus *Funiculus anterior*
Fissura mediana anterior Anterior median fissure *Fissura mediana anterior*
Hintere Wurzelarterie Posterior radicular artery *A. radicularis posterior*
Hintere Rückenmarksvene Posterior spinal vein *V. spinalis posterior*
Hinterhorn Dorsal horn *Cornu posterius*
Vordere Wurzelvene Anterior radicular vein *V. radicularis anterior*
Zentralkanal Central canal *Canalis centralis medullae spinalis*
Hintere Rückenmarksarterie Posterior spinal artery *A. spinalis posterior*
Spinal-(Hinterwurzel-)Ganglion Spinal (dorsal root) ganglion *Ganglion sensorium nervi spinalis*
Vorderhorn Ventral horn *Cornu anterius*
Hintere Wurzeln Dorsal rootlets *Fila radicularia posterior*
Vorderer Ast des Spinalnervs Anterior ramus of spinal nerve *R. anterior nervi spinalis*
Hintere Wurzelarterie Posterior radicular artery *A. radicularis posterior*
Vena sulci Sulcal vein *Vena sulci*
Vordere Wurzelarterie Anterior radicular artery *A. radicularis anterior*
Epineurium Epineurium *Epineurium*
Vordere Wurzeln Ventral rootlets *Fila radicularia anterior*
Perineurium Perineurium *Perineurium*
Spinal-(Hinterwurzel-) Ganglion Spinal (dorsal root) ganglion *Ganglion sensorium nervi spinalis*
Grauer Ramus communicans Gray ramus communicans *R. communicans griseus*
Endoneurium Endoneurium *Endoneurium*
Blutgefäße Blood vessels *Vasa sanguinea*
Ranvier-Schnürring Node of Ranvier *Nodus interruptionis myelini*
Hinterer Ast des Spinalnervs Posterior ramus of spinal nerve *R. posterior nervi spinalis*
Vordere Wurzeln Ventral rootlets *Fila radicularia anterior*
Axon Axon *Axon*
Myelinscheide der Schwann-Zelle Myelin sheath of Schwann cell *Stratum myelini Schwannocyti*
Vordere Spinalvene Anterior spinal vein *V. spinalis anterior*
Vorderer Ast des Spinalnervs Anterior ramus of spinal nerve *R. anterior nervi spinalis*
Weißer Ramus communicans White ramus communicans *R. communicans albus*
Pia mater Pia mater *Pia mater*
Arachnoidea Arachnoid *Arachnoid mater*
Vordere Rückenmarksarterie Anterior spinal artery *A. spinalis anterior*
Dura mater Dura mater *Dura mater*

RÜCKENMARKSNERVEN (SPINALNERVEN)

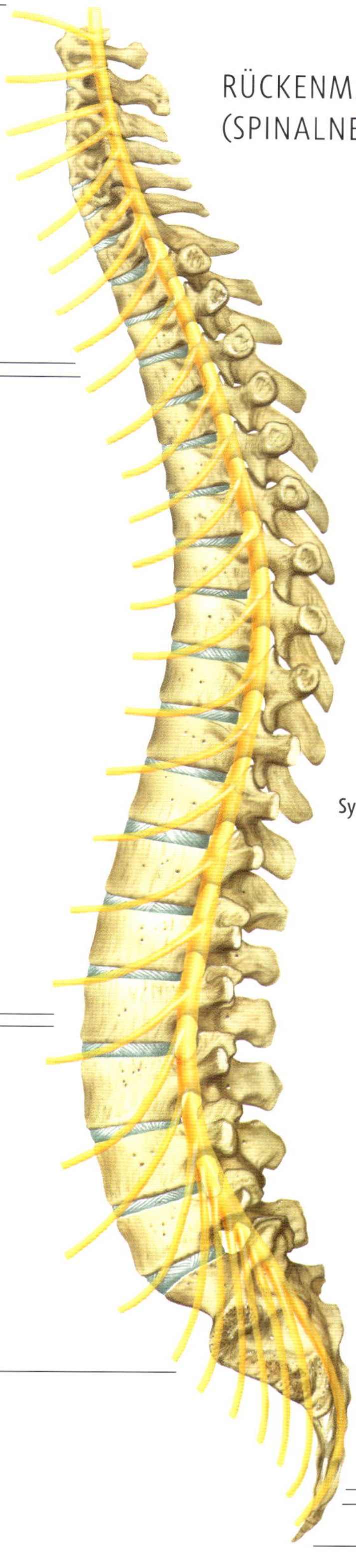

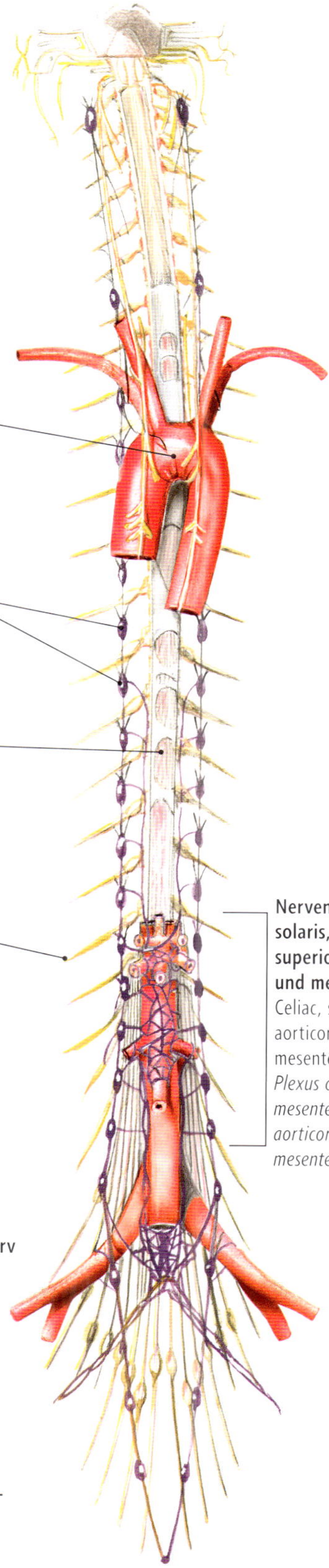

RÜCKENMARK – VORDERANSICHT

Dermatome

Die Spinalnerven (Rückenmarksnerven) sind nummeriert und entsprechen den Wirbeln. Jedes Nervenpaar versorgt ein bestimmtes Dermatom (Hautgebiet) des Körpers. Normalerweise überlappen sich die nebeneinander liegenden Dermatome etwas. Die Gesichtshaut wird von Ästen des Drillingsnervs (Schädelnerven V1, V2 und V3) versorgt.

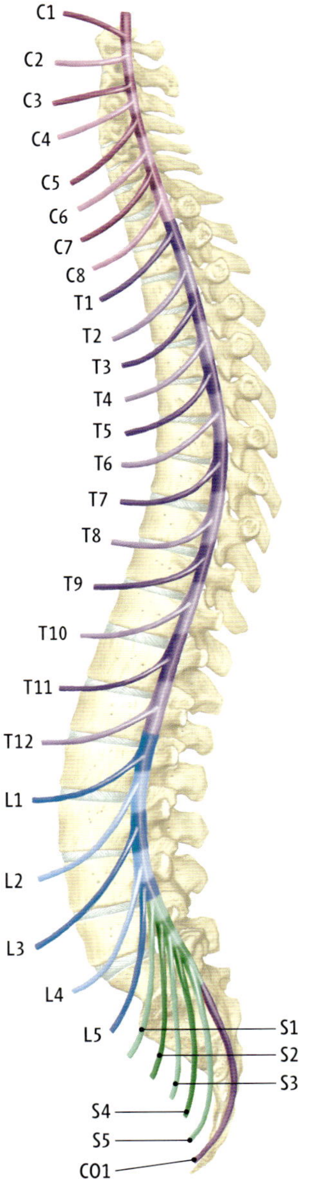

NERVEN-HAUT-VERBINDUNG

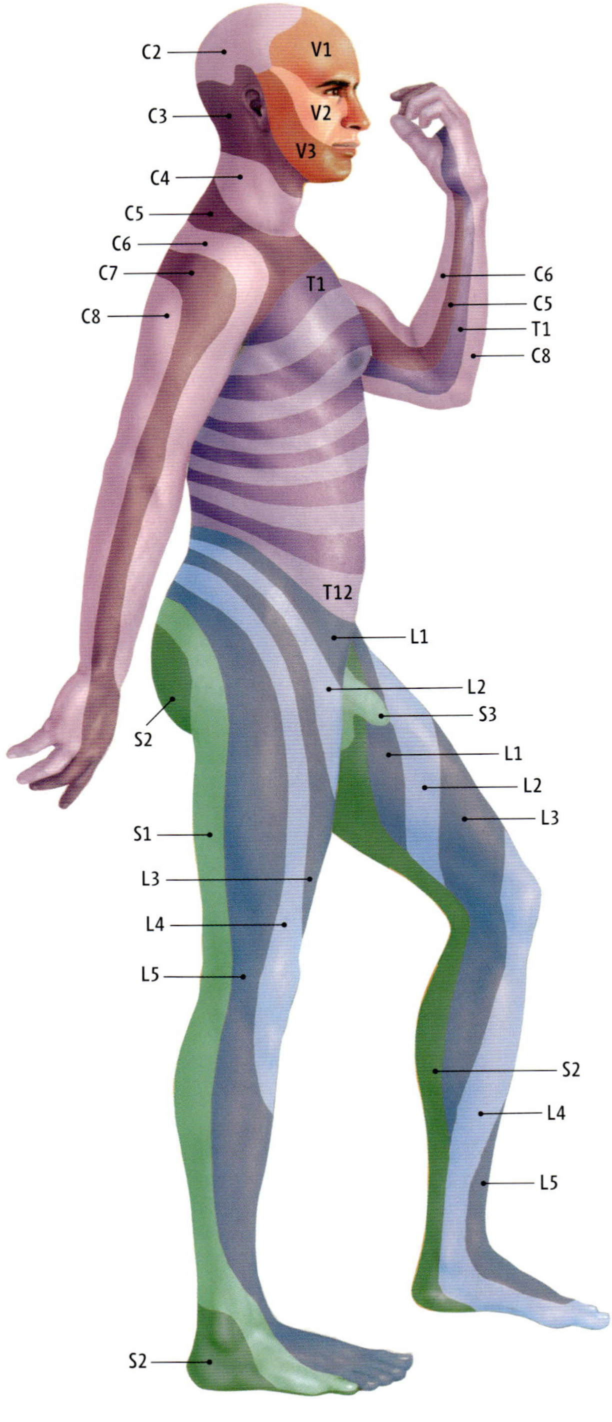

DERMATOME – SEITENANSICHT

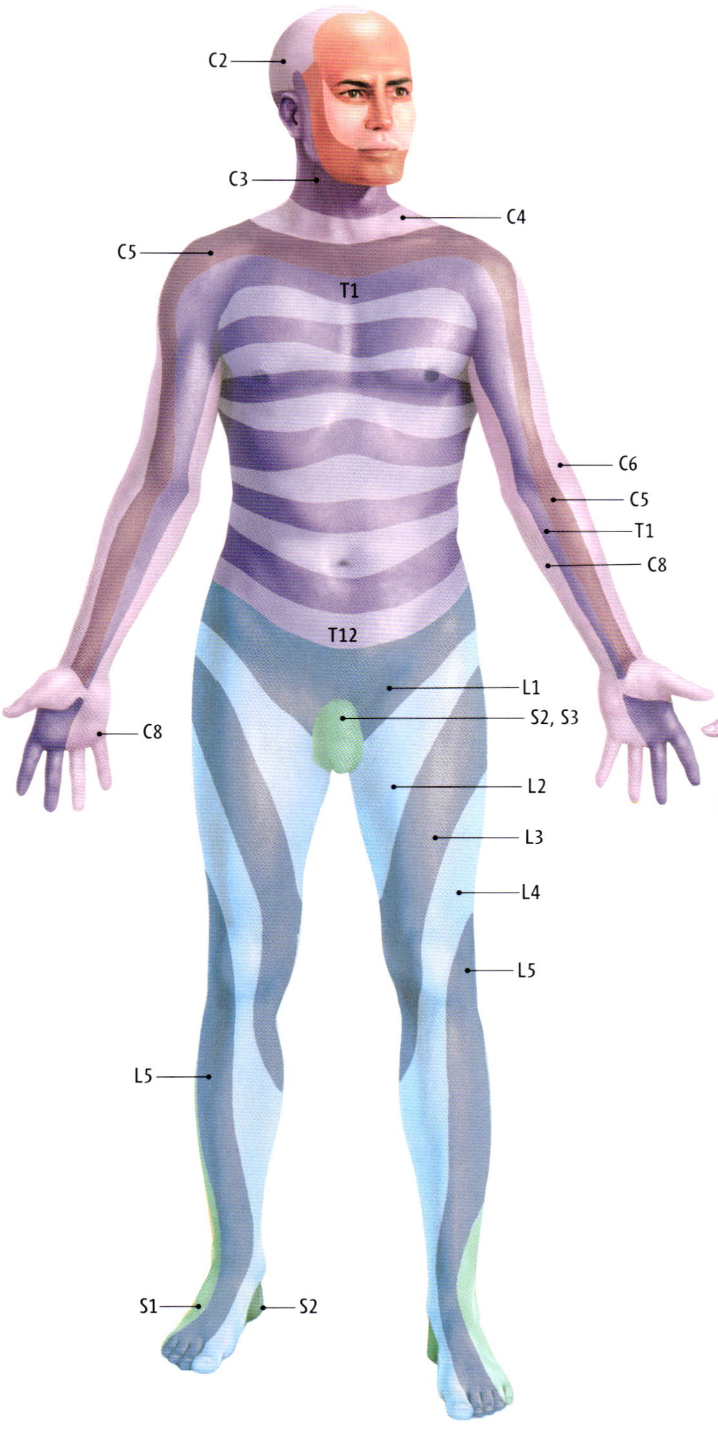

DERMATOME – VORDERANSICHT

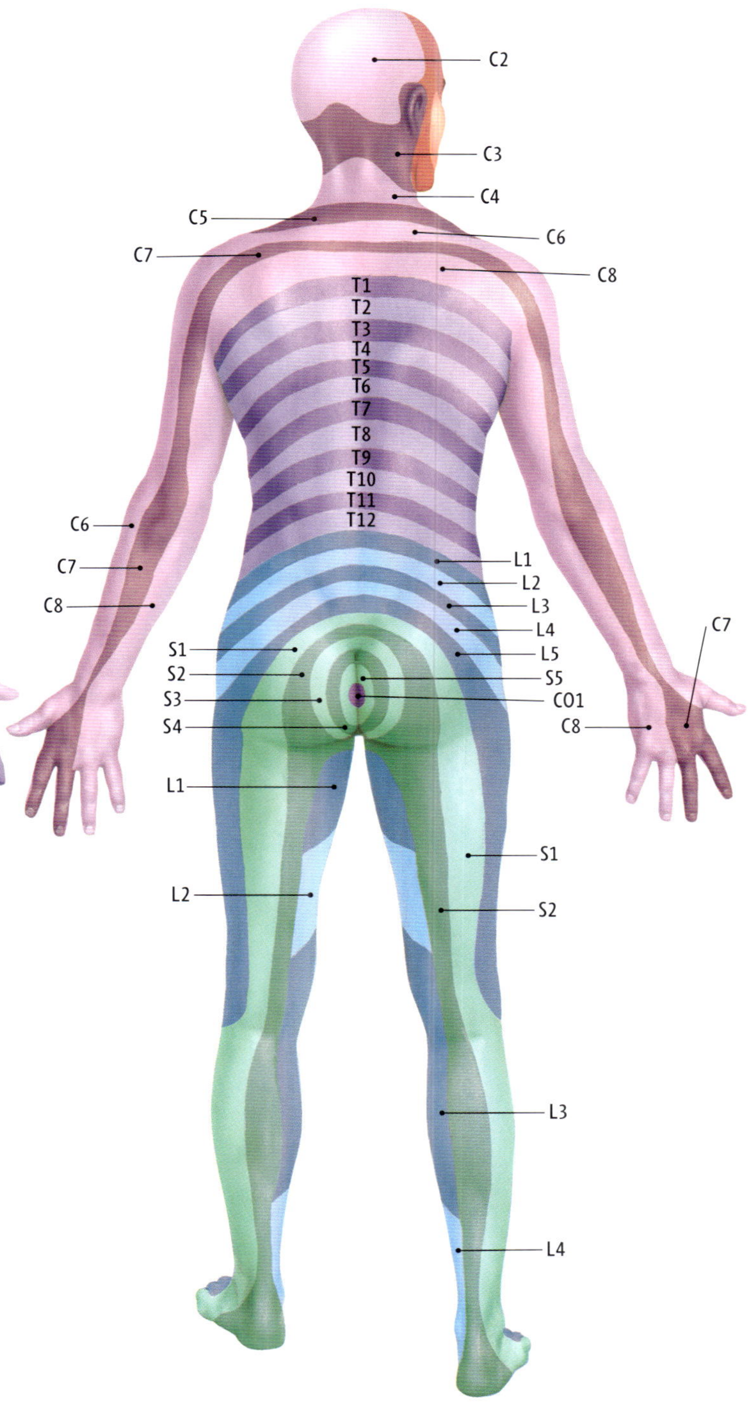

DERMATOME – RÜCKANSICHT

Nerven des Kopfes, der Arme und Beine

GESICHTSNERVEN

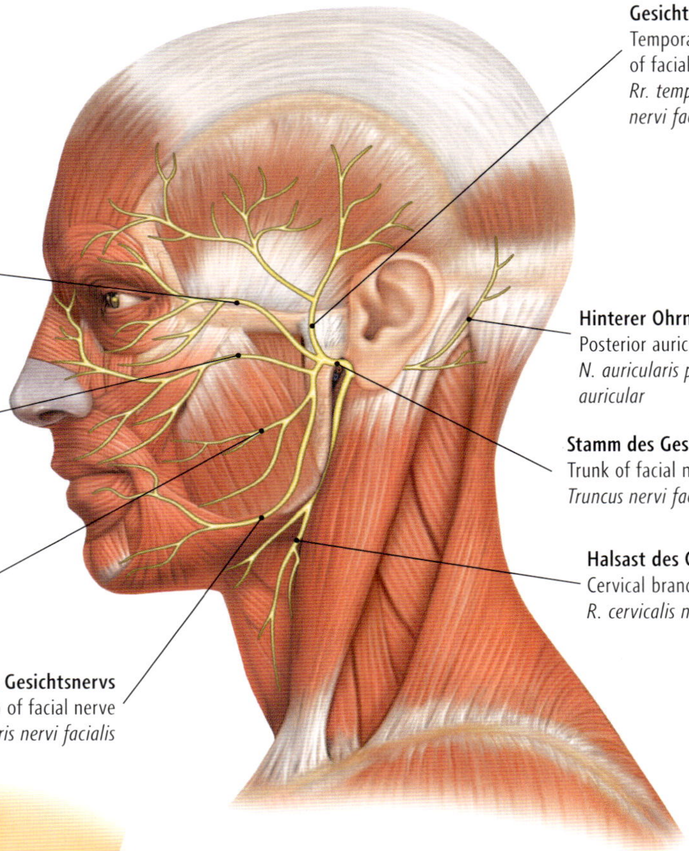

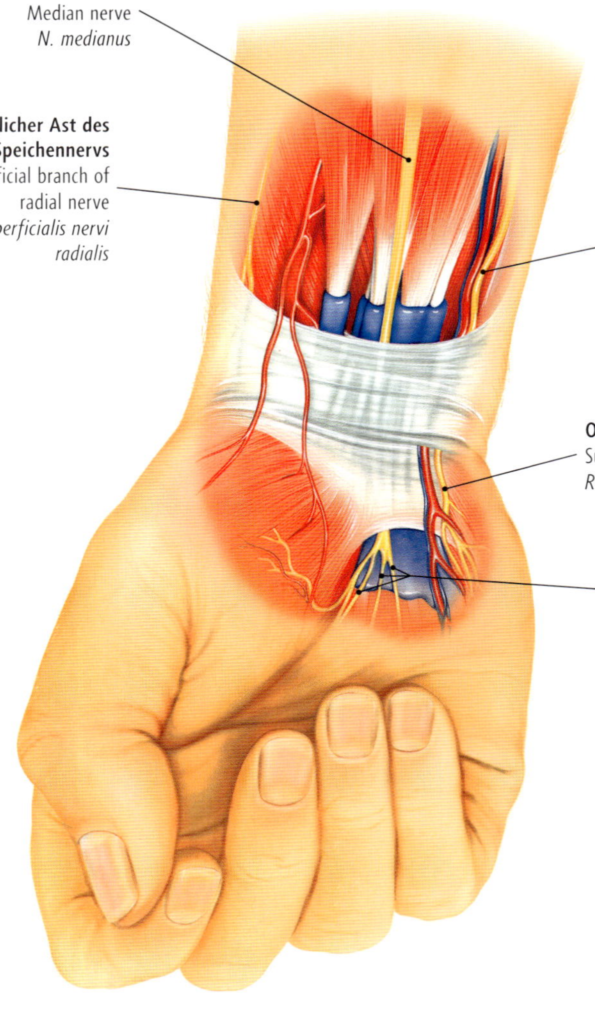

HAUPTNERVEN DES HANDGELENKS

NERVEN DES ARMS: VORDERANSICHT – LINKER ARM

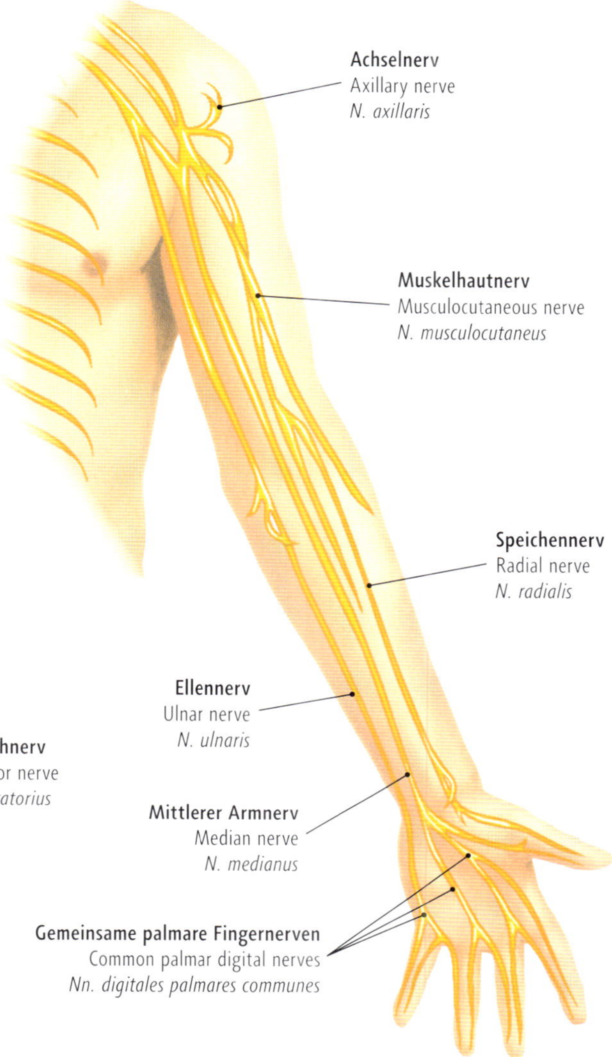

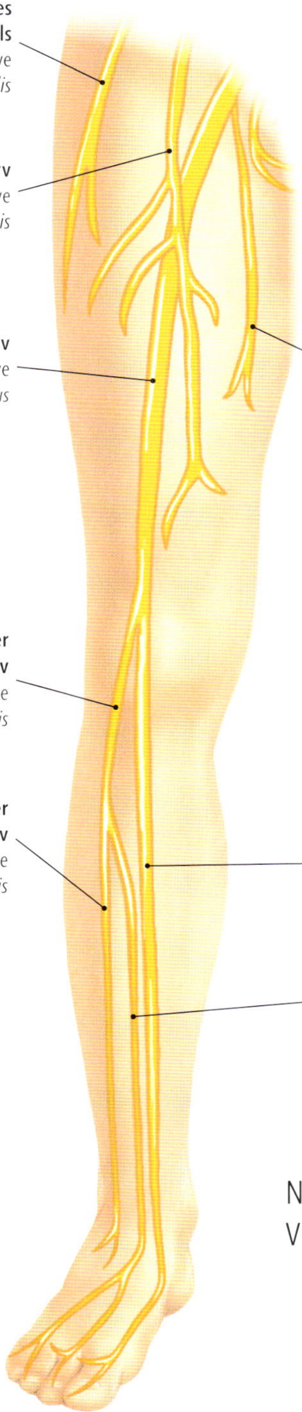

NERVEN DES BEINS: VORDERANSICHT – RECHTES BEIN

Vegetatives Nervensystem

VEGETATIVES NERVENSYSTEM: SYMPATHIKUS

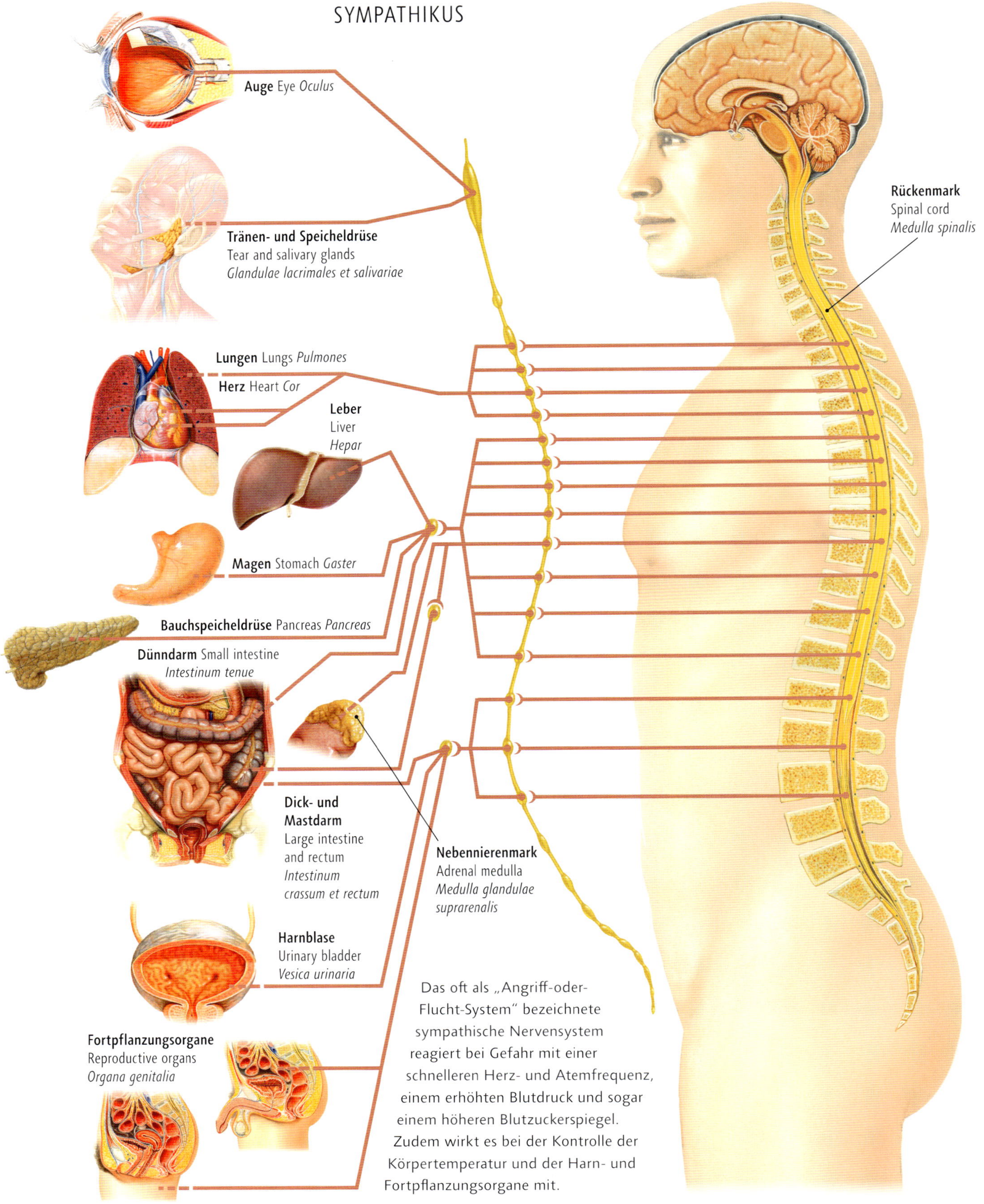

Das oft als „Angriff-oder-Flucht-System" bezeichnete sympathische Nervensystem reagiert bei Gefahr mit einer schnelleren Herz- und Atemfrequenz, einem erhöhten Blutdruck und sogar einem höheren Blutzuckerspiegel. Zudem wirkt es bei der Kontrolle der Körpertemperatur und der Harn- und Fortpflanzungsorgane mit.

VEGETATIVES NERVENSYSTEM: PARASYMPATHIKUS

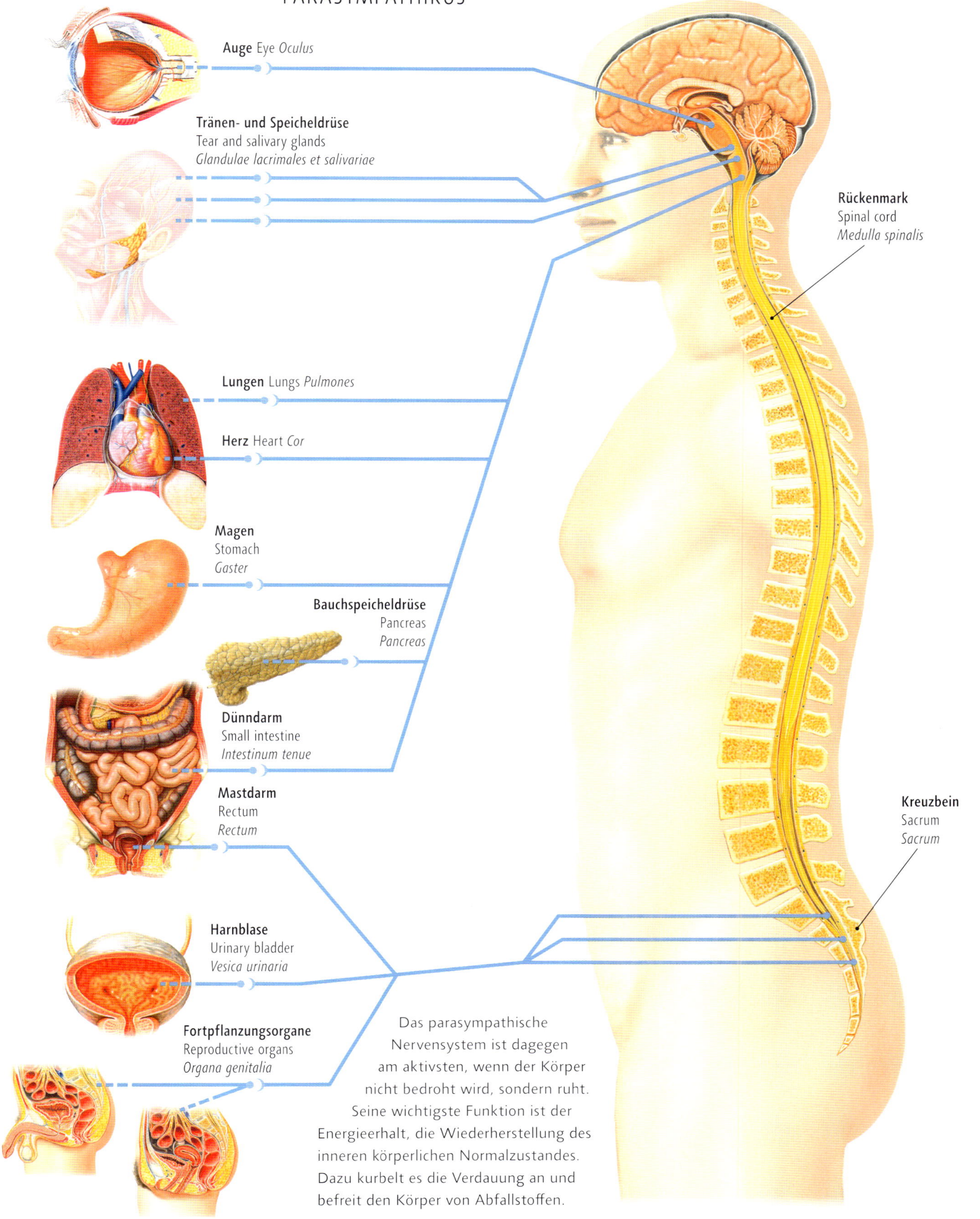

Das parasympathische Nervensystem ist dagegen am aktivsten, wenn der Körper nicht bedroht wird, sondern ruht. Seine wichtigste Funktion ist der Energieerhalt, die Wiederherstellung des inneren körperlichen Normalzustandes. Dazu kurbelt es die Verdauung an und befreit den Körper von Abfallstoffen.

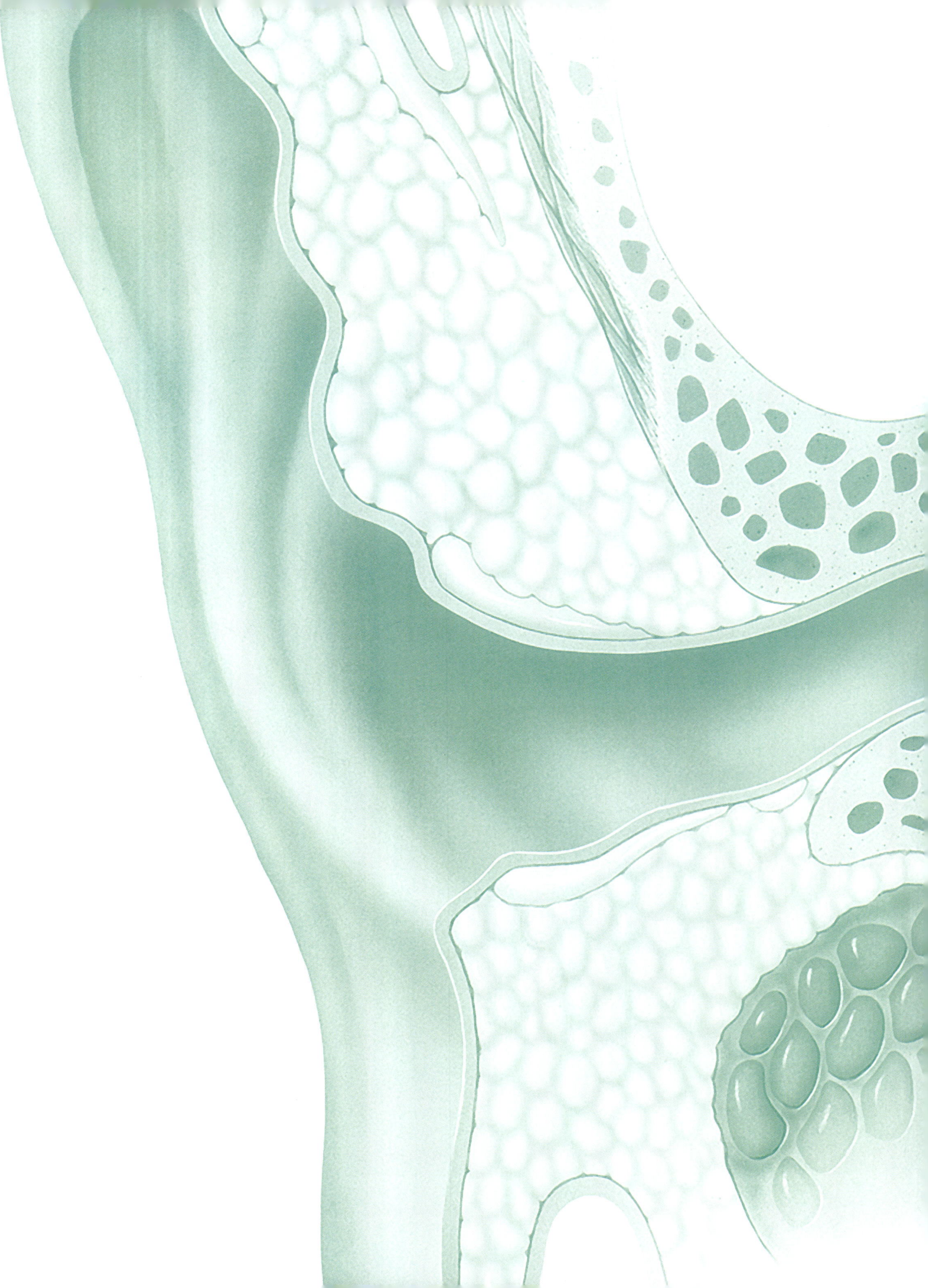

Sinnesorgane

Das Auge 152

Sehen 154

Das Ohr 156

Hören und Gleichgewicht 158

Geschmack 160

Riechen 162

Schmerz 164

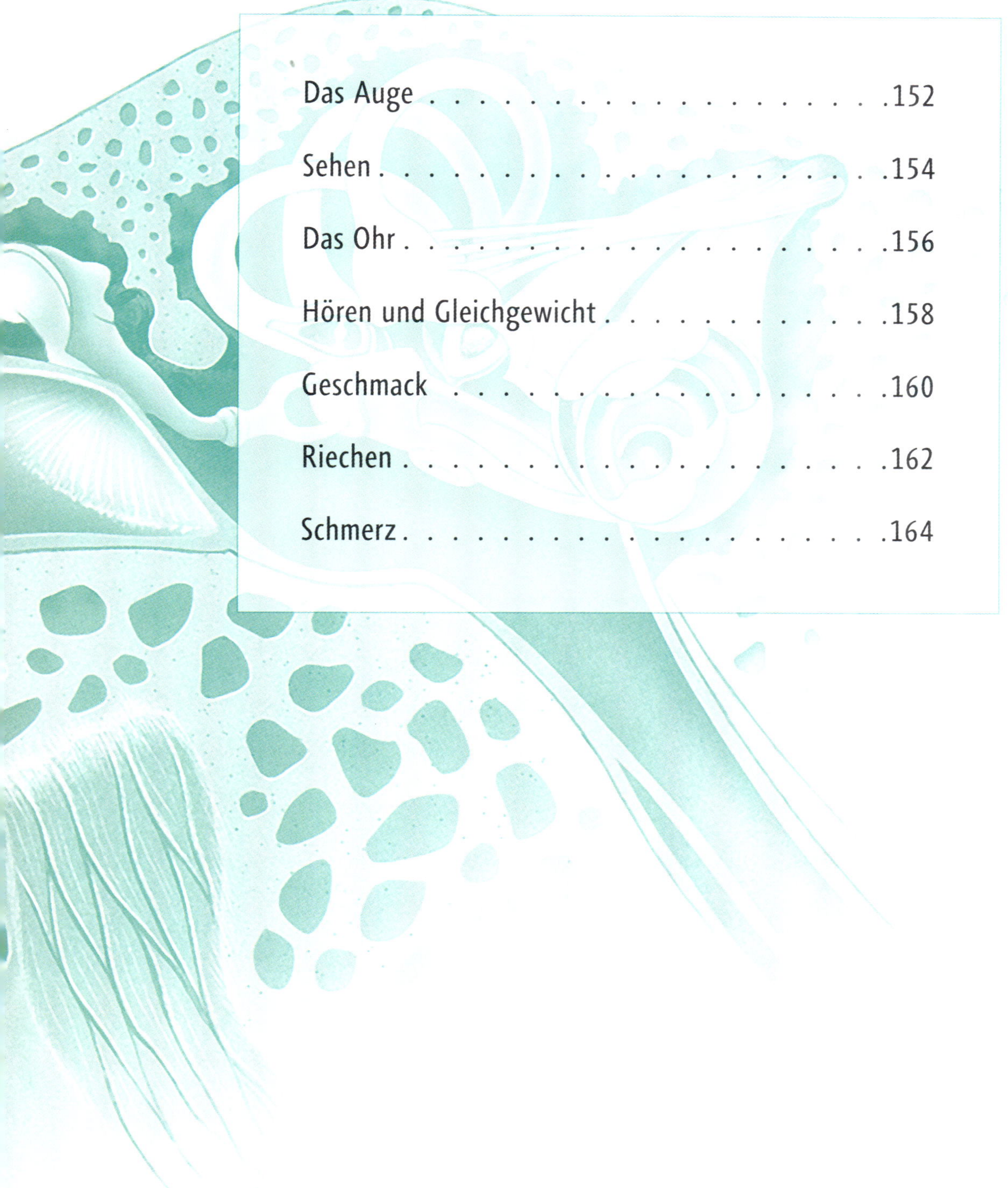

Das Auge

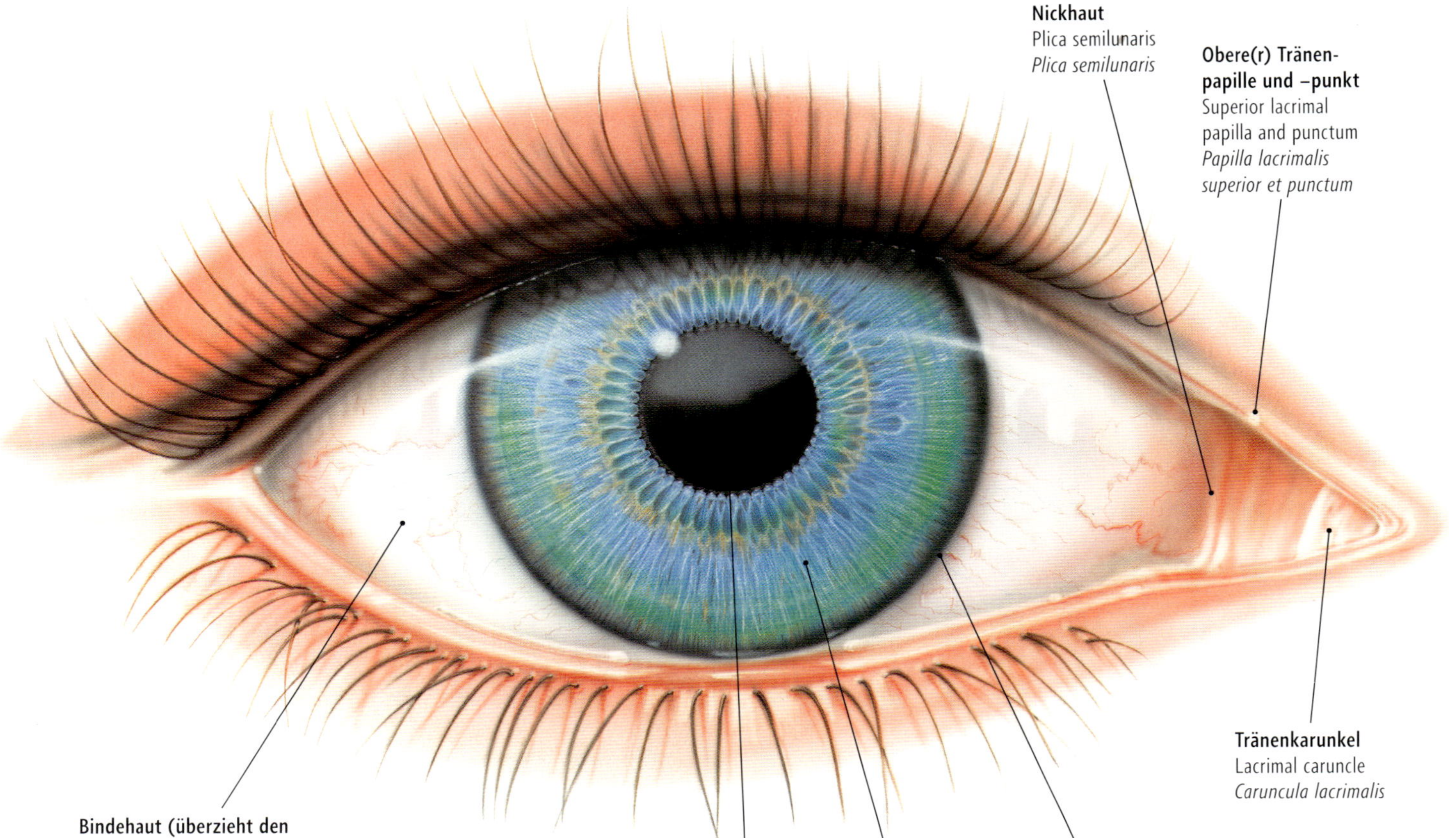

VORDERANSICHT

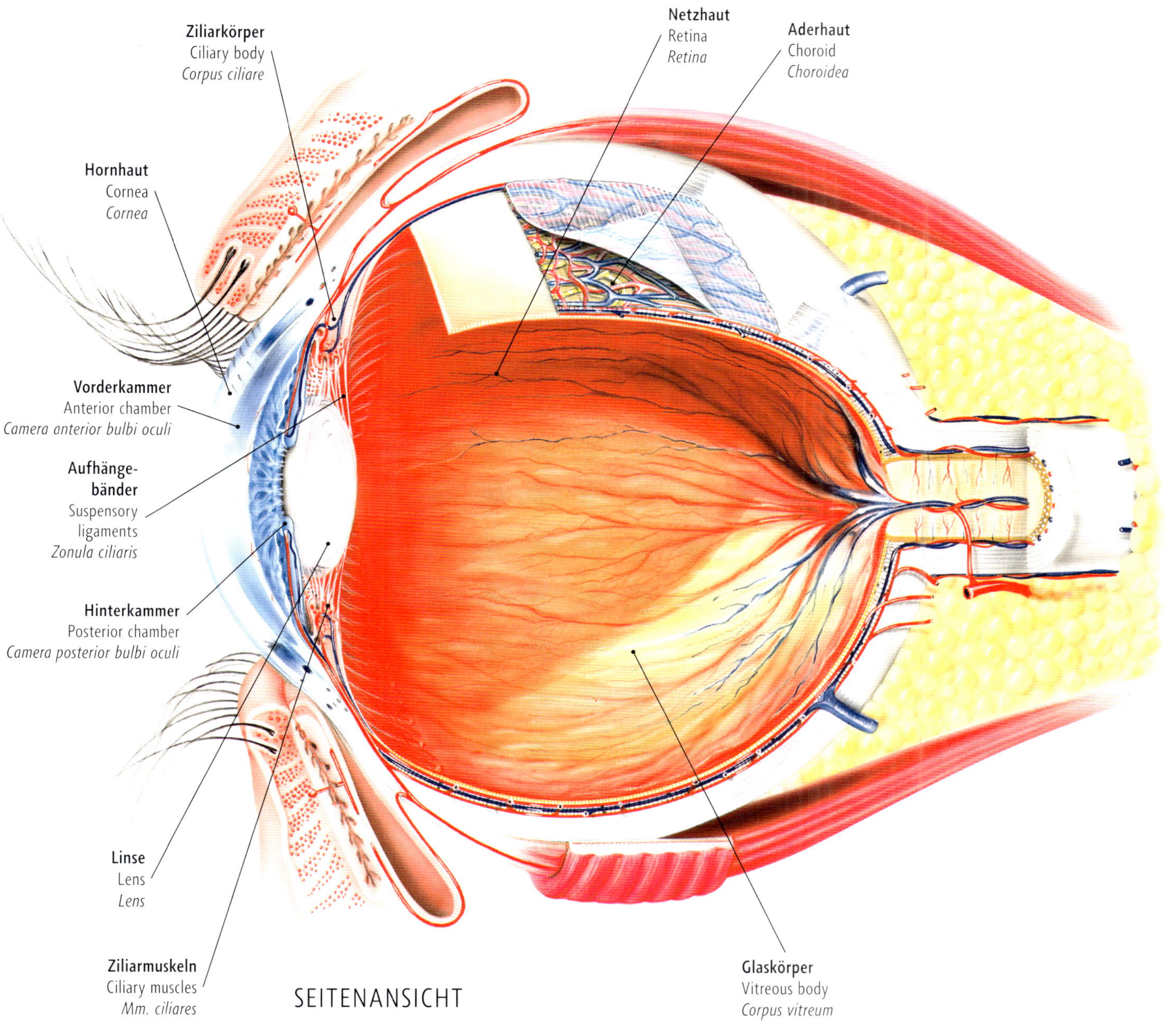

SEITENANSICHT

Sehen

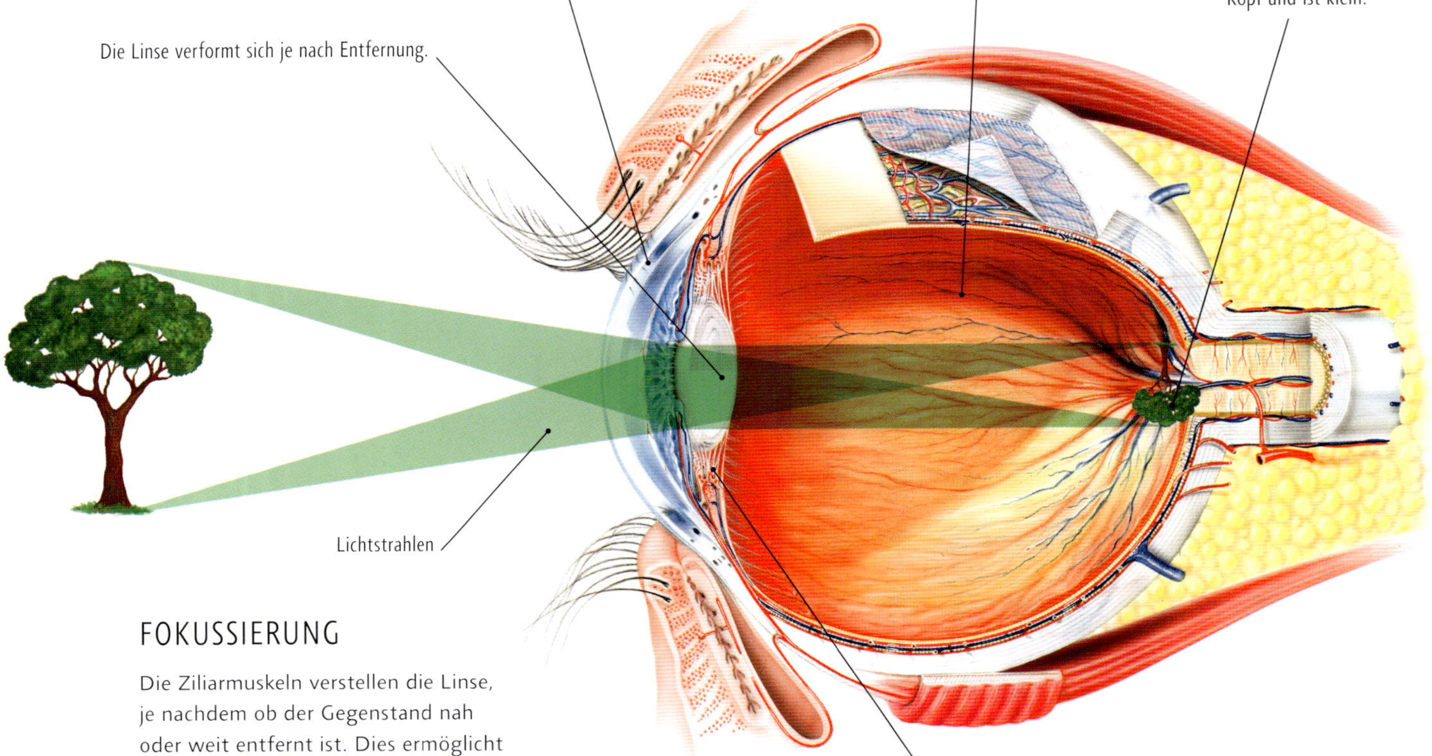

FOKUSSIERUNG

Die Ziliarmuskeln verstellen die Linse, je nachdem ob der Gegenstand nah oder weit entfernt ist. Dies ermöglicht eine stets scharfe Darstellung auf der Netzhaut. Die Lichtstrahlen werden von der Hornhaut gebrochen und so überkreuzt, dass das Bild auf der Rückseite der Netzhaut auf dem Kopf steht.

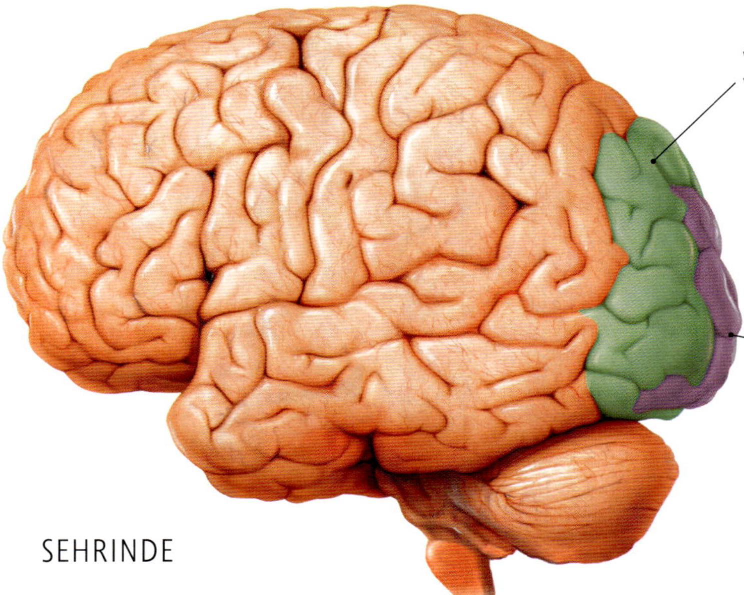

SEHRINDE

[~] = keine direkte lateinische Entsprechung

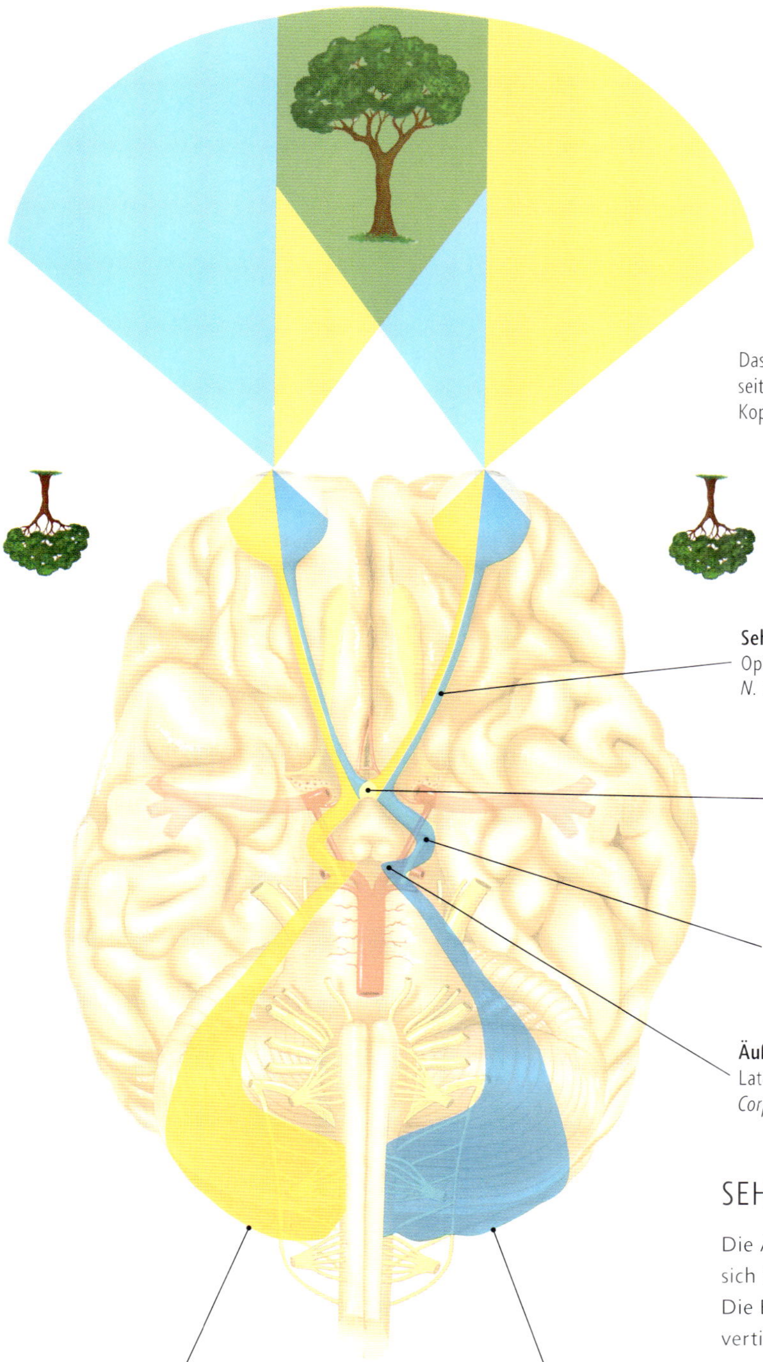

SEHBAHNEN

Die Augen haben unterschiedliche, aber sich überschneidende Gesichtsfelder. Die Bilder werden auf den Kopf gestellt, vertikal gespiegelt und in Nervenimpulse umgewandelt, die zur Verarbeitung an den Thalamus weitergeleitet werden. Diese Information wird dann an die Sehrinde geschickt, welche die Bilder zusammenfügt und interpretiert.

Das Ohr

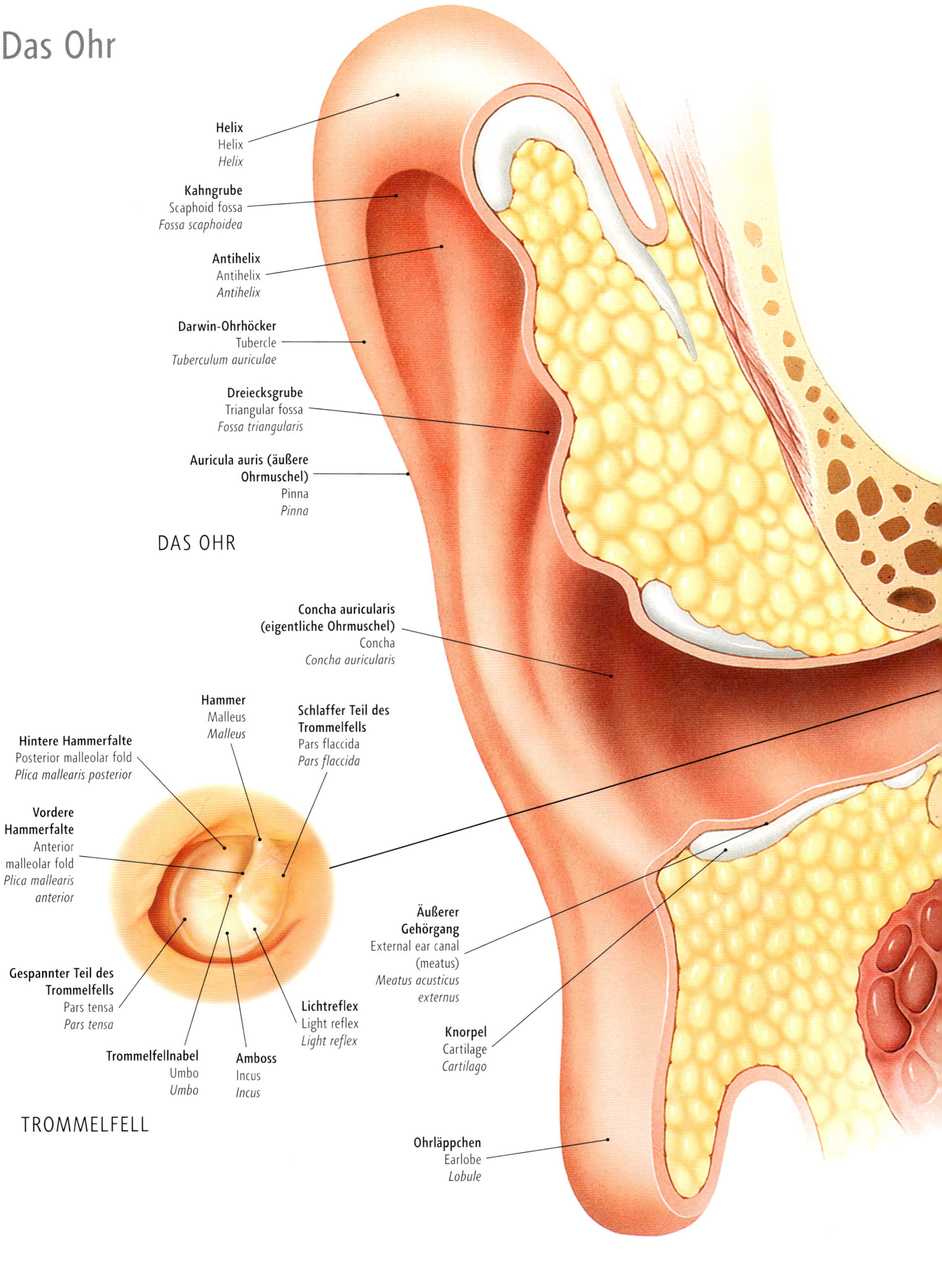
Helix
Helix
Helix
Kahngrube
Scaphoid fossa
Fossa scaphoidea
Antihelix
Antihelix
Antihelix
Darwin-Ohrhöcker
Tubercle
Tuberculum auriculae
Dreiecksgrube
Triangular fossa
Fossa triangularis
Auricula auris (äußere Ohrmuschel)
Pinna
Pinna
DAS OHR
Concha auricularis (eigentliche Ohrmuschel)
Concha
Concha auricularis
Hammer
Malleus
Malleus
Schlaffer Teil des Trommelfells
Pars flaccida
Pars flaccida
Hintere Hammerfalte
Posterior malleolar fold
Plica mallearis posterior
Vordere Hammerfalte
Anterior malleolar fold
Plica mallearis anterior
Äußerer Gehörgang
External ear canal (meatus)
Meatus acusticus externus
Gespannter Teil des Trommelfells
Pars tensa
Pars tensa
Lichtreflex
Light reflex
Light reflex
Knorpel
Cartilage
Cartilago
Trommelfellnabel
Umbo
Umbo
Amboss
Incus
Incus
TROMMELFELL
Ohrläppchen
Earlobe
Lobule

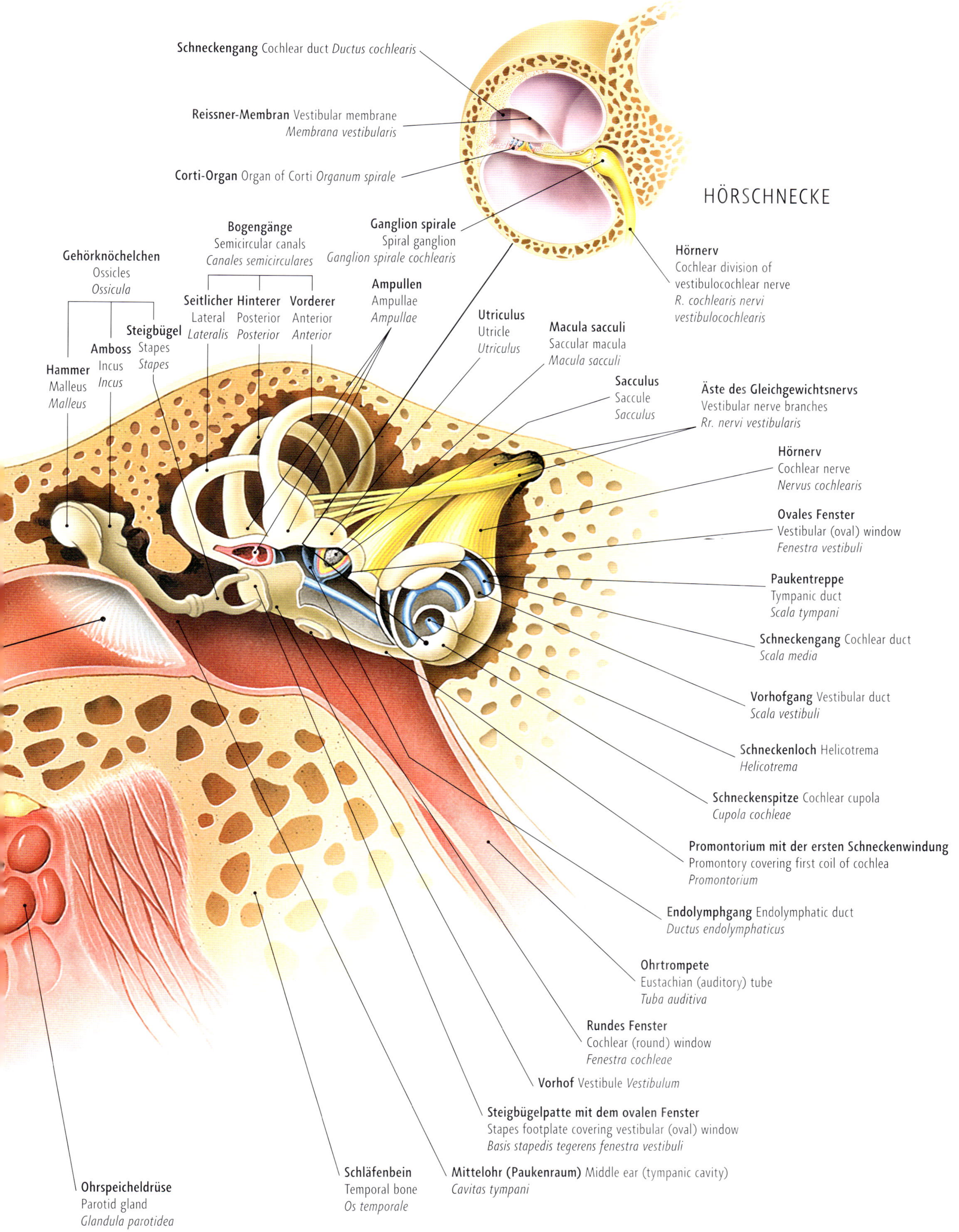

HÖRSCHNECKE
Schneckengang Cochlear duct Ductus cochlearis
Reissner-Membran Vestibular membrane Membrana vestibularis
Corti-Organ Organ of Corti Organum spirale
Ganglion spirale Spiral ganglion Ganglion spirale cochlearis
Hörnerv Cochlear division of vestibulocochlear nerve R. cochlearis nervi vestibulocochlearis
Gehörknöchelchen Ossicles Ossicula
Hammer Malleus Malleus
Amboss Incus Incus
Steigbügel Stapes Stapes
Bogengänge Semicircular canals Canales semicirculares
Seitlicher Lateral Lateralis
Hinterer Posterior Posterior
Vorderer Anterior Anterior
Ampullen Ampullae Ampullae
Utriculus Utricle Utriculus
Macula sacculi Saccular macula Macula sacculi
Sacculus Saccule Sacculus
Äste des Gleichgewichtsnervs Vestibular nerve branches Rr. nervi vestibularis
Hörnerv Cochlear nerve Nervus cochlearis
Ovales Fenster Vestibular (oval) window Fenestra vestibuli
Paukentreppe Tympanic duct Scala tympani
Schneckengang Cochlear duct Scala media
Vorhofgang Vestibular duct Scala vestibuli
Schneckenloch Helicotrema Helicotrema
Schneckenspitze Cochlear cupola Cupola cochleae
Promontorium mit der ersten Schneckenwindung Promontory covering first coil of cochlea Promontorium
Endolymphgang Endolymphatic duct Ductus endolymphaticus
Ohrtrompete Eustachian (auditory) tube Tuba auditiva
Rundes Fenster Cochlear (round) window Fenestra cochleae
Vorhof Vestibule Vestibulum
Steigbügelpatte mit dem ovalen Fenster Stapes footplate covering vestibular (oval) window Basis stapedis tegerens fenestra vestibuli
Mittelohr (Paukenraum) Middle ear (tympanic cavity) Cavitas tympani
Schläfenbein Temporal bone Os temporale
Ohrspeicheldrüse Parotid gland Glandula parotidea

Hören und Gleichgewicht

HÖREN: HÖRZENTREN

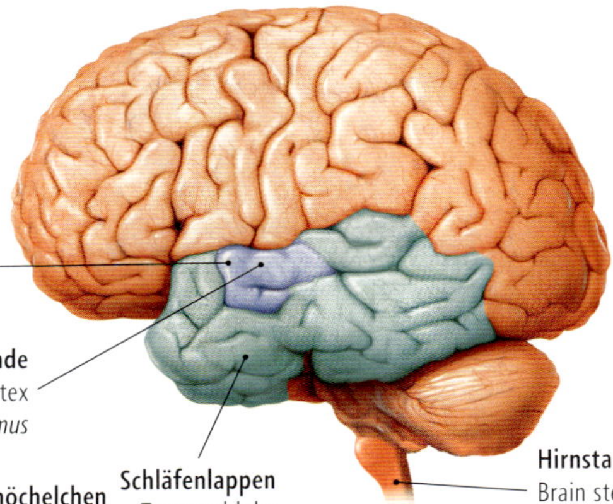

HÖREN: DAS OHR

Schallwellen treten in den Gehörgang ein und treffen auf das Trommelfell (a), das zu schwingen beginnt. Die Schwingungen werden auf die Gehörknöchelchen übertragen (b). Diese verstärken die Schallwellen und senden Schwingungen an das ovale Fenster (c). Anschließend gelangen die Schwingungen in die Hörschnecke, wo Flüssigkeiten die kleinen haarähnlichen Rezeptoren im Corti-Organ in Bewegung setzen (d). Die Sinneszellen senden Nervenimpulse (e) an die im Schläfenlappen des Gehirns liegenden Hörzentren, die den Schall interpretieren.

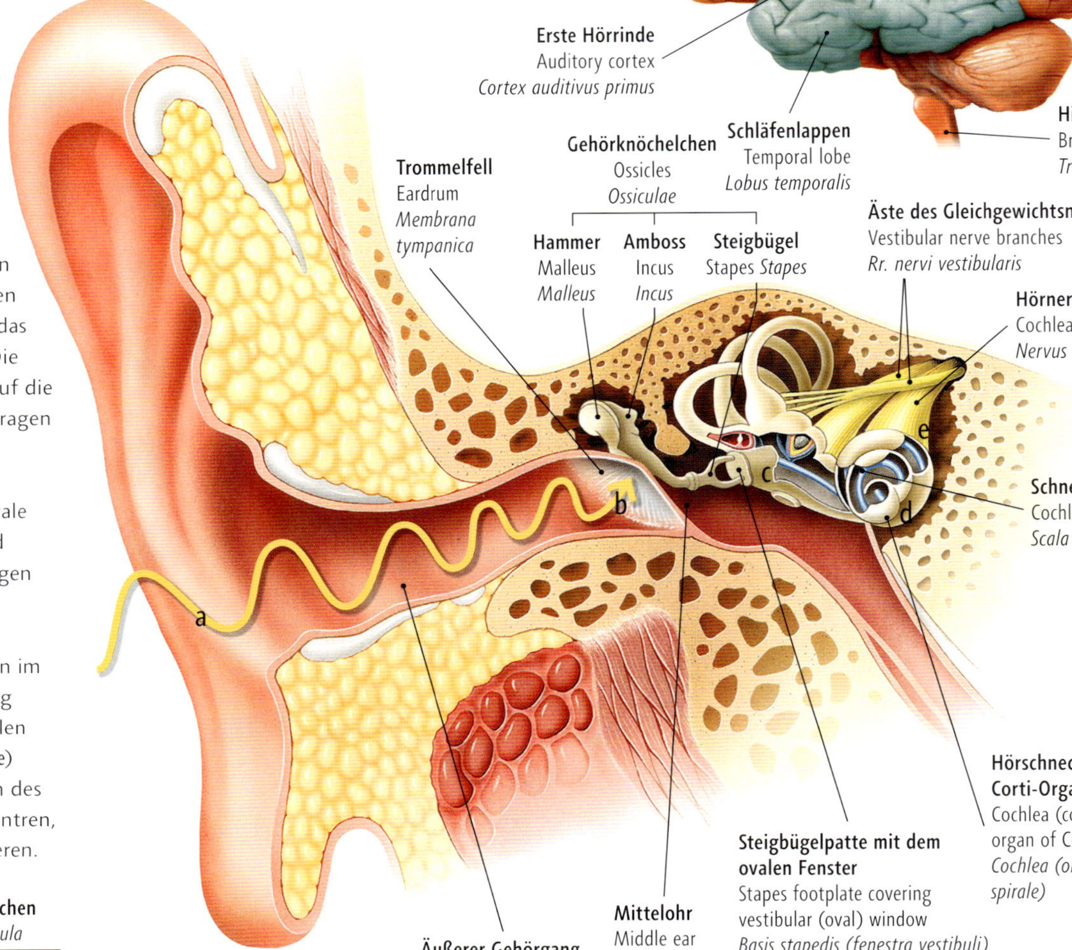

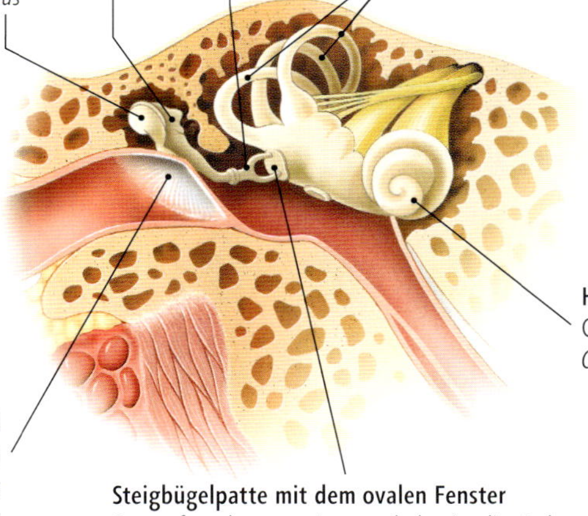

HÖREN: GEHÖRKNÖCHELCHEN

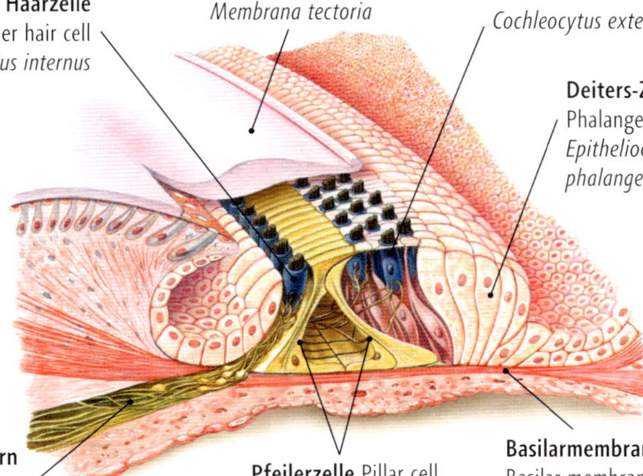

HÖREN: CORTI-ORGAN

[~] = keine direkte lateinische Entsprechung

GLEICHGEWICHT: GLEICHGEWICHTSMECHANISMUS IM OHR

Bogengangs- und Makulaorgane im Innenohr enthalten kleine Härchen, die die Position des Körpers erfassen. Bei Positionsänderungen senden die Härchen Nervensignale an das Gehirn, das die Information dazu verwendet, den Körper wieder ins Gleichgewicht zu bringen.

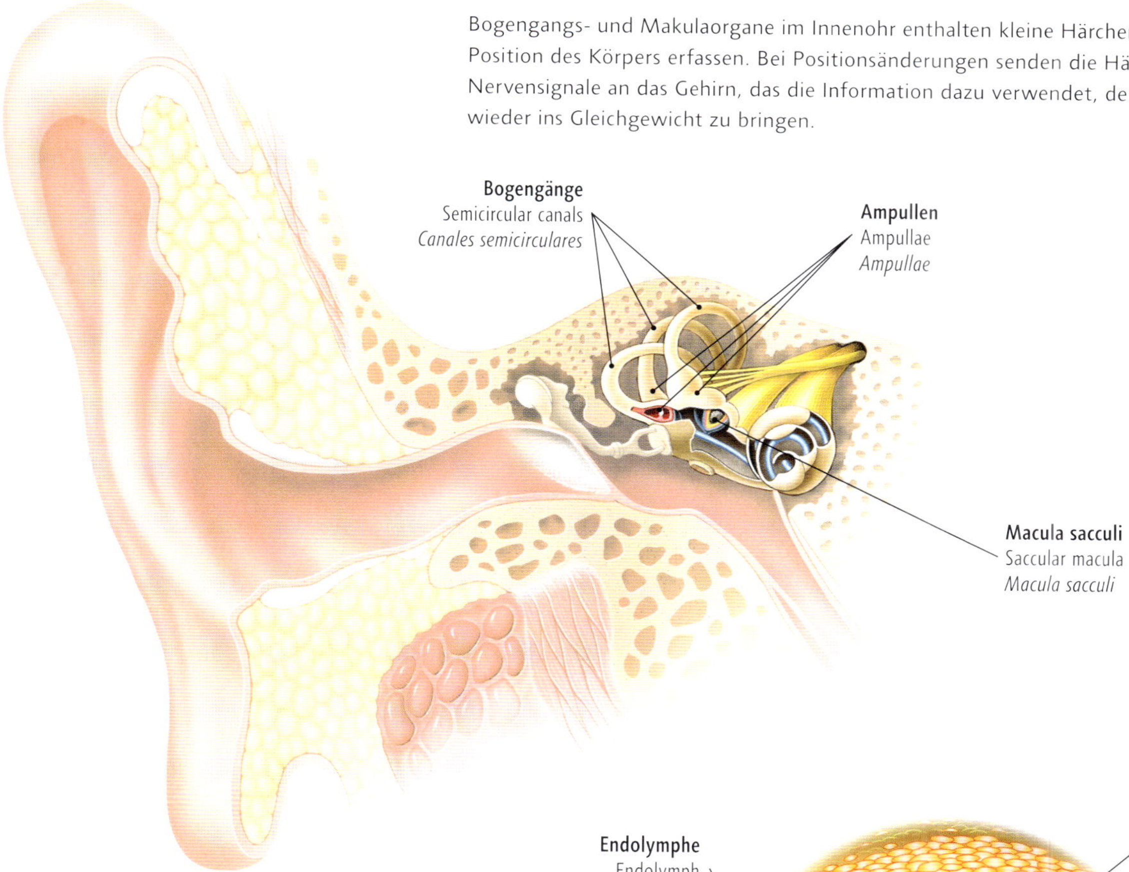

GLEICHGEWICHT: AMPULLA EINES BOGENGANGS

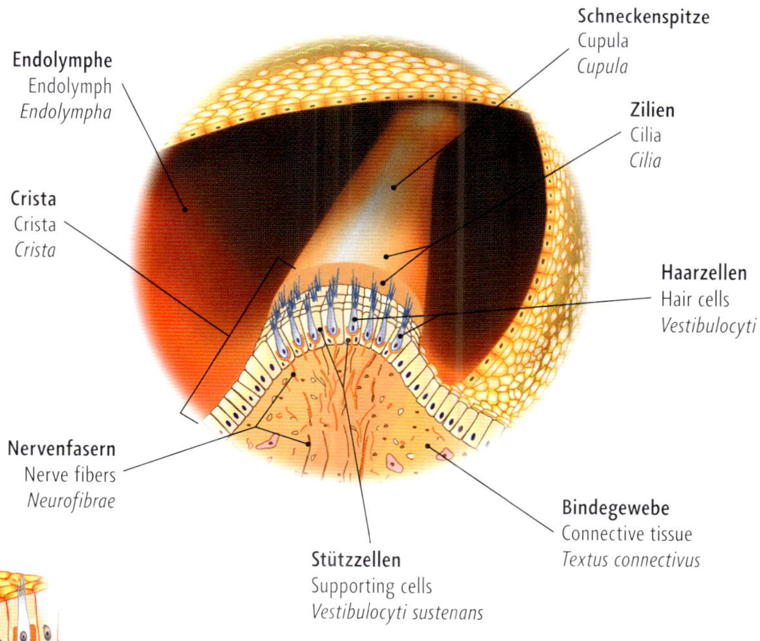

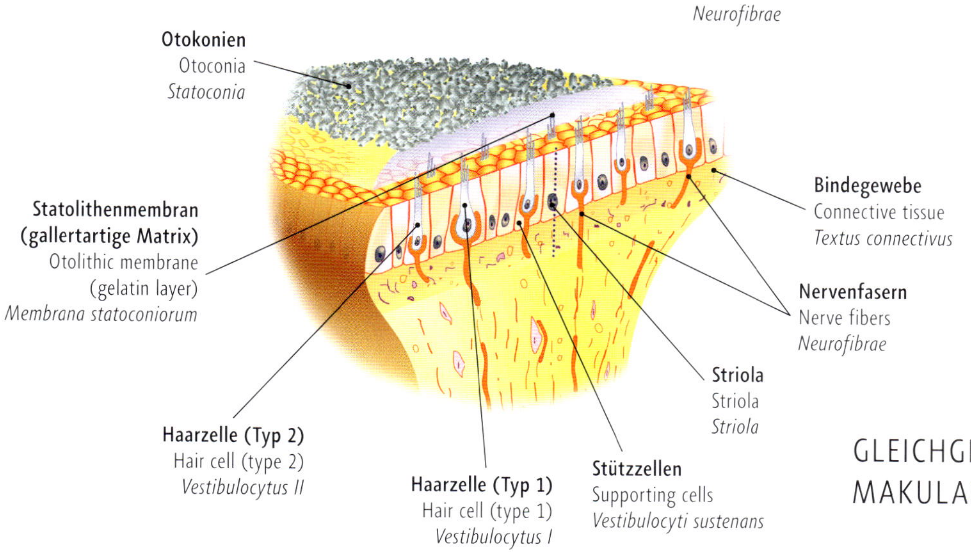

GLEICHGEWICHT: MAKULAORGAN

Geschmack

GESCHMACKSBAHNEN

Die Geschmacksbahnen auf der Zunge und im Hals senden über das Rückenmark und den Thalamus Nervenimpulse an die Geschmacksfelder des Scheitellappens, wo der Geschmack identifiziert wird. Die Geruchsorgane liefern zusätzliche Informationen, die zur Deutung der verschiedenen Geschmacksrichtungen entscheidend sind.

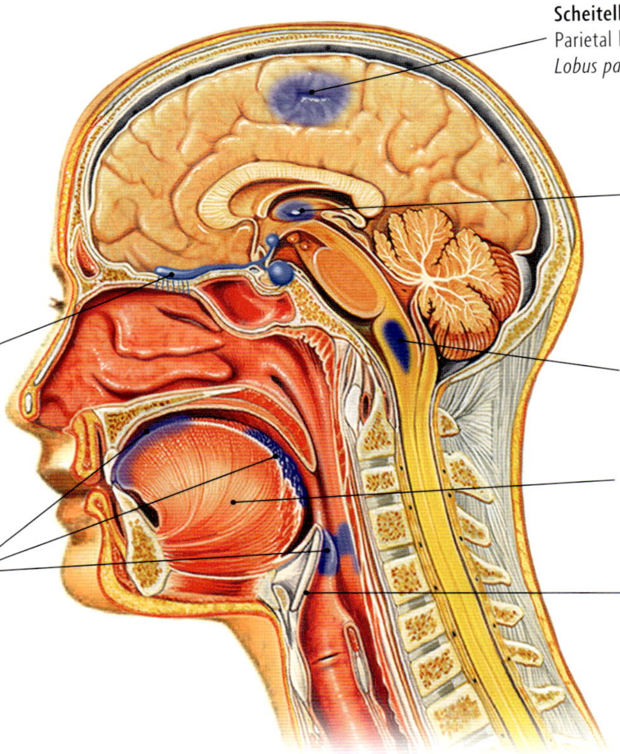

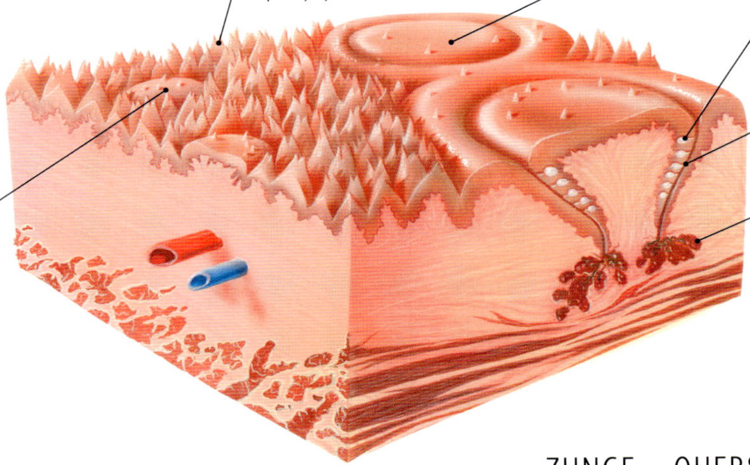

ZUNGE – QUERSCHNITTSANSICHT

ZUNGE

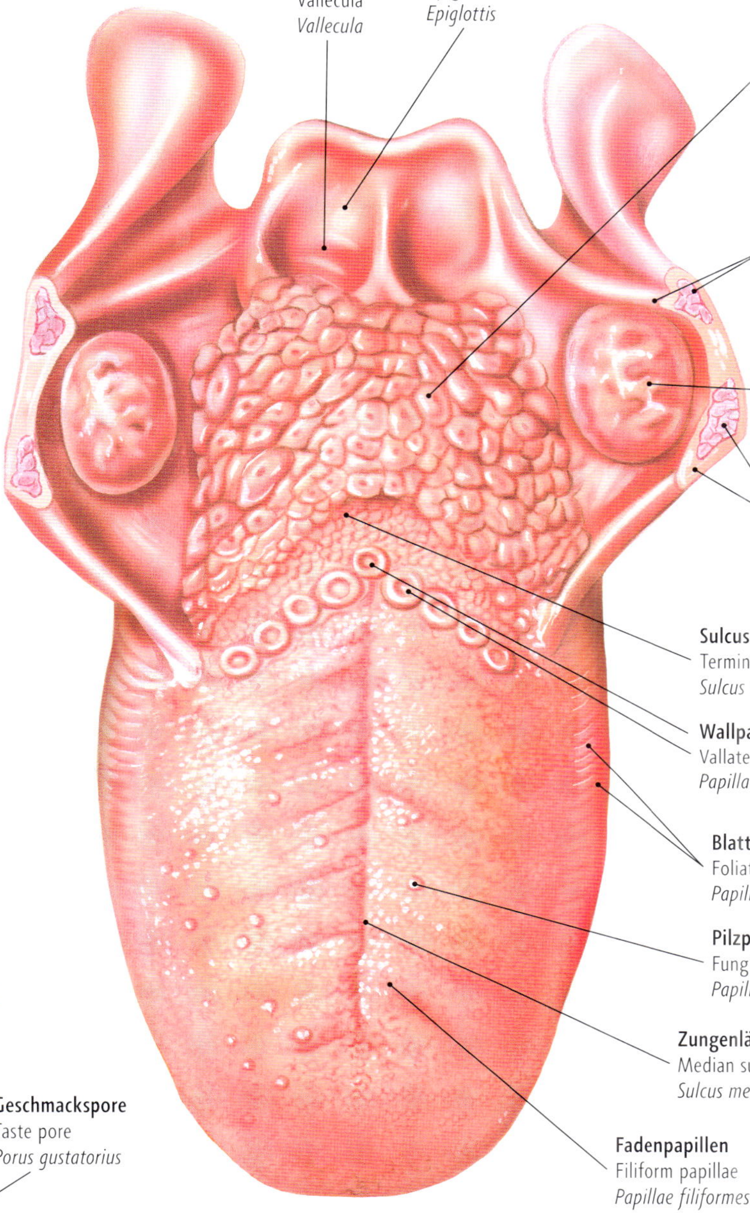

GESCHMACKSKNOSPE

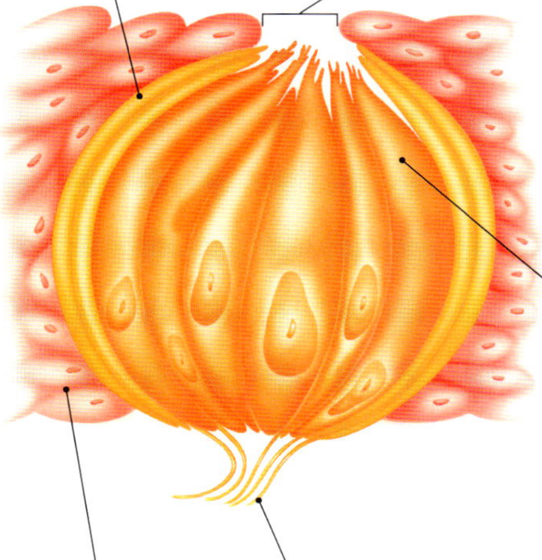

Riechen

DIE RIECHBAHN

Geruchsmoleküle treten in die Nasenöffnungen ein und gelangen zur Nasenhöhle, wo sie in der Riechschleimhaut aufgelöst werden. Rezeptoren senden über den Riechkolben Nervensignale an das Riechzentrum im Gehirn, das die Gerüche identifiziert.

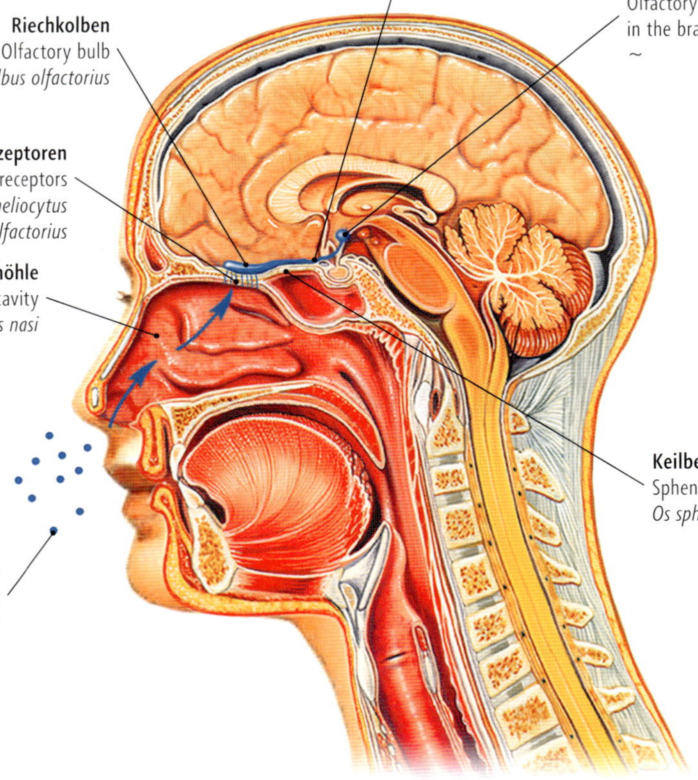

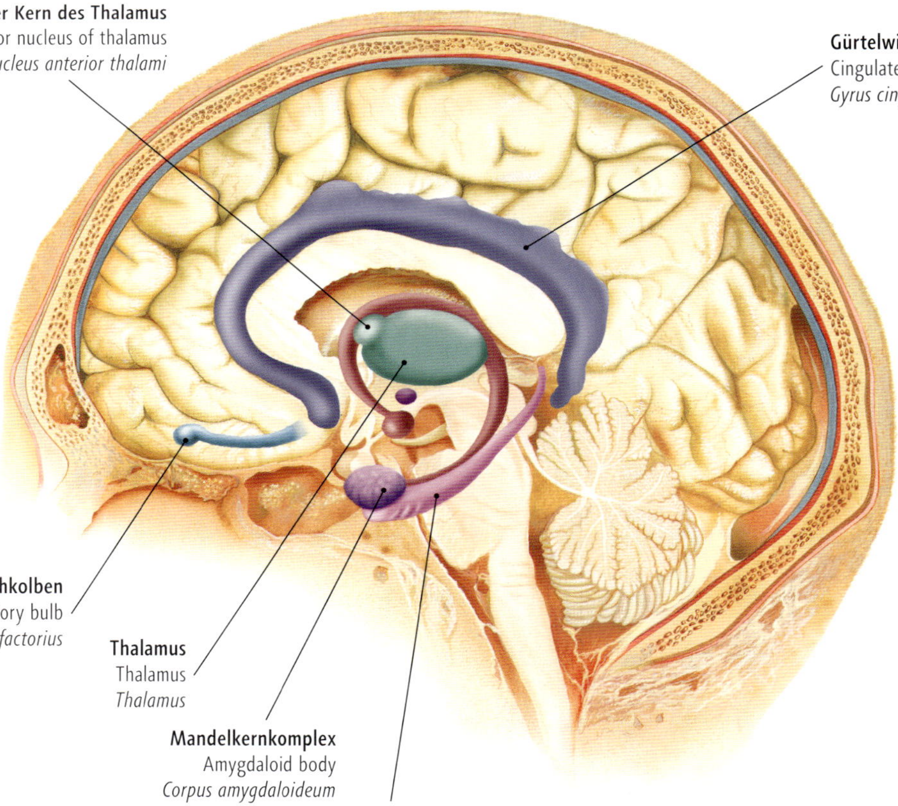

RIECHEN UND LIMBISCHES SYSTEM

Der Riechkolben ist direkt mit dem Hippocampus und dem Mandelkern des limbischen Systems verbunden. Da dieses auch für Erinnerungen und Emotionen zuständig ist, beschwören Gerüche oft Orte und Gefühle aus der Vergangenheit herauf und lösen Reaktionen wie Freude oder Angst aus.

[~] = keine direkte lateinische Entsprechung

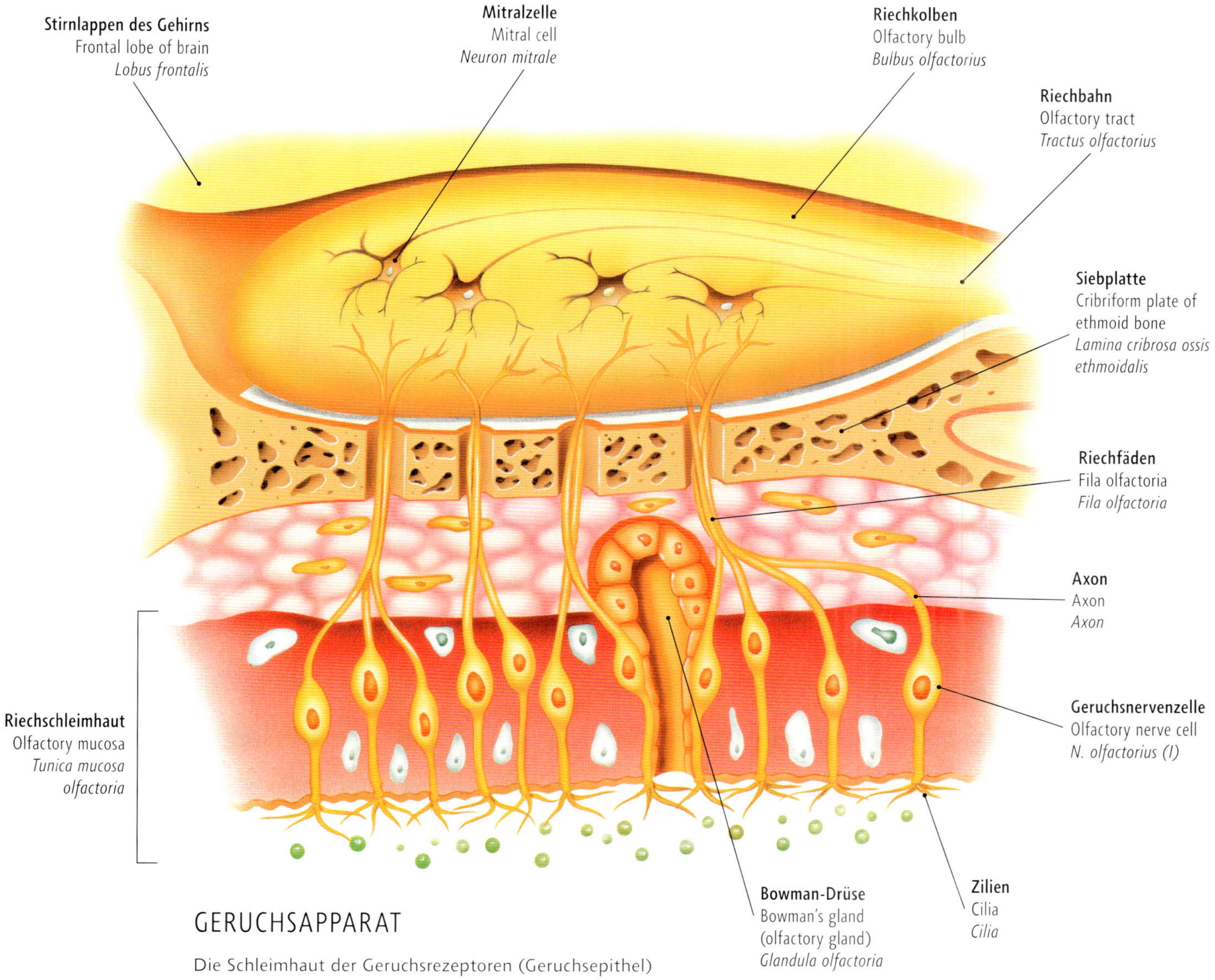

GERUCHSAPPARAT

Die Schleimhaut der Geruchsrezeptoren (Geruchsepithel) enthält Millionen von Nervenzellen mit Ausstülpungen (Zilien). Geruchsmoleküle stimulieren die Nervenzellen, die über Nervenfasern und durch die Löcher der Siebplatte hindurch Impulse zum Riechkolben senden.

Schmerz

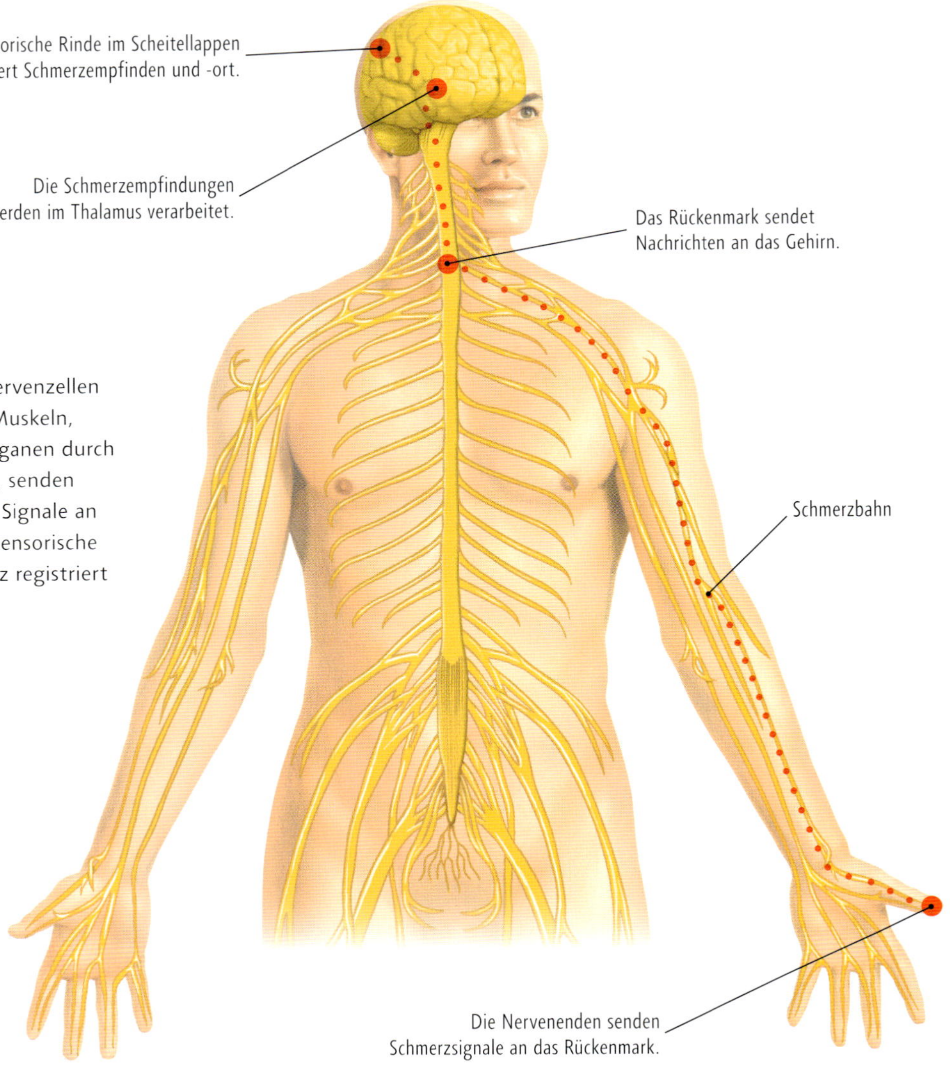

SCHMERZBAHNEN

Wenn die sensorischen Nervenzellen (Nozizeptoren) in Haut, Muskeln, Gelenken oder inneren Organen durch Schmerz aktiviert werden, senden sie über die Nervenfasern Signale an das Rückenmark und die sensorische Hirnrinde, wo der Schmerz registriert wird.

RÜCKENMARK

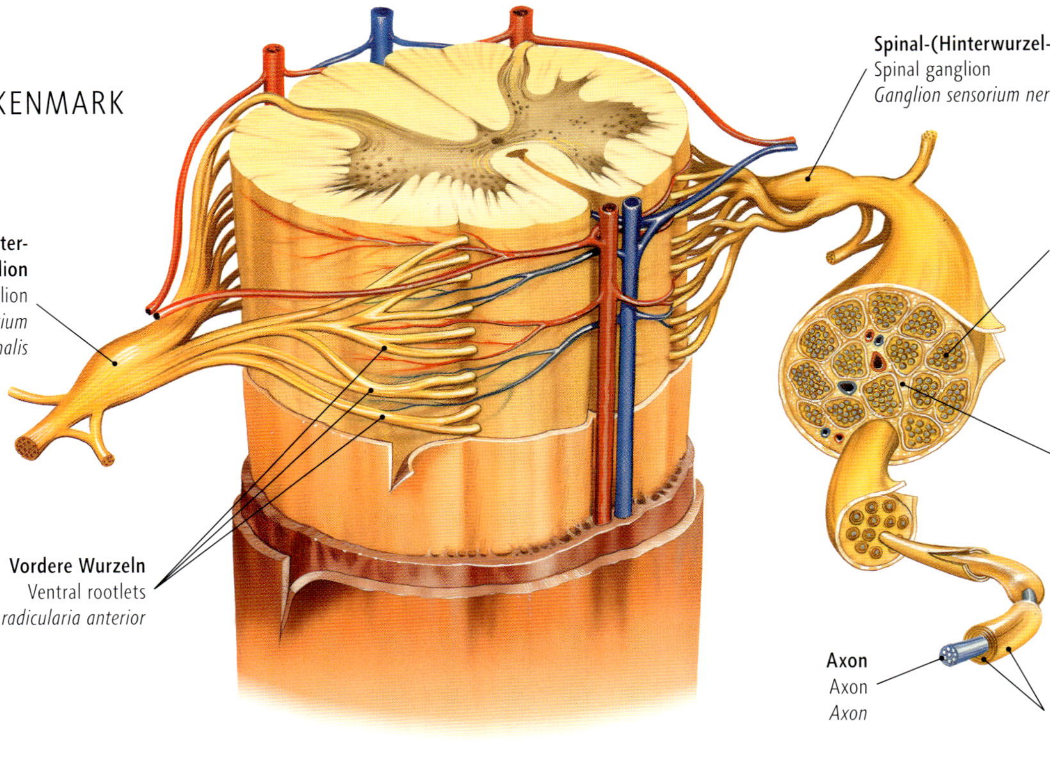

AUSSTRAHLENDER SCHMERZ

Schmerzen in den inneren Organen können auf der Hautoberfläche genauso wie innerlich gespürt werden. Dies liegt daran, dass Haut und innere Organe dieselben Schmerzbahnen verwenden.

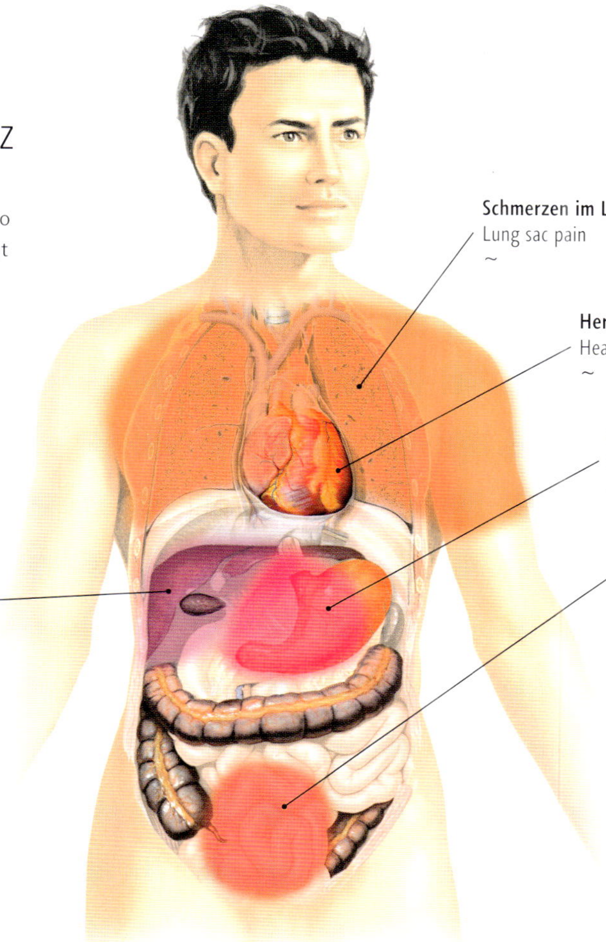

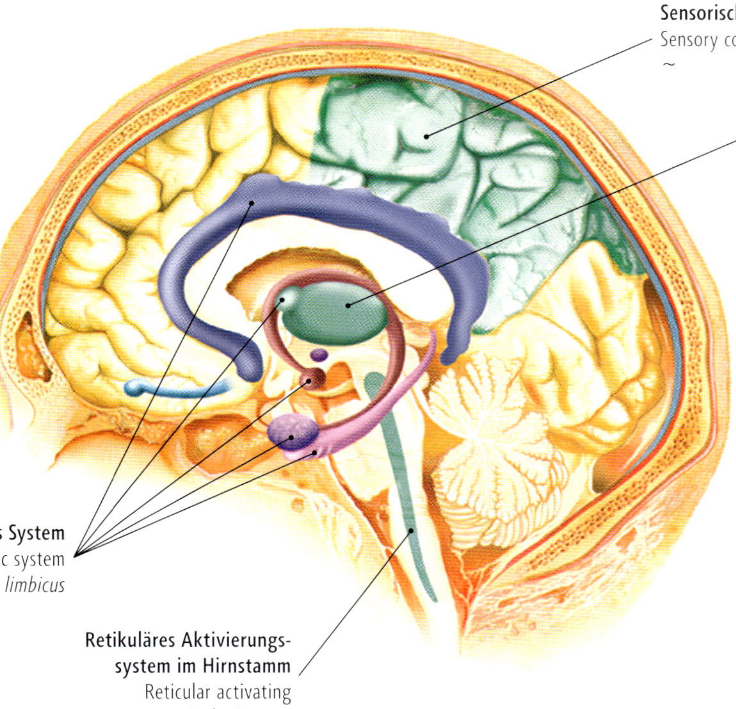

SCHMERZVERARBEITUNG

Die Schmerzrezeption wird von verschiedenen Gehirnregionen gesteuert. Die Schmerzsignale werden über den Thalamus an das Gehirn gesendet. Schmerzempfinden und -ort werden in der sensorischen Rinde registriert, um emotionale Reaktionen kümmert sich das limbische System.

[~] = keine direkte lateinische Entsprechung

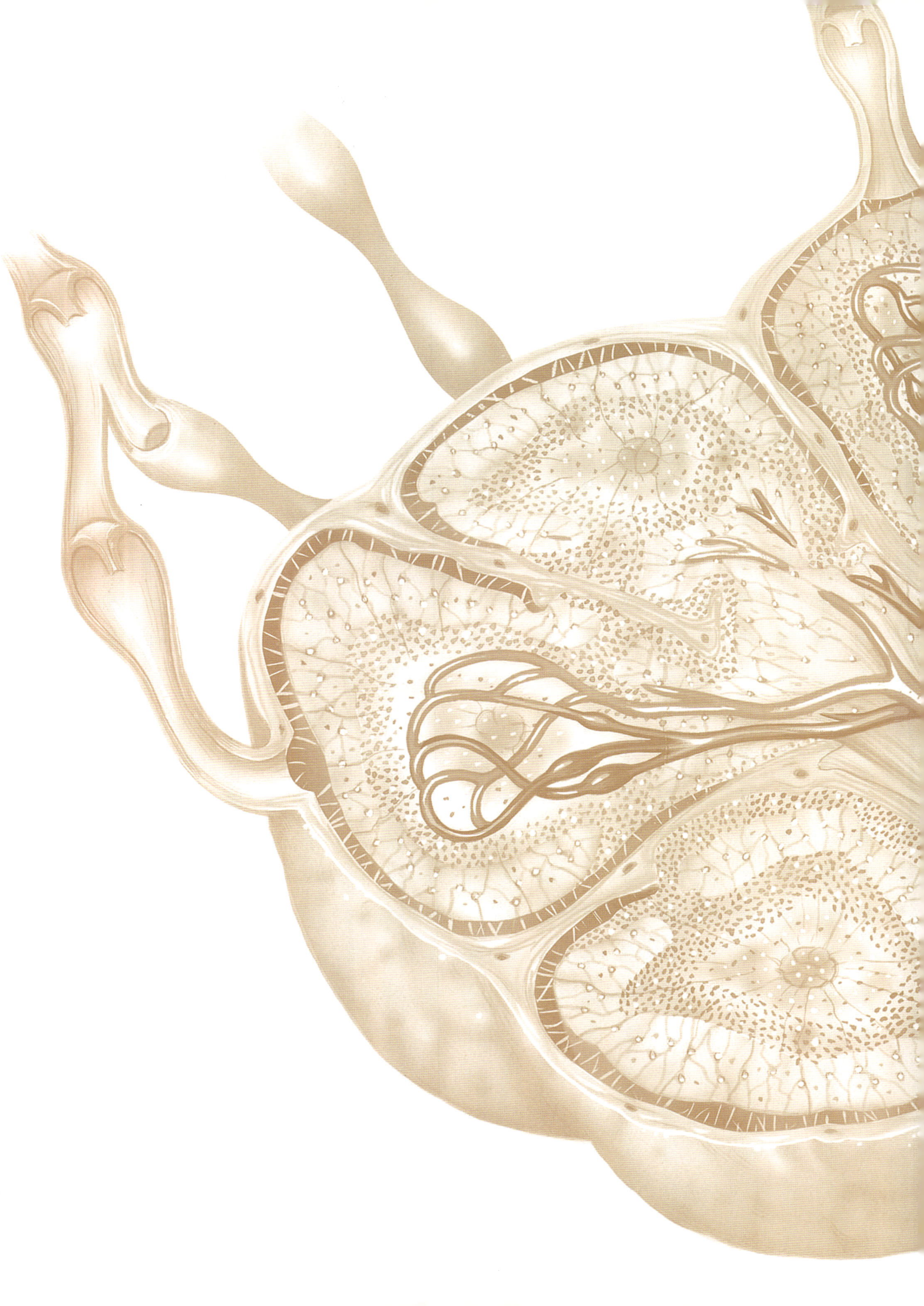

Lymphorgane

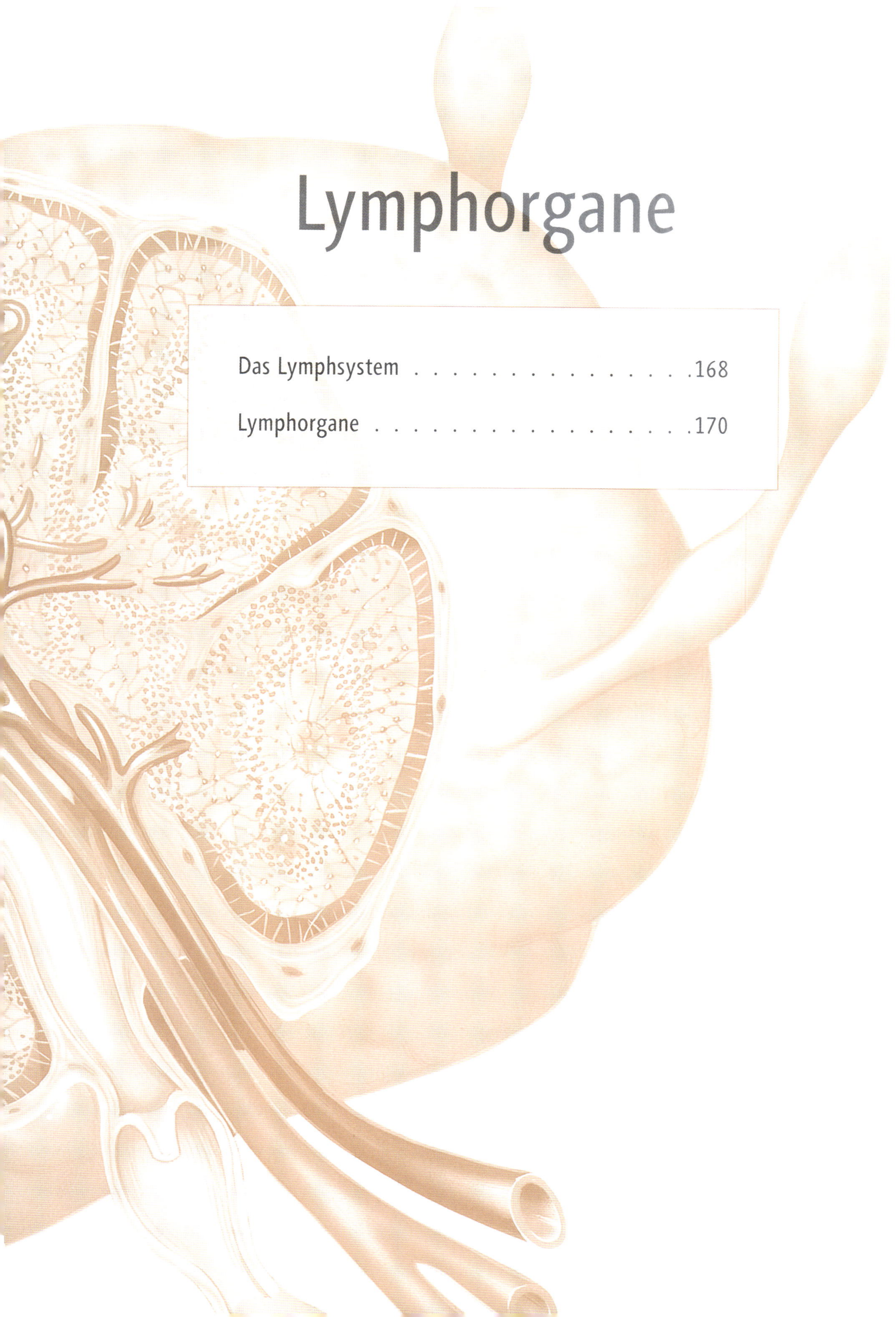

Das Lymphsystem

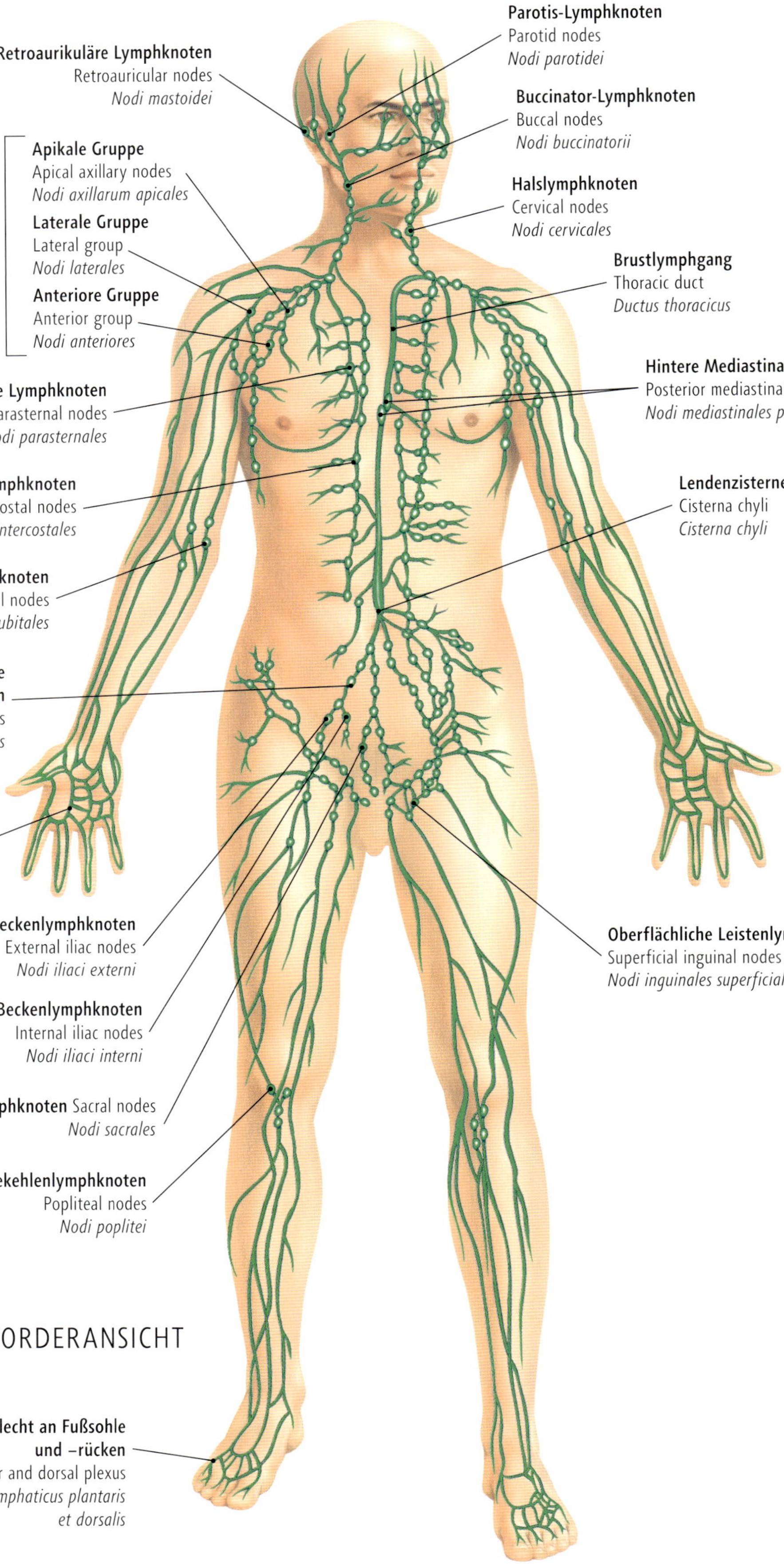

LYMPHSYSTEM – VORDERANSICHT

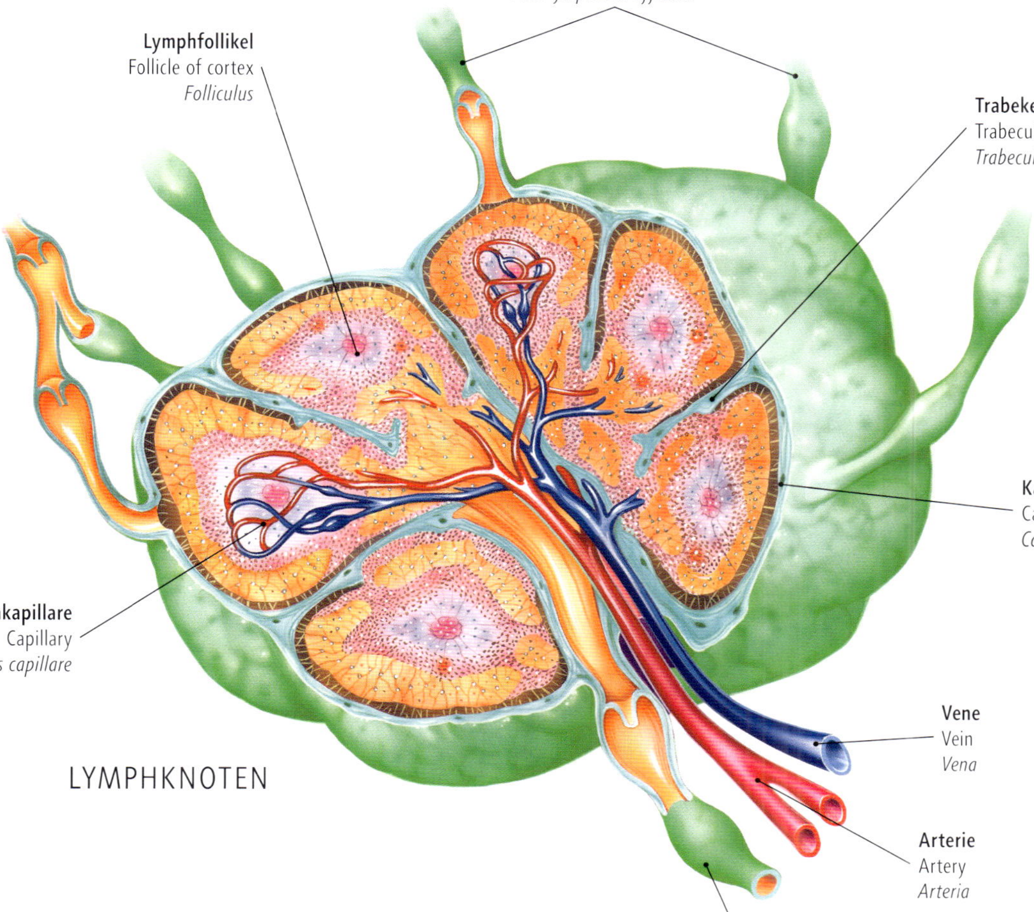

LYMPHKNOTEN

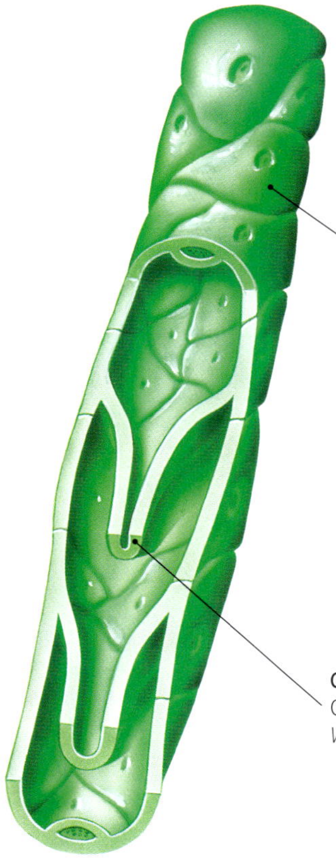

LYMPHGEFÄSS

Das Lymphsystem ist ein Netzwerk aus Lymphgewebe (Lymphknoten), Lymphgefäßen und Lymphorganen und hat zwei Hauptfunktionen. Es bringt viel von der Gewebsflüssigkeit, mit der die Körperzellen durchtränkt sind, zurück zum Herz und ist mit spezialisierten weißen Blutkörperchen (Lymphozyten) und Makrophagen angereichert, die fremde Bakterien, Viren und Krebszellen ausschwemmen.

Lymphorgane

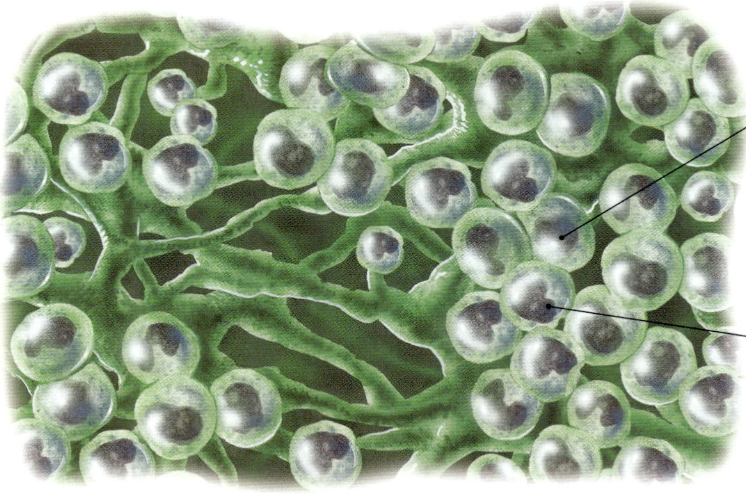

LYMPHGEWEBE

Die Milz weist die größte Konzentration an Lymphgewebe auf, aber auch in den Lymphknoten des Darms und der Mandeln sowie in den Schleimhäuten (Mukosa) des Atem-, Harn- und Genitalsystems sowie des Verdauungstraktes findet sich Lymphgewebe.

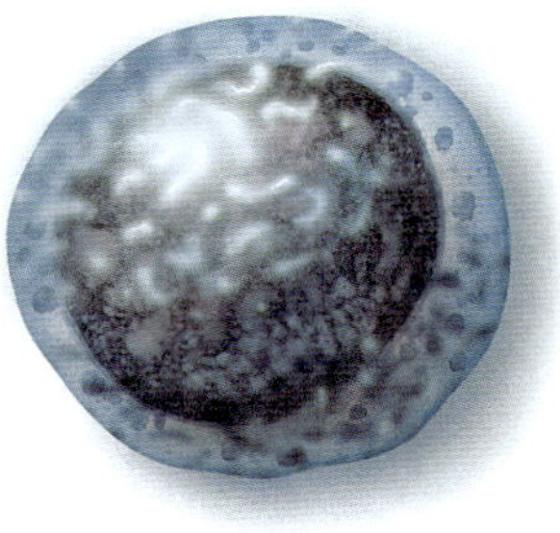

LYMPHOZYT

Lymphozyten gehören zu den weißen Blutkörperchen und spielen bei der Immunreaktion eine große Rolle. Es gibt verschiedene Typen, unter denen sich auch B-Zellen, T-Zellen und natürliche Killerzellen befinden.

LYMPHORGANE DES KOPFES – QUERSCHNITTSANSICHT

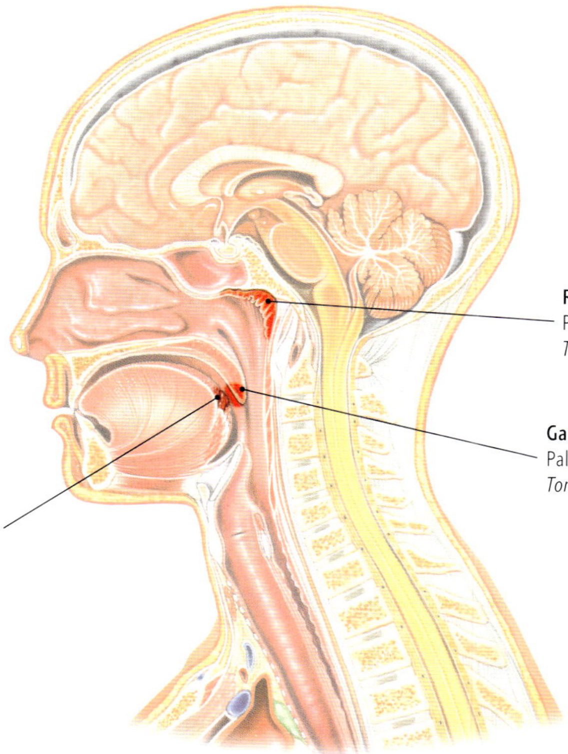

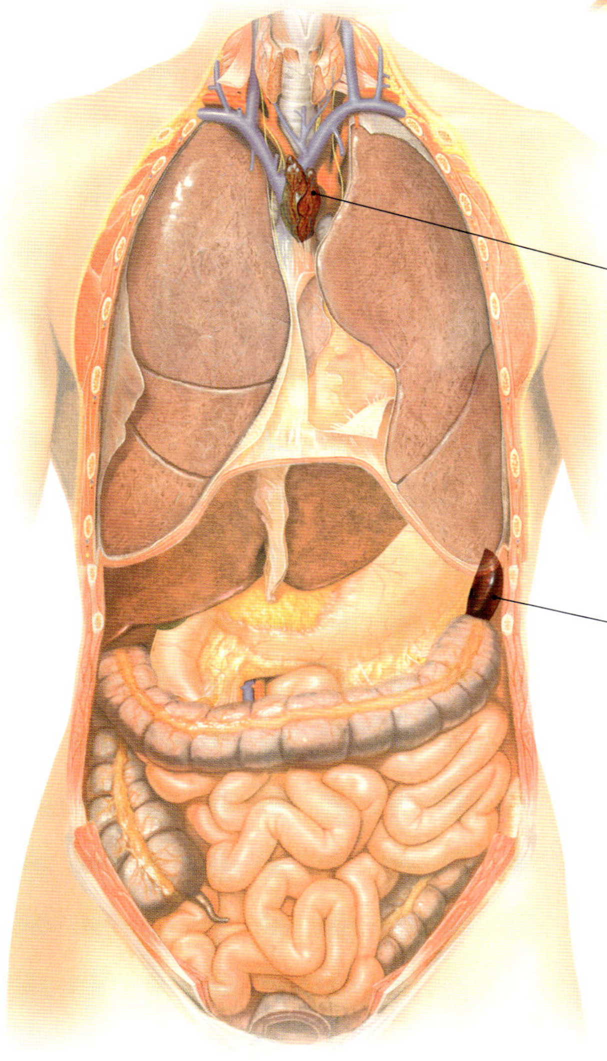

LYMPHORGANE DES RUMPFES – VORDERANSICHT

Lymphorgane

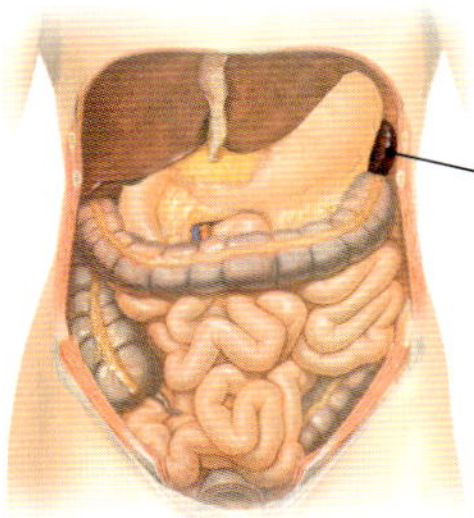

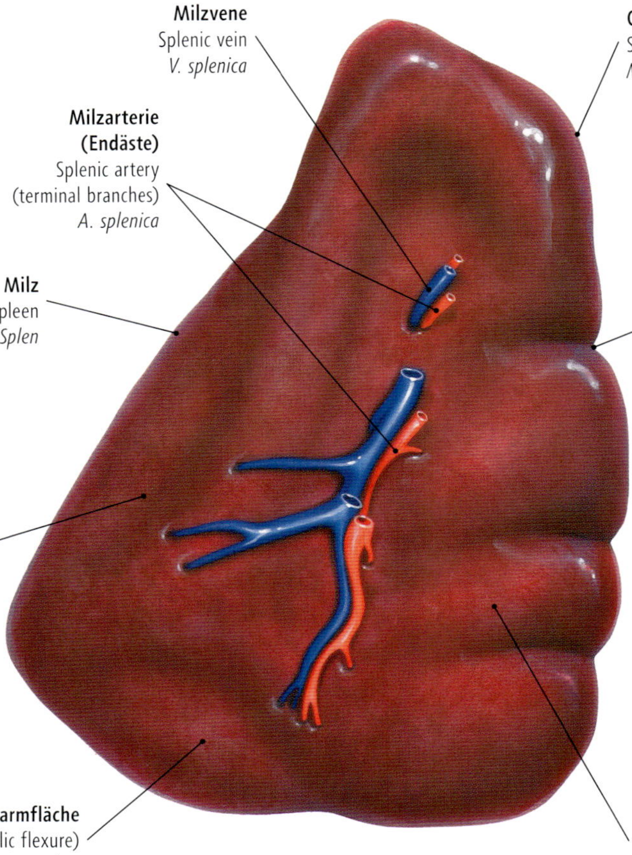

MILZ

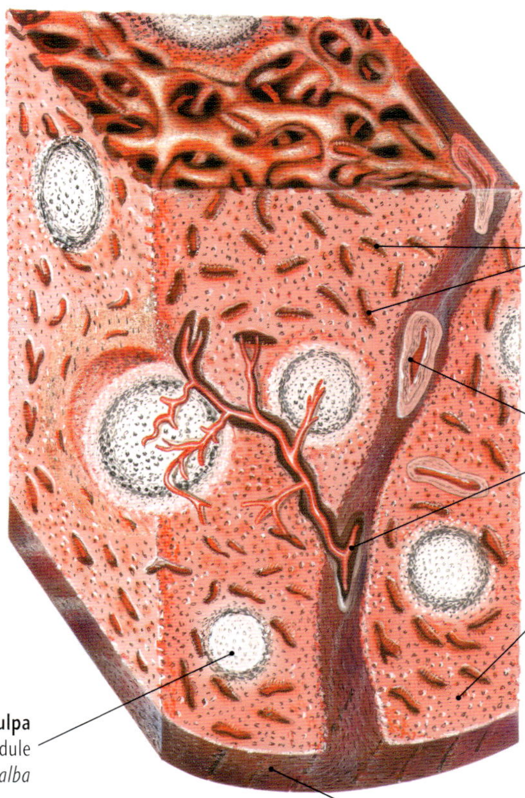

MILZ – MIKROSTRUKTUR

In der Milz werden die roten Blutkörperchen in Kanälen (Sinus) gefiltert, um überalterte und abnormale Zellen auszusondern. Die Milz-Kapillaren sind von Lymphgewebe umgeben.

THYMUS

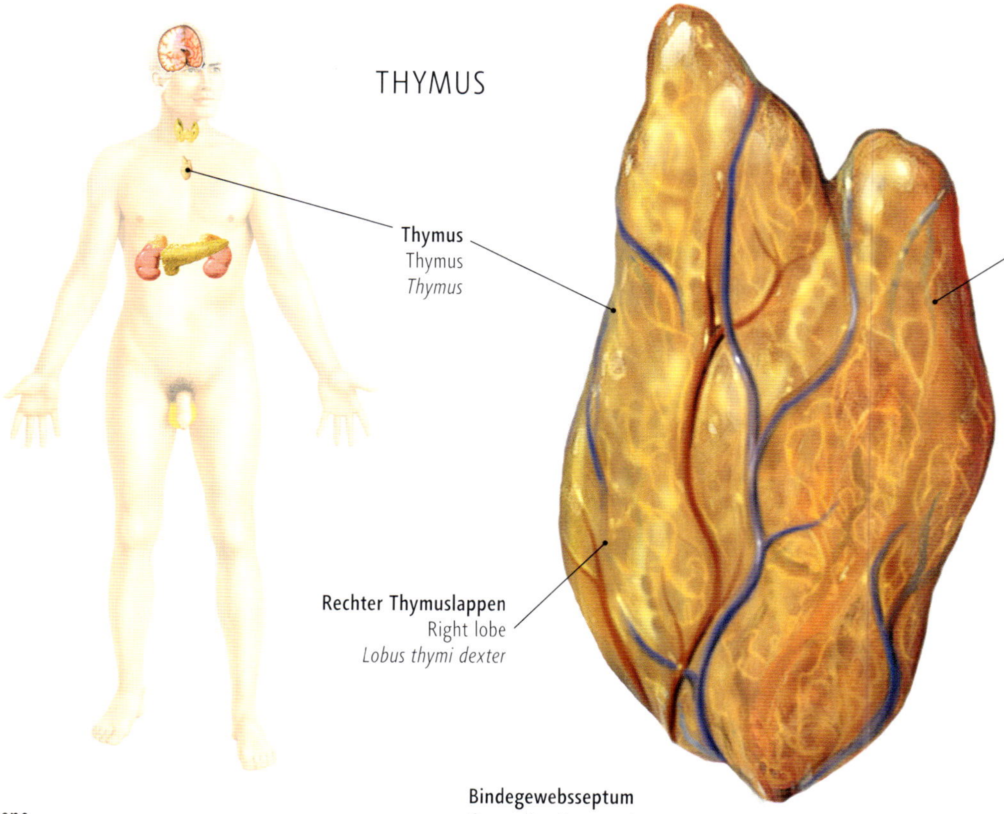

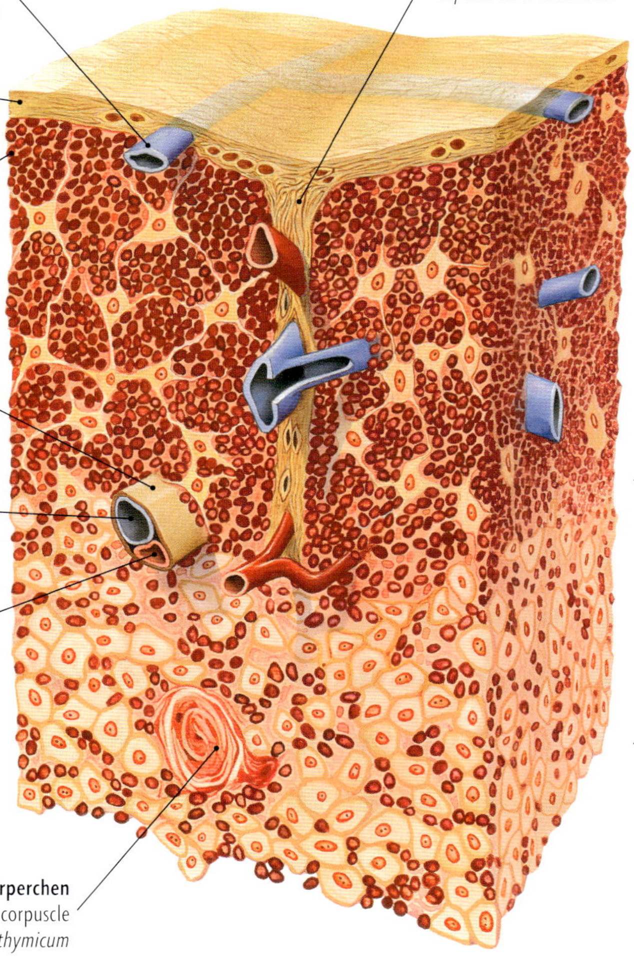

THYMUS – MIKROSTRUKTUR

Die T-Lymphozyten teilen sich in der Thymusrinde und gelangen ins Mark, wenn sie reif sind. Nach etwa drei Wochen verlassen die T-Zellen den Thymus über die Blutgefäße Richtung Blutkreislauf. Degenerierte Epithelzellen bilden im Mark Hassall-Körperchen.

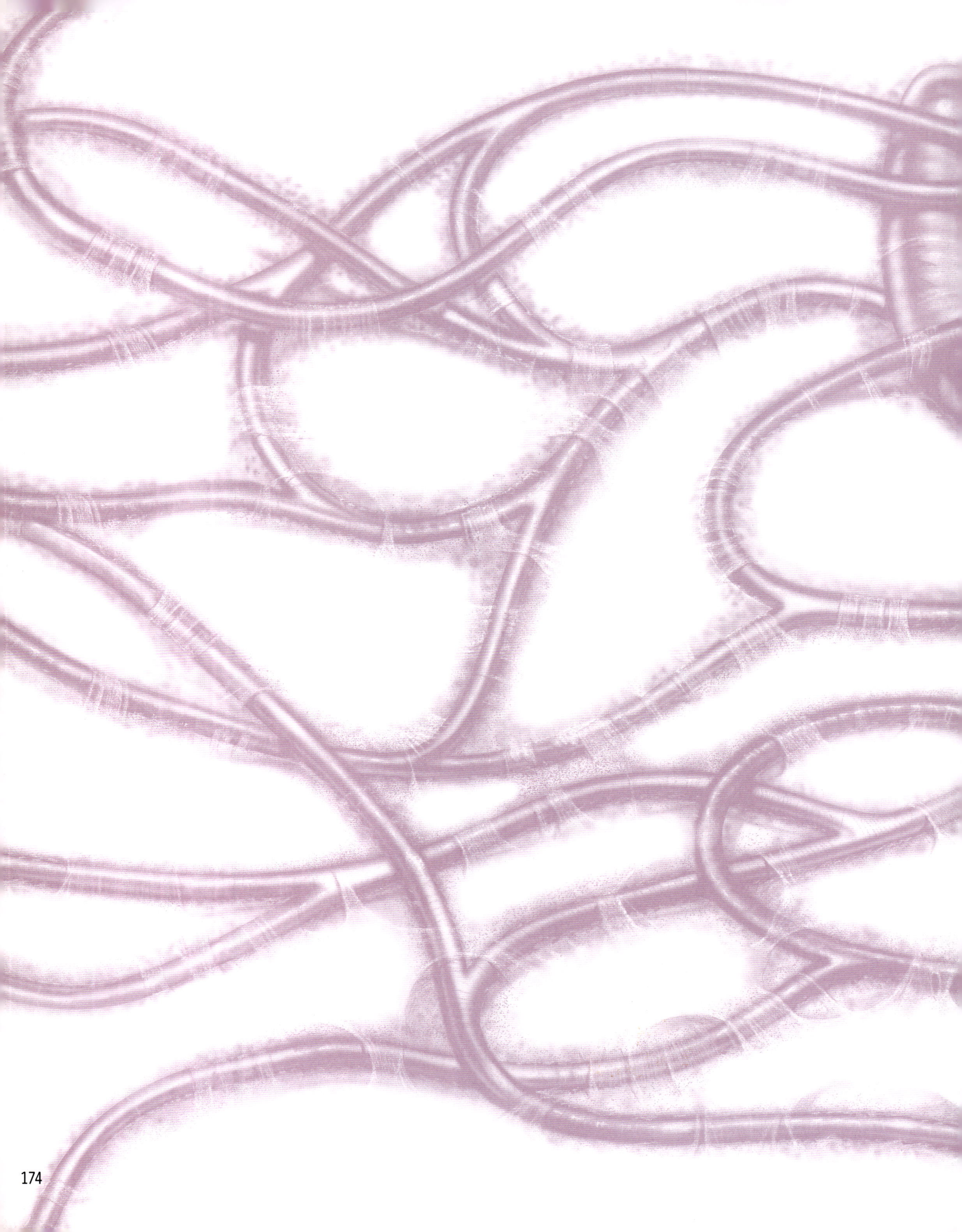

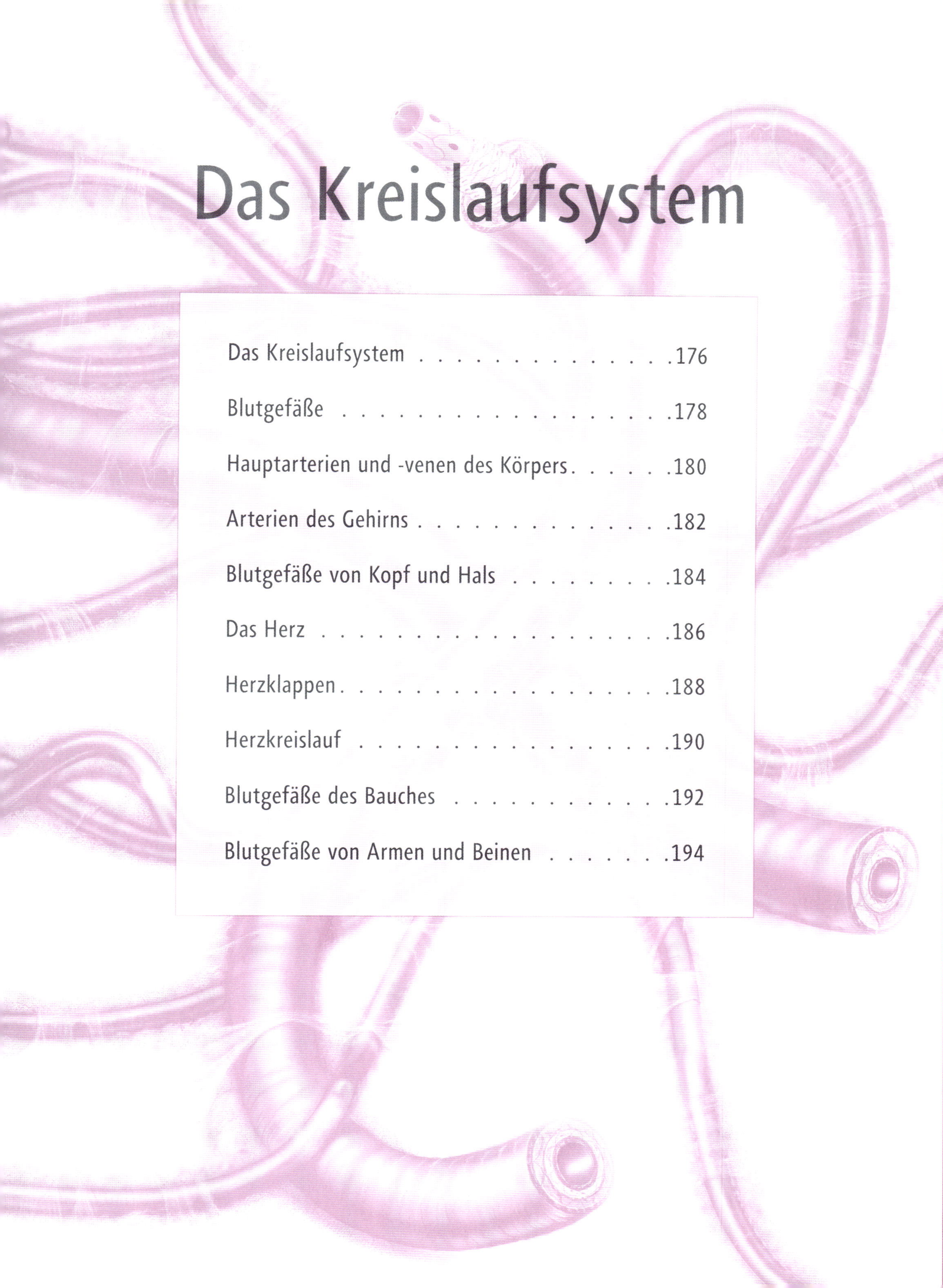

Das Kreislaufsystem

Das Kreislaufsystem 176

Blutgefäße 178

Hauptarterien und -venen des Körpers. 180

Arterien des Gehirns 182

Blutgefäße von Kopf und Hals 184

Das Herz 186

Herzklappen. 188

Herzkreislauf 190

Blutgefäße des Bauches 192

Blutgefäße von Armen und Beinen 194

Das Kreislaufsystem

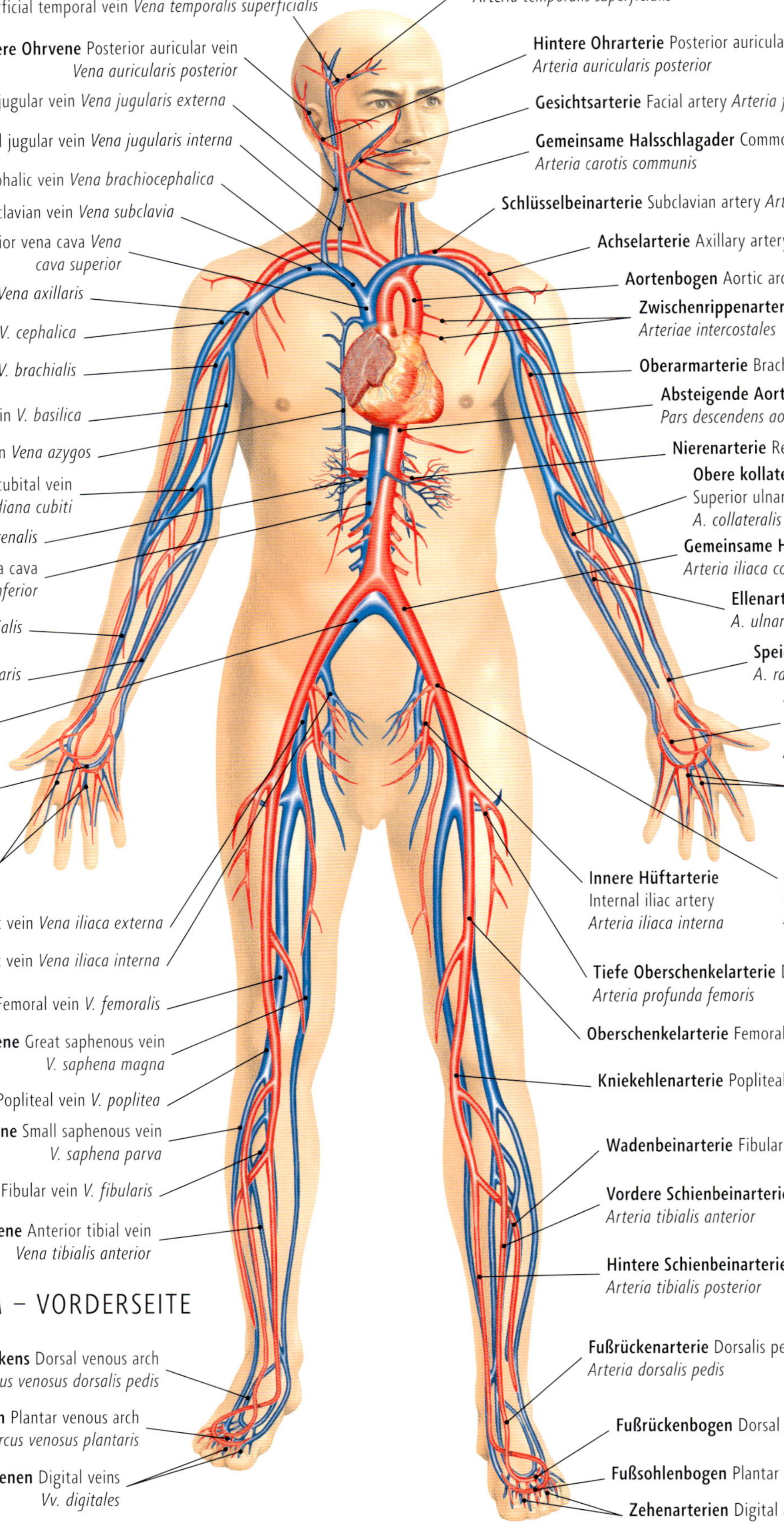

KREISLAUFSYSTEM – VORDERSEITE

ZUSAMMENSETZUNG DES BLUTS

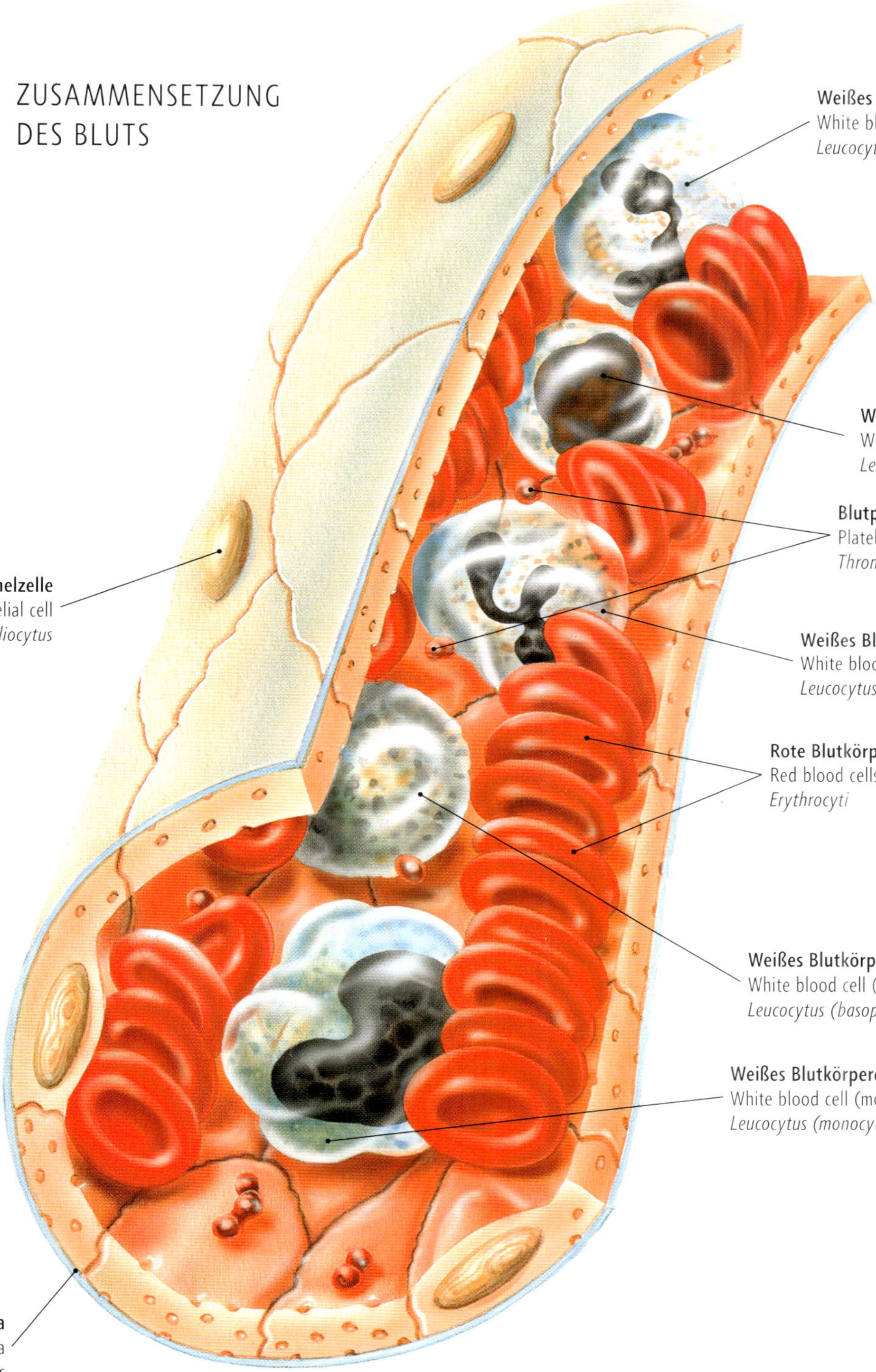

Blutgefäße

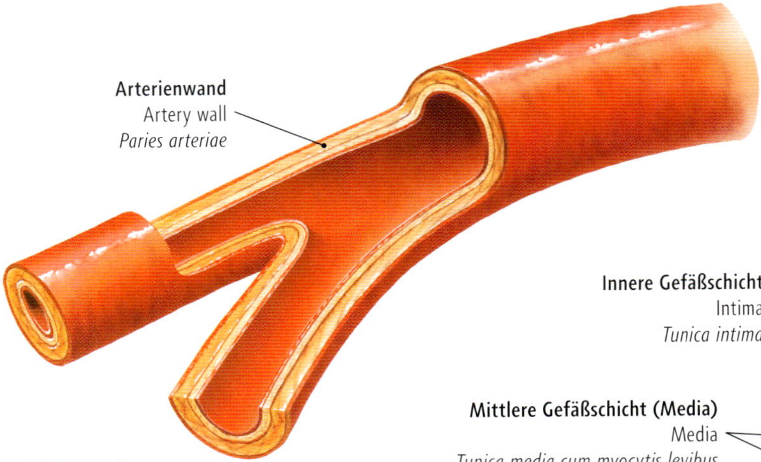

ARTERIE

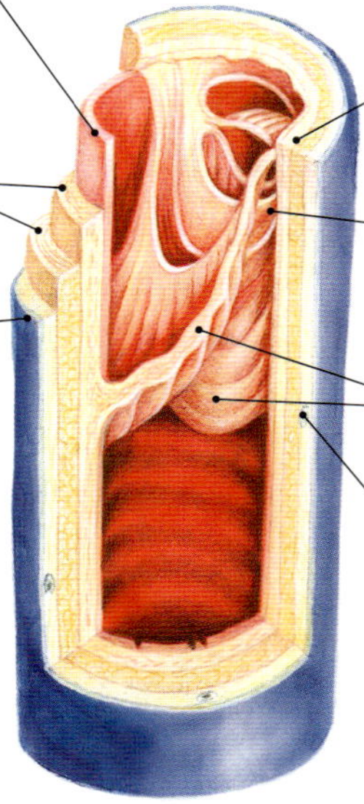

VENE

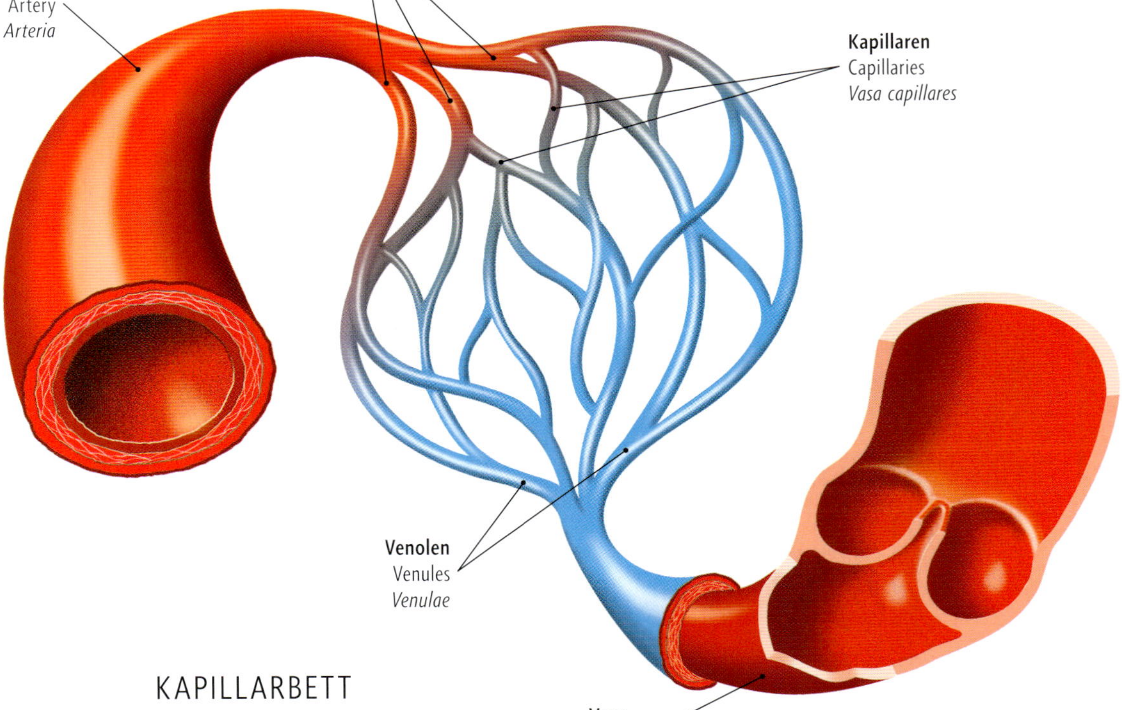

KAPILLARBETT

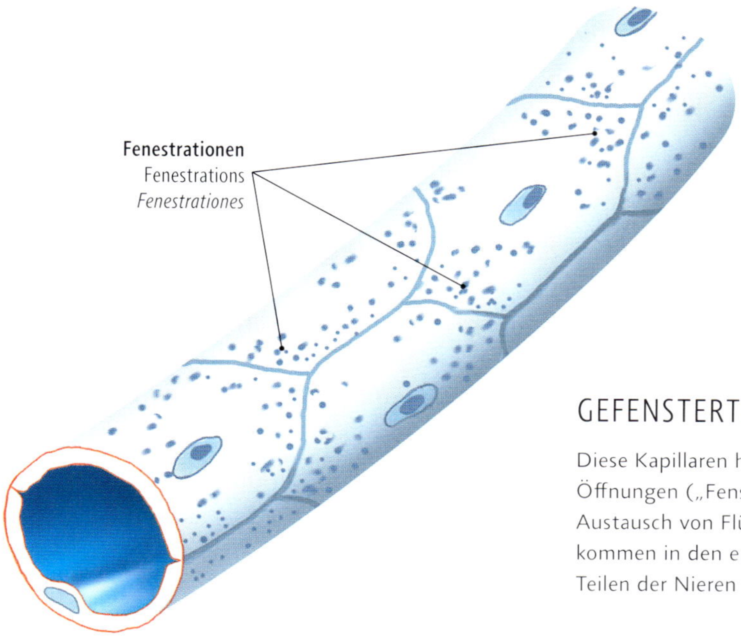

GEFENSTERTE KAPILLAREN

Diese Kapillaren haben eine oder mehrere Öffnungen („Fenster"), was einen schnellen Austausch von Flüssigkeiten ermöglicht. Sie kommen in den endokrinen Organen und in Teilen der Nieren vor.

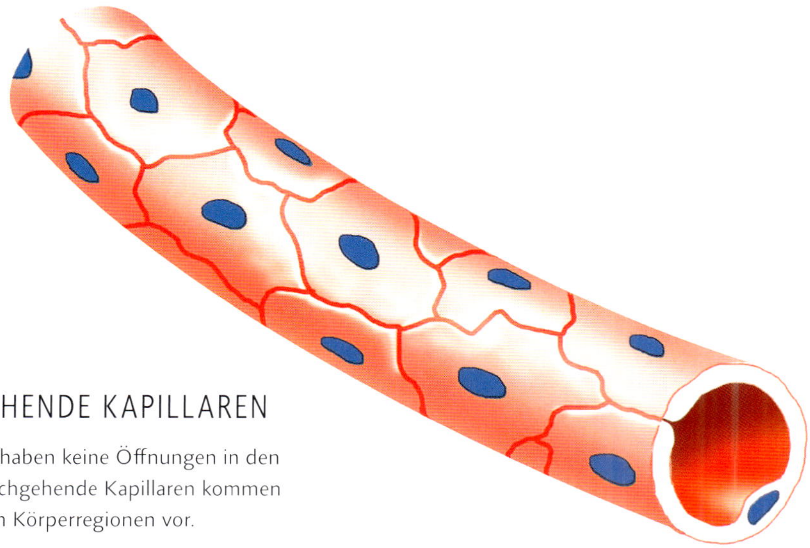

DURCHGEHENDE KAPILLAREN

Diese Gefäße haben keine Öffnungen in den Wänden. Durchgehende Kapillaren kommen in den meisten Körperregionen vor.

Hauptarterien und -venen des Körpers

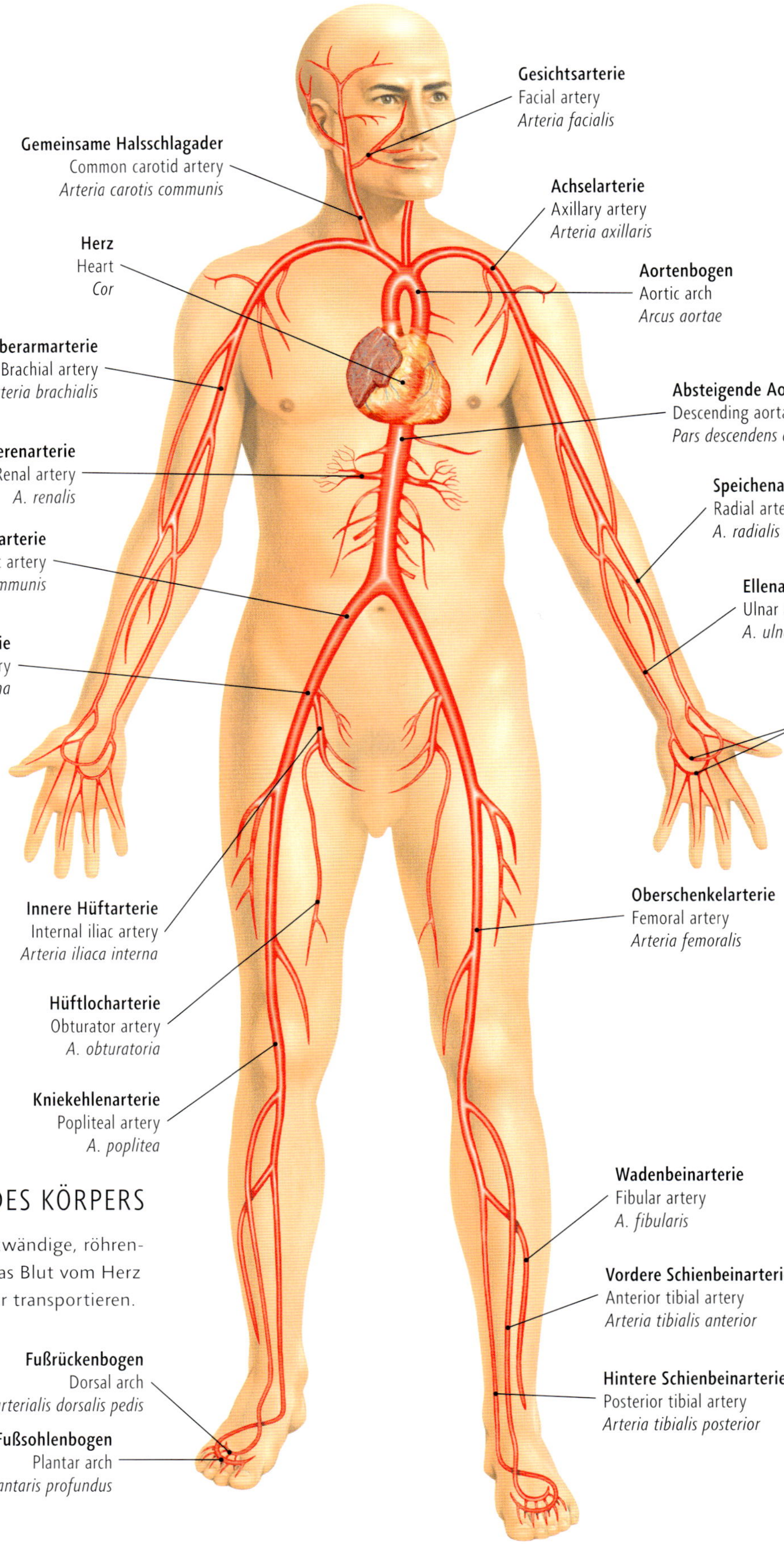

HAUPTARTERIEN DES KÖRPERS

Arterien sind flexible, dickwändige, röhrenförmige Blutgefäße, die das Blut vom Herz weg zum restlichen Körper transportieren.

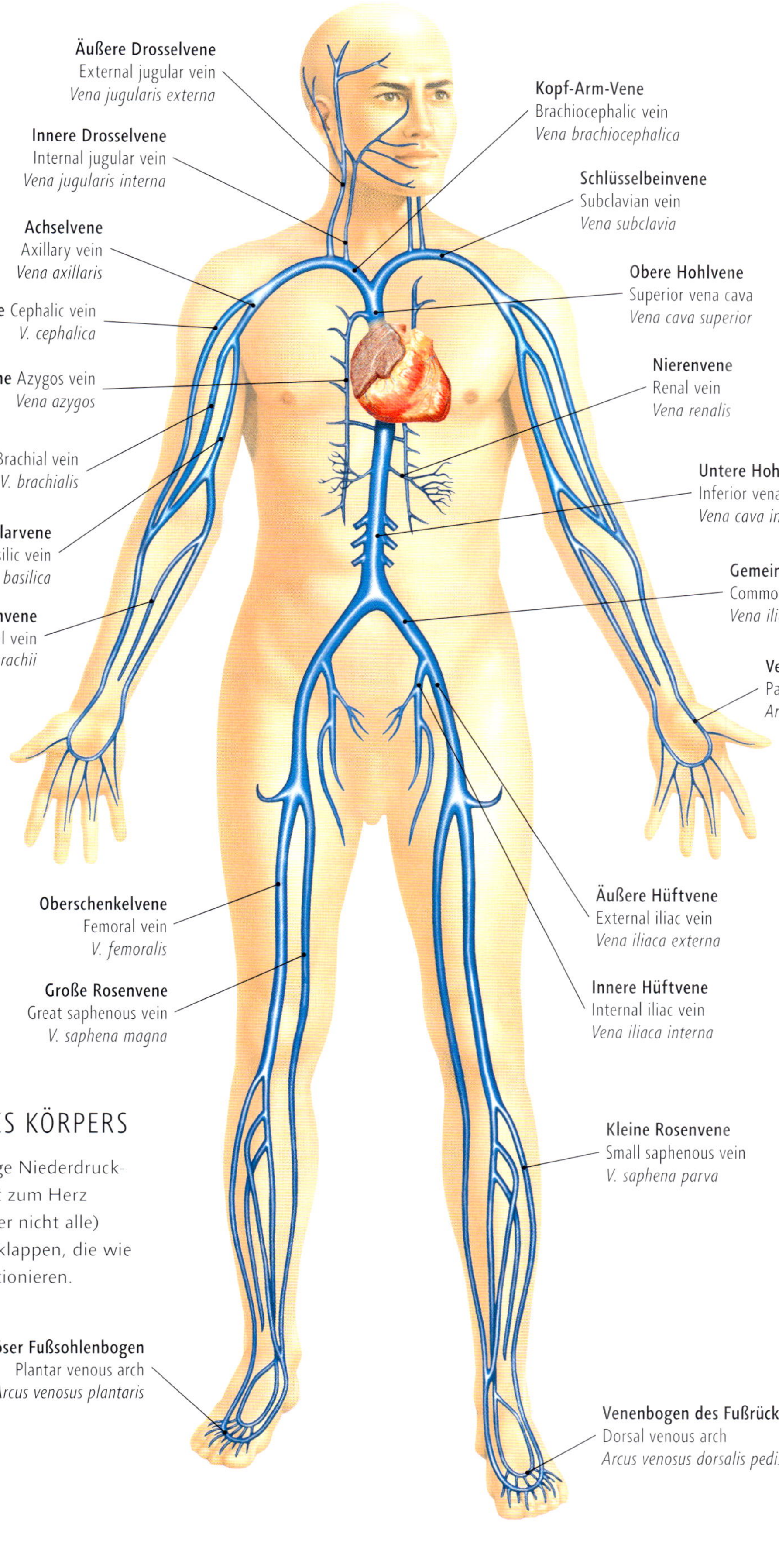

HAUPTVENEN DES KÖRPERS

Venen sind dünnwändige Niederdruck-Blutgefäße, die das Blut zum Herz zurückführen. Viele (aber nicht alle) Venen enthalten Venenklappen, die wie Rückschlagventile funktionieren.

Arterien des Gehirns

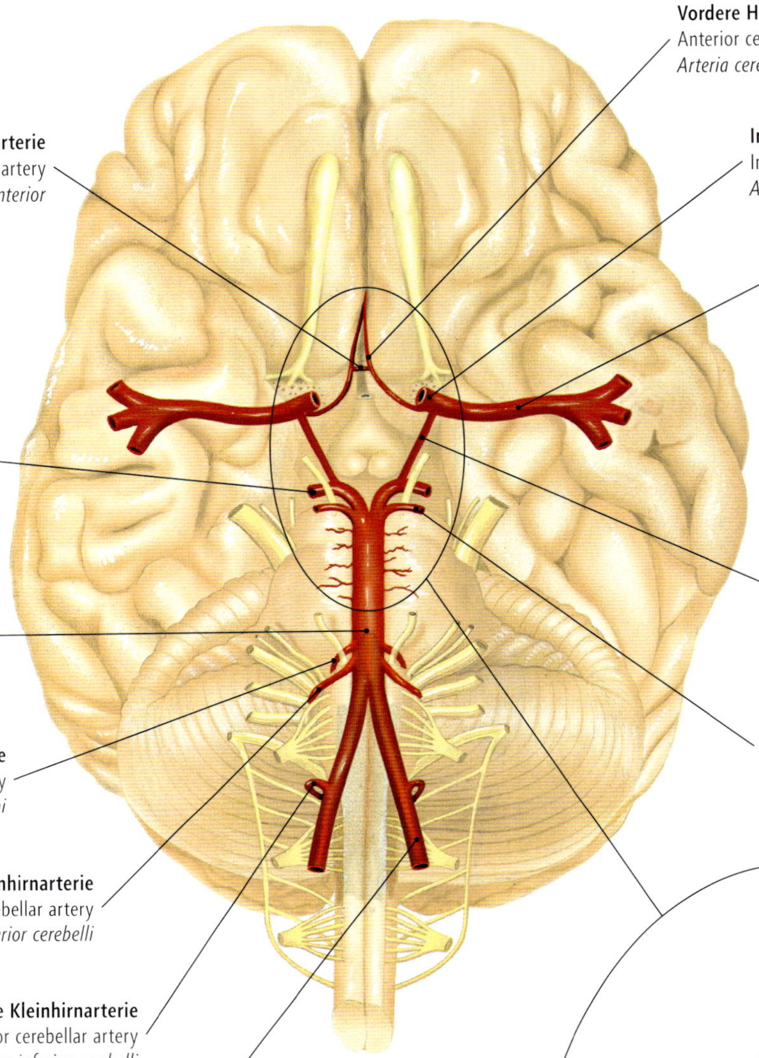

ARTERIEN DER HIRNBASIS

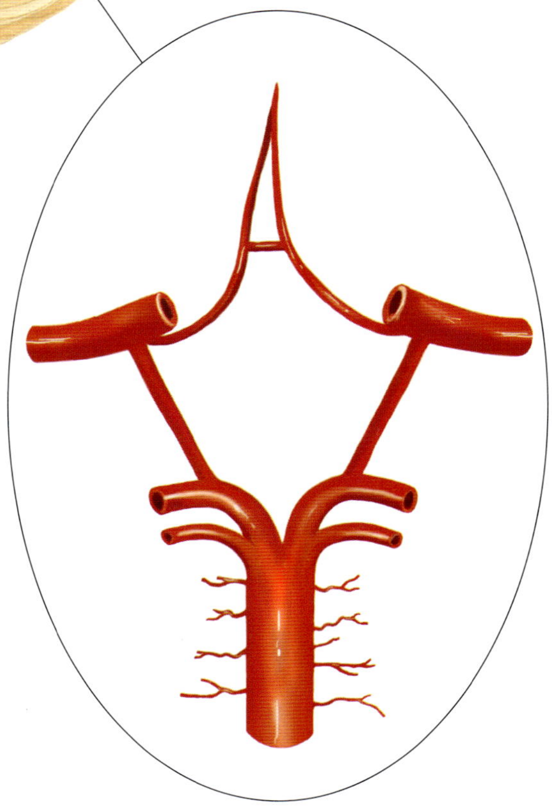

WILLIS-KREIS

Der Willis-Kreis (Circulus arteriosus cerebri) ist ein arterieller Gefäßring in der Hirnbasis. Das Auftreten von Arterienerweiterungen (Aneurysmen) ist hier am wahrscheinlichsten.

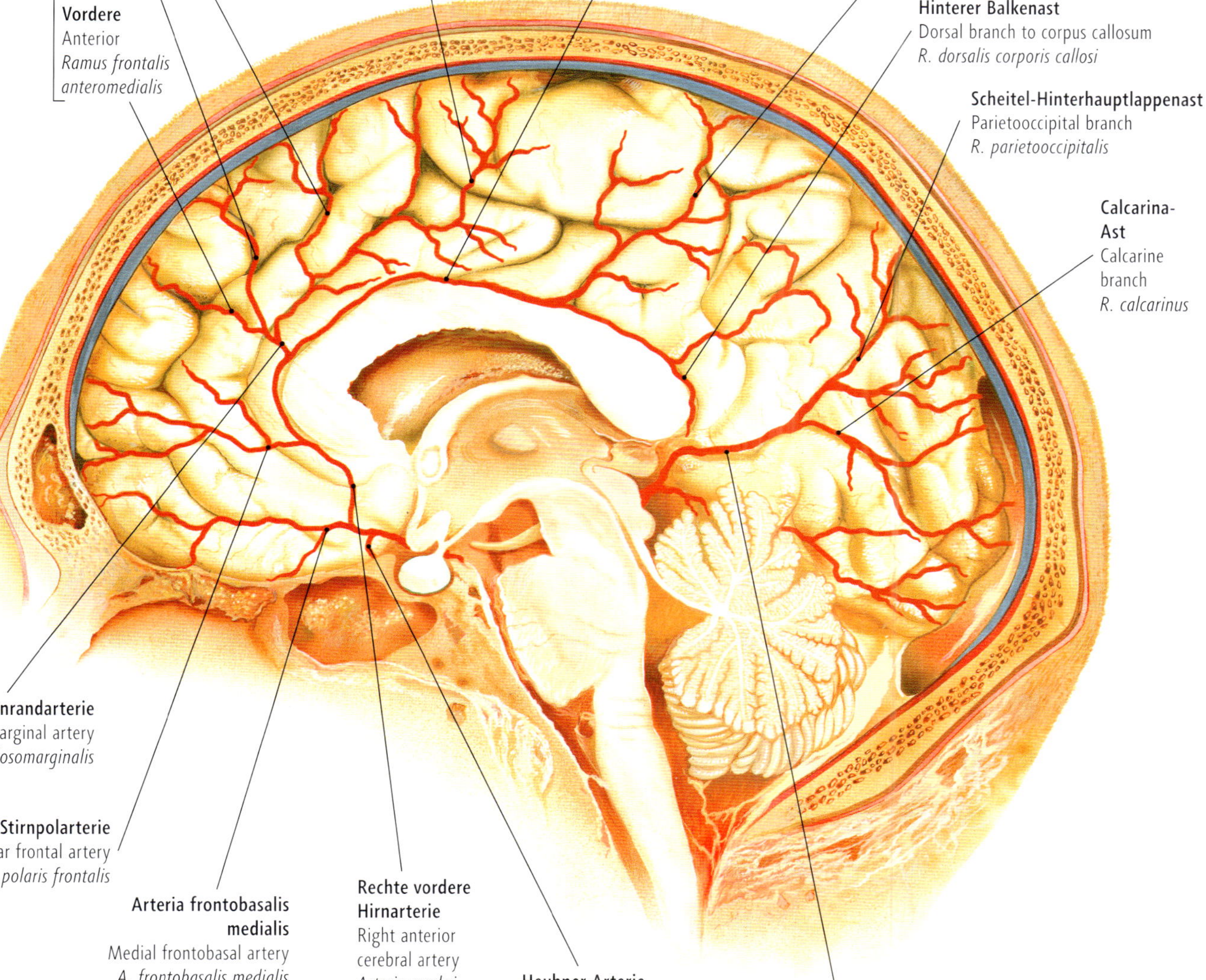

HIRNARTERIEN – QUERSCHNITTSANSICHT

Blutgefäße von Kopf und Hals

OBERFLÄCHLICHE ARTERIEN VON KOPF UND HALS – SEITENANSICHT

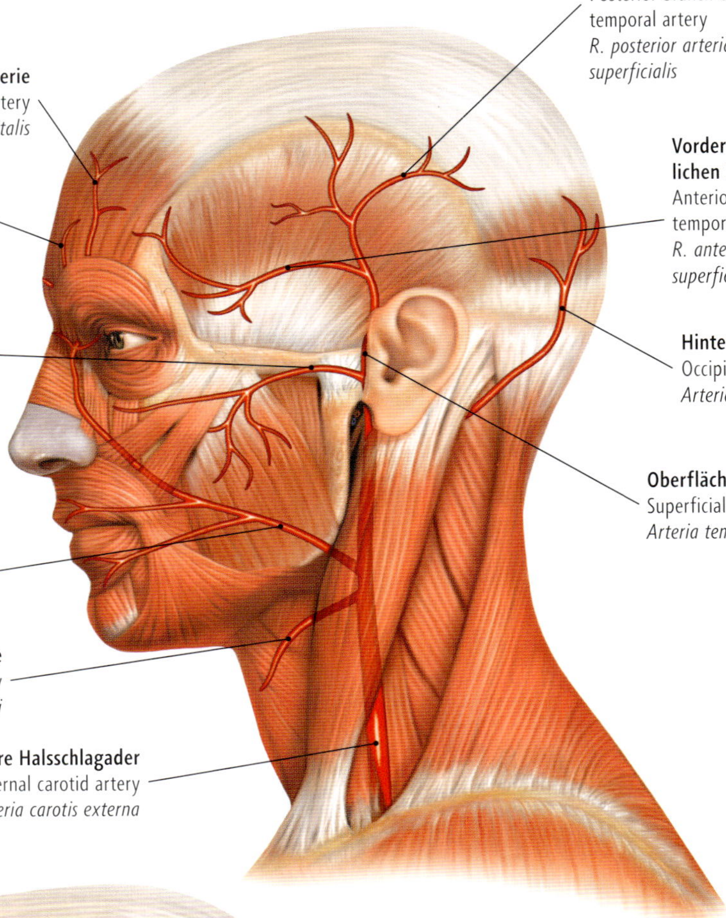

OBERFLÄCHLICHE VENEN VON KOPF UND HALS – SEITENANSICHT

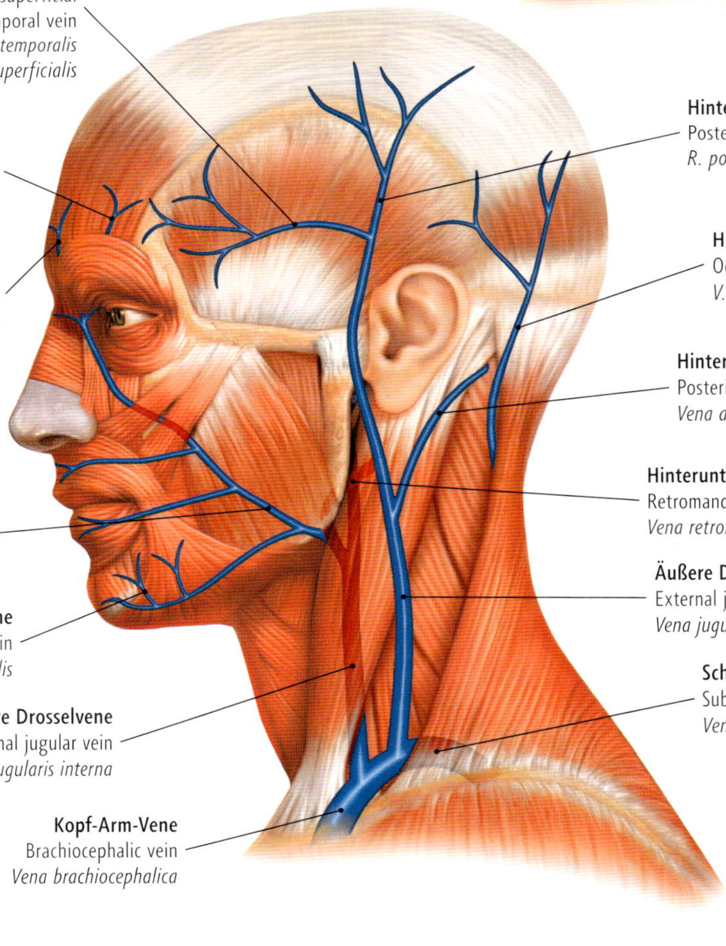

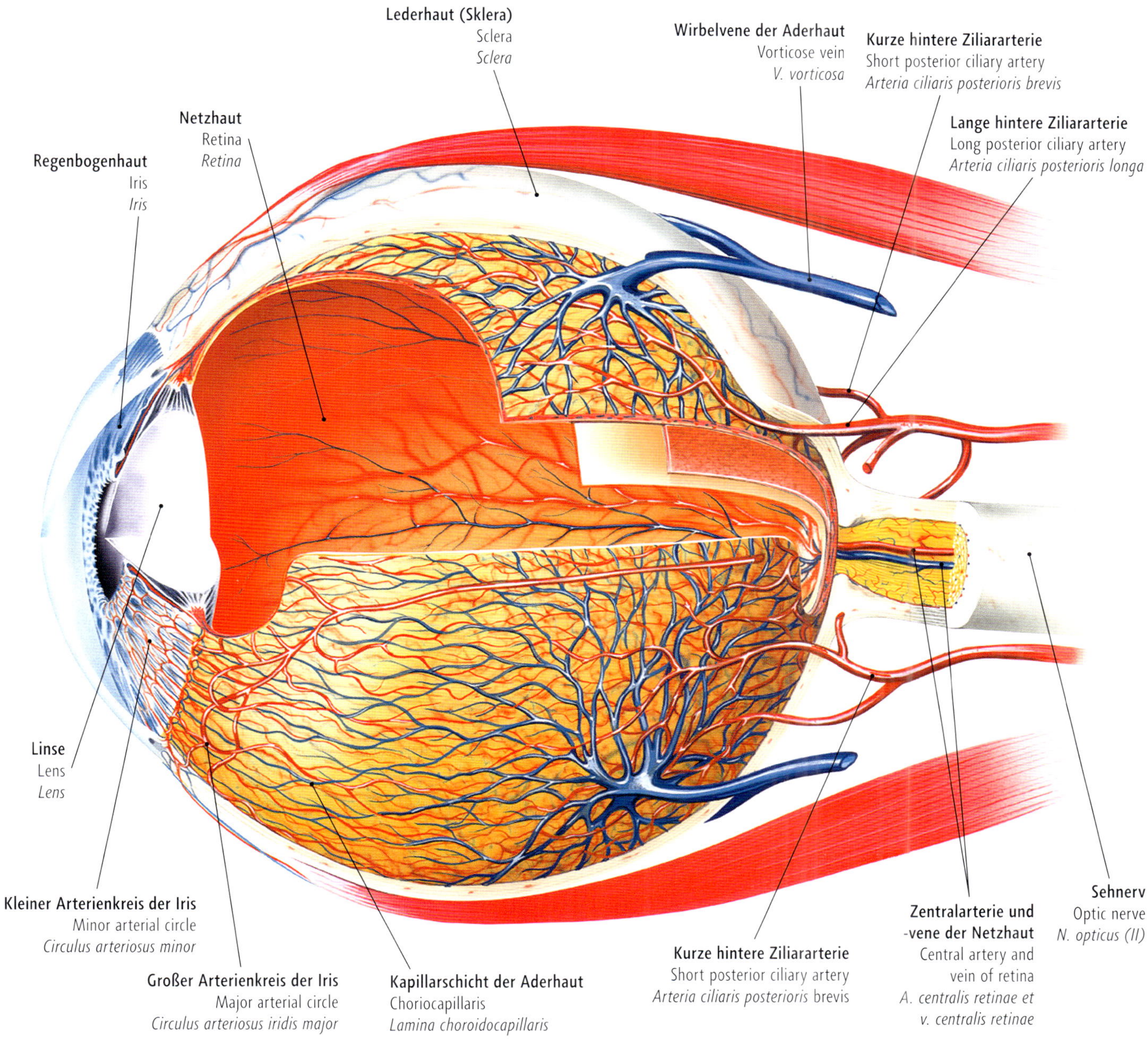

OBERFLÄCHLICHE ARTERIEN DES AUGES – SEITENANSICHT

Das Herz

VORDERANSICHT

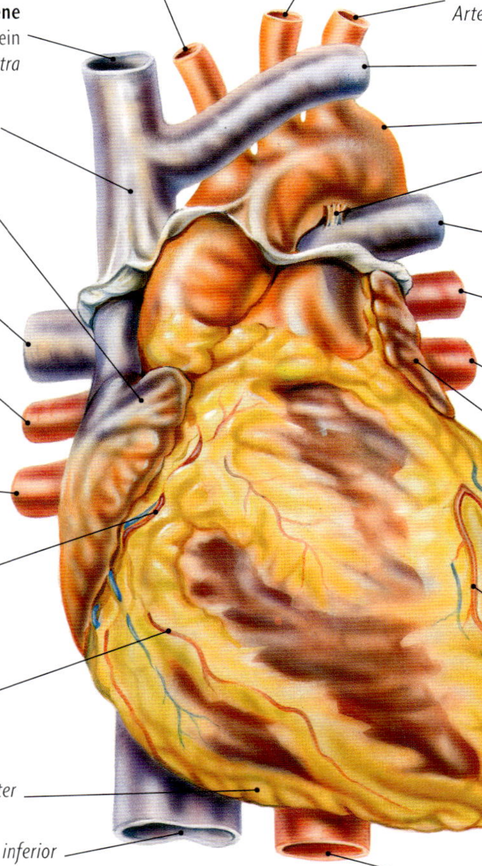

RÜCKANSICHT

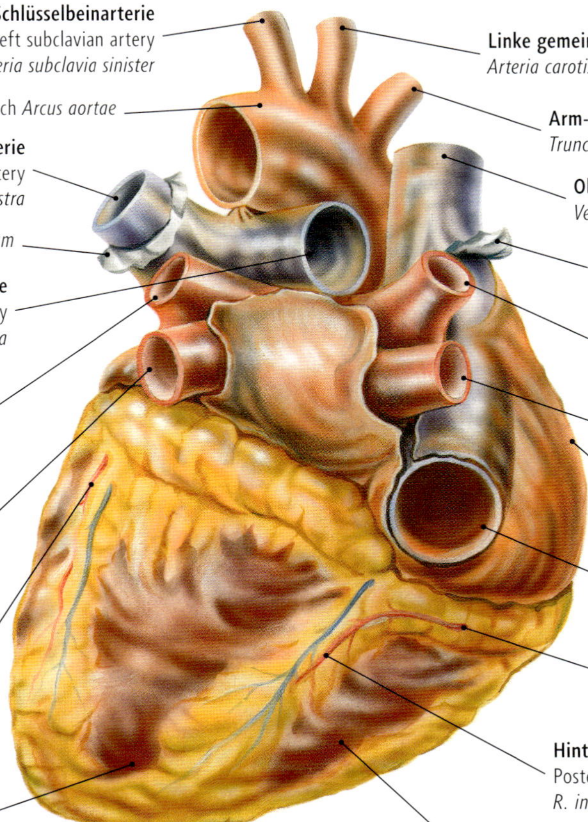

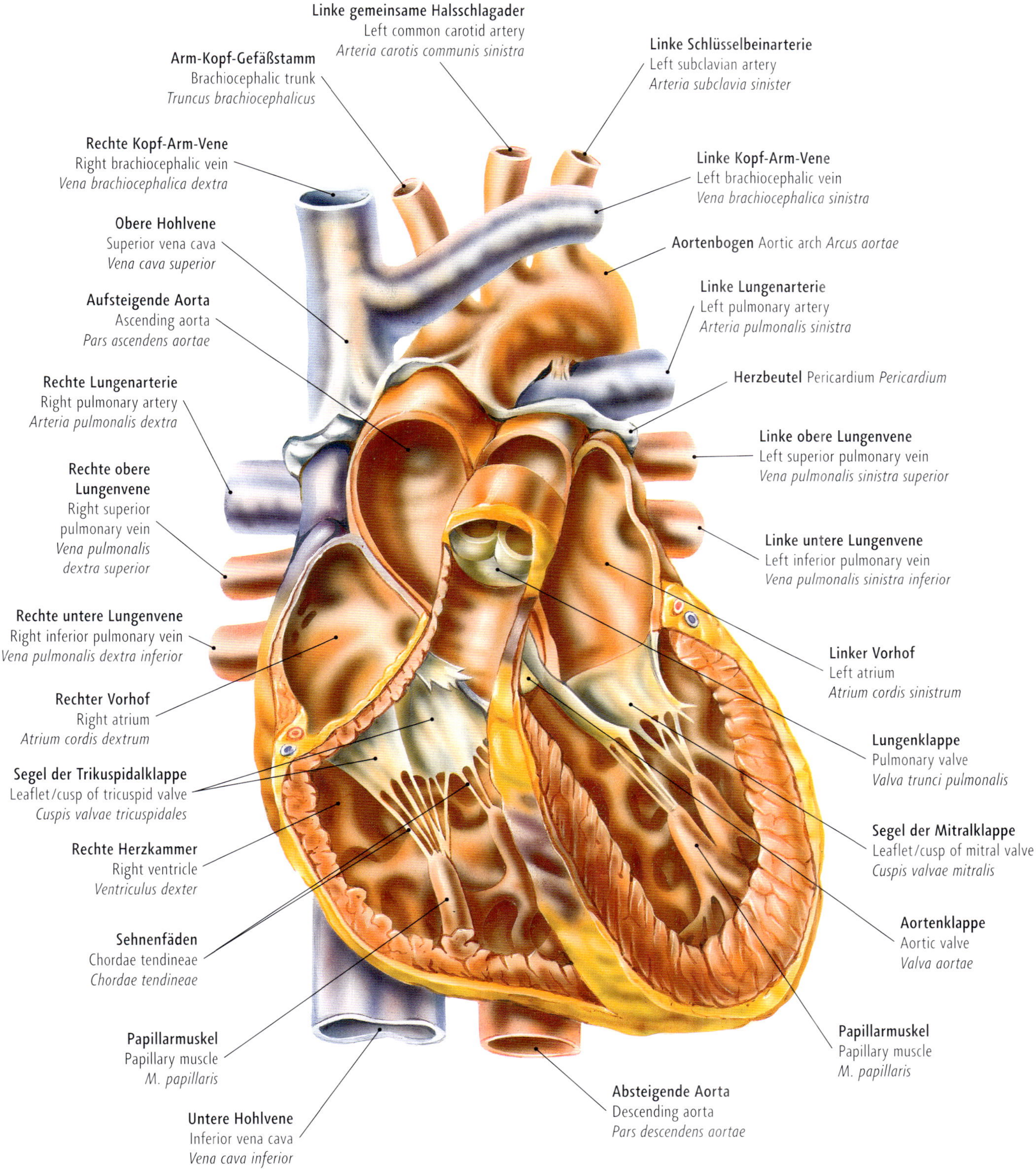

QUERSCHNITTSANSICHT

Herzklappen

HERZKLAPPEN: HERZKAMMERSYSTOLE

Wenn die Herzkammern kontrahieren, pumpen sie sauerstoffreiches Blut in die Aorta, die das Blut in den Blutkreislauf des Körpers sendet, und sauerstoffarmes Blut in die Lungenarterien, die es zu den Lungen transportieren

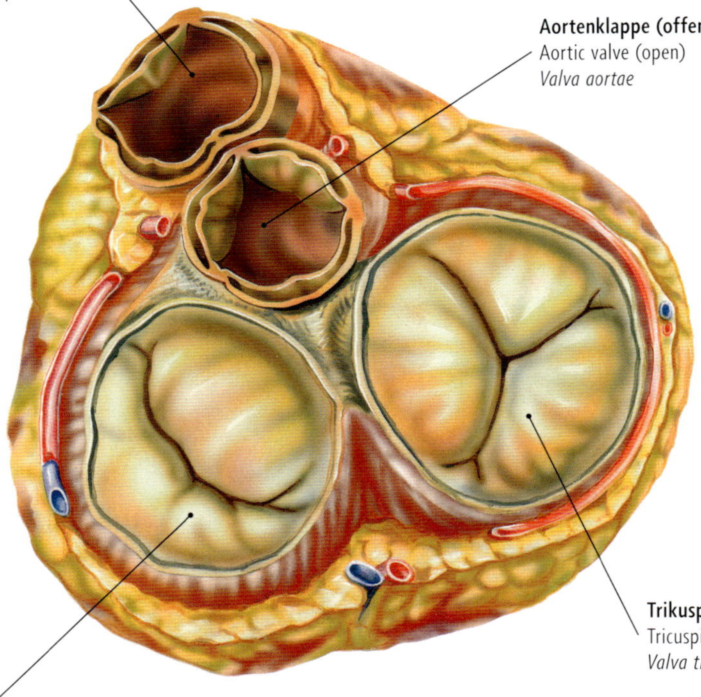

HERZKLAPPEN: HERZKAMMERDIASTOLE

Nach einer Kontraktion bleiben die Mitral- und Trikuspidalklappen offen, sodass neues Blut in die rechte und linke Herzkammer fließen kann.

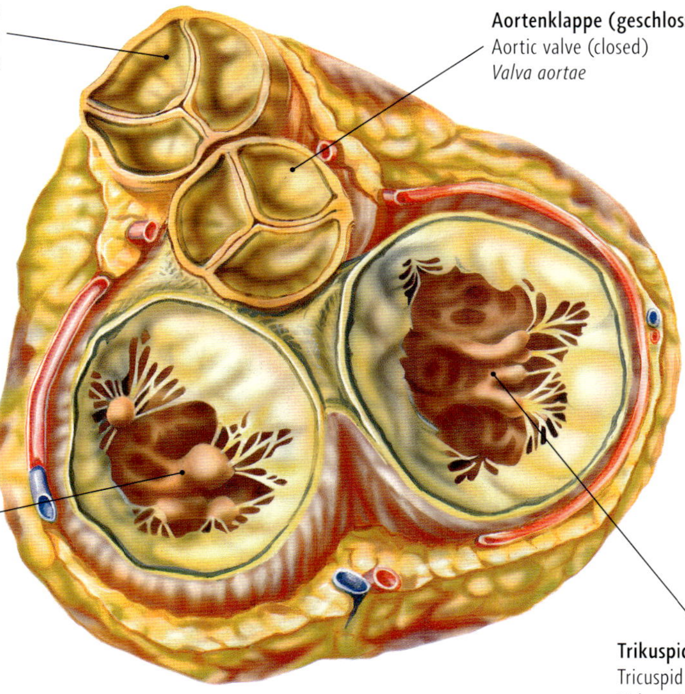

TRIKUSPIDALKLAPPE

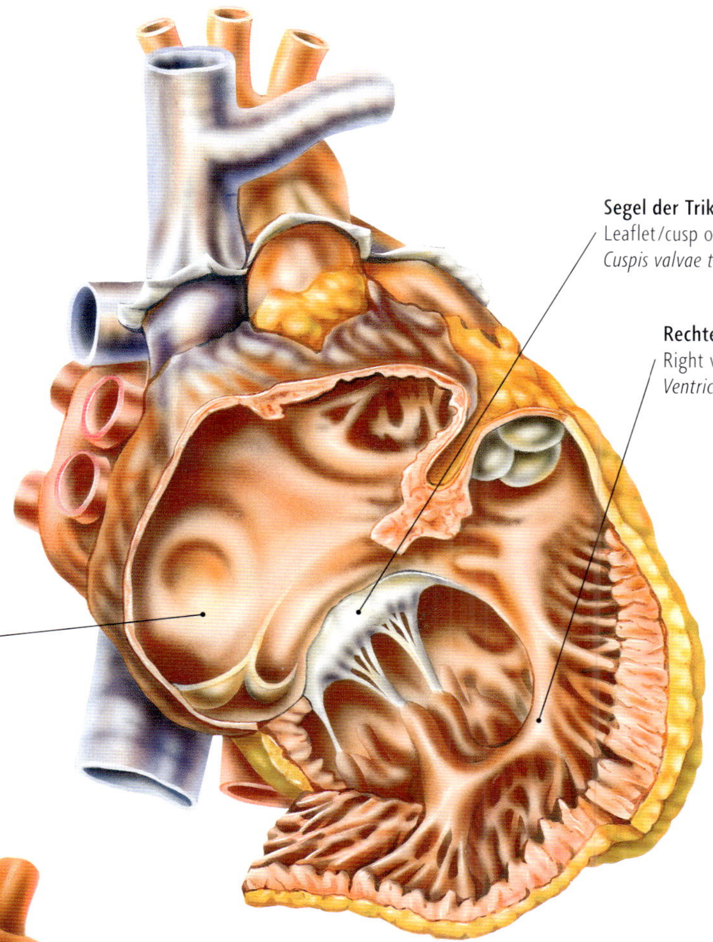

MITRALKLAPPE

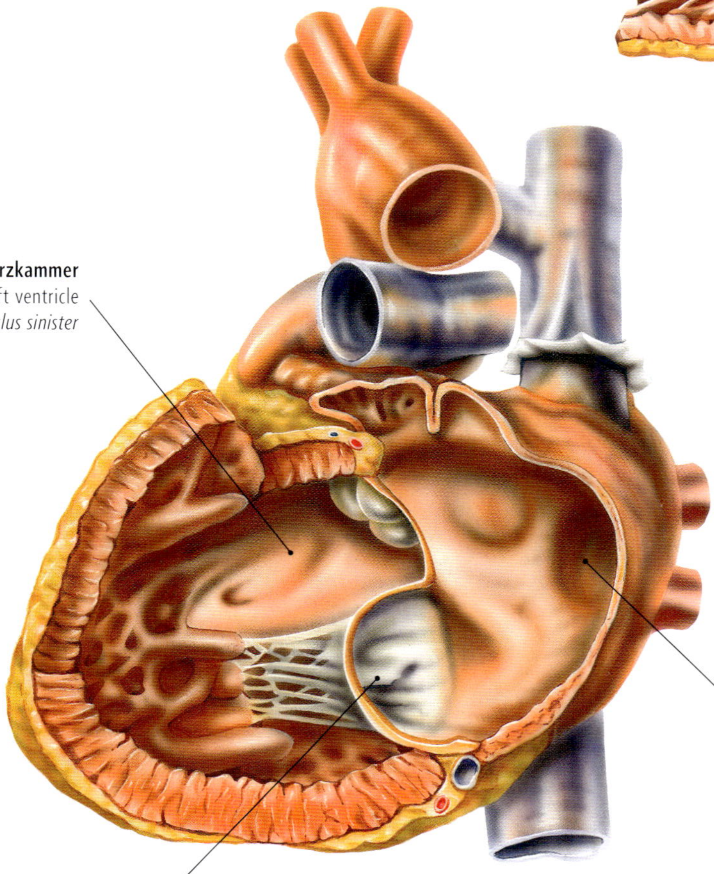

Herzkreislauf

HERZKREISLAUF 1

Sauerstoffarmes Blut (blau) fließt vom Körper in den rechten Vorhof. Sauerstoffreiches Blut (rot) strömt von den Lungen in den linken Vorhof.

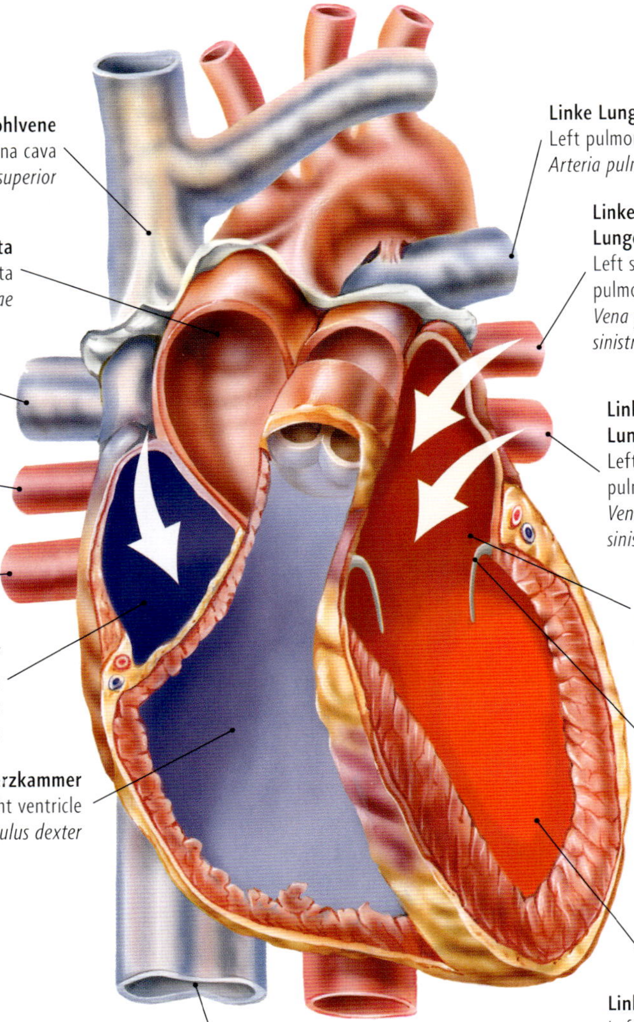

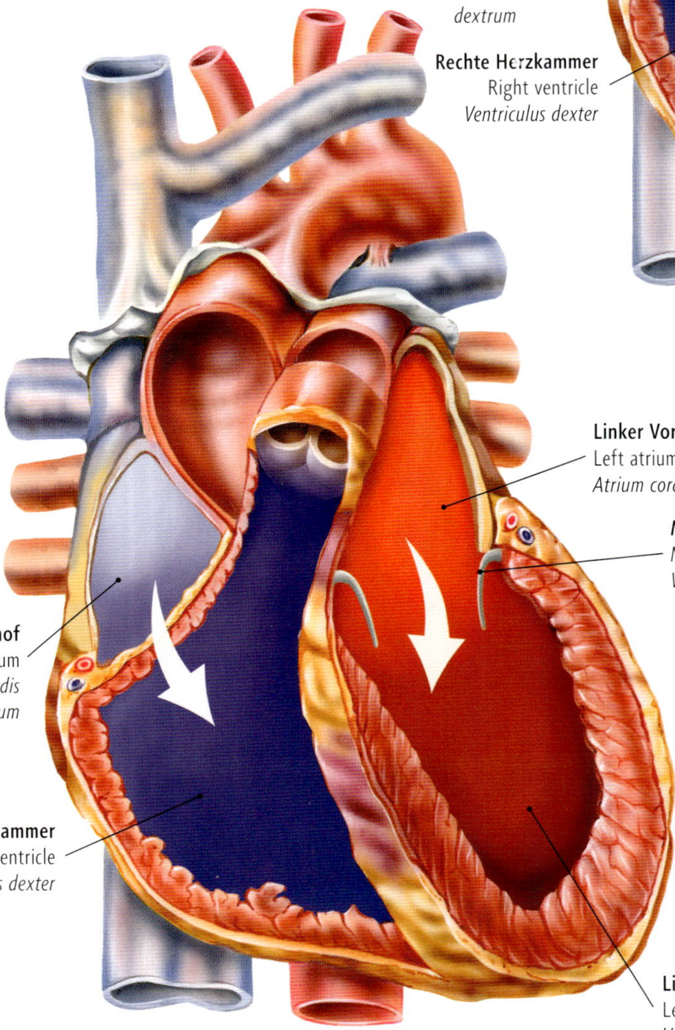

HERZKREISLAUF 2

Sauerstoffarmes Blut wird aus dem rechten Vorhof in die rechte Herzkammer, sauerstoffreiches Blut aus dem linken Vorhof in die linke Herzkammer gepumpt.

HERZKREISLAUF 3

Die linke Herzkammer pumpt sauerstoffreiches Blut durch die aufsteigende Aorta in alle Körperteile. Die rechte Herzkammer pumpt sauerstoffarmes Blut durch die Lungenarterien in die Lungen.

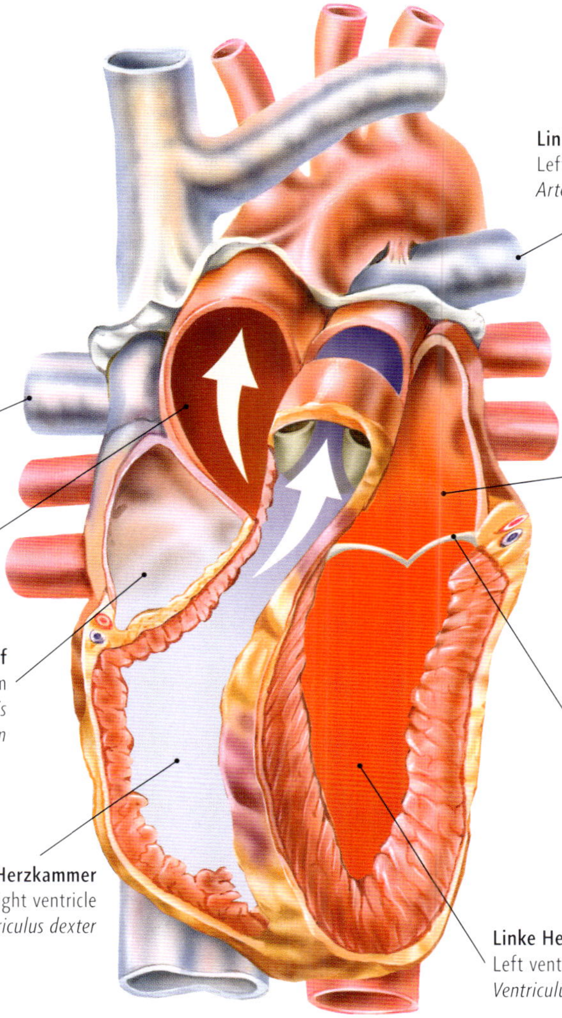

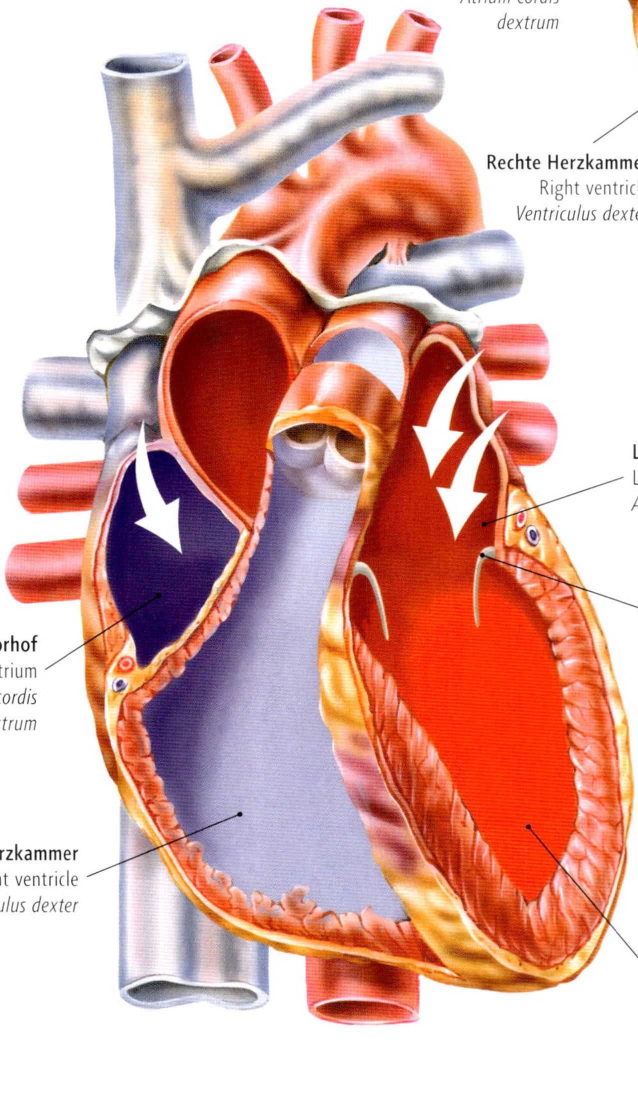

HERZKREISLAUF 4

Neues Blut strömt in den linken und rechten Vorhof, und der Kreislauf beginnt von vorn.

Blutgefäße des Bauches

HAUPTARTERIEN UND -VENEN DES BAUCHES

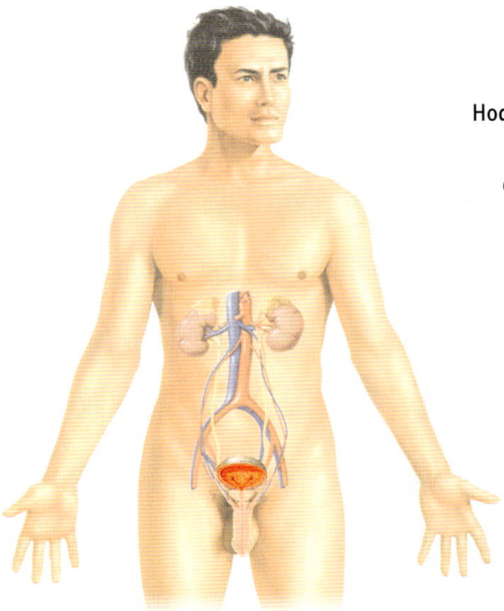

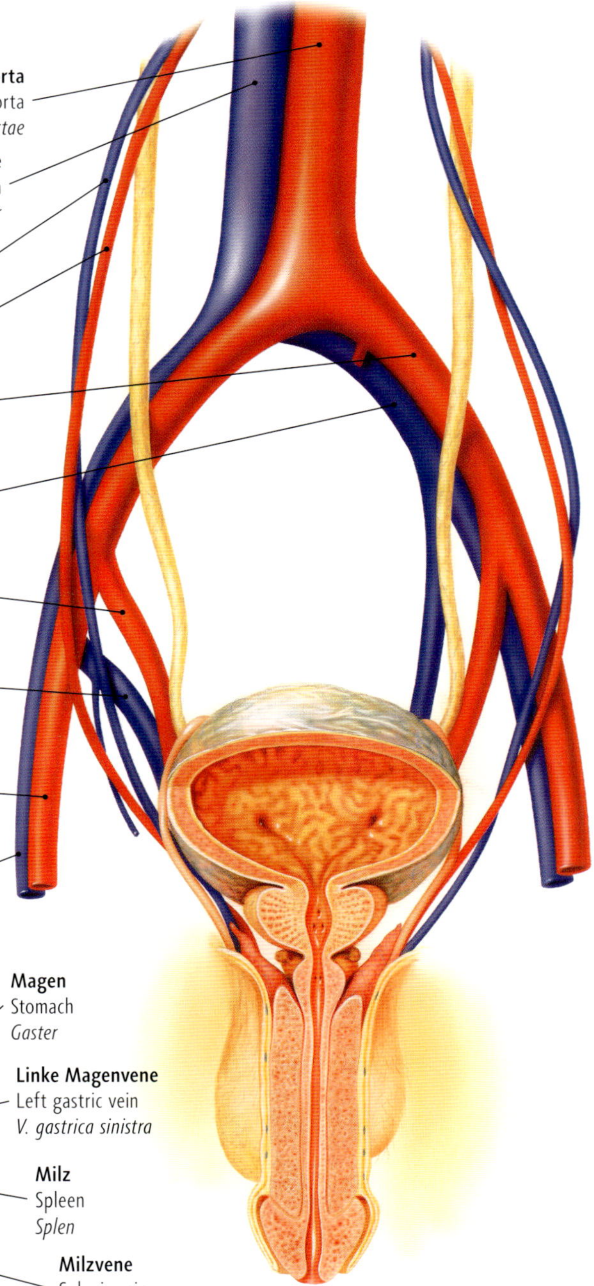

PFORTADERKREISLAUF

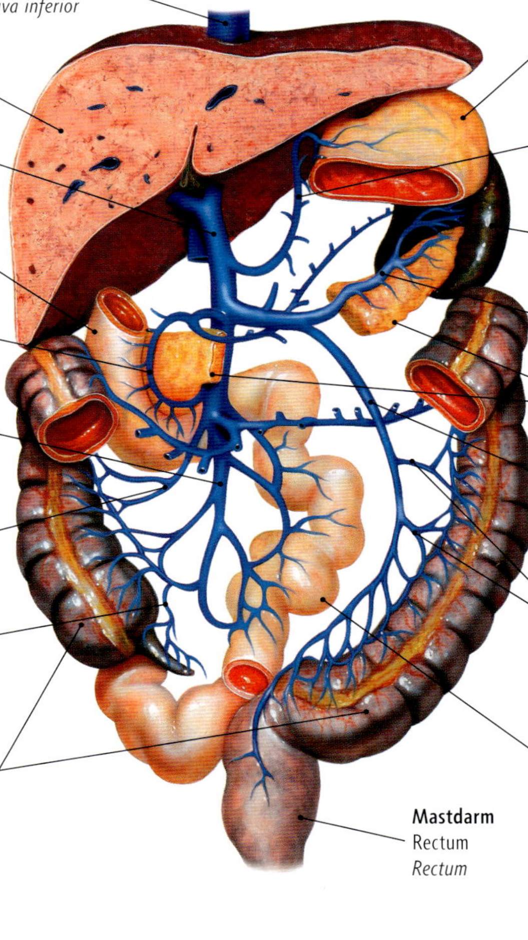

LEBERARTERIE

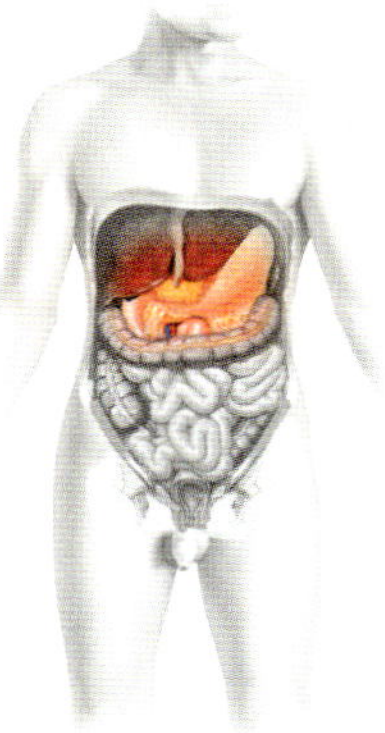

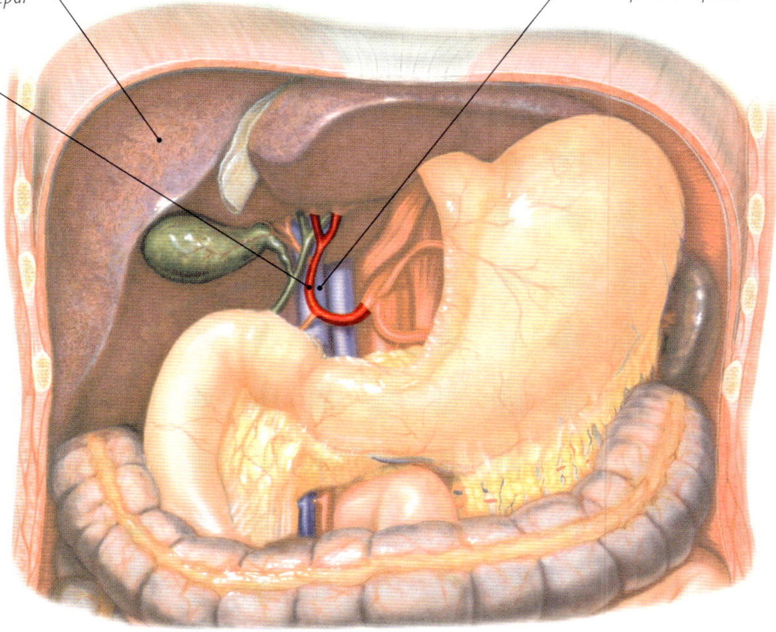

Hinweis: Auf dieser Abbildung wurde, um die Lage der Leberarterie anzuzeigen, die Leber in den Hintergrund geschoben.

NIERENARTERIE

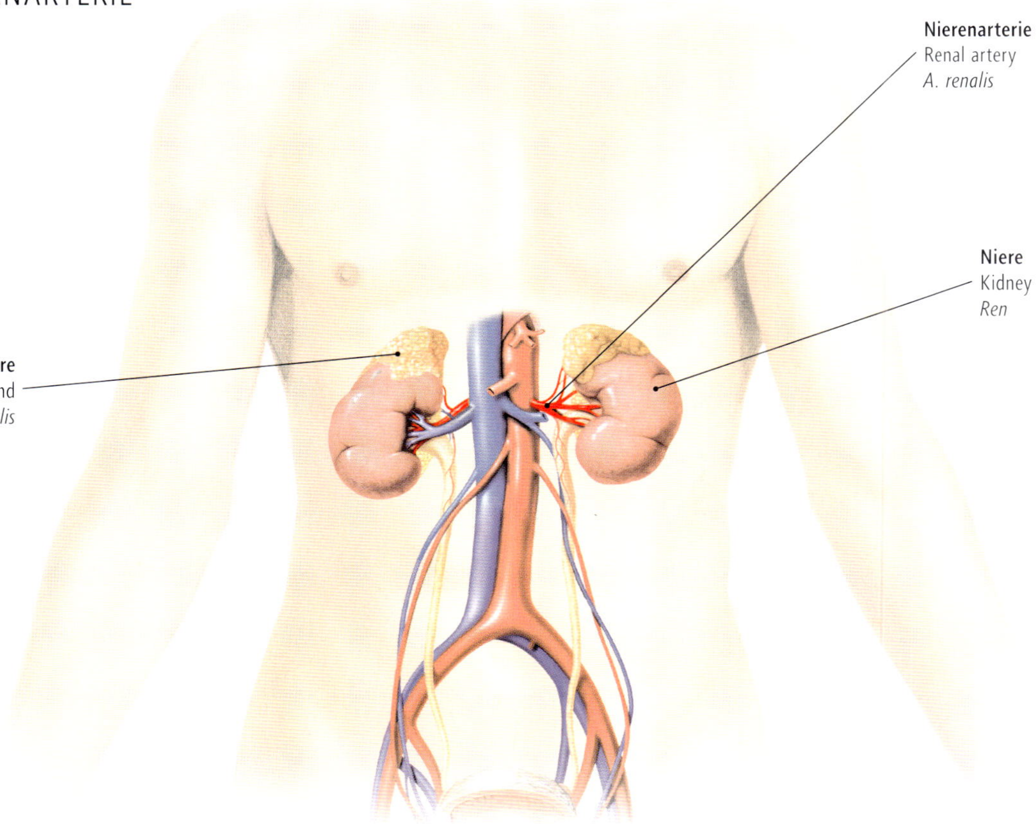

Blutgefäße von Armen und Beinen

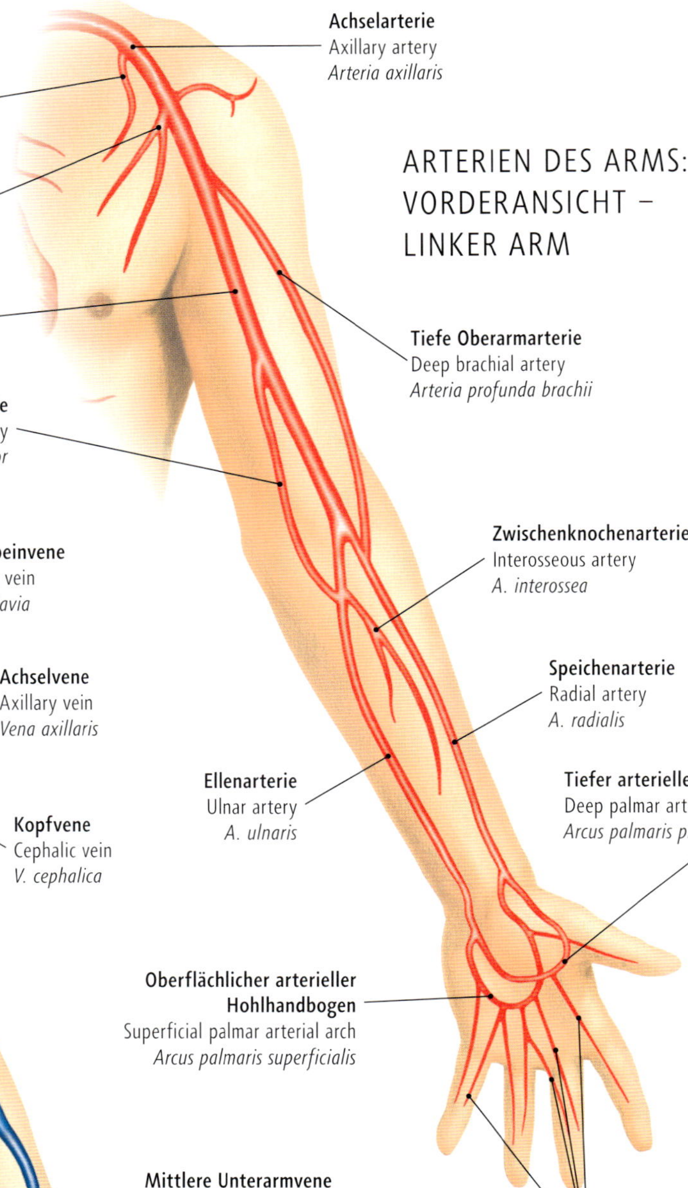

ARTERIEN DES ARMS: VORDERANSICHT – LINKER ARM

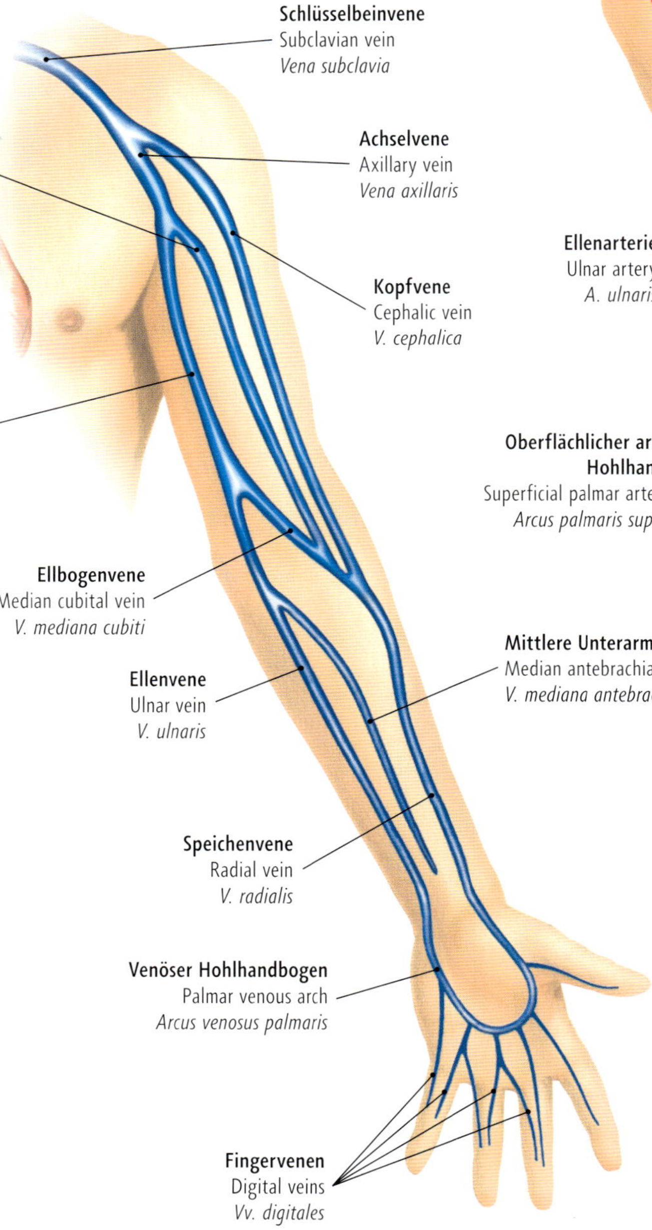

VENEN DES ARMS: VORDERANSICHT – LINKER ARM

ARTERIEN DES BEINS: VORDERANSICHT – RECHTES BEIN

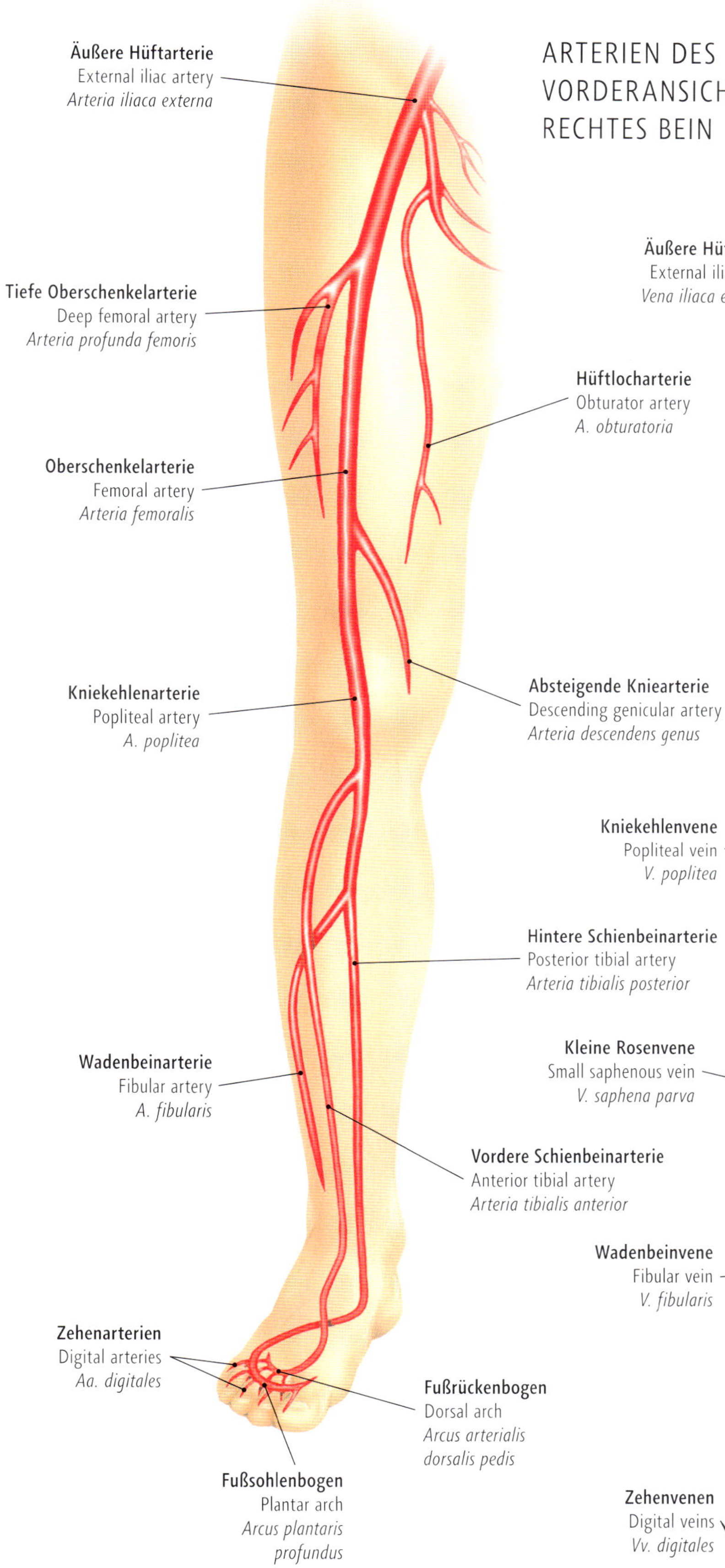

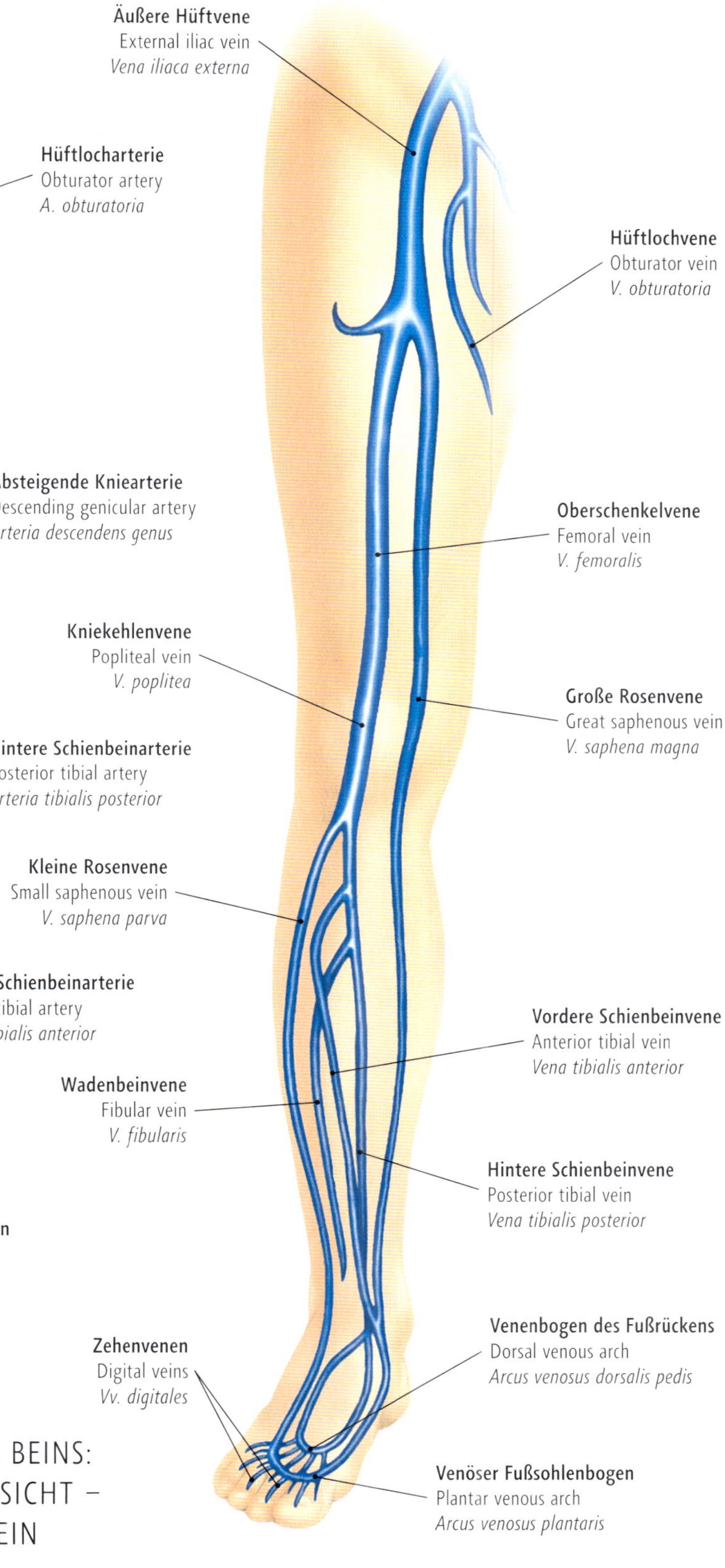

VENEN DES BEINS: VORDERANSICHT – RECHTES BEIN

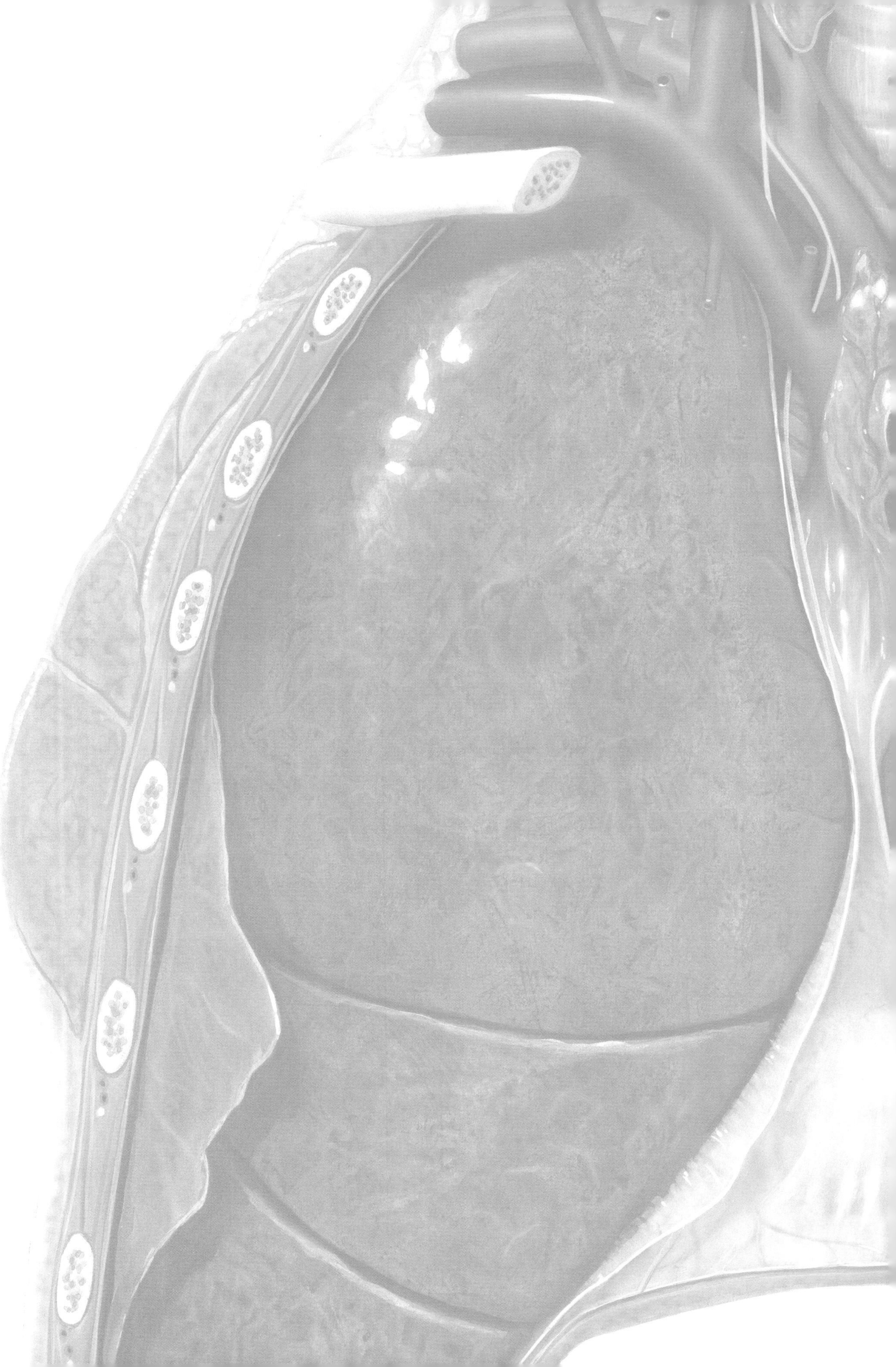

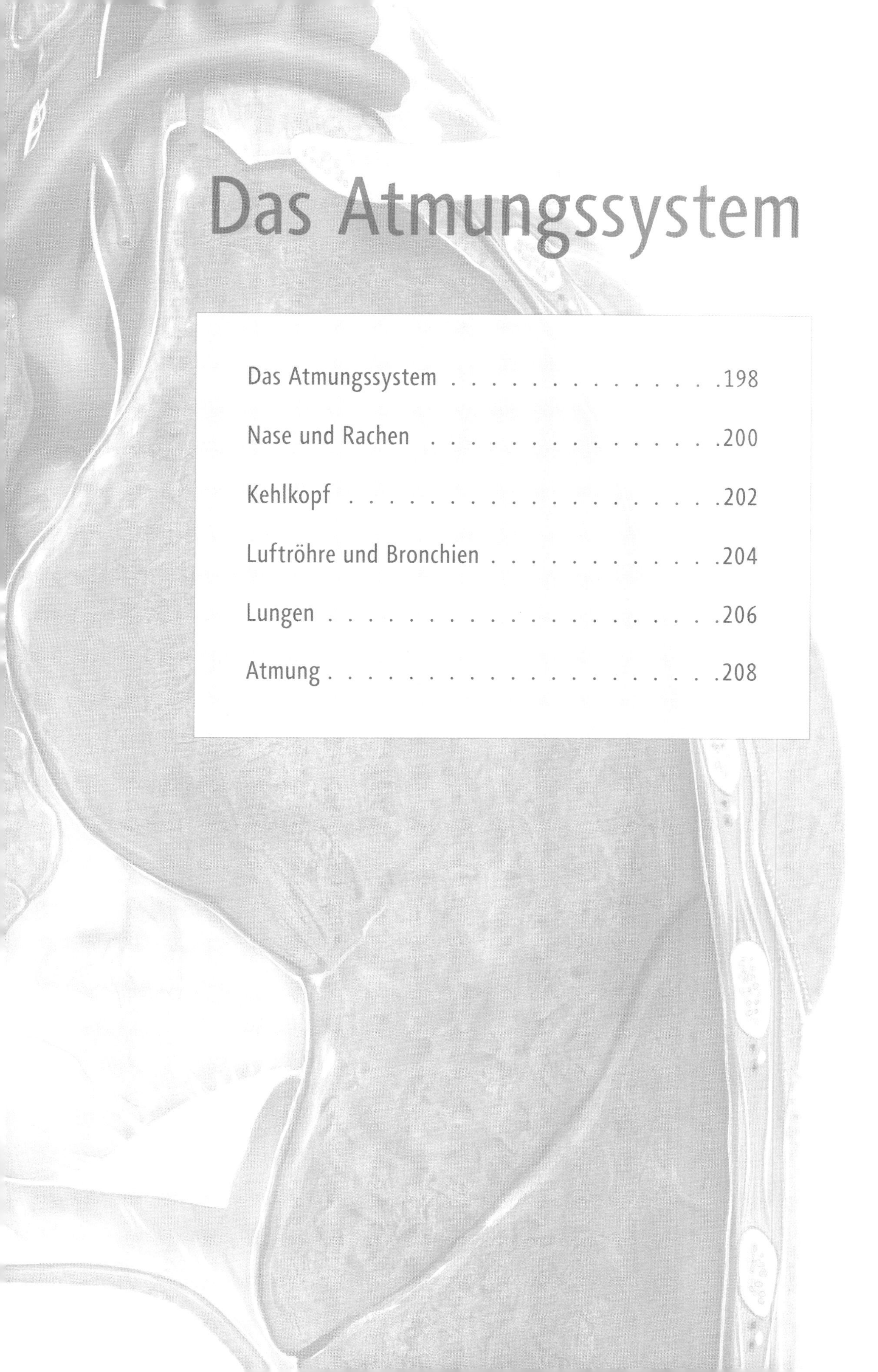

Das Atmungssystem

Das Atmungssystem 198

Nase und Rachen 200

Kehlkopf 202

Luftröhre und Bronchien 204

Lungen 206

Atmung 208

DAS ATMUNGSSYSTEM

ATMUNGSAPPARAT – VORDERANSICHT

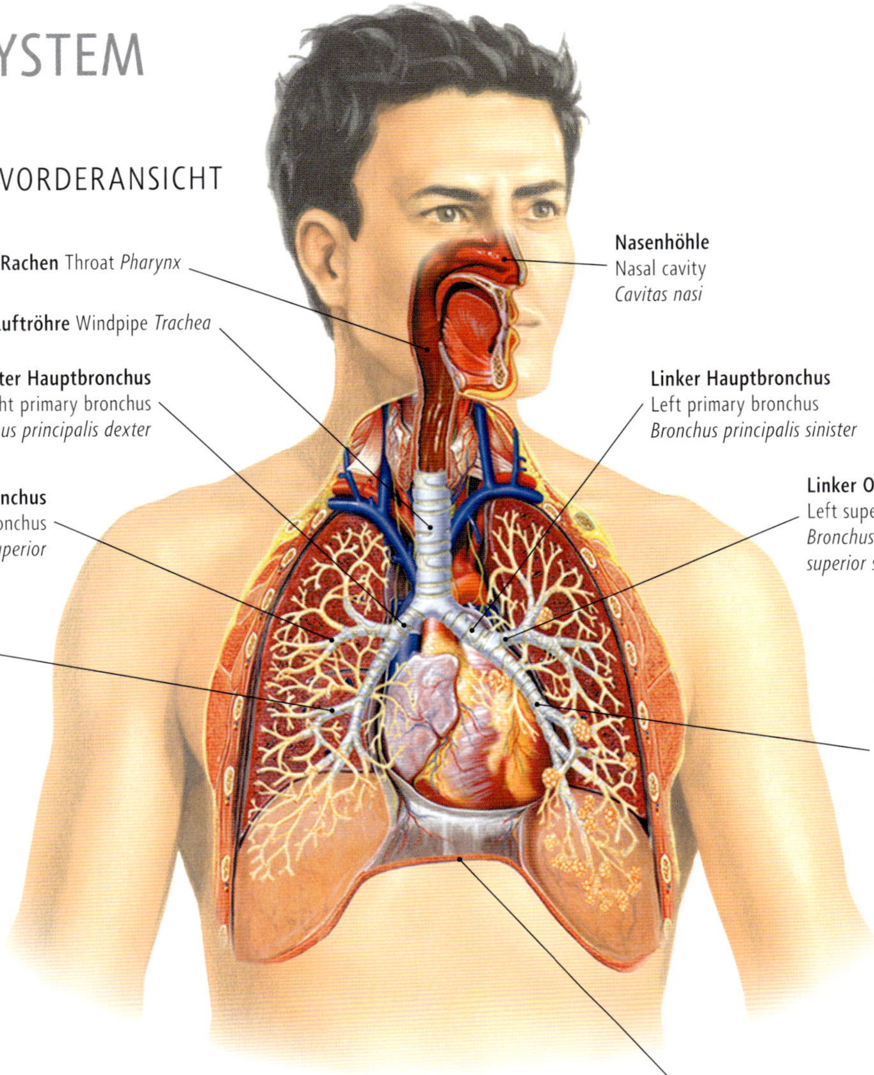

Hinweis: Die oberen zwei Drittel der Lungen wurden entfernt, um Herz und Bronchialbaum zu zeigen.

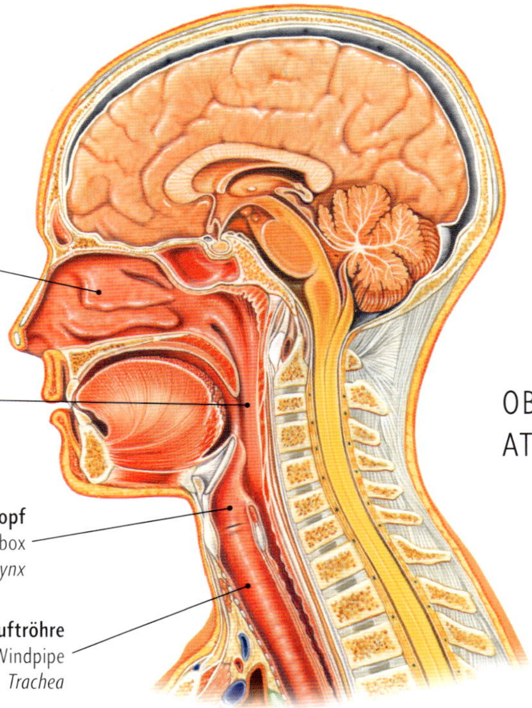

OBERER TEIL DES ATMUNGSAPPARATS

ATMUNGSMUSKULATUR – ZWERCHFELL

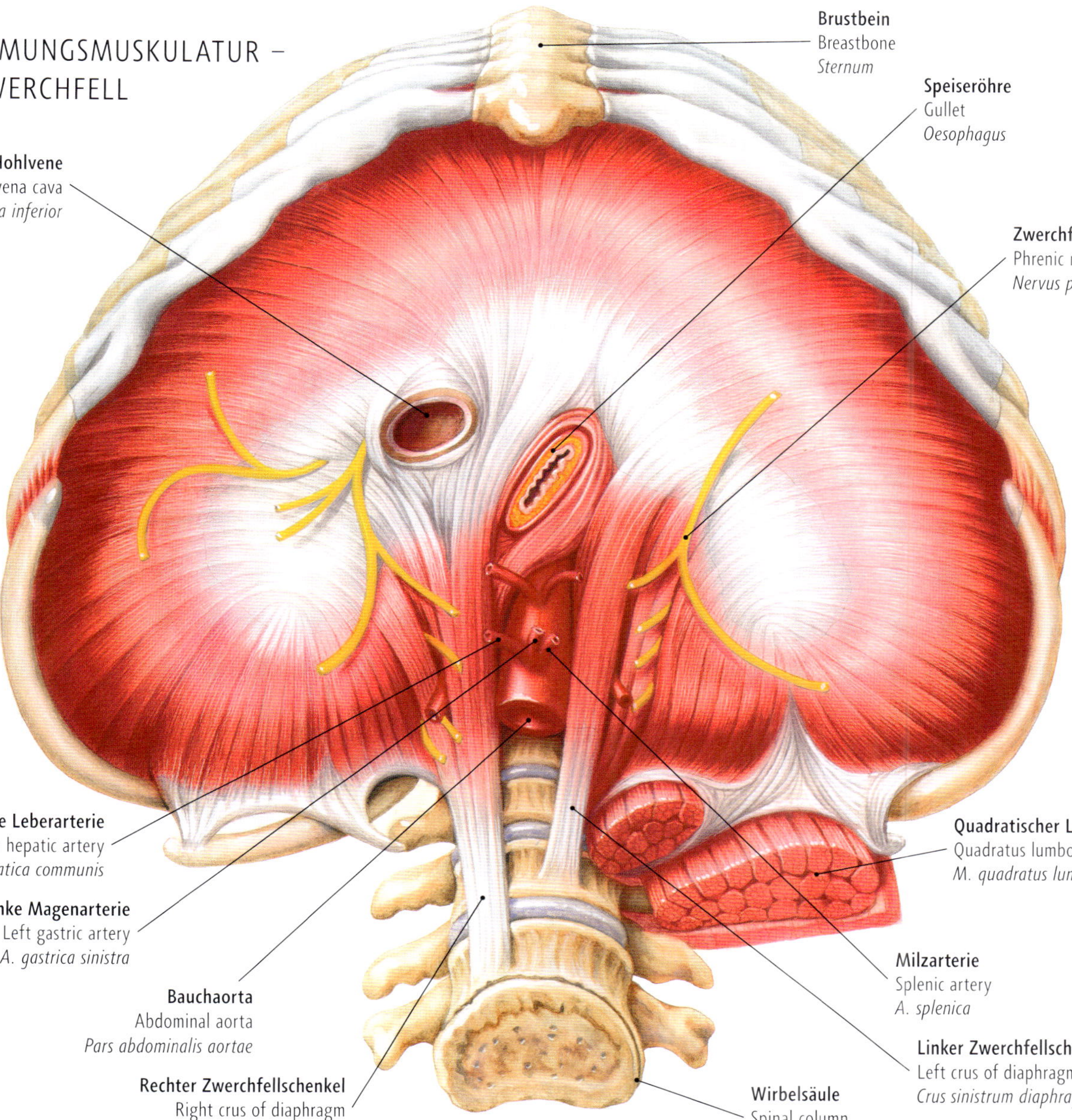

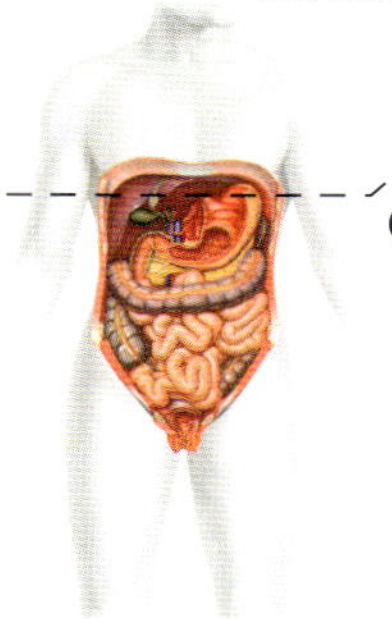

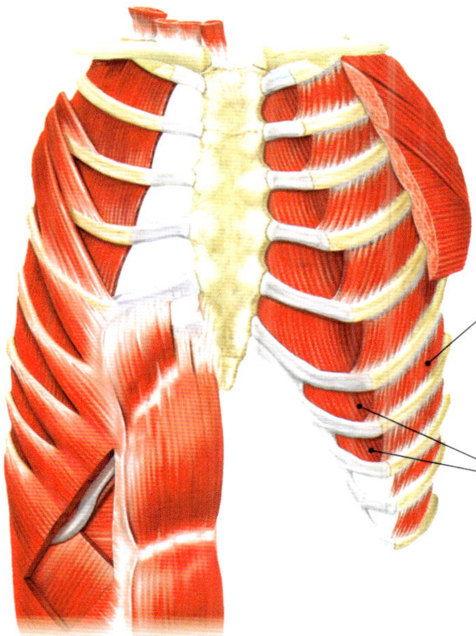

ATMUNGSMUSKULATUR – ZWISCHENRIPPENMUSKELN

Nase und Rachen

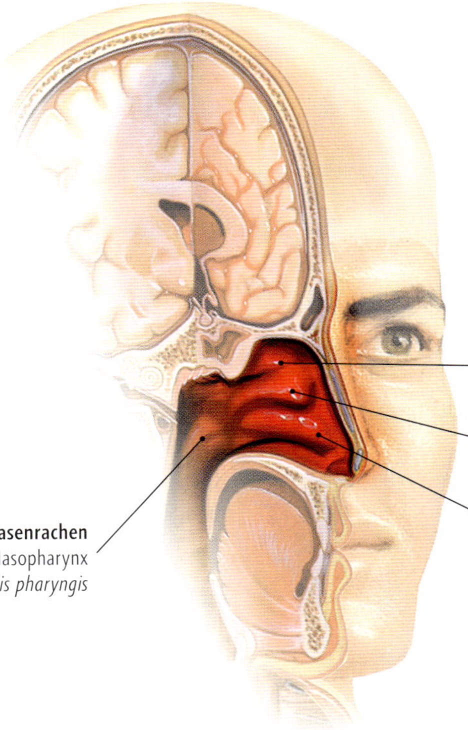

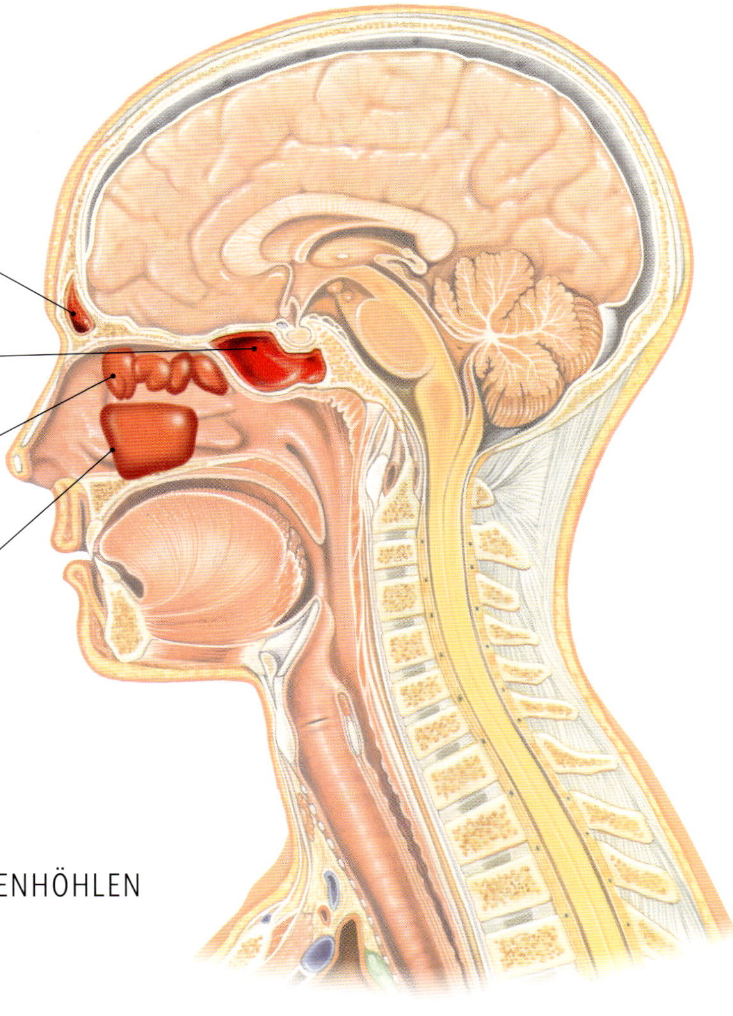

RACHEN – RÜCKANSICHT

SCHNITTANSICHT

RACHENMUSKELN

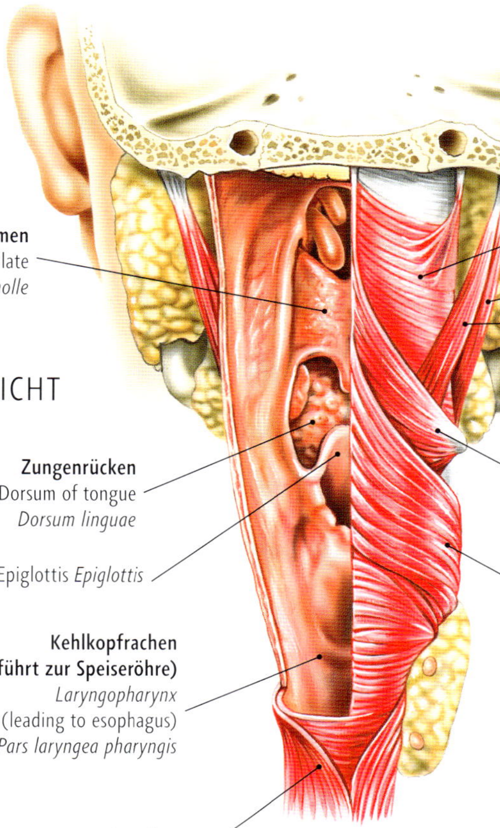

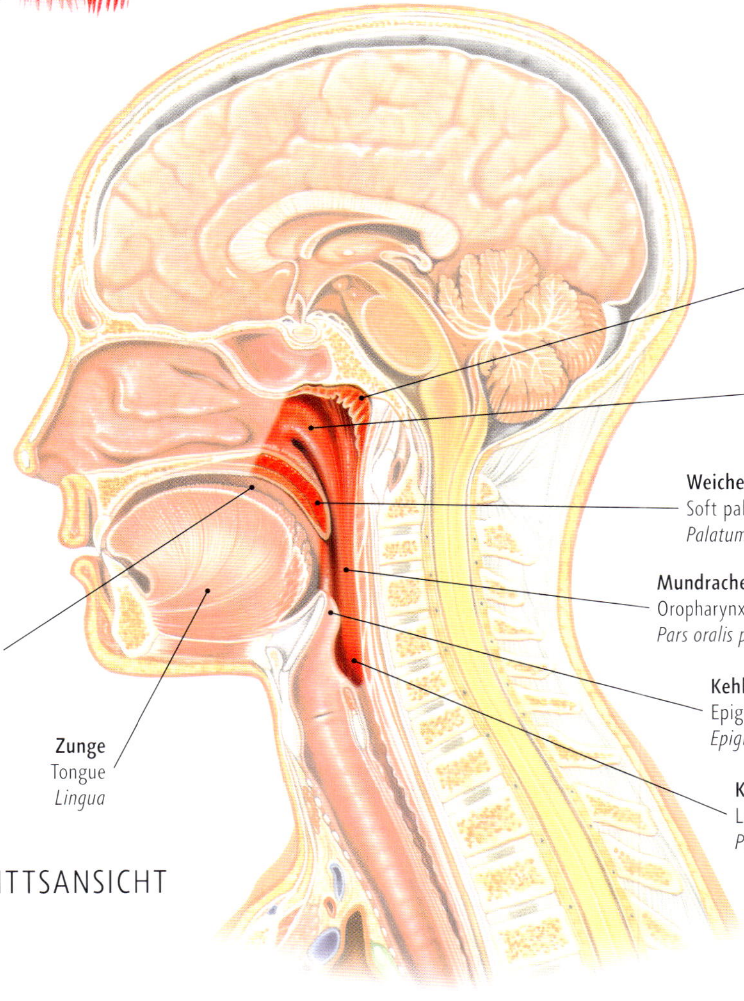

RACHEN – QUERSCHNITTSANSICHT

Kehlkopf

LAGE DES KEHLKOPFS

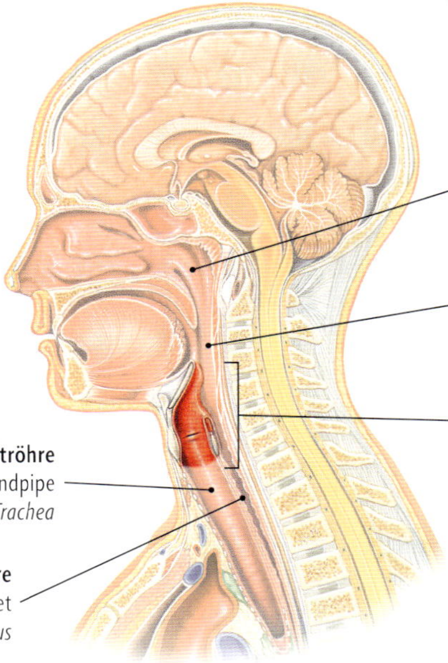

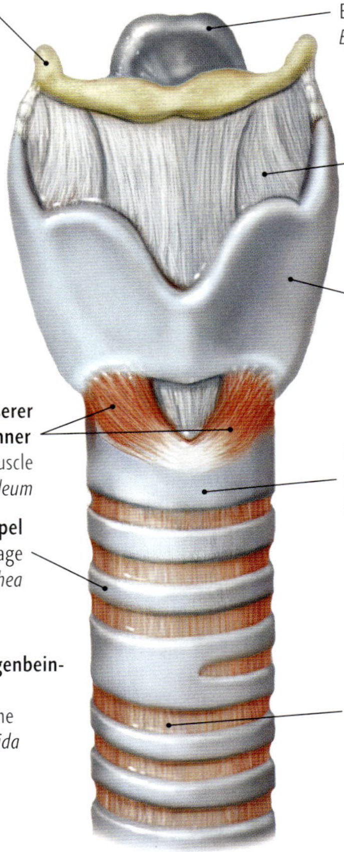

KEHLKOPF – VORDERANSICHT

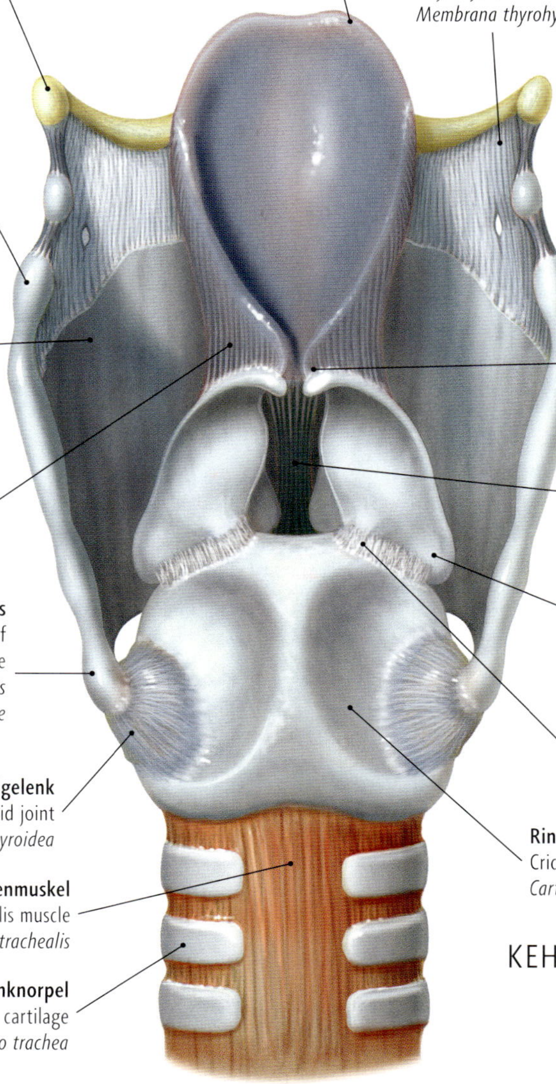

KEHLKOPF – RÜCKANSICHT

KEHLDECKEL: SCHLUCKEN

Der Kehldeckel ist eine aus elastischem Knorpel bestehende Klappe des Kehlkopfs. Beim Schlucken verschließt er den Kehlkopfeingang, damit keine Speisen und Getränke in die Luftröhre geraten.

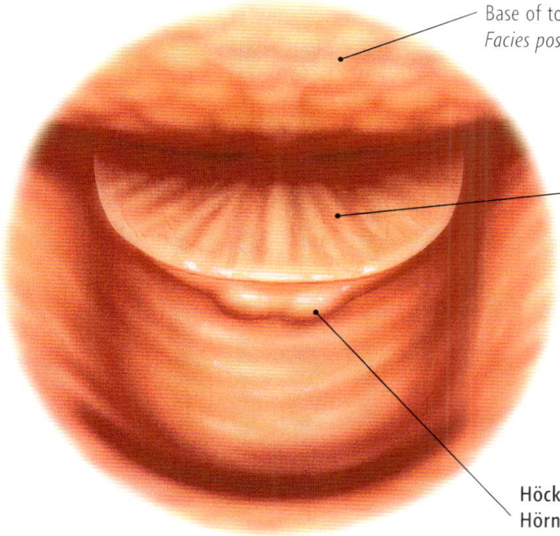

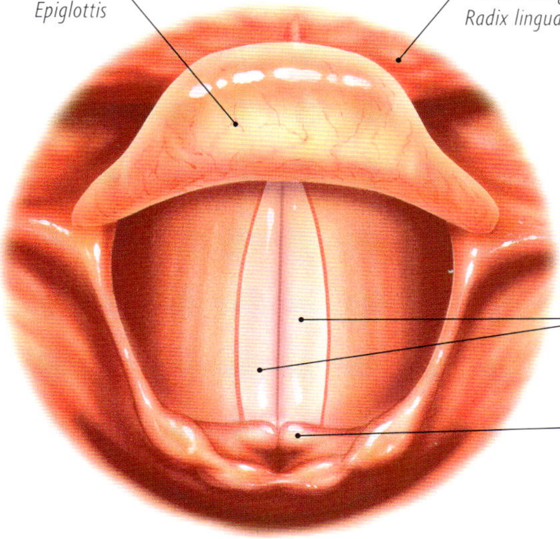

KEHLDECKEL: SPRECHEN

Beim Sprechen bleibt der Kehldeckel aufgerichtet, sodass die Luft durch den Kehlkopf strömen, die Stimmlippen (Stimmbänder) zum Schwingen bringen und so den Ton erzeugen kann. Spannung und Länge der Stimmbänder bestimmen dabei die Tonlage.

KEHLDECKEL: ATMEN

Beim Atmen bleibt der Kehldeckel aufgerichtet und die Stimmlippen (Stimmbänder) werden, damit die Luft ungehindert die Luftröhre hinabströmen kann, von den Kehlkopfmuskeln zur Seite gezogen.

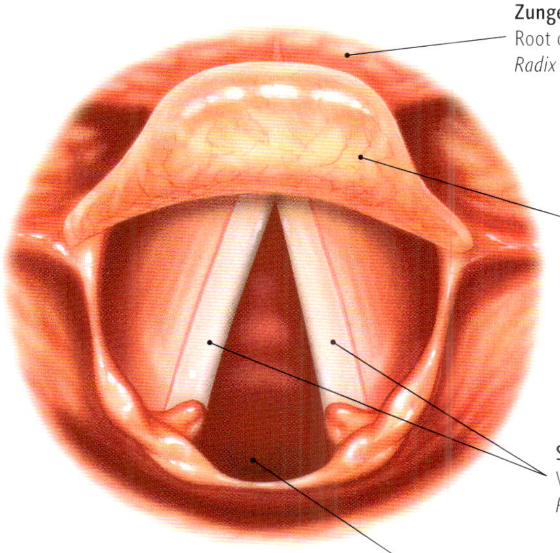

Luftröhre und Bronchien

LUFTRÖHRE – QUERSCHNITTSANSICHT

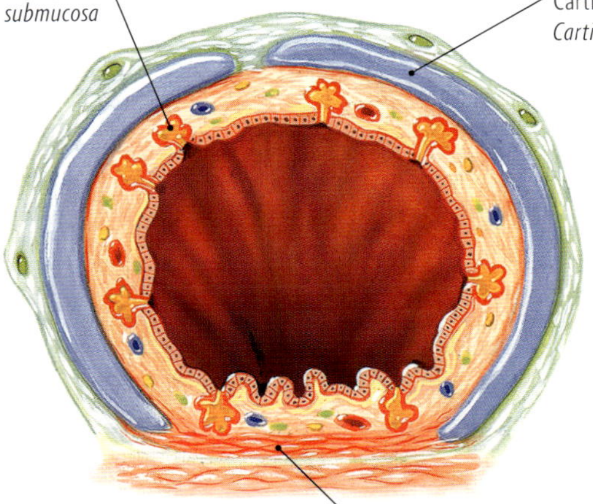

LAGE DER LUFTRÖHRE

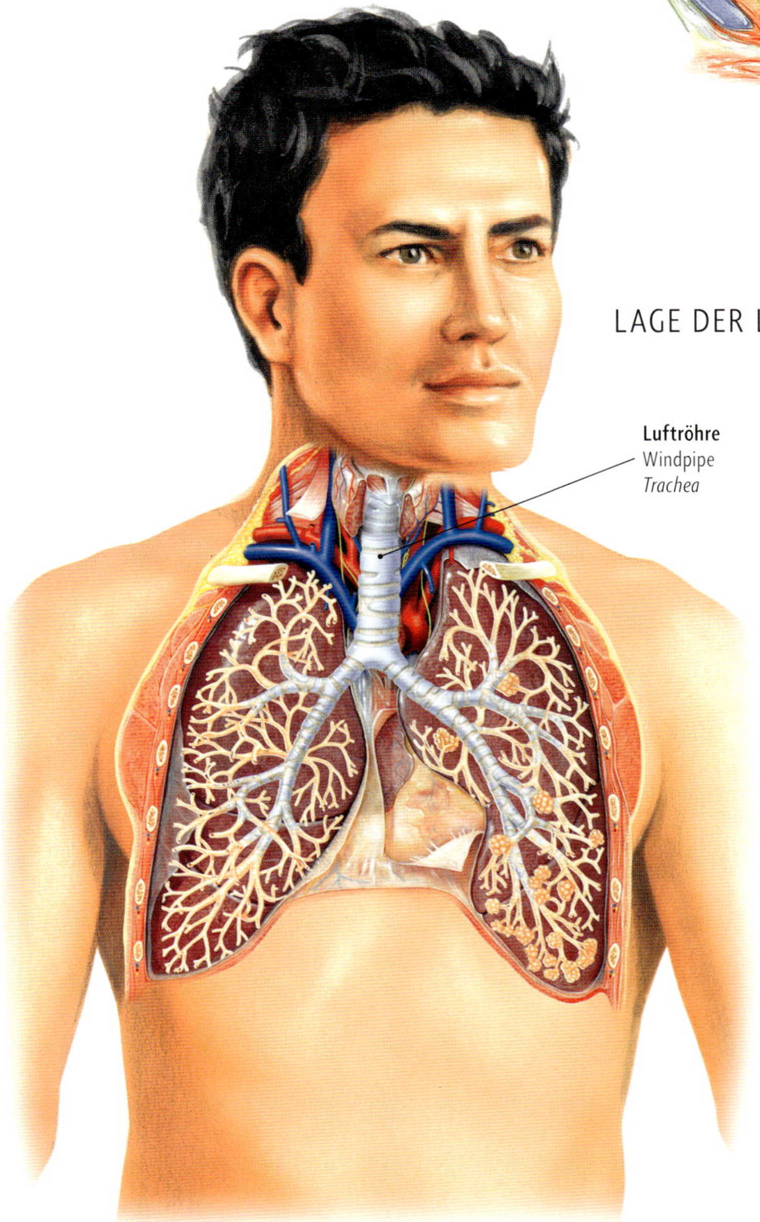

BRONCHIE (BRONCHUS)

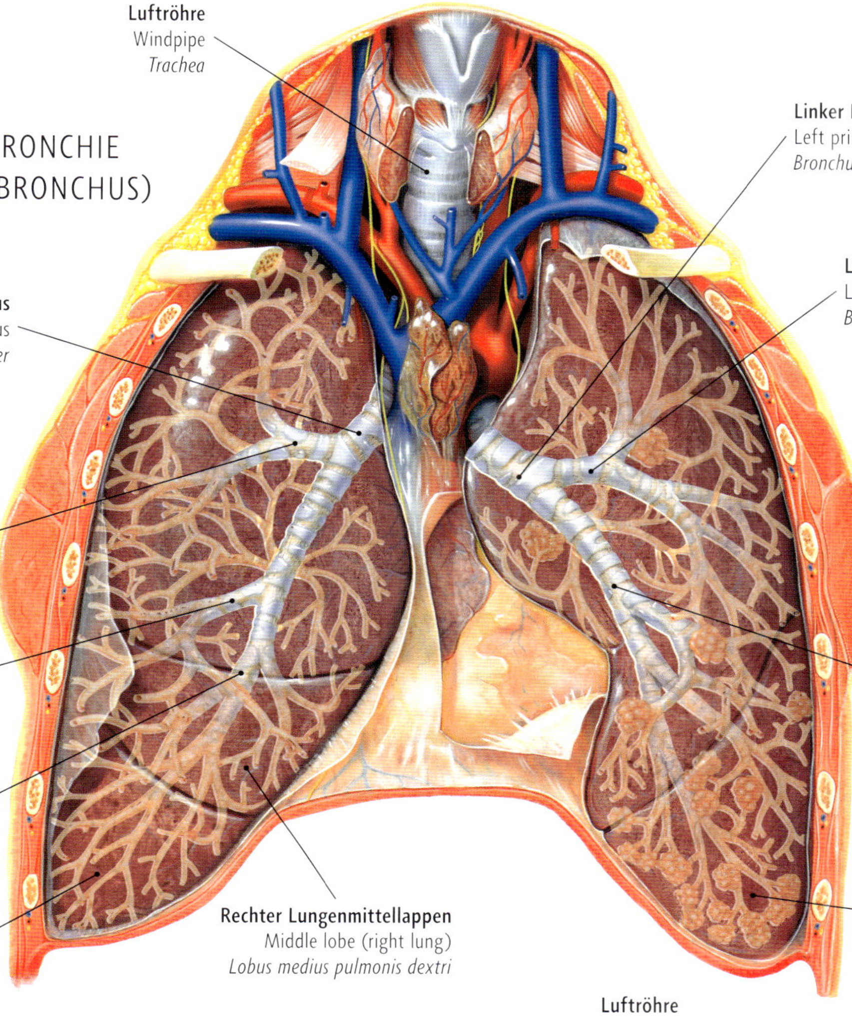

BRONCHIE – QUERSCHNITTSANSICHT

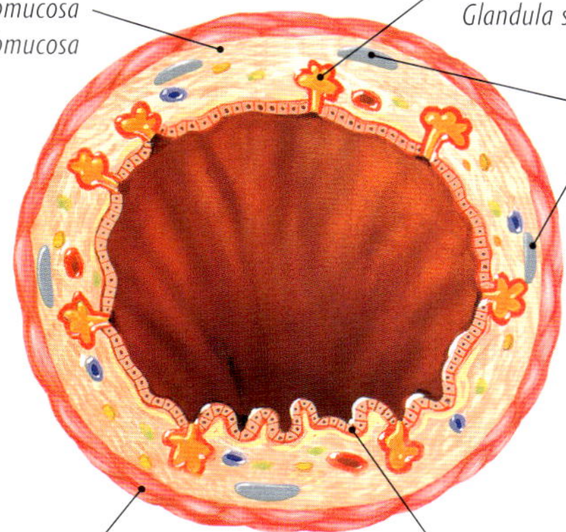

BRONCHIALBAUM

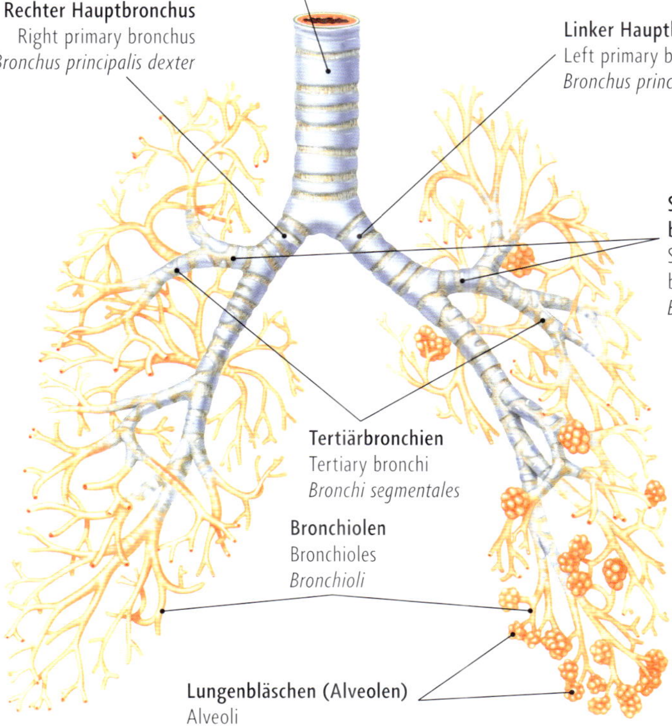

Lungen

LUNGEN – VORDERANSICHT

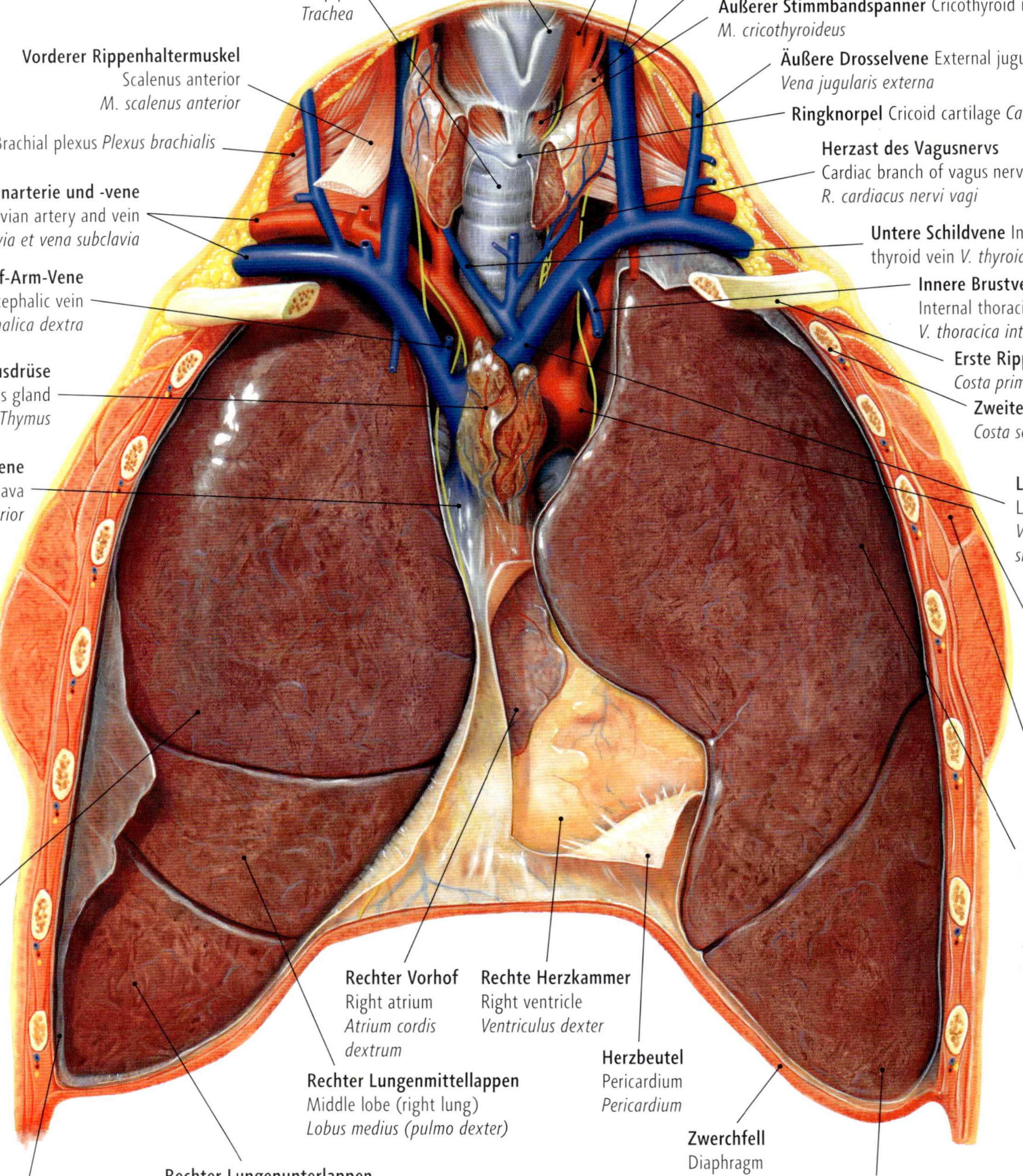

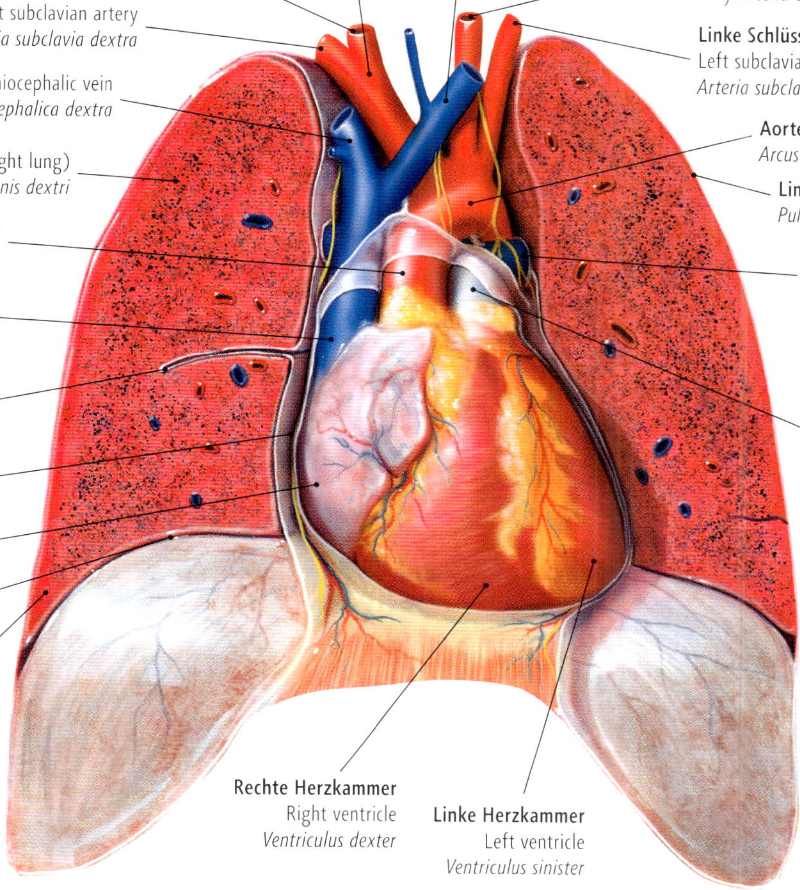

LUNGEN UND HERZ – VORDERANSICHT

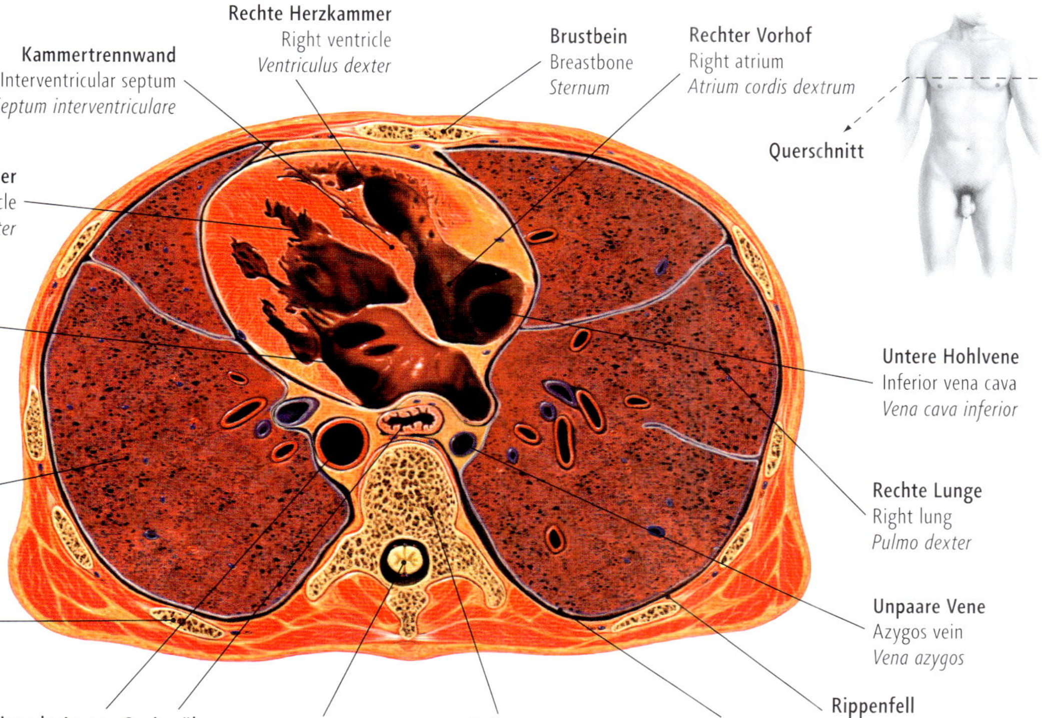

LUNGEN UND HERZ – QUERSCHNITTSANSICHT VON OBEN

Atmung

SO ATMEN WIR

Die Atemzentren im Gehirn steuern – je nach Sauerstoff- und Kohlendioxidgehalt des Bluts – Frequenz und Tiefe der Atmung. Durch das Kontrahieren des Zwerchfells und der Brustmuskeln gelangt die Luft über Nasengang und Luftröhre in die Lungen. Diese reichern dann den Blutstrom mit Sauerstoff an.

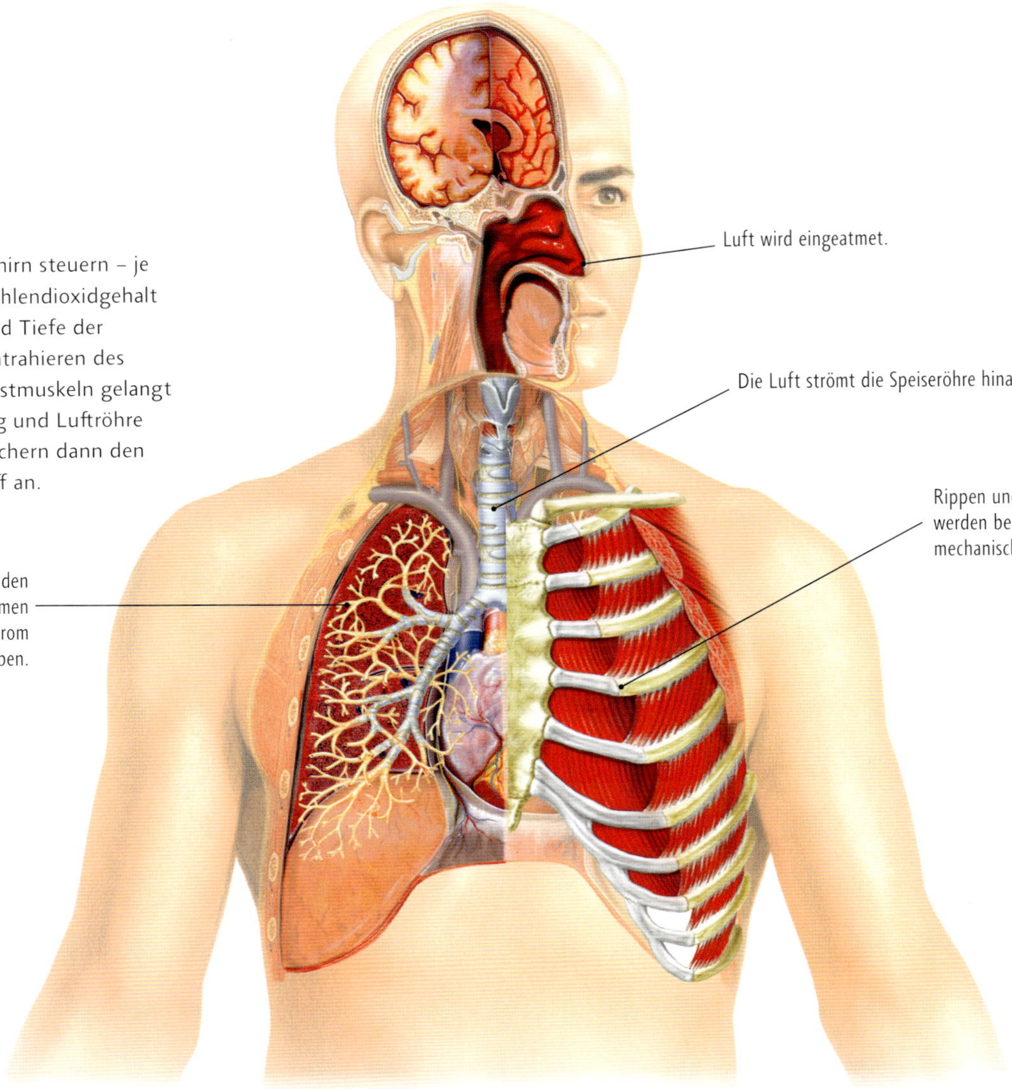

ATEMZENTREN IM GEHIRN

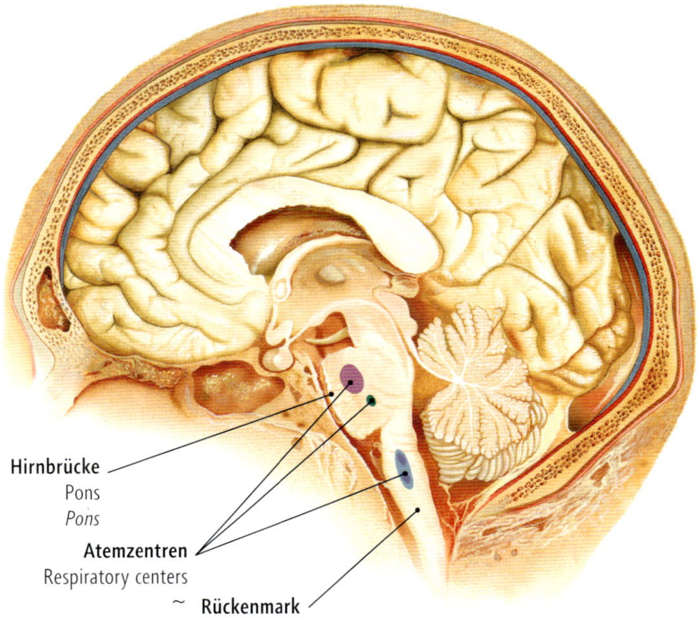

[~] = keine direkte lateinische Entsprechung

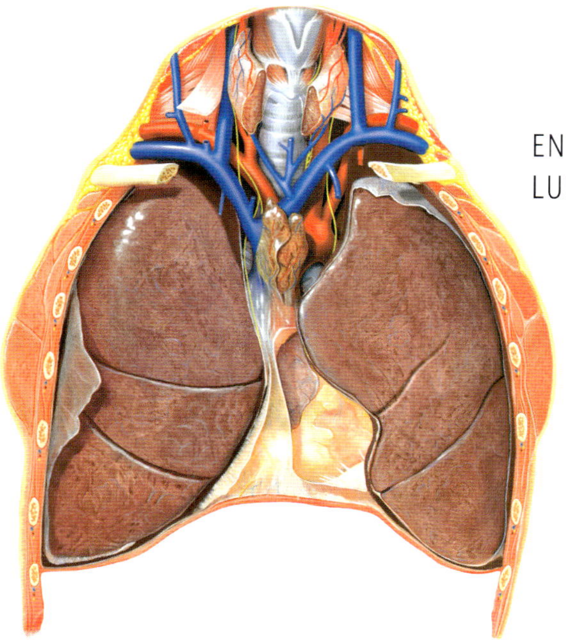

ENTSPANNTE LUNGEN

Beim Einatmen schieben die Zwischenrippenmuskeln die Rippen nach oben und außen, das Zwerchfell drückt nach unten. Dadurch wird Luft in die geweiteten Lungen gezogen. Beim Ausatmen wird die von Lungen und Brust während der Einatmung aufgebaute Spannung wieder gelöst.

EINATMUNG (INSPIRATION)

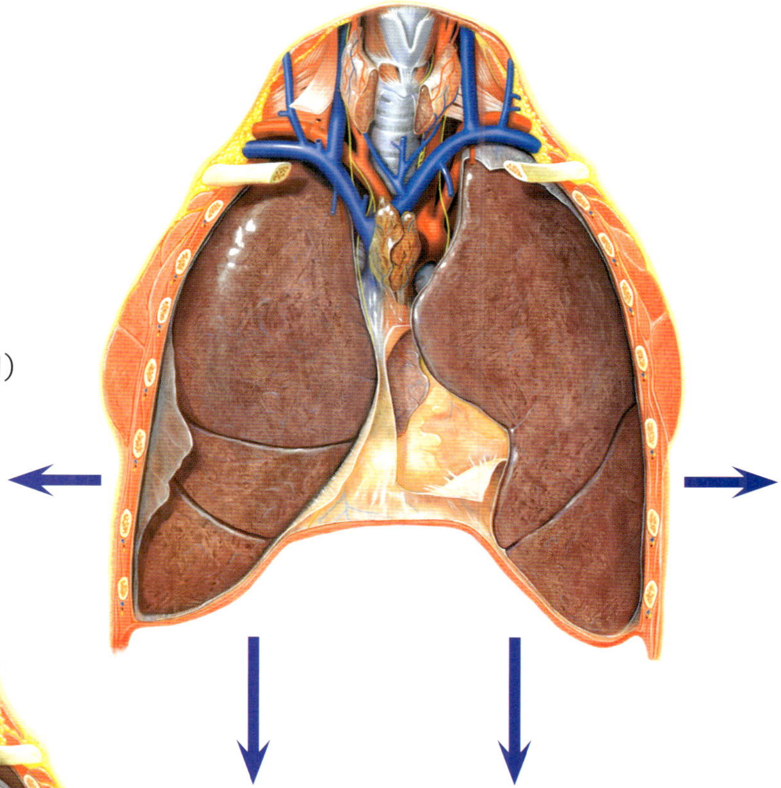

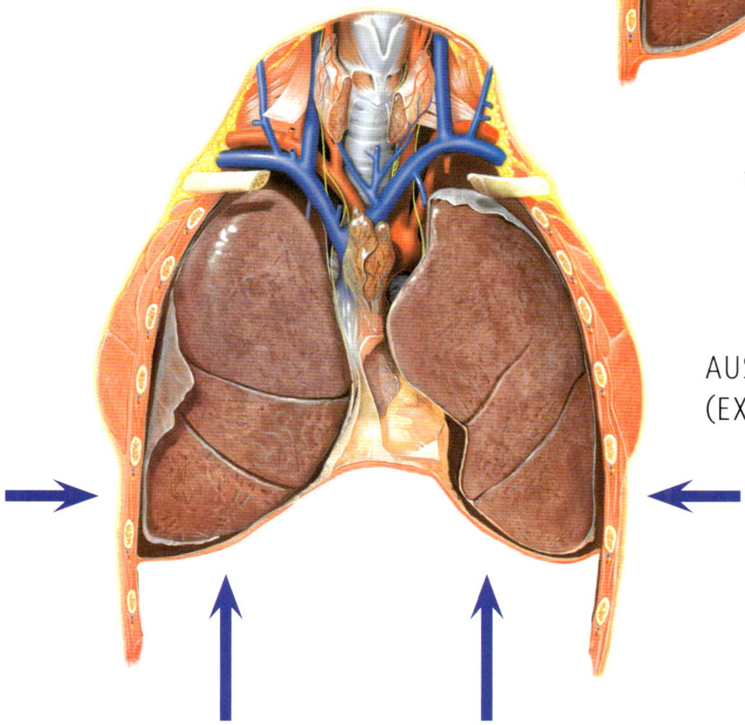

AUSATMUNG (EXPIRATION)

Atmung

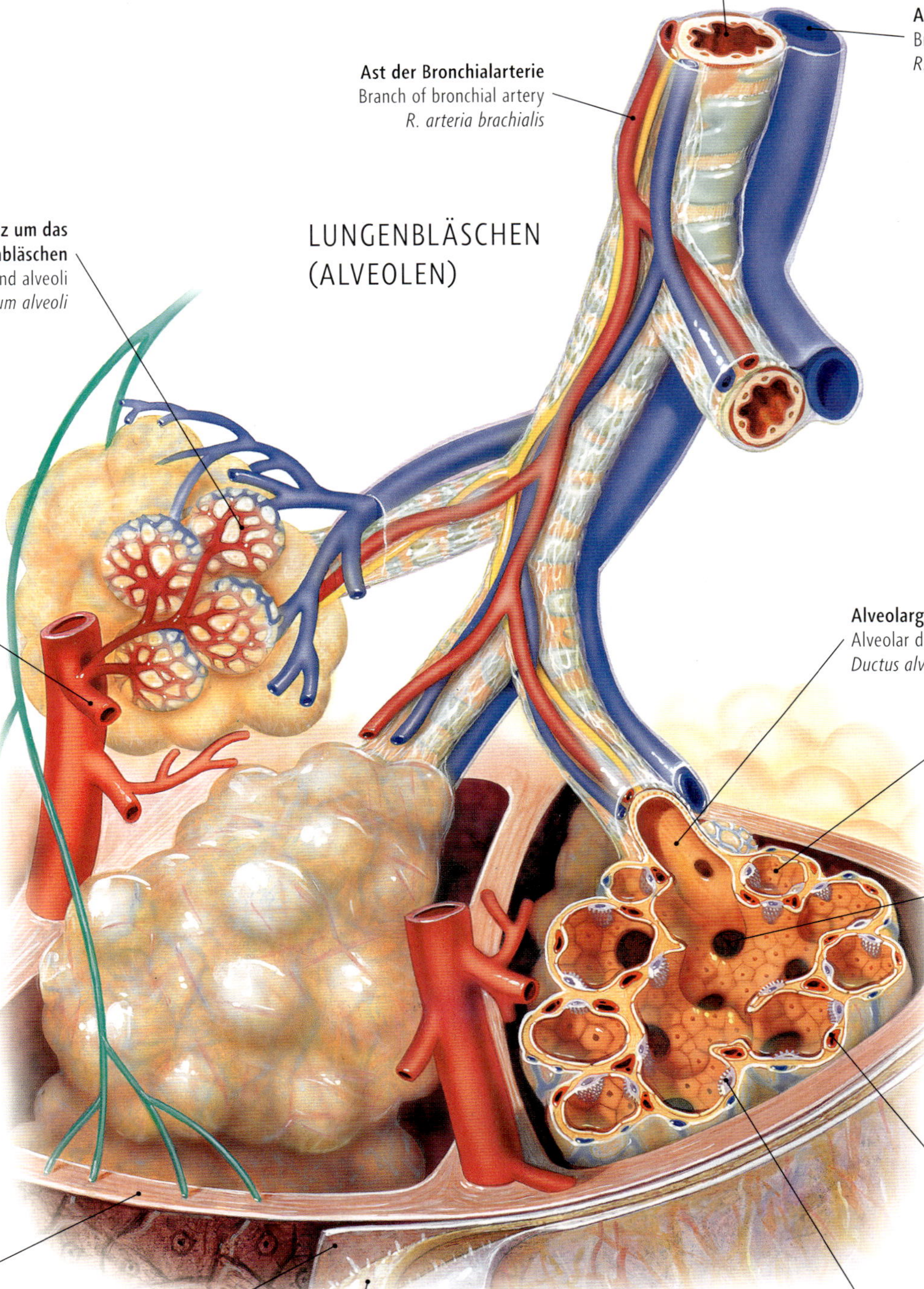

LUNGENBLÄSCHEN (ALVEOLEN)
Bronchiole
Bronchiole
Bronchiolus
Ast der Lungenarterie
Branch of pulmonary artery
R. arteria pulmonalis
Ast der Bronchialarterie
Branch of bronchial artery
R. arteria brachialis
Kapillarnetz um das Lungenbläschen
Capillary network around alveoli
Rete capillare circum alveoli
Ast der Lungenvene
Branch of pulmonary vein
R. venae pulmonalis
Alveolargang
Alveolar duct
Ductus alveolaris
Alveolarsäckchen
Alveolar sac
Sacculus alveolaris
Kohn-Pore
Alveolar pore
Porus septalis alveolaris
Kapillare
Capillary
Rete capillare circa alveoli pulmones
Makrophage der Lungenbläschen
Alveolar macrophage
Macrophagocytus alveolaris
Lungenfell
Visceral pleura
Pleura visceralis
Rippenfell
Parietal pleura
Pleura parietalis
Innere Brustfaszie
Endothoracic fascia
Fascia endothoracica

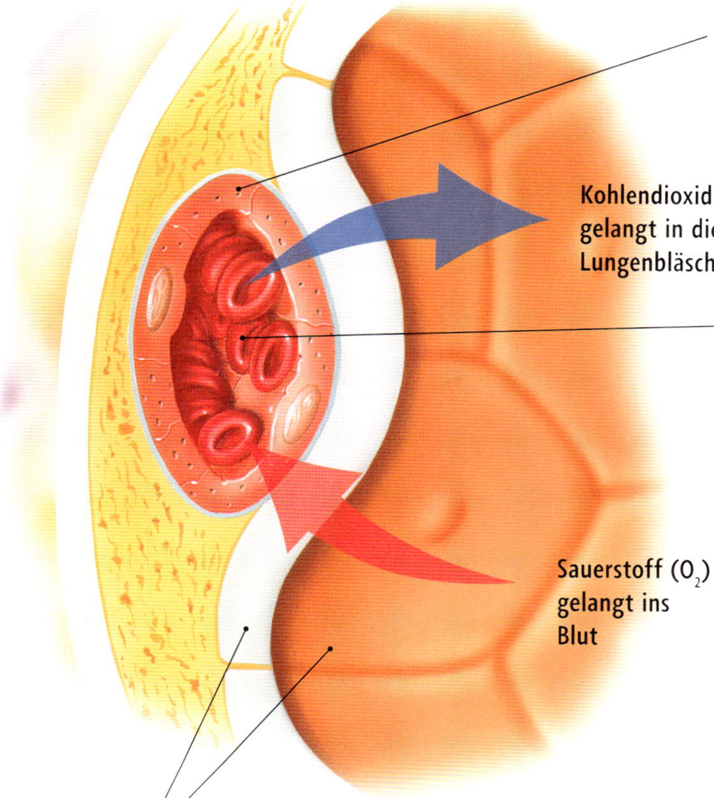

SAUERSTOFFVERSORGUNG DER ZELLE

Die roten Blutkörperchen geben Kohlendioxid an die Lungenbläschen ab und transportieren den (mit dem Proteinkomplex Hämoglobin kombinierten) Sauerstoff von den Lungenbläschen weg zum Gewebe. Sobald der Sauerstoff dieses erreicht, wird er freigesetzt, von den Zellen aufgenommen und für den Zellstoffwechsel verwendet.

BEWEGUNG DES SAUERSTOFFS IM KÖRPER

Das Blut fließt ununterbrochen in den zwei Kreislaufsystemen, dem Lungen- und dem (systemischen) Blutkreislauf. Das Herz pumpt sauerstoffarmes Blut vom systemischen in den Lungenkreislauf. Das Blut wird in den Lungen mit Sauerstoff angereichert und dann vom Herz in den Blutkreislauf gepumpt. Sauerstoffreiches Blut fließt aus den Lungen in die rechte Herzseite und wird von dort aus in den Körper gepumpt. Sauerstoffarmes Blut wird von der rechten Herzseite in die Lungen gepumpt.

Hinweis: Ein Teil der Lungen wurde entfernt, um das – das Zwerchfell überziehende – Brustfell zeigen zu können.

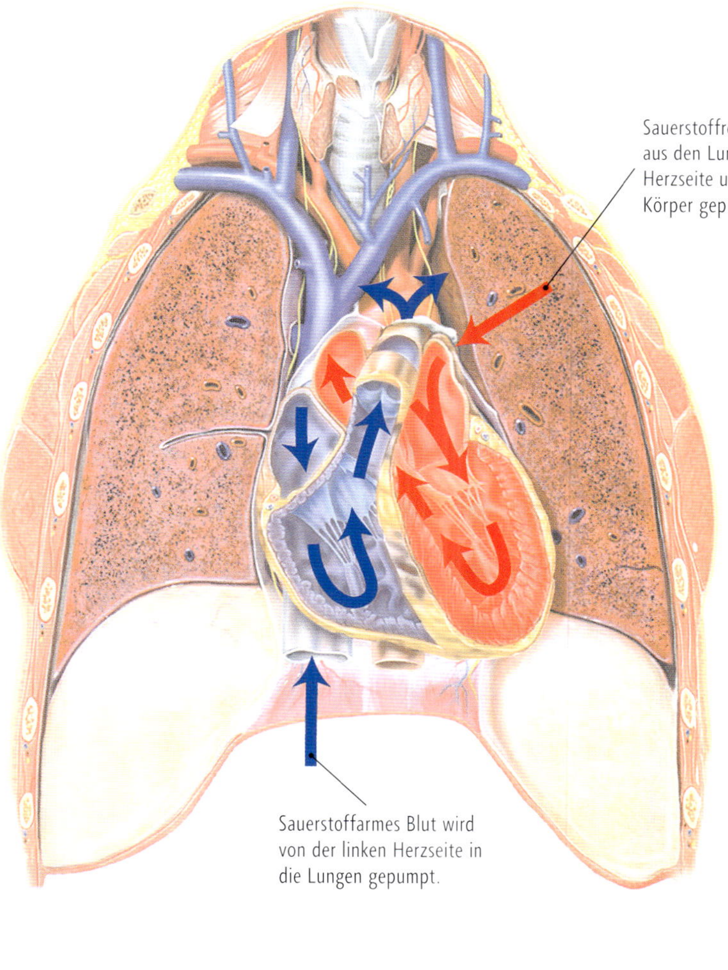

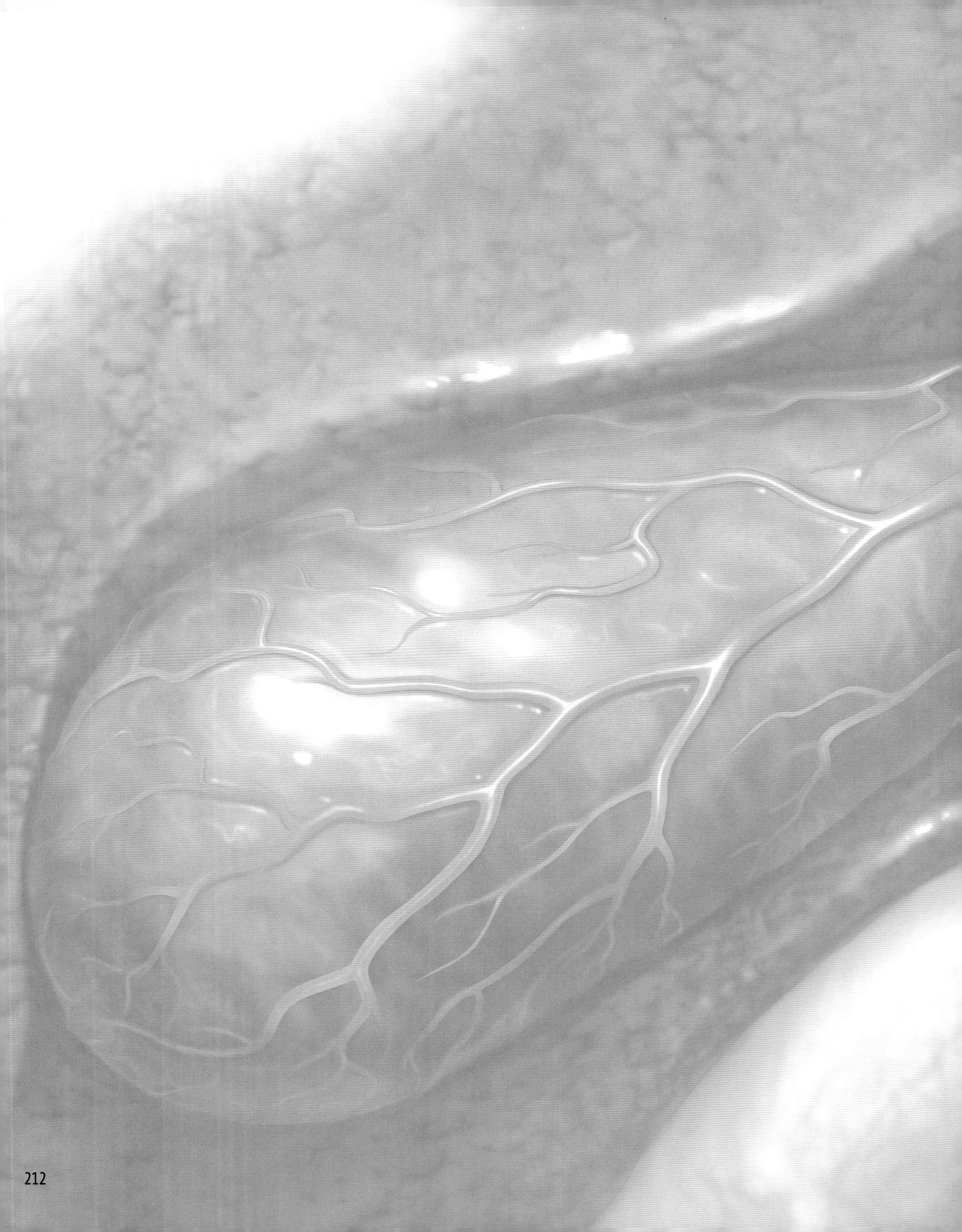

Das Verdauungssysteem

Das Verdauungssystem 214

Verdauung und Nahrungsaufnahme 218

Mund und Zunge 220

Zähne. 222

Speicheldrüsen. 224

Leber und Gallenblase 226

Magen und Bauchspeicheldrüse 228

Verdauungstrakt und Peristaltik. 230

Darm 232

Das Verdauungssystem

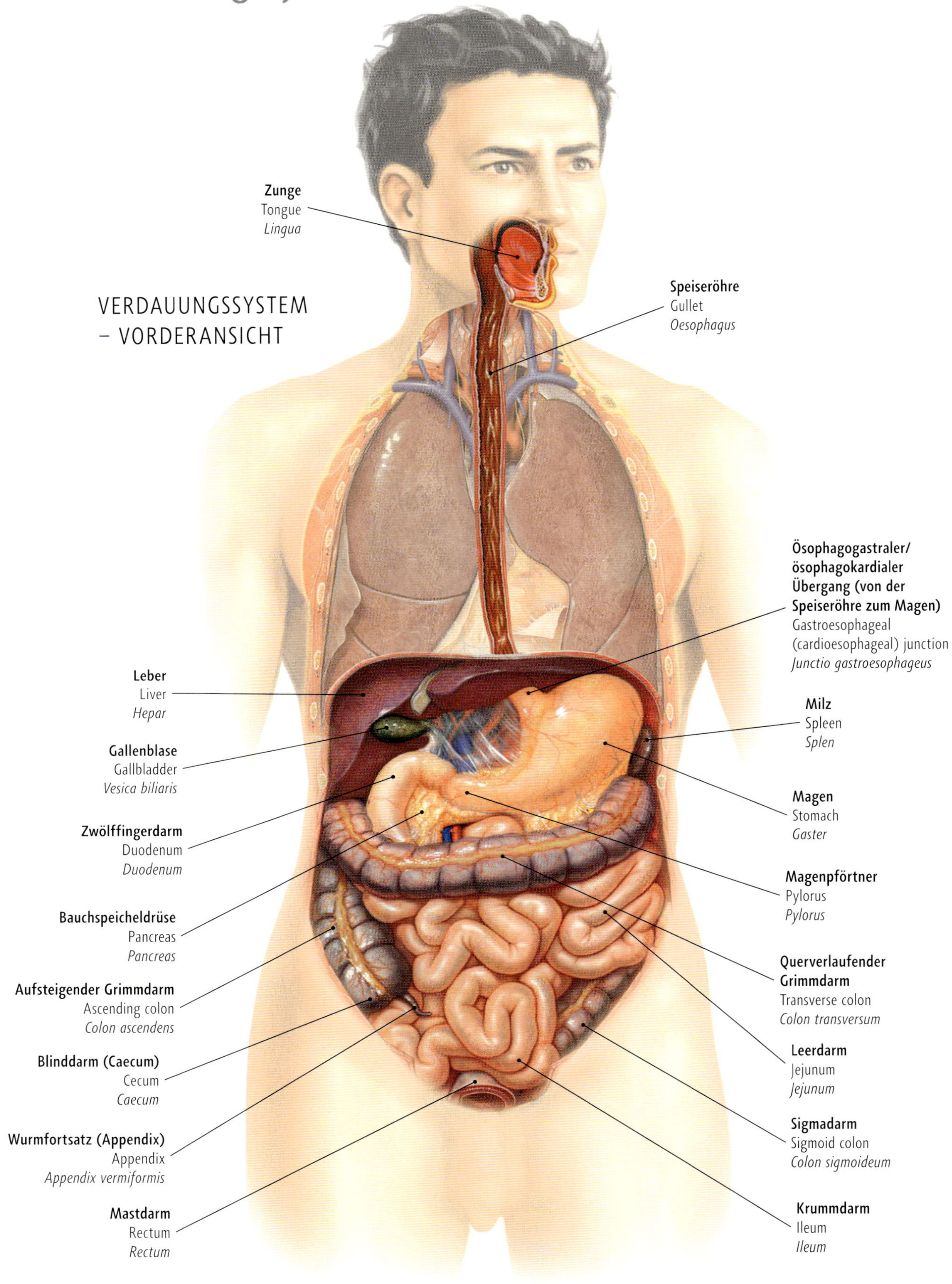

OBERER TEIL DES ABDOMENS – QUERSCHNITTSANSICHT

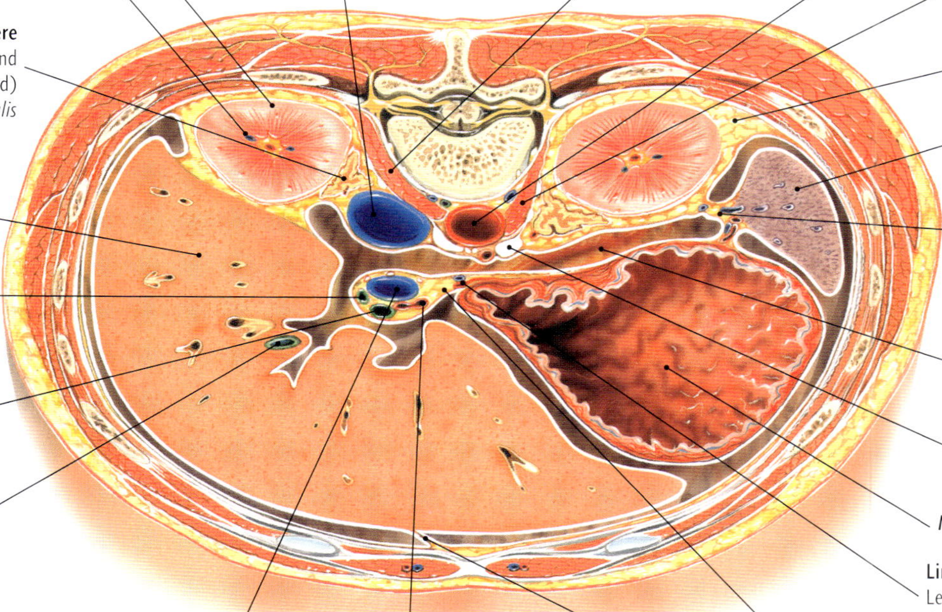

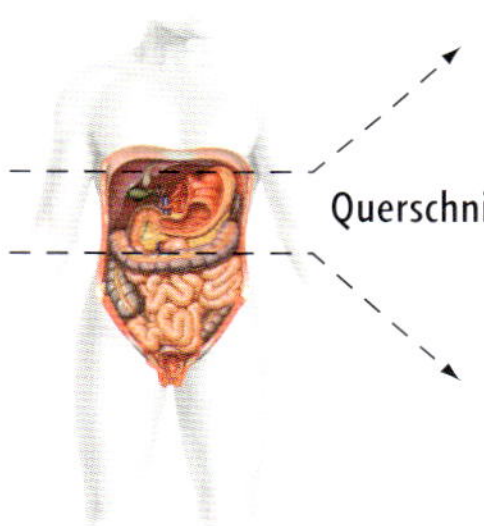

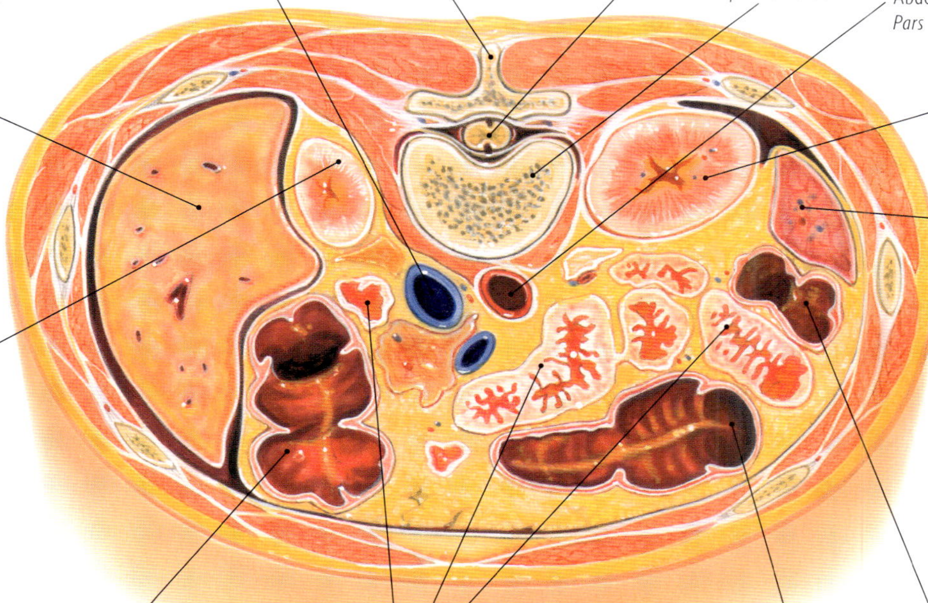

MITTLERER TEIL DES ABDOMENS – QUERSCHNITTSANSICHT

Das Verdauungssystem

VERDAUUNGSORGANE UND GROSSES BAUCHNETZ

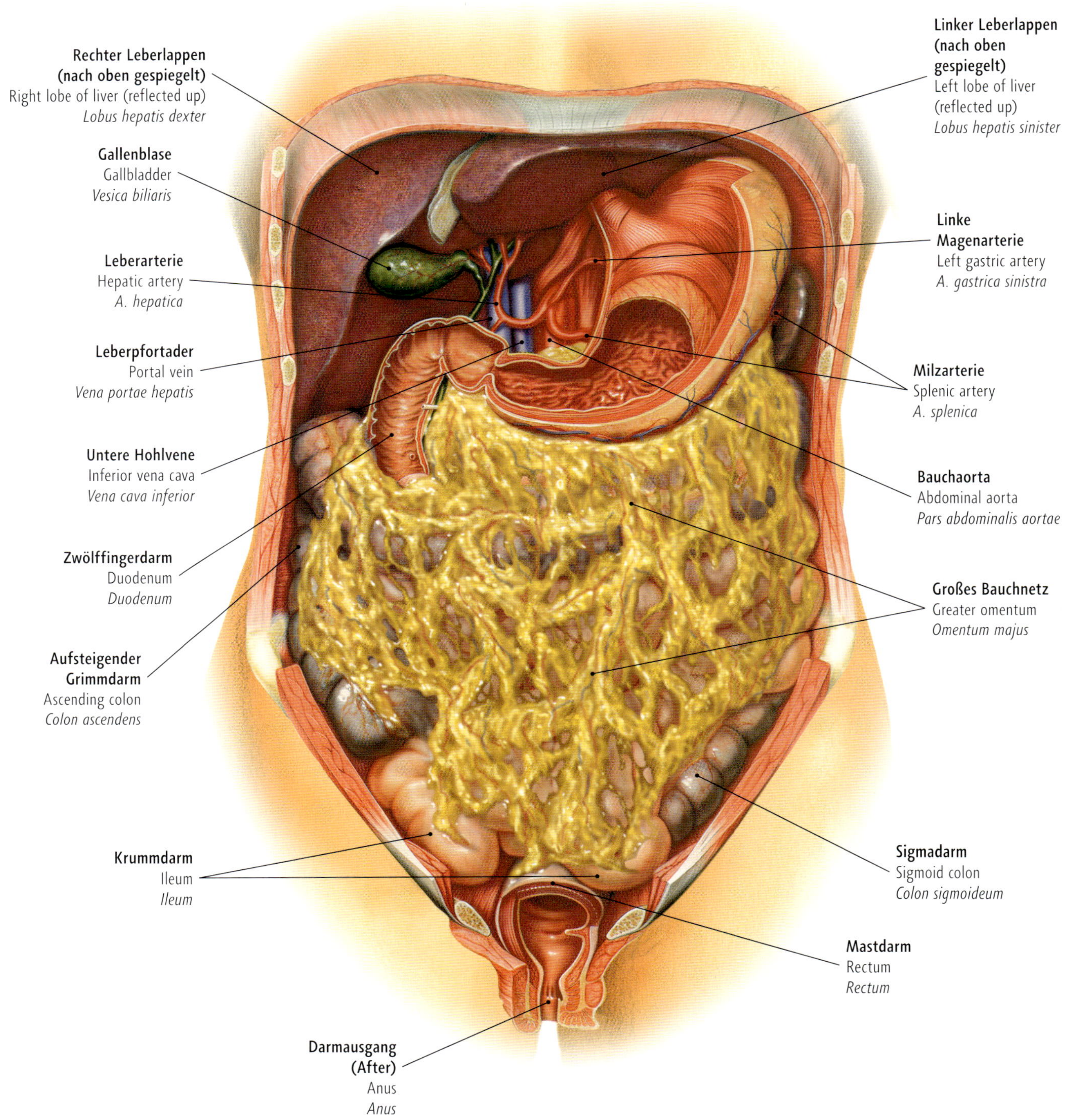

BAUCHORGANE

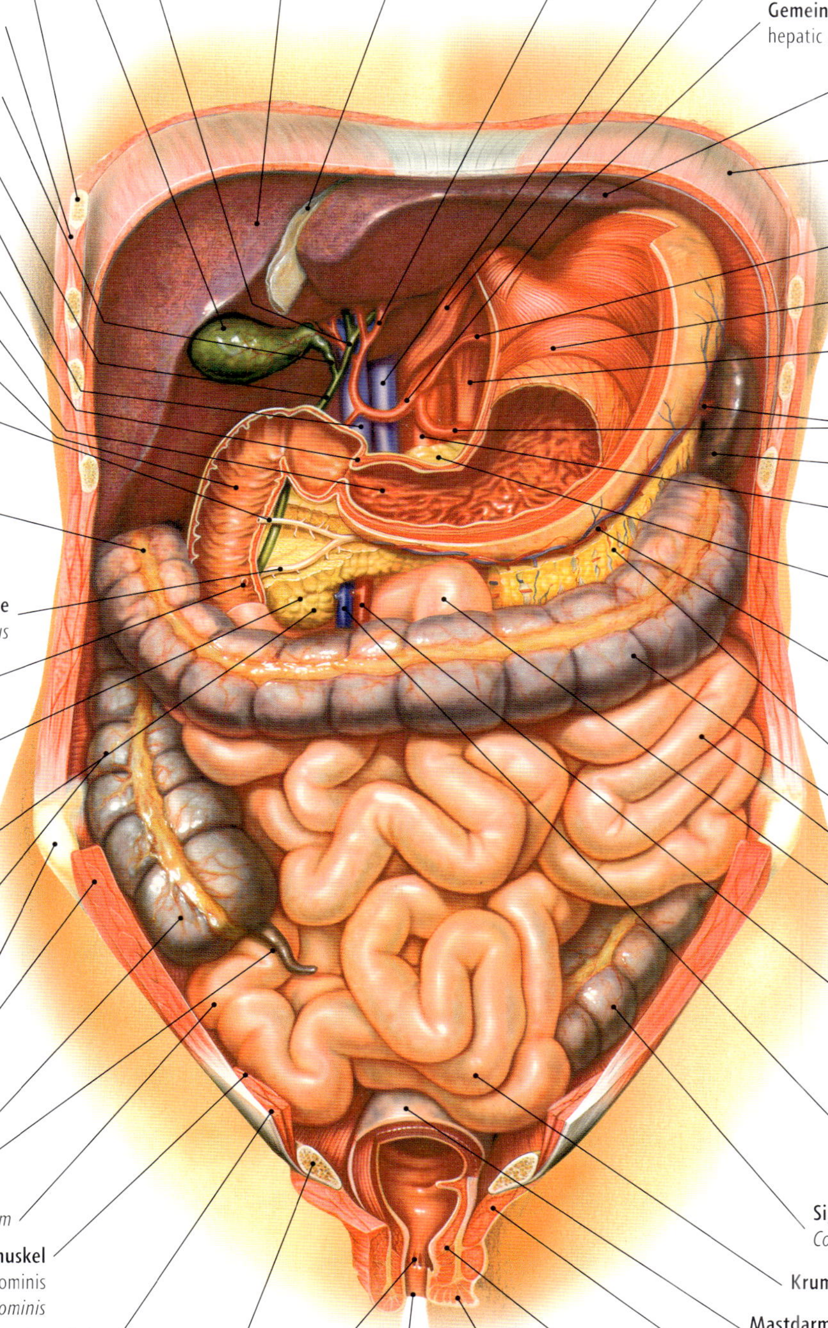

Hinweis: Auf dieser Abbildung wurde, um die anderen Bauchorgane zeigen zu können, die Leber in den Hintergrund gerückt.

Verdauung und Nahrungsaufnahme

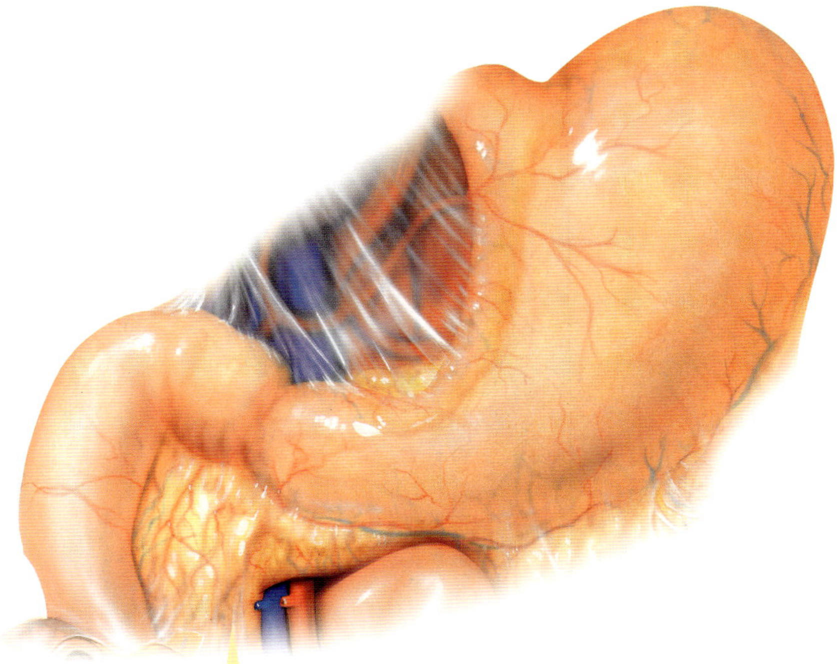

MAGEN

Das im Mund geschluckte Essen gelangt über die Speiseröhre in den Magen und wird dort mit Magensäure und Pepsin (Enzym, das Proteine in Aminosäuren aufspaltet) vermischt.

DÜNNDARM

Vom Magen aus läuft dieser auch Chymus genannte Speisebrei weiter in den Dünndarm. Dort wird er in Einfachzucker, Amino- und Fettsäuren aufgespalten, die von der Schleimhaut des Dünndarms aufgesogen werden.

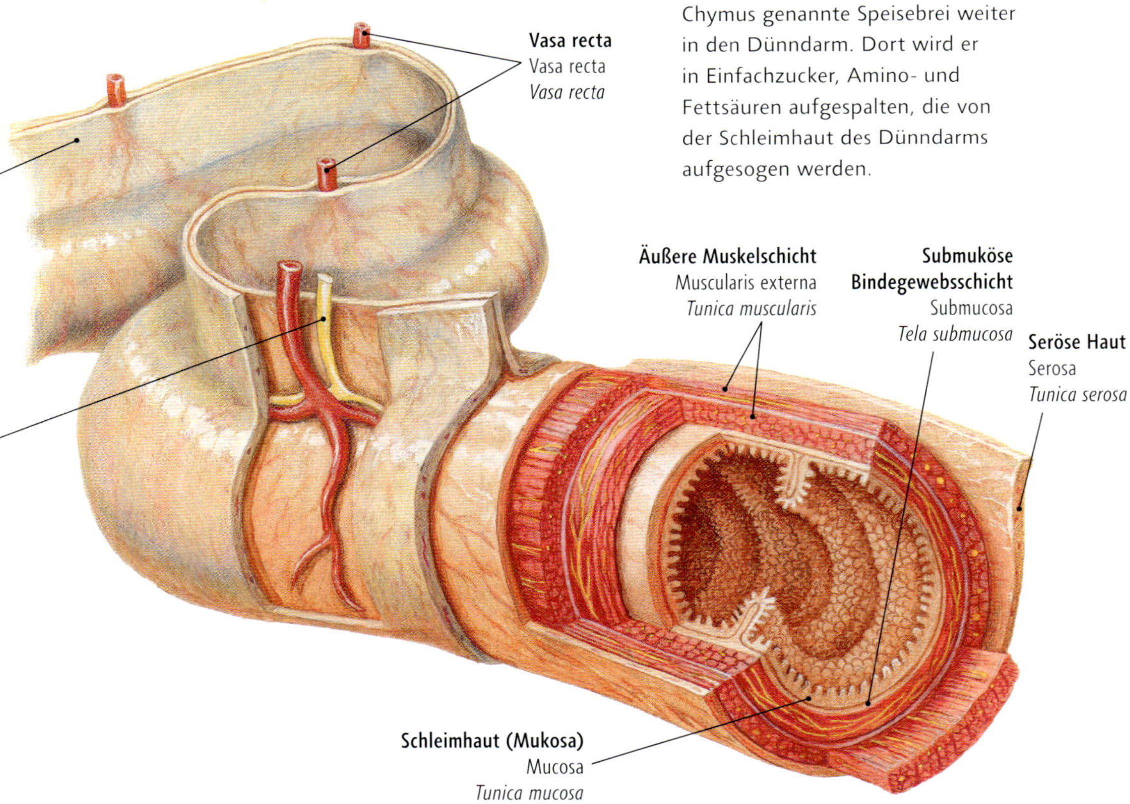

LEBER

Ein Leberlappen besteht aus einer Vielzahl an Leberzellen, die um den Pfortaderast herum liegen. Diese Zellen entnehmen dem – durch die Äste dieser Venen fließenden – Blut Nährstoffe und aus den Ästen der Leberarterien Sauerstoff und Fett.

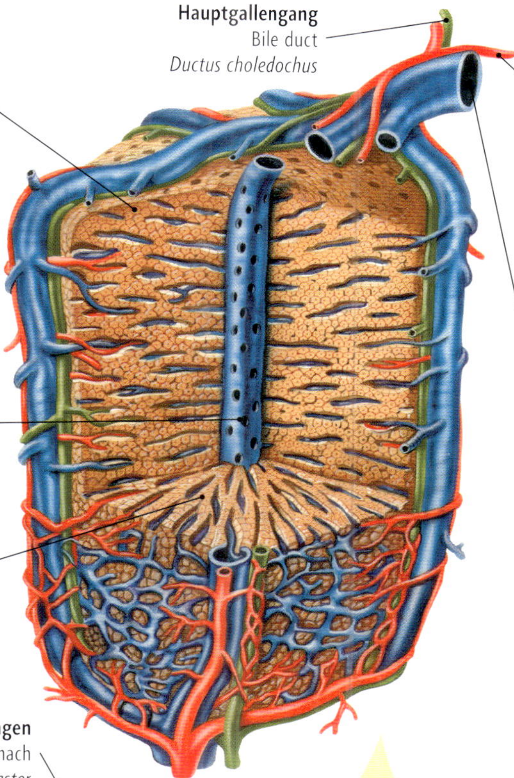

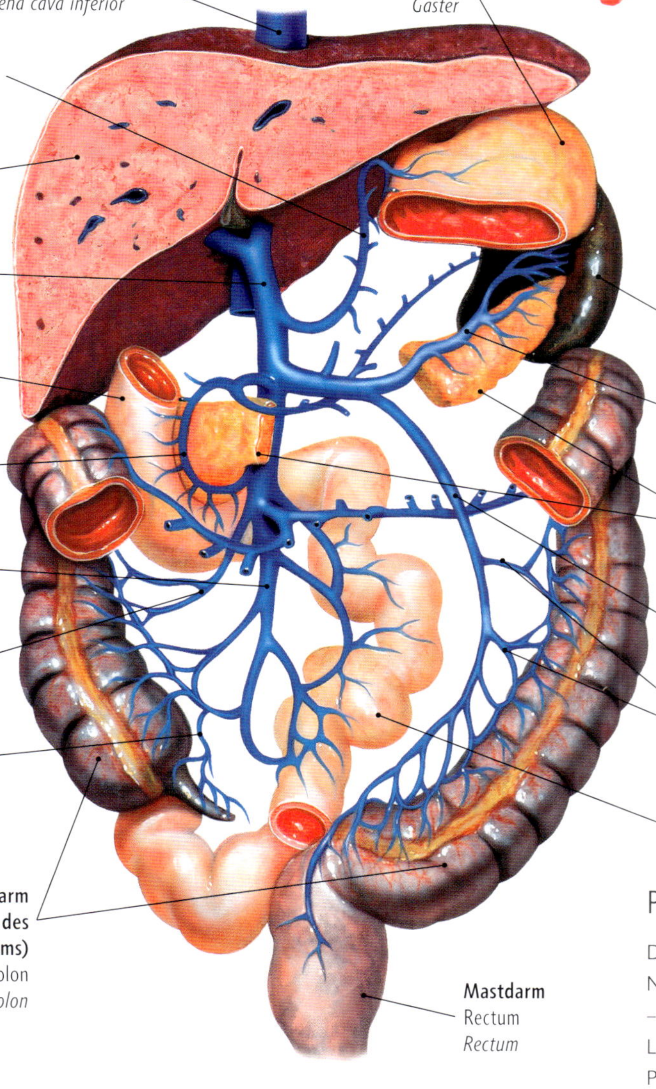

PFORTADERKREISLAUF

Die vom Verdauungsapparat entnommenen Nährstoffe werden über ein Venen-Netzwerk – den sogenannten Pfortaderkreislauf – zur Leber transportiert und fließen durch die Pfortader in die Leber.

Mund und Zunge

DER MUND: EINGANG DES KÖRPERS

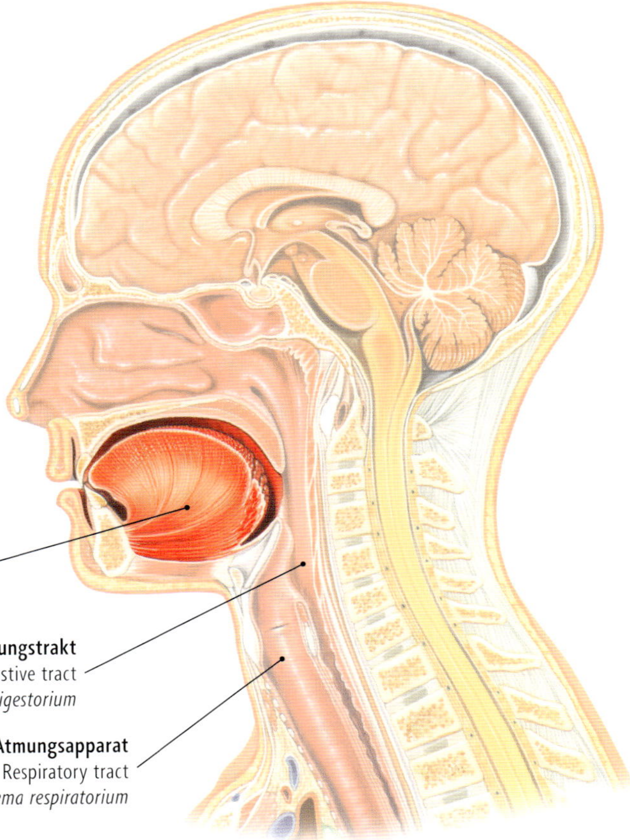

STRUKTUR DES MUNDES

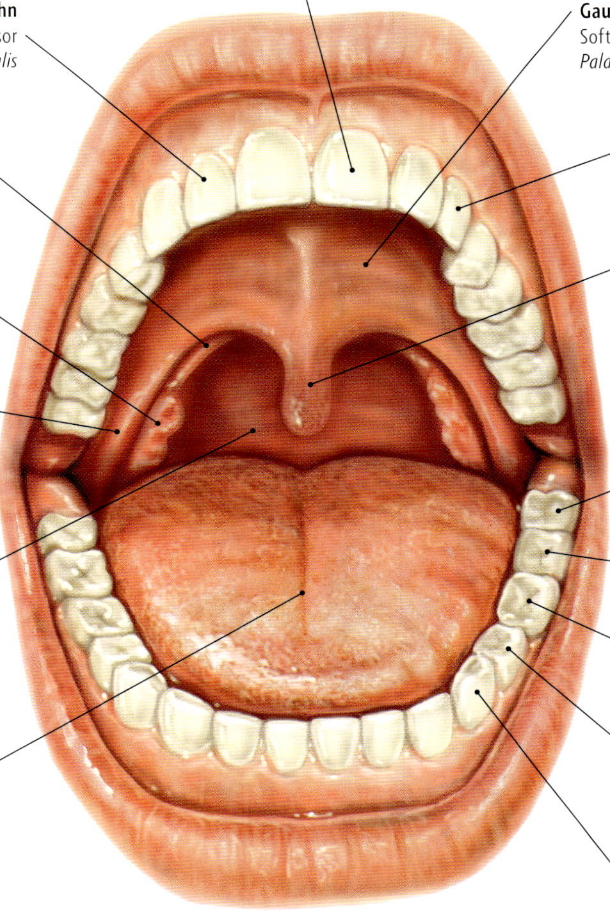

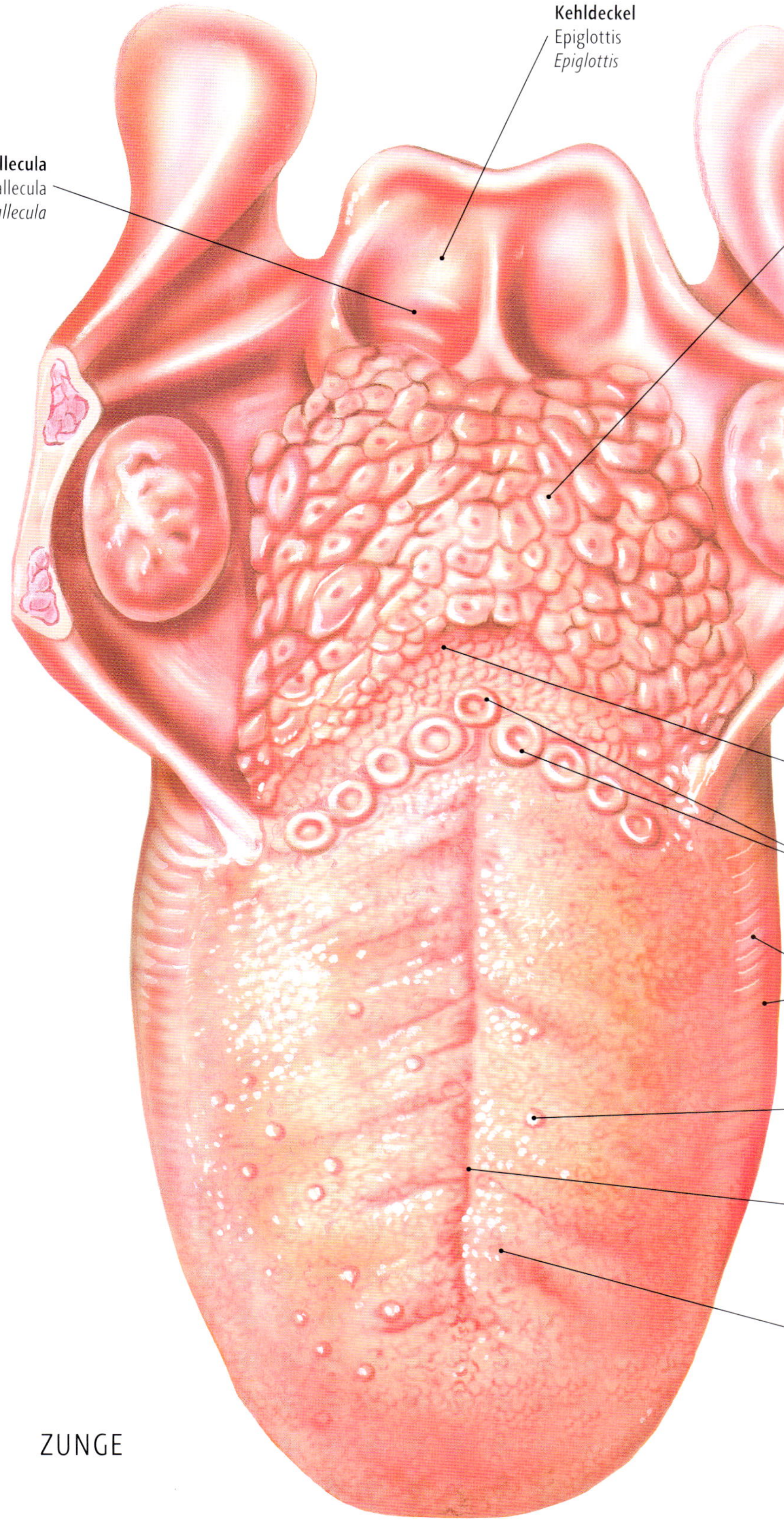
Kehldeckel
Epiglottis
Epiglottis
Zungenmandel
Lingual tonsil
(lingual nodules)
Tonsilla lingualis
Vallecula
Vallecula
Vallecula
Hinterer Gaumenbogen und -muskel
Palatopharyngeal arch and muscle
Arcus palatopharyngeus et musculus
Gaumenmandel
Palatine tonsil
Tonsilla palatina
Vorderer Gaumenbogen und -muskel
Palatoglossal arch and muscle
Arcus palatoglossus et musculus
Sulcus terminalis
Terminal sulcus
Sulcus terminale linguae
Wallpapillen
Vallate papillae
Papillae vallatae
Blattpapillen
Foliate papillae
Papillae foliatae
Pilzpapillen
Fungiform papillae
Papillae fungiformes
Zungenlängsfurche
Median sulcus
Sulcus medianus linguae
Fadenpapillen
Filiform papillae
Papillae filiformes

ZUNGE

Zähne

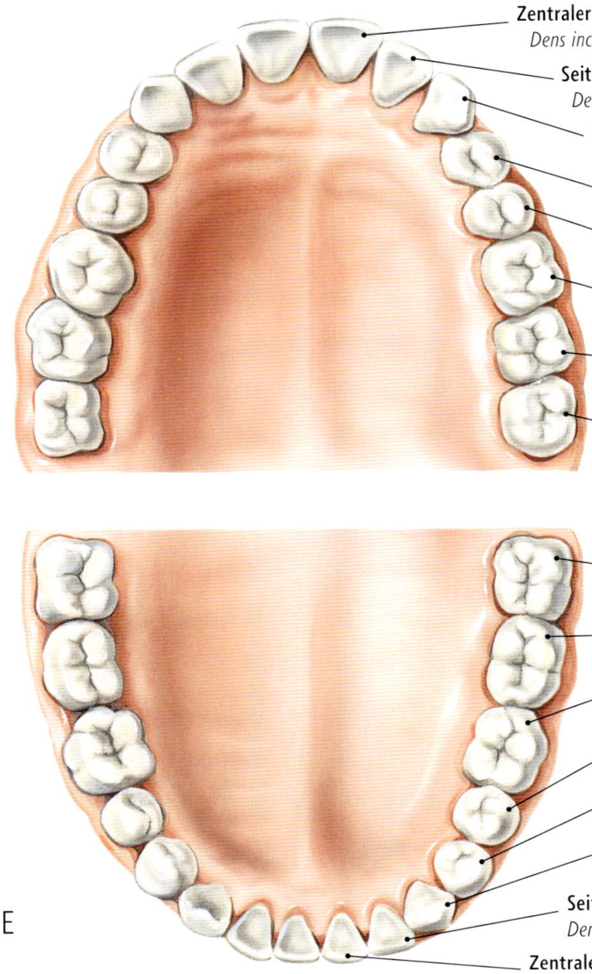
Oberkiefergebiss
Zentraler Schneidezahn Central incisor *Dens incisivus centralis*
Seitlicher Schneidezahn Lateral incisor *Dens incisivus lateralis*
Eckzahn Canine *Dens caninus*
Erster vorderer Backenzahn (Prämolar) First premolar *Dens premolaris primus*
Zweiter vorderer Backenzahn (Prämolar) Second premolar *Dens premolaris secundus*
Erster Backenzahn (Molar) First molar *Dens molaris primus*
Zweiter Backenzahn (Molar) Second molar *Dens molaris secundus*
Weisheitszahn Wisdom tooth *Dens molaris tertius*
Unterkiefergebiss
Weisheitszahn Wisdom tooth *Dens molaris tertius*
Zweiter Backenzahn (Molar) Second molar *Dens molaris secundus*
Erster Backenzahn (Molar) First molar *Dens molaris primus*
Zweiter vorderer Backenzahn (Prämolar) Second premolar *Dens premolaris secundus*
Erster vorderer Backenzahn (Prämolar) First premolar *Dens premolaris primus*
Eckzahn Canine *Dens caninus*
Seitlicher Schneidezahn Lateral incisor *Dens incisivus lateralis*
Zentraler Schneidezahn Central incisor *Dens incisivus centralis*

ZÄHNE

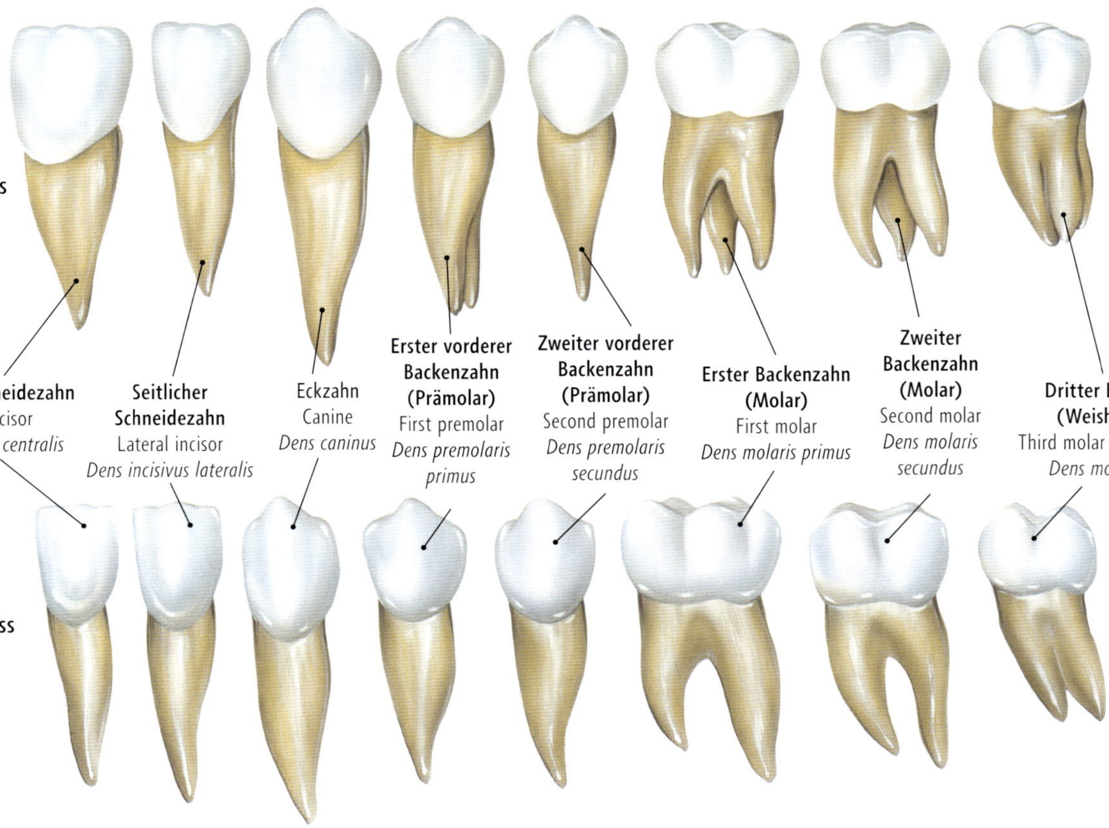
Oberkiefergebiss
Zentraler Schneidezahn Central incisor *Dens incisivus centralis*
Seitlicher Schneidezahn Lateral incisor *Dens incisivus lateralis*
Eckzahn Canine *Dens caninus*
Erster vorderer Backenzahn (Prämolar) First premolar *Dens premolaris primus*
Zweiter vorderer Backenzahn (Prämolar) Second premolar *Dens premolaris secundus*
Erster Backenzahn (Molar) First molar *Dens molaris primus*
Zweiter Backenzahn (Molar) Second molar *Dens molaris secundus*
Dritter Backenzahn (Weisheitszahn) Third molar (wisdom tooth) *Dens molaris tertius*
Unterkiefergebiss

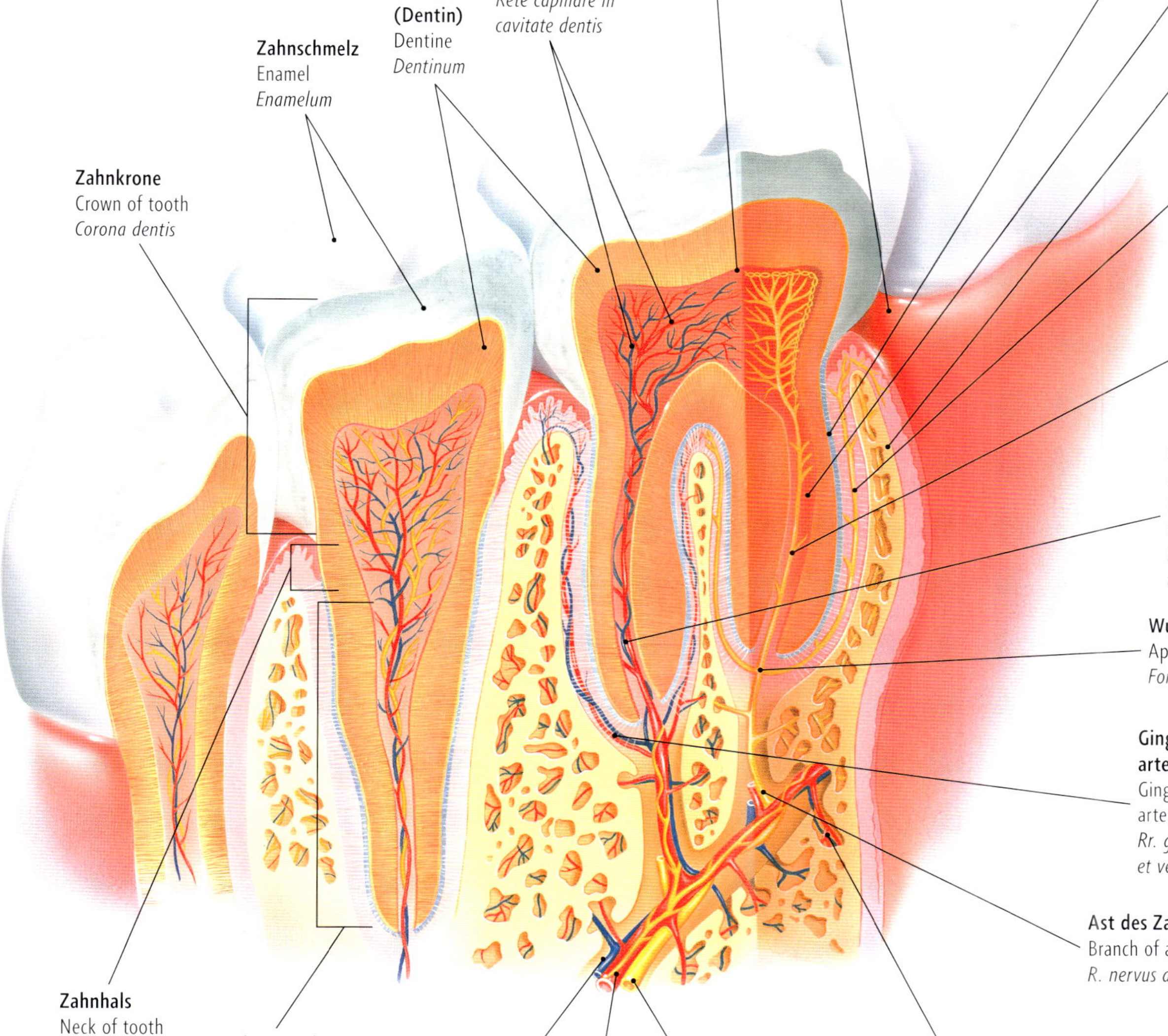

ZAHNSTRUKTUR – QUERSCHNITTSANSICHT

Speicheldrüsen

MUNDHÖHLE UND SPEICHELDRÜSEN

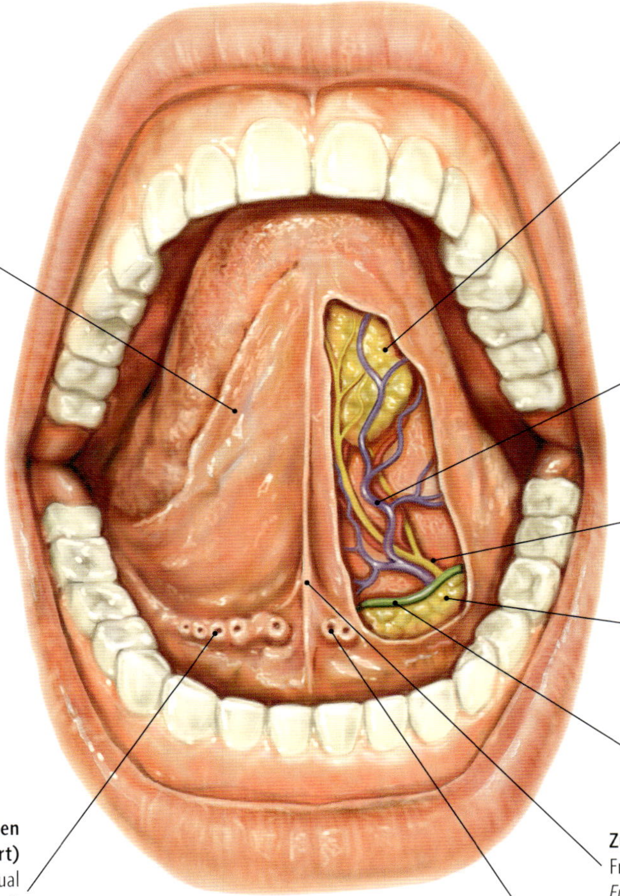

SPEICHELDRÜSEN

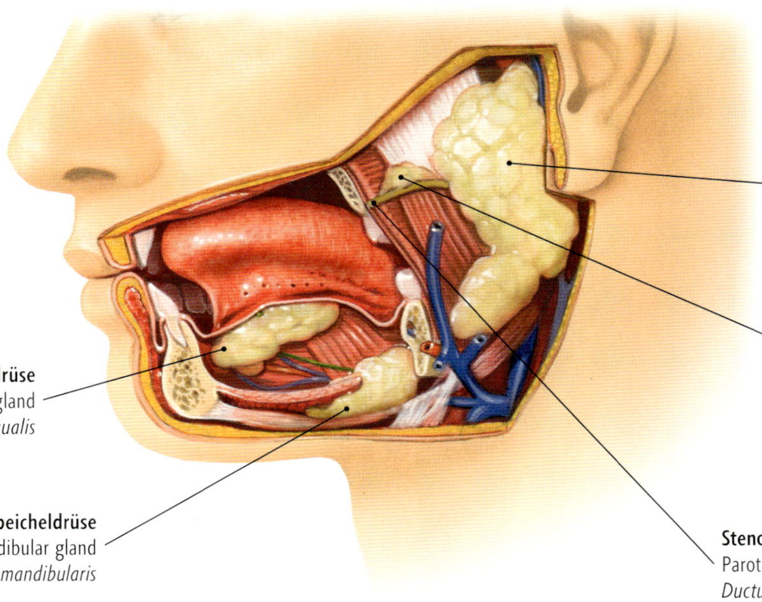

OHRSPEICHELDRÜSE – MIKROSTRUKTUR

Der dünnflüssige Speichel, der in der Ohrspeicheldrüse produziert wird, enthält Enzyme, die zur Zersetzung von Stärke dienen.

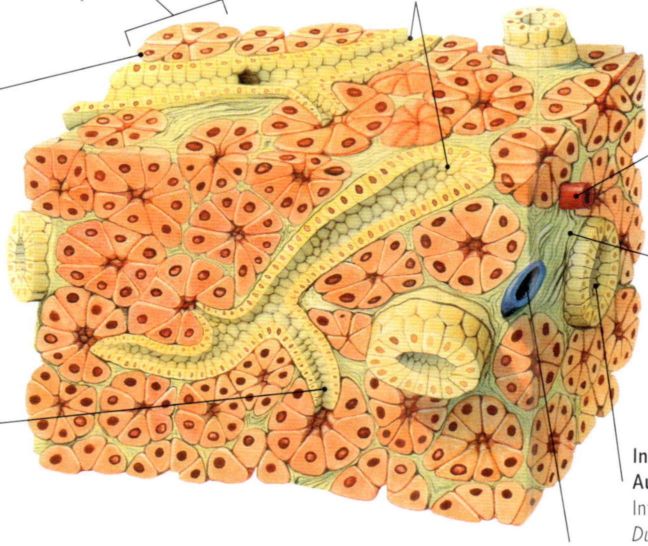

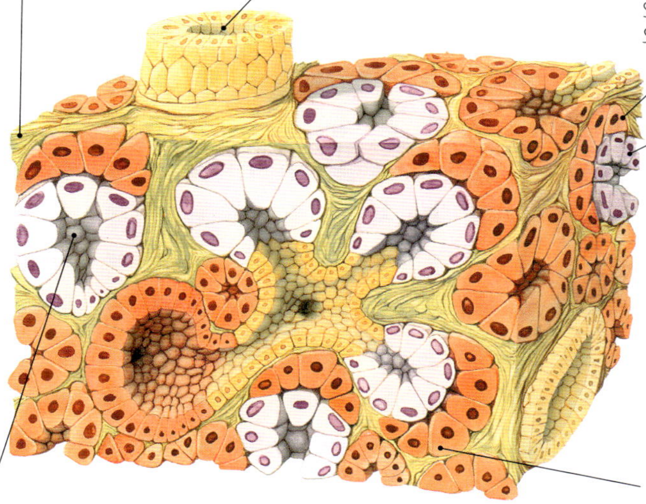

UNTERKIEFERDRÜSE – MIKROSTRUKTUR

Die Unterkieferspeicheldrüse weist eine Mischung aus Enzyme herstellenden serösen und Schleim herstellenden mukösen Zellen auf. Ihr Speichel ist größtenteils wässrig.

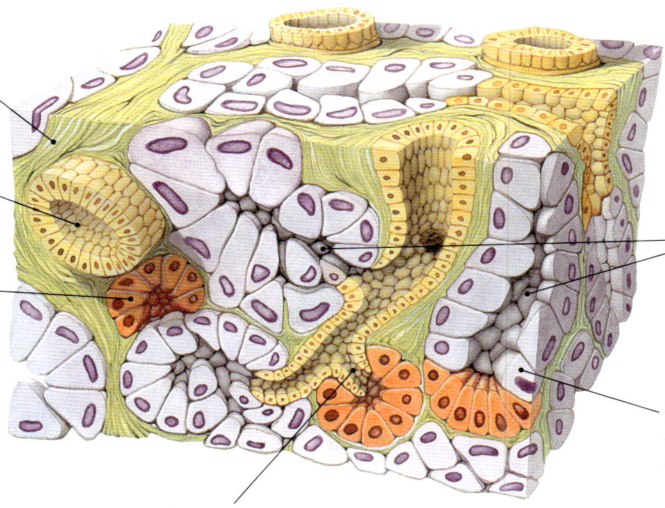

UNTERZUNGENSPEICHEL-DRÜSE – MIKROSTRUKTUR

Die Unterzungenspeicheldrüse stellt einen dickflüssigeren wässrigen Schleim her, der hauptsächlich bei Vorhandensein von Milch und Sahne den Mund mit Speichel füllt.

Leber und Gallenblase

LEBER

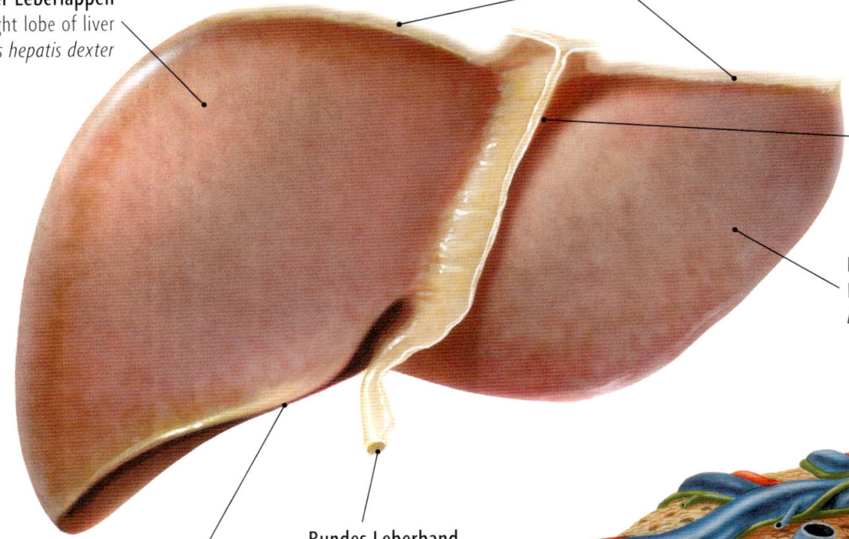

LEBERLAPPEN

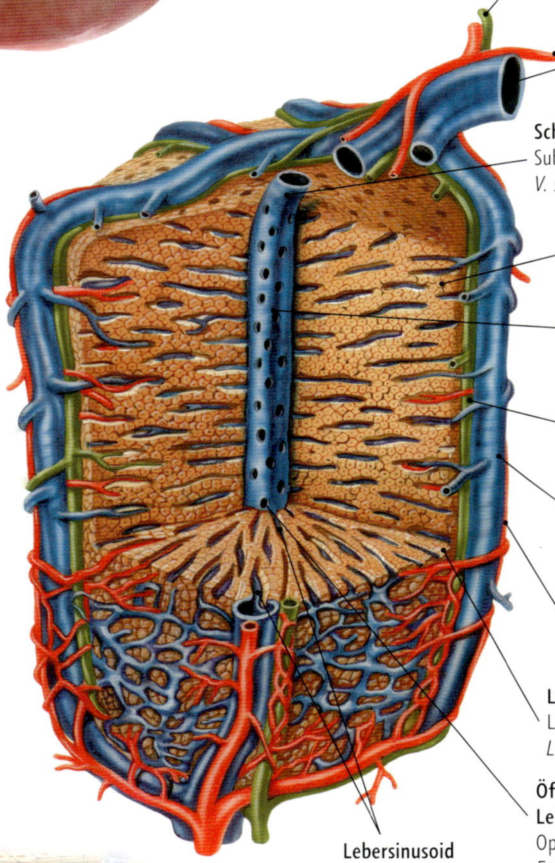

Die Leber besteht aus vielen sechseckigen Strukturen, den kleinen Leberlappen. Jeder dieser Leberlappen enthält sternförmige Schichten mit spezialisierten Epithelzellen, deren kleine Blutgefäße (Lebersinusoide) durch die Leberzellschichten verlaufen.

LEBER – MIKROSTRUKTUR

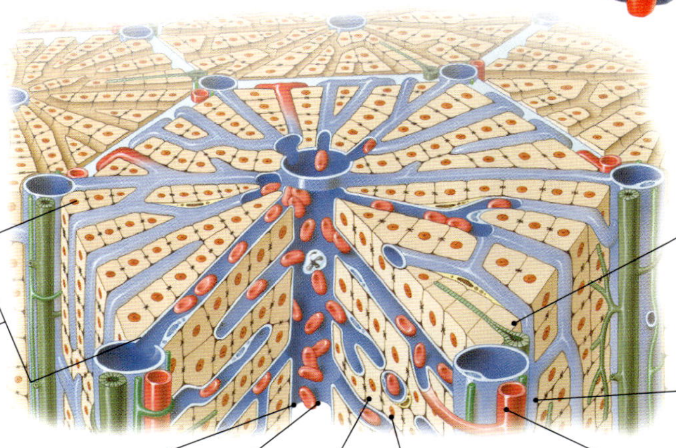

GALLENBLASE

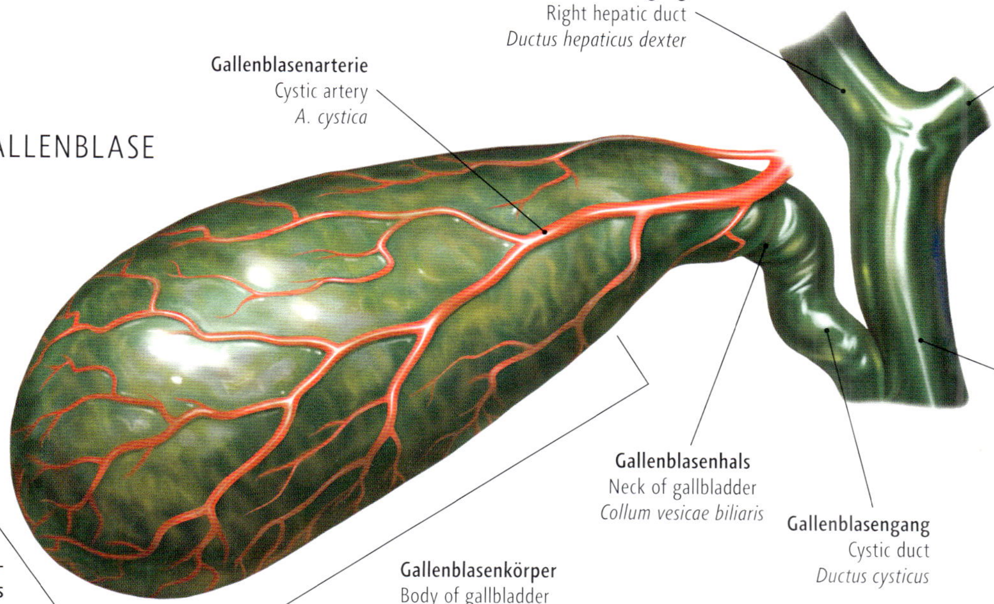

GALLENGÄNGE

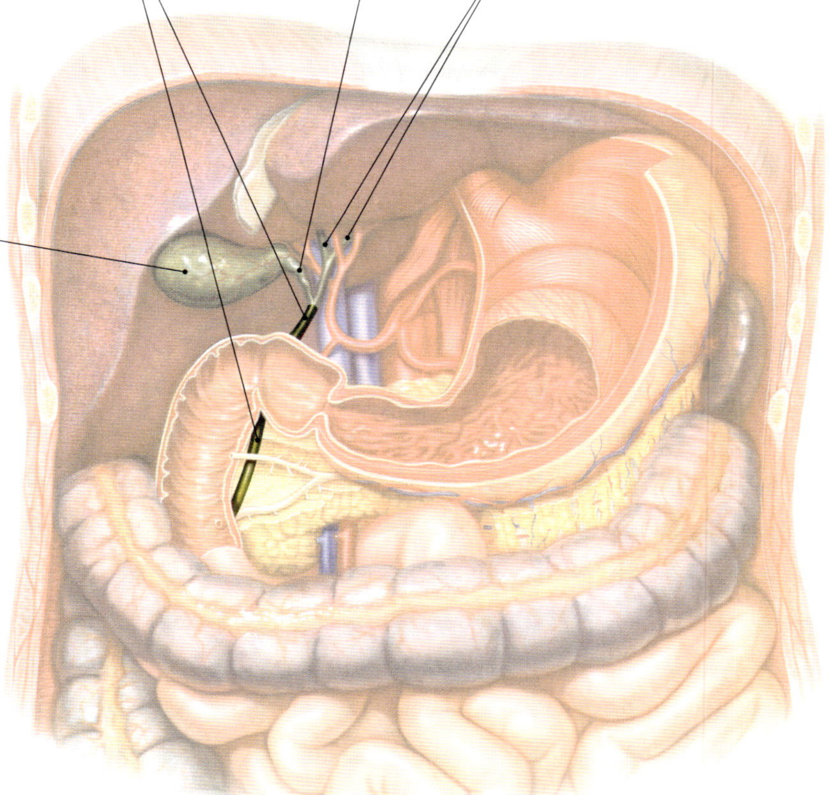

Magen und Bauchspeicheldrüse

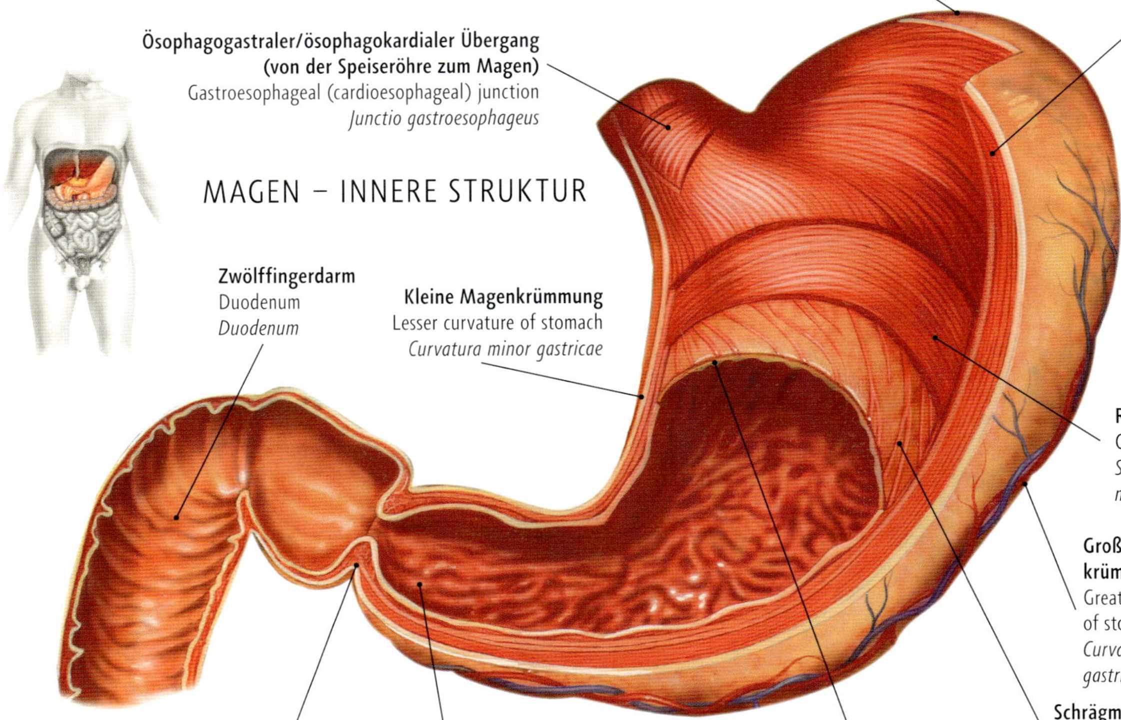

MAGEN – INNERE STRUKTUR

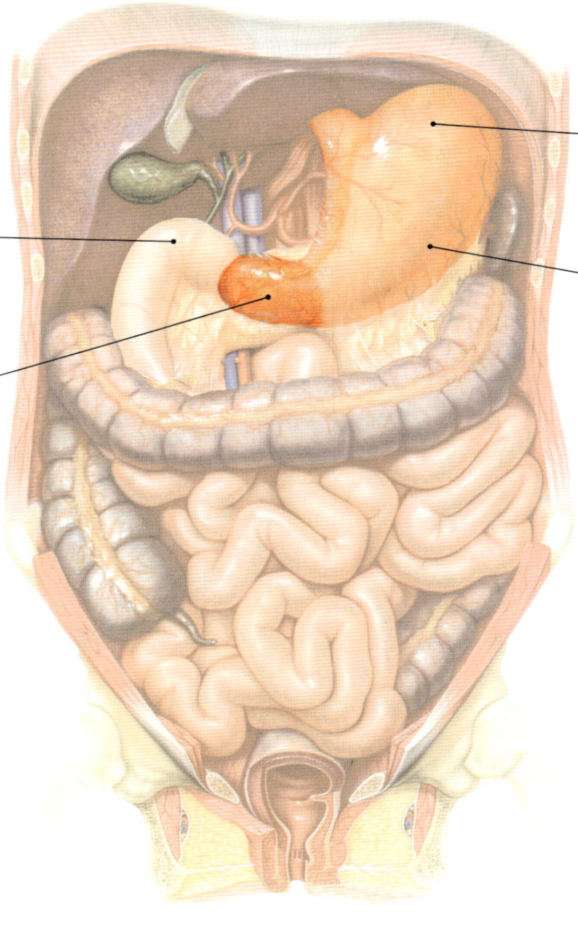

MAGEN UND MAGENPFÖRTNER – VORDERANSICHT

BAUCHSPEICHELDRÜSE

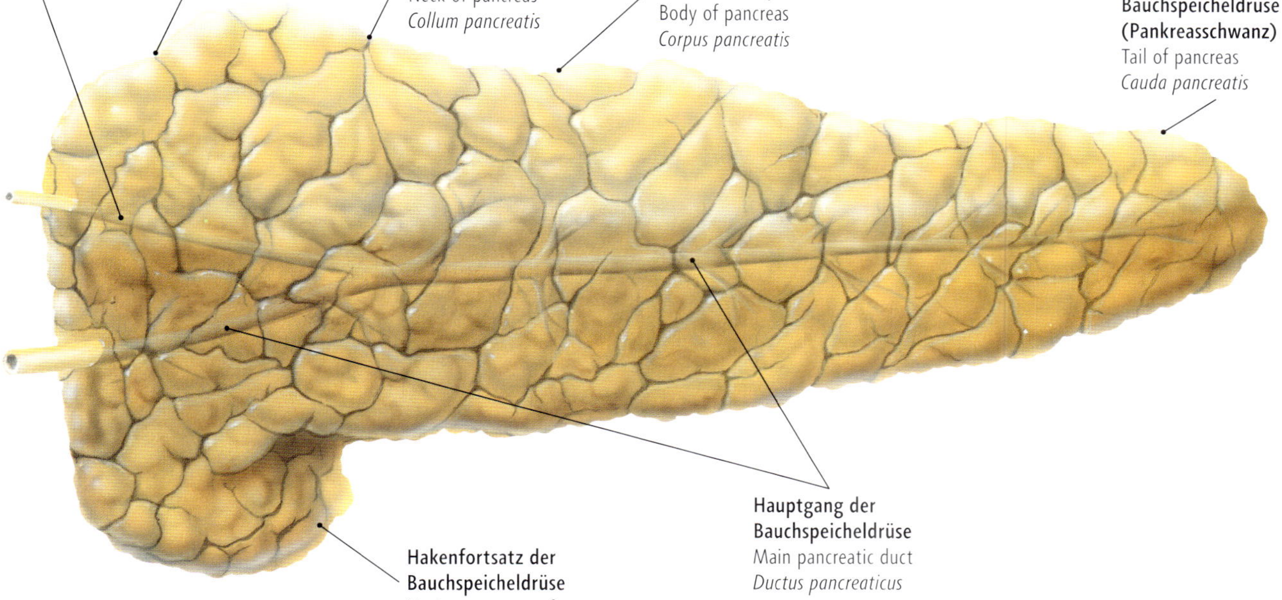

BAUCHSPEICHELDRÜSE: EXOKRINE ZELLEN

Der Großteil der Bauchspeicheldrüse besteht aus azinären Zellen, die durch die Ausscheidung von Verdauungsenzymen bei der Nahrungsverarbeitung mitwirken. Die Enzyme gelangen über ein Netzwerk an aneinandergereihten Gängen von den Zellen in den Dünndarm.

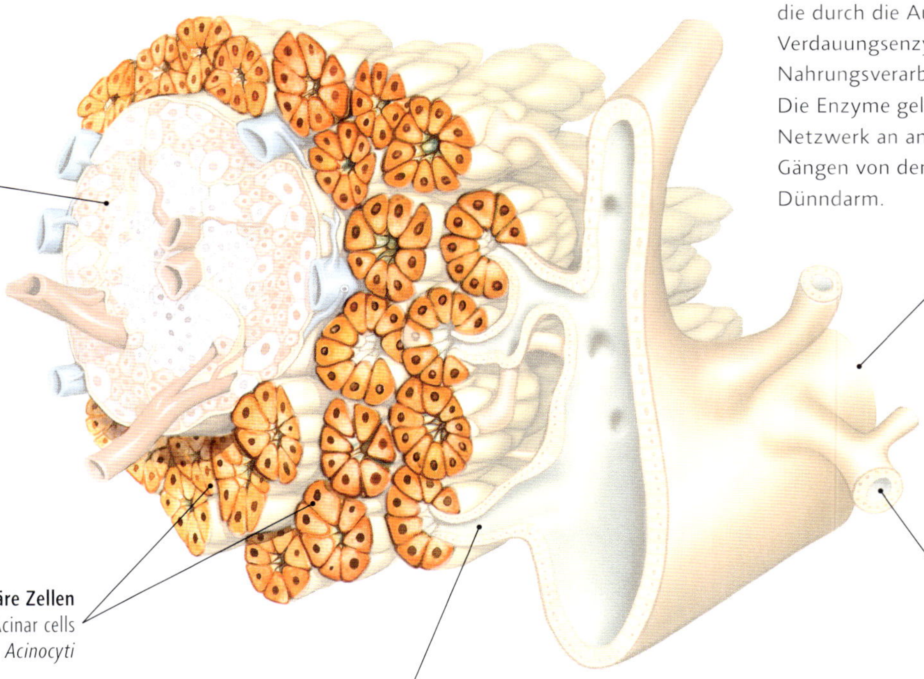

Verdauungstrakt und Peristaltik

VERDAUUNGSTRAKT

Der Verdauungstrakt ist der Nahrungsverarbeiter des Körpers. Im ersten Abschnitt werden die Speisen in Fette, Kohlenhydrate und Eiweiße (Proteine) aufgespalten, die dann weiter unten vom Verdauungstrakt absorbiert werden. Am Ende wird noch Wasser entzogen, und der Rest wird ausgeschieden.

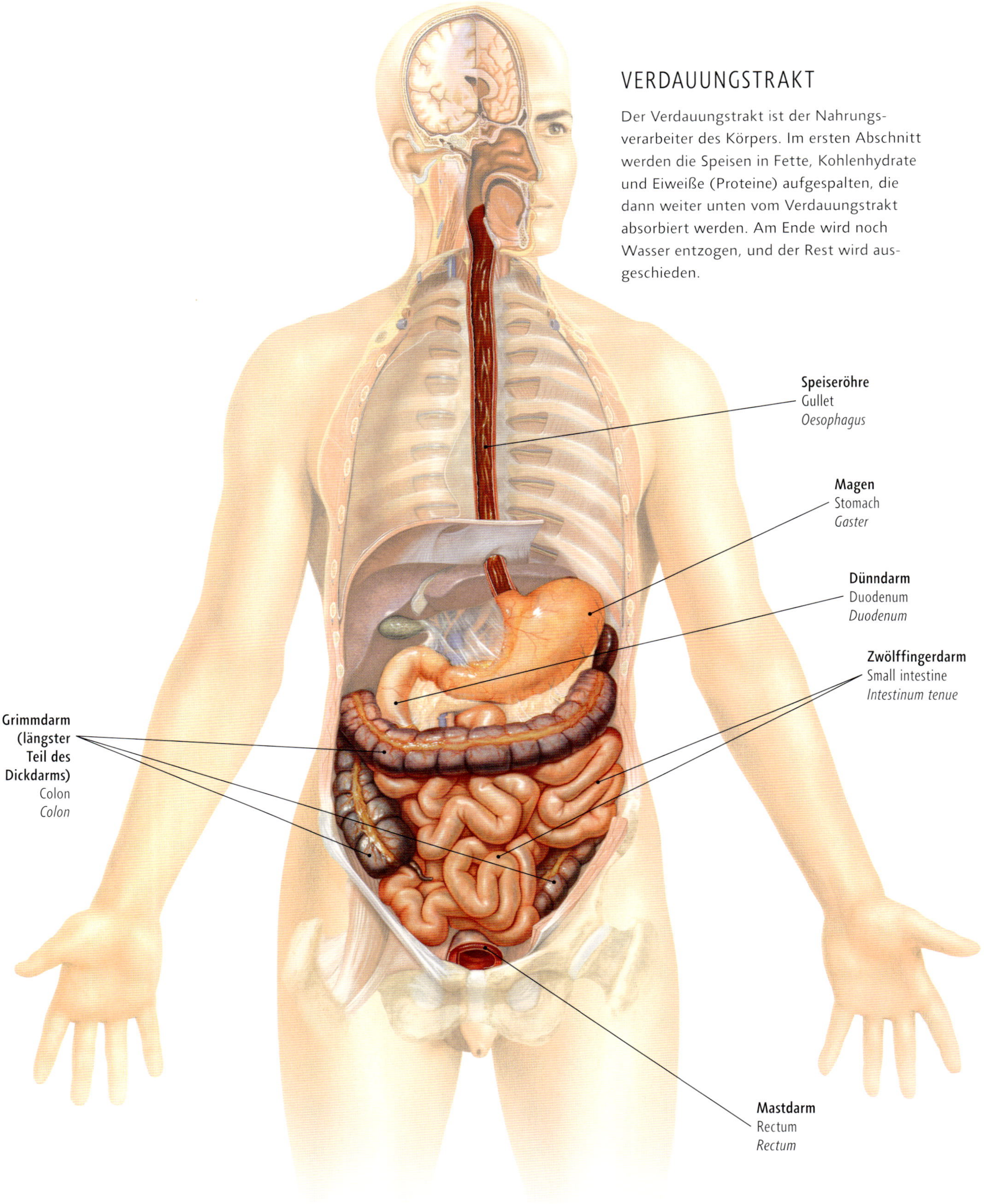

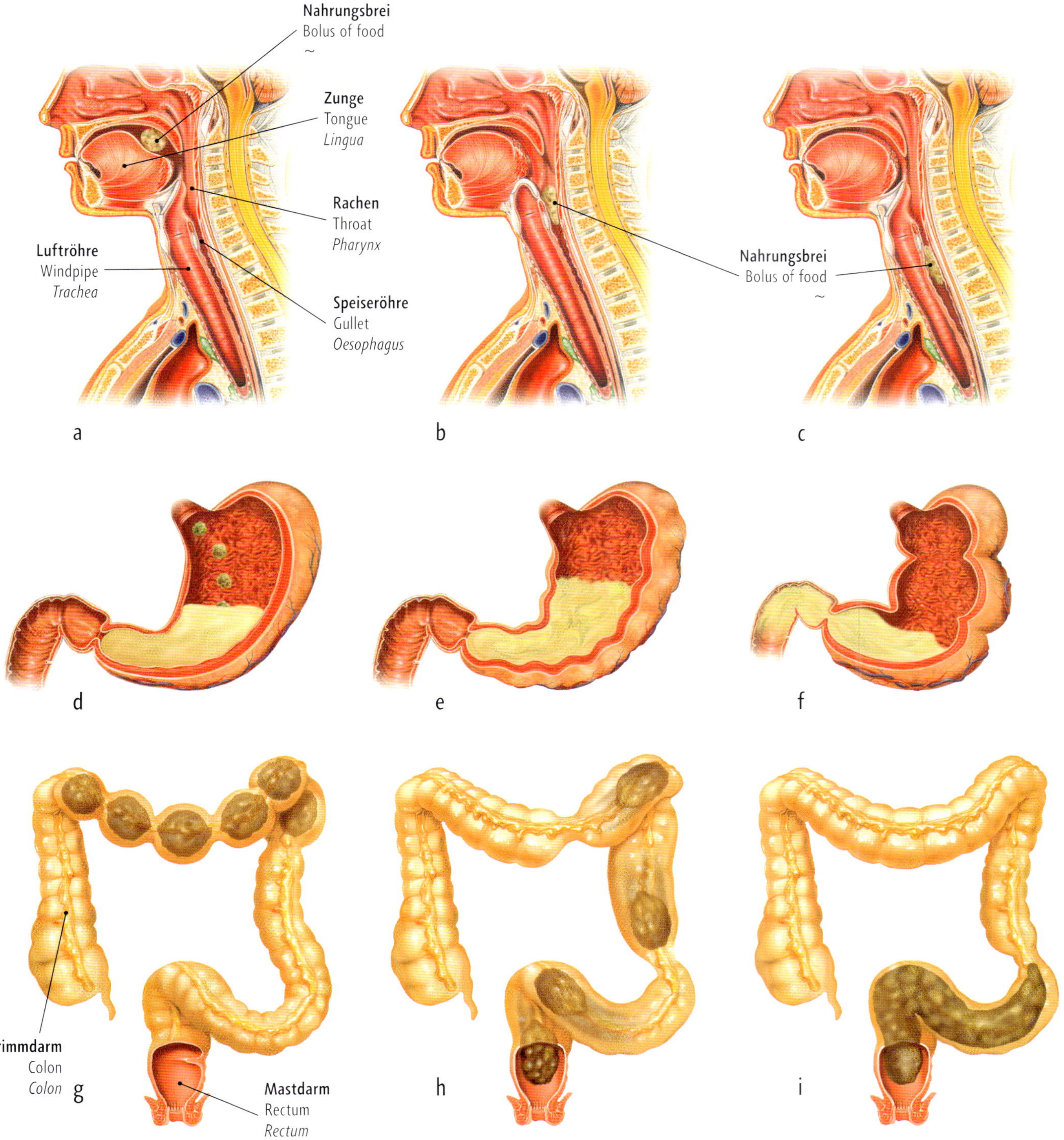

PERISTALTIK

Als Peristaltik werden die wellenartigen Kontraktionen der Muskelwände von Speiseröhre, Magen und Darm bezeichnet, durch die deren Inhalt weitergeleitet wird. Nach dem Schlucken gelangen die Speisen zunächst in die Speiseröhre (a, b, c) und dann in den Magen (d, e, f), bevor sie in den Dünndarm und anschließend in den Dickdarm (Grimmdarm) geleitet werden. Dort werden Wasser und Gallensalze entzogen, bevor die peristaltischen Kontraktionen die Abfallstoffe durch den Mastdarm drücken (g, h, i).

[~] = keine direkte lateinische Entsprechung

Darm

MAGEN UND DARM

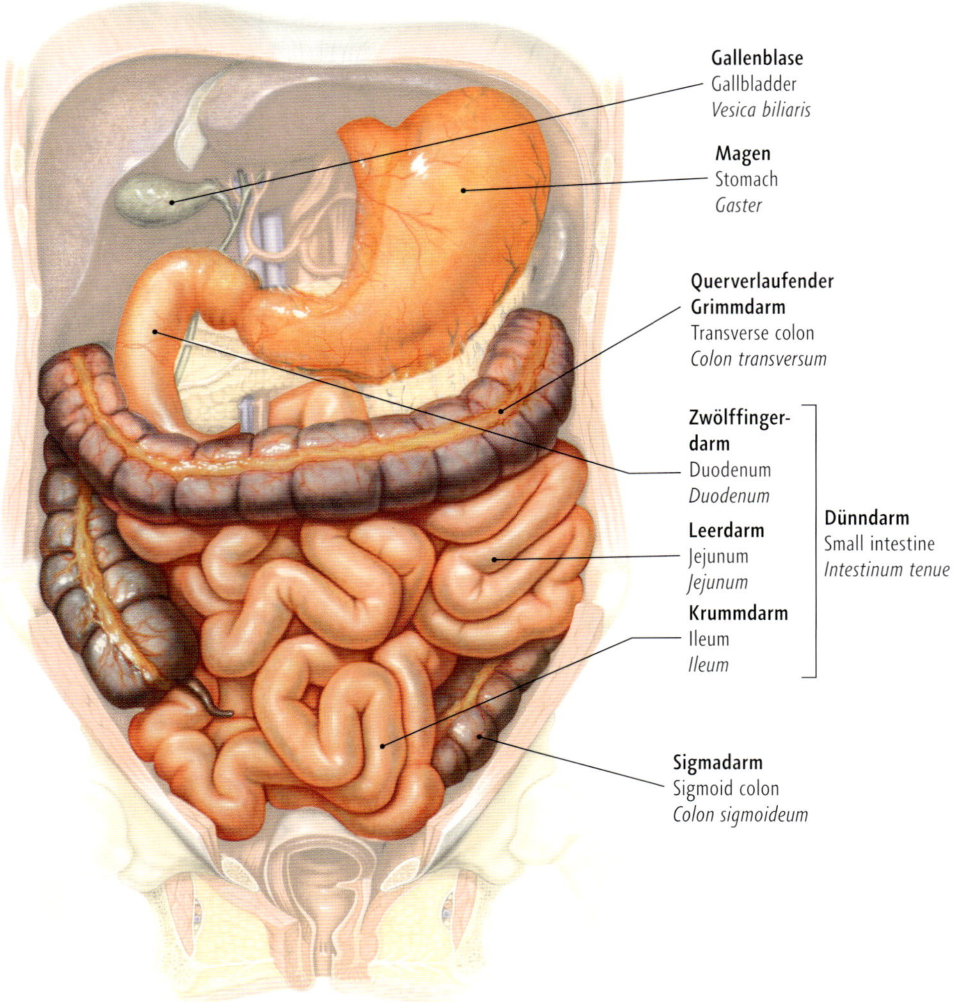

ZWÖLFFINGERDARM

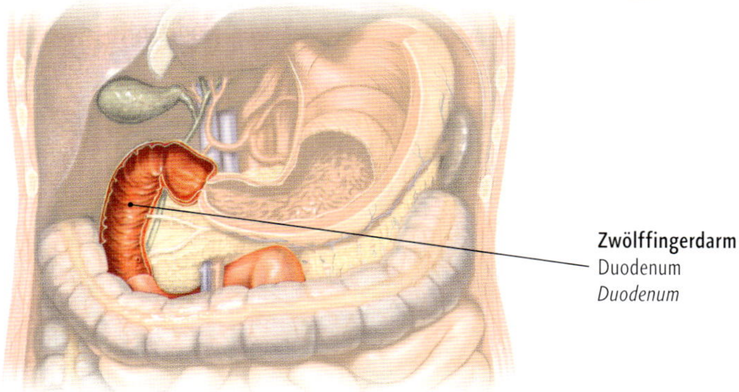

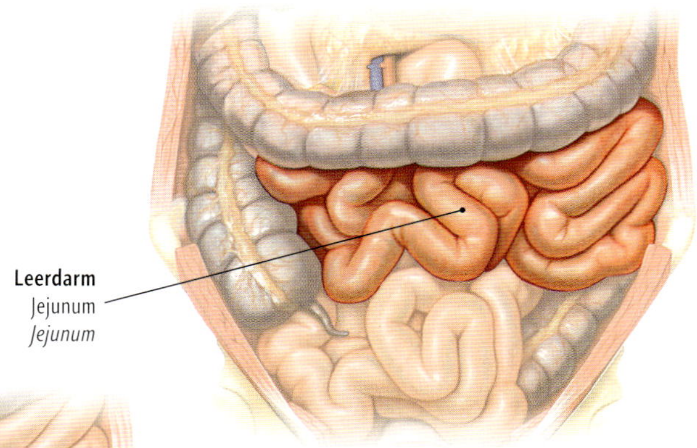

LEERDARM

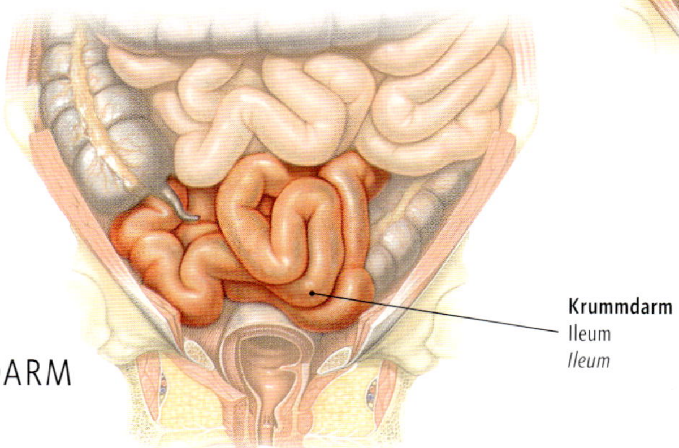

KRUMMDARM

GRIMMDARM (LÄNGSTER TEIL DES DICKDARMS)

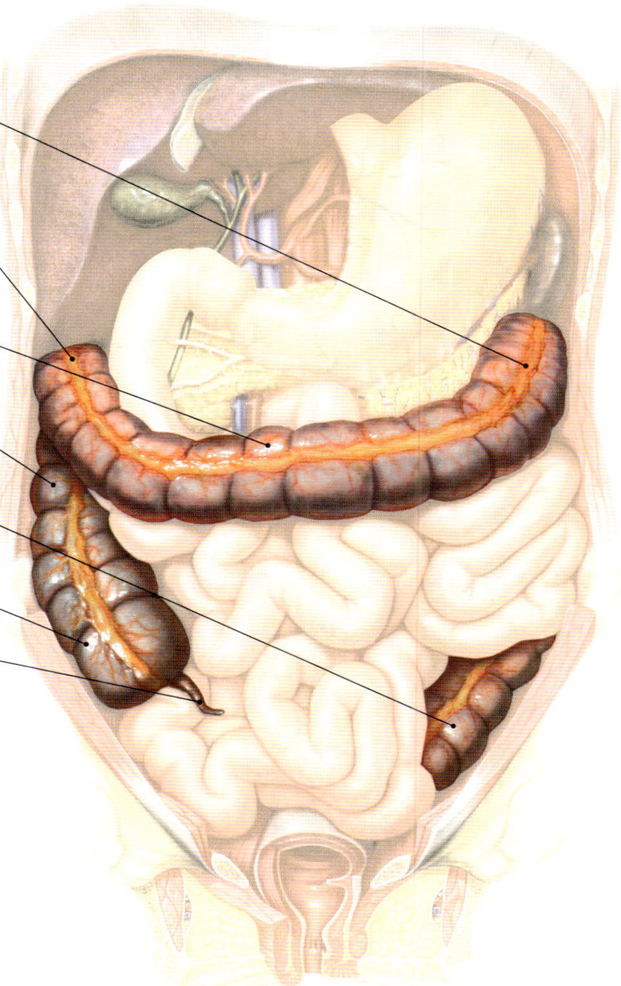

MASTDARM

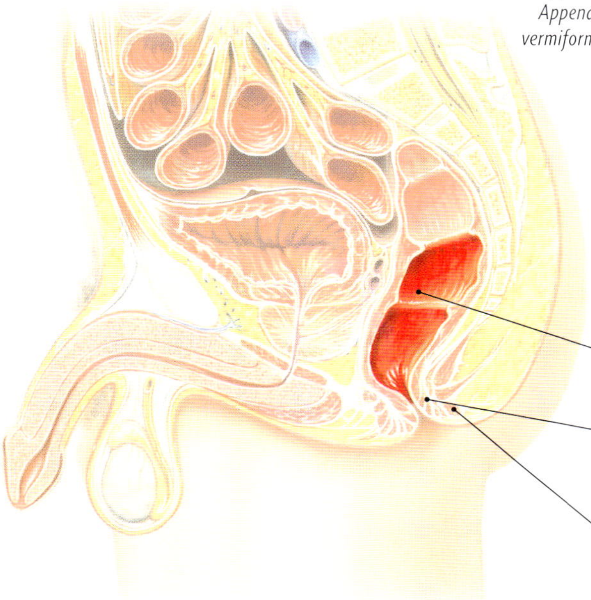

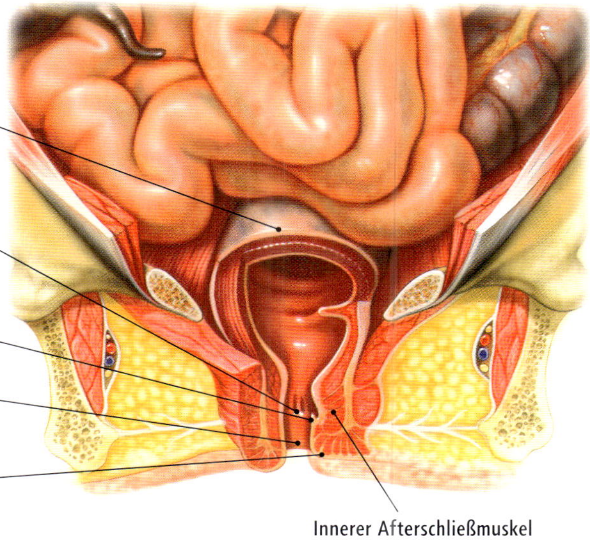

DARMAUSGANG (AFTER)

Darm

LEERDARM – SCHNITTANSICHT

Der Leerdarm ist ein Teil des Dünndarms und liegt zwischen Zwölffingerdarm und Krummdarm. Die Nährstoffe der dort verdauten und absorbierten Nahrung werden zu den Lymphgefäßen und zur Leber geschickt.

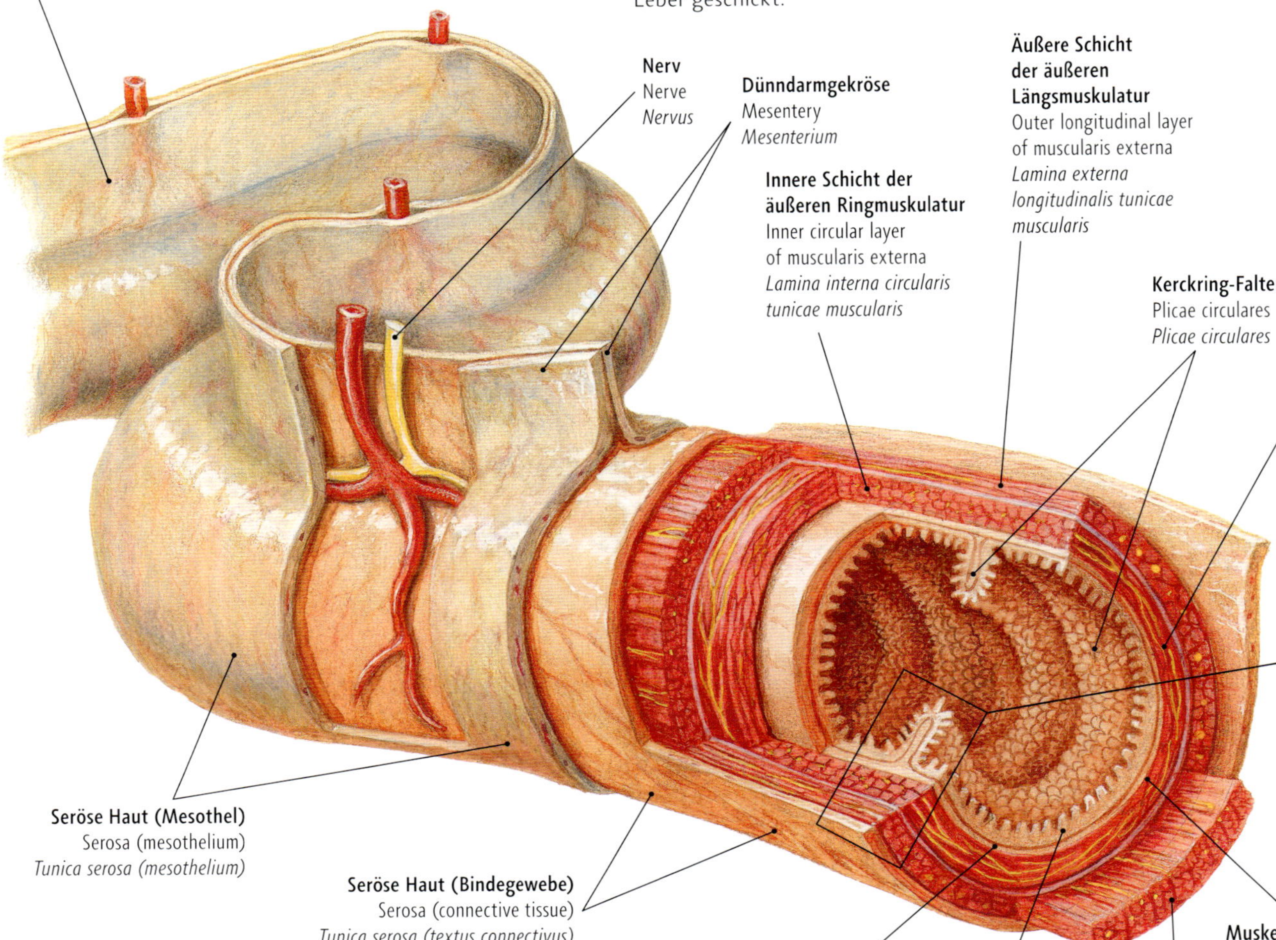

SCHLEIMHAUTFALTE DES LEERDARMS – QUERSCHNITTSANSICHT

Die Schleimhaut des Leerdarms besteht aus vielen kleinen Falten, den sogenannten Kerckring-Falten. Diese haben winzige fingerförmige Ausstülpungen: die Zotten. Für die Absorption der Nährstoffe können Kerckring-Falten und Zotten ihre Oberfläche um ein Vielfaches vergrößern.

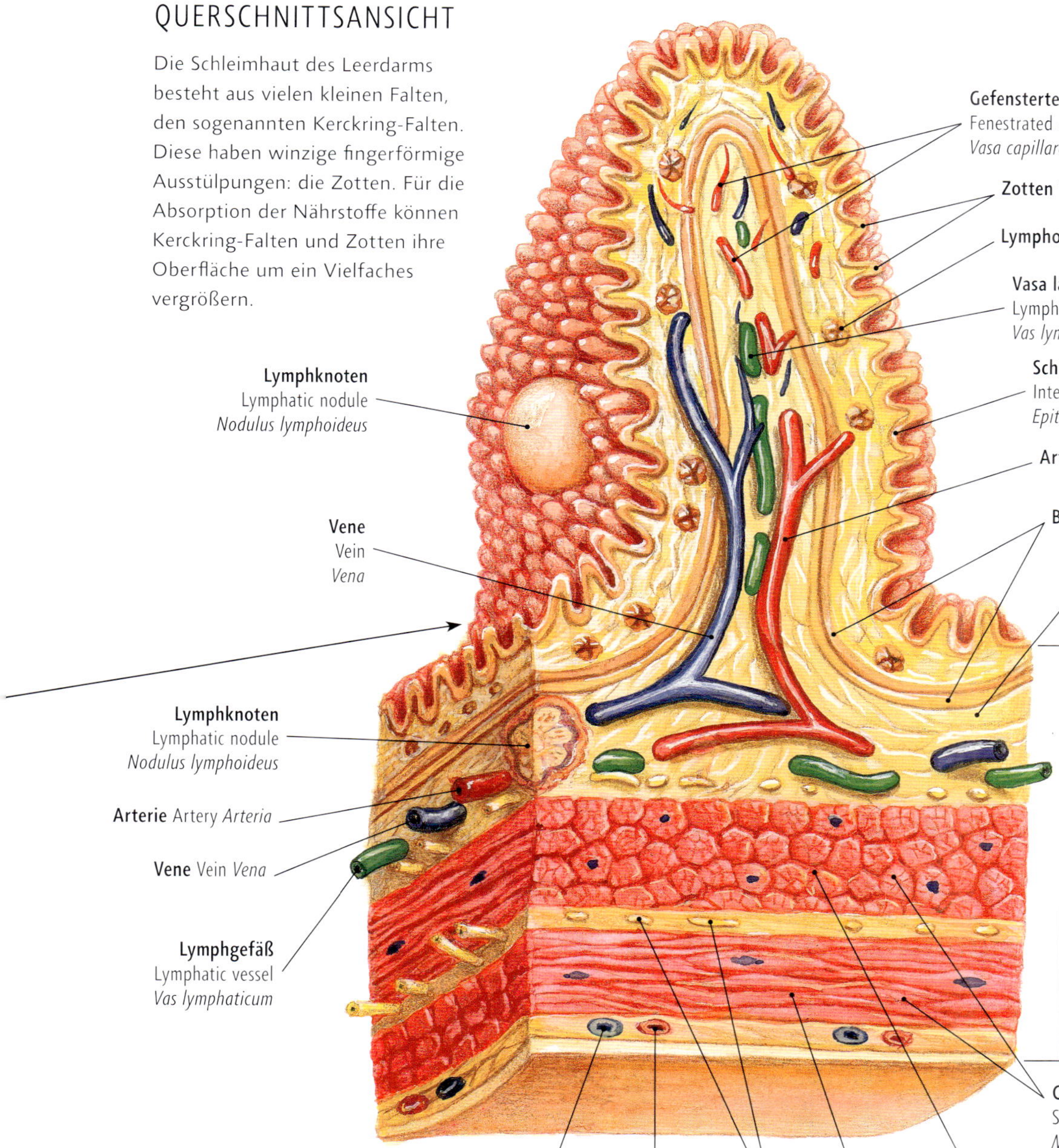

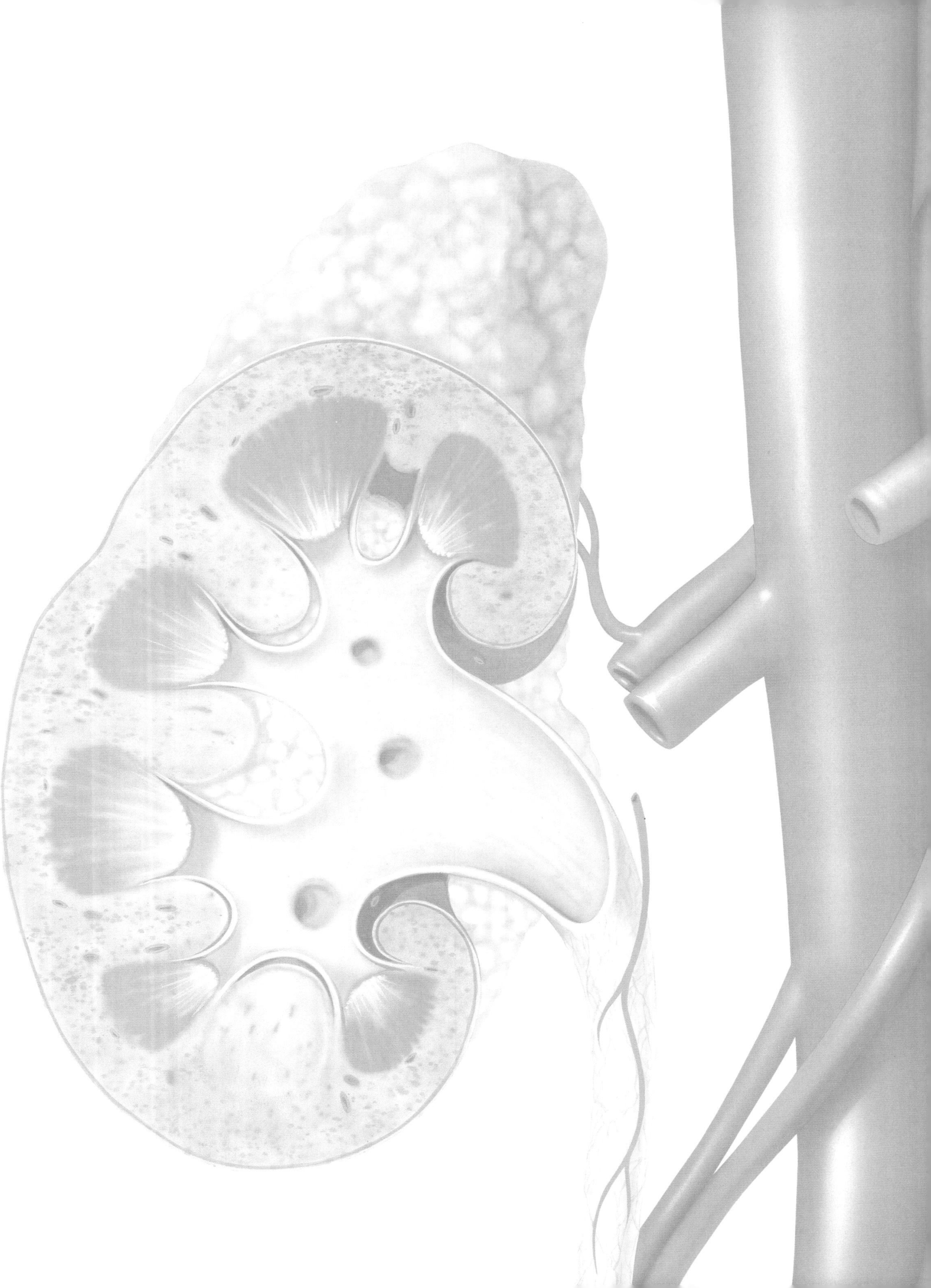

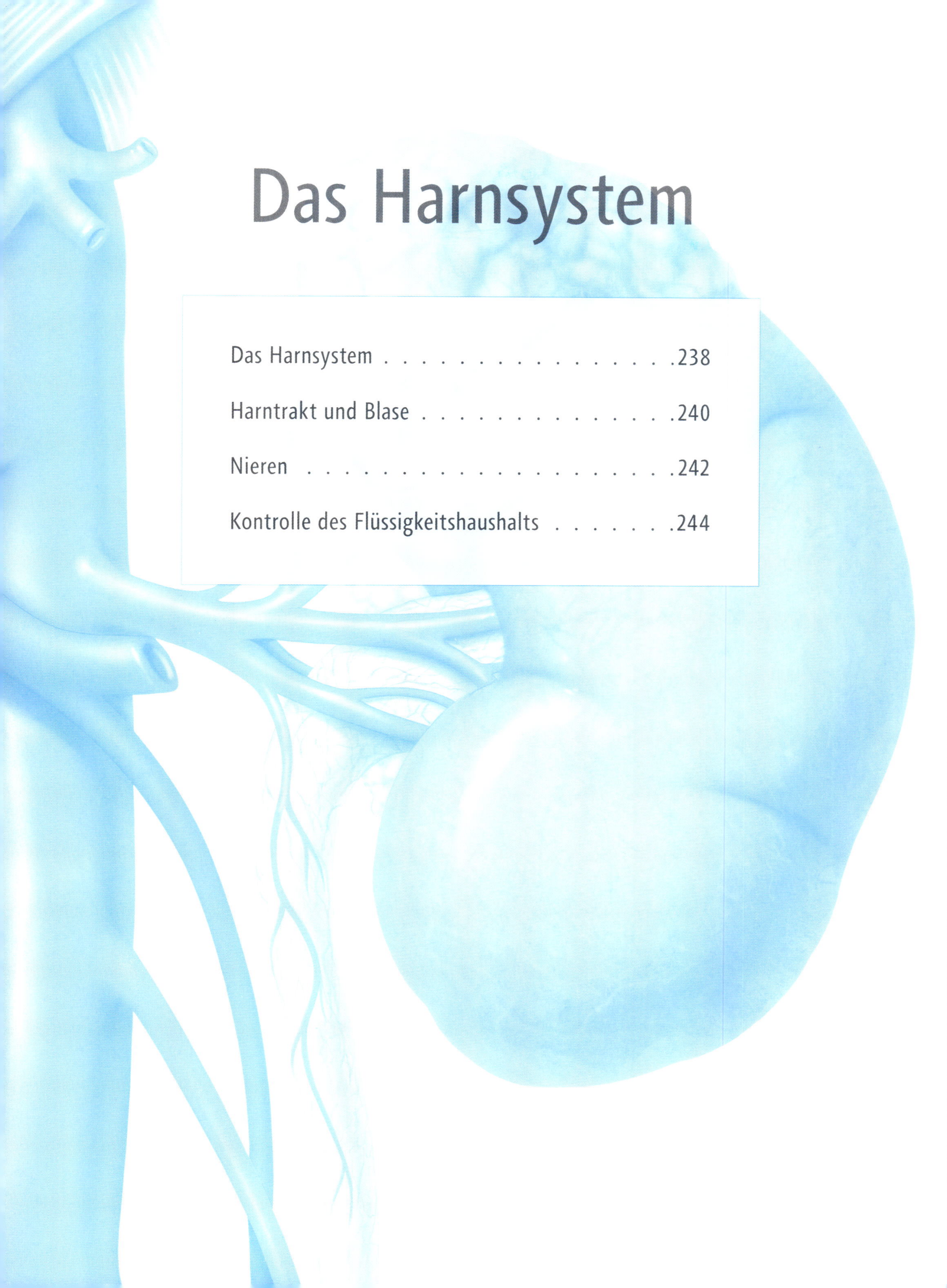

Das Harnsystem

Das Harnsystem 238

Harntrakt und Blase 240

Nieren 242

Kontrolle des Flüssigkeitshaushalts 244

Das Harnsystem

MÄNNLICHES HARNSYSTEM – VORDERANSICHT

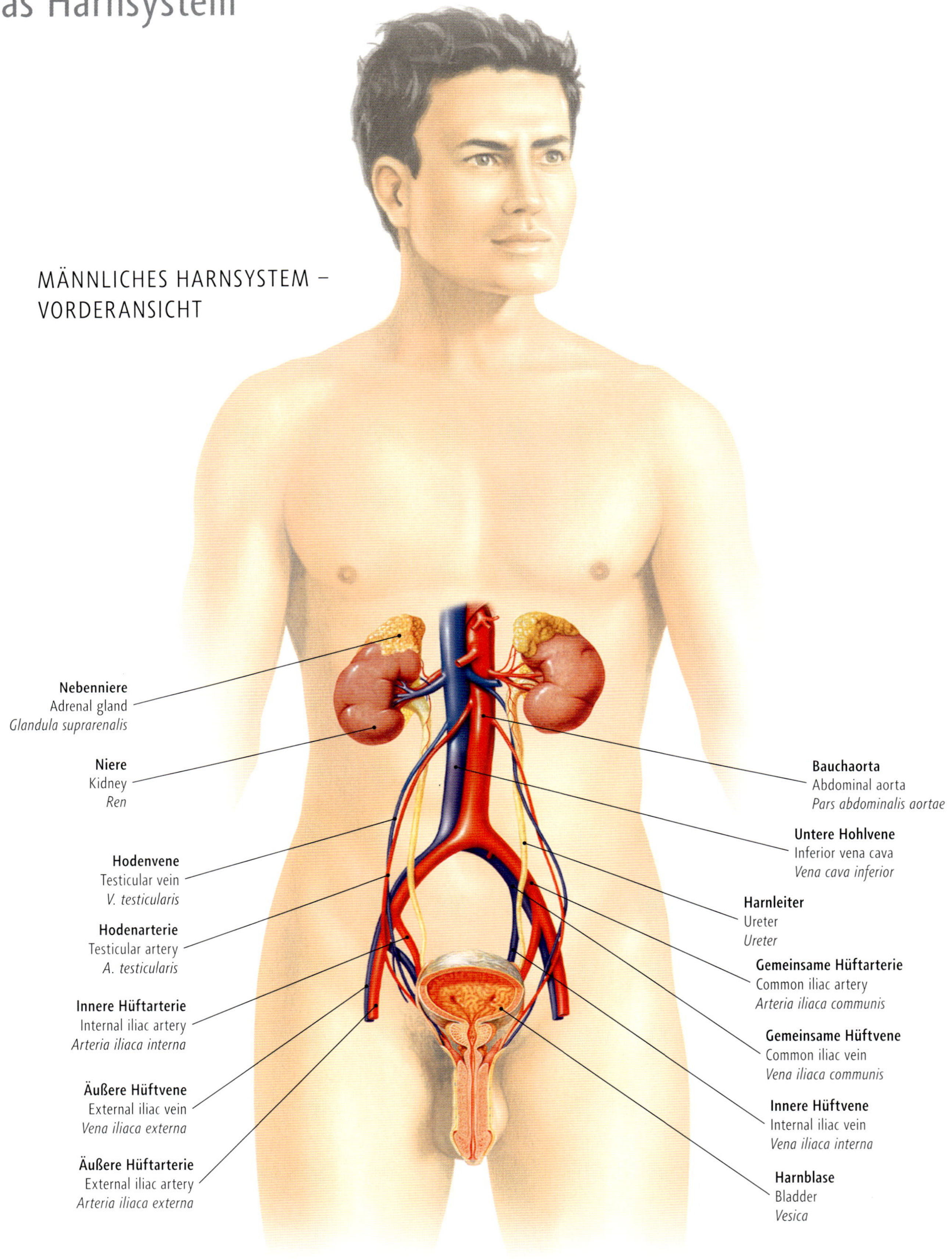

WEIBLICHES HARNSYSTEM – VORDERANSICHT

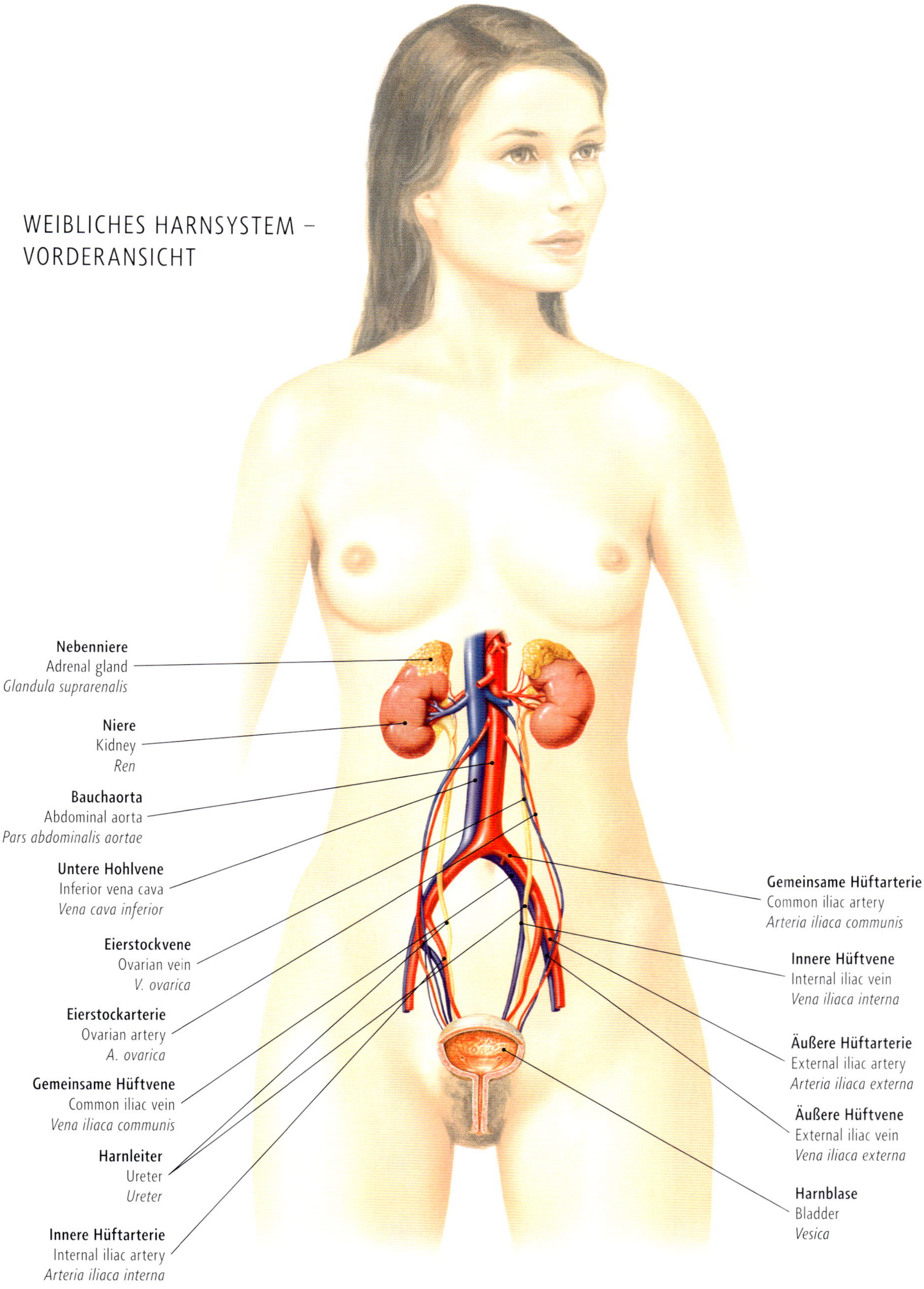

Harntrakt und Blase

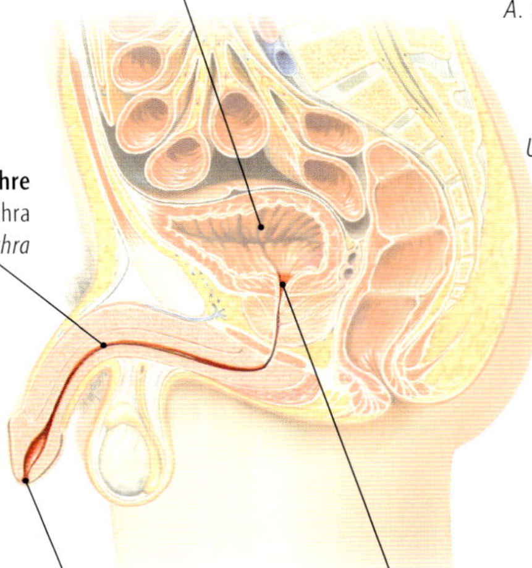

MÄNNLICHE HARNRÖHRE

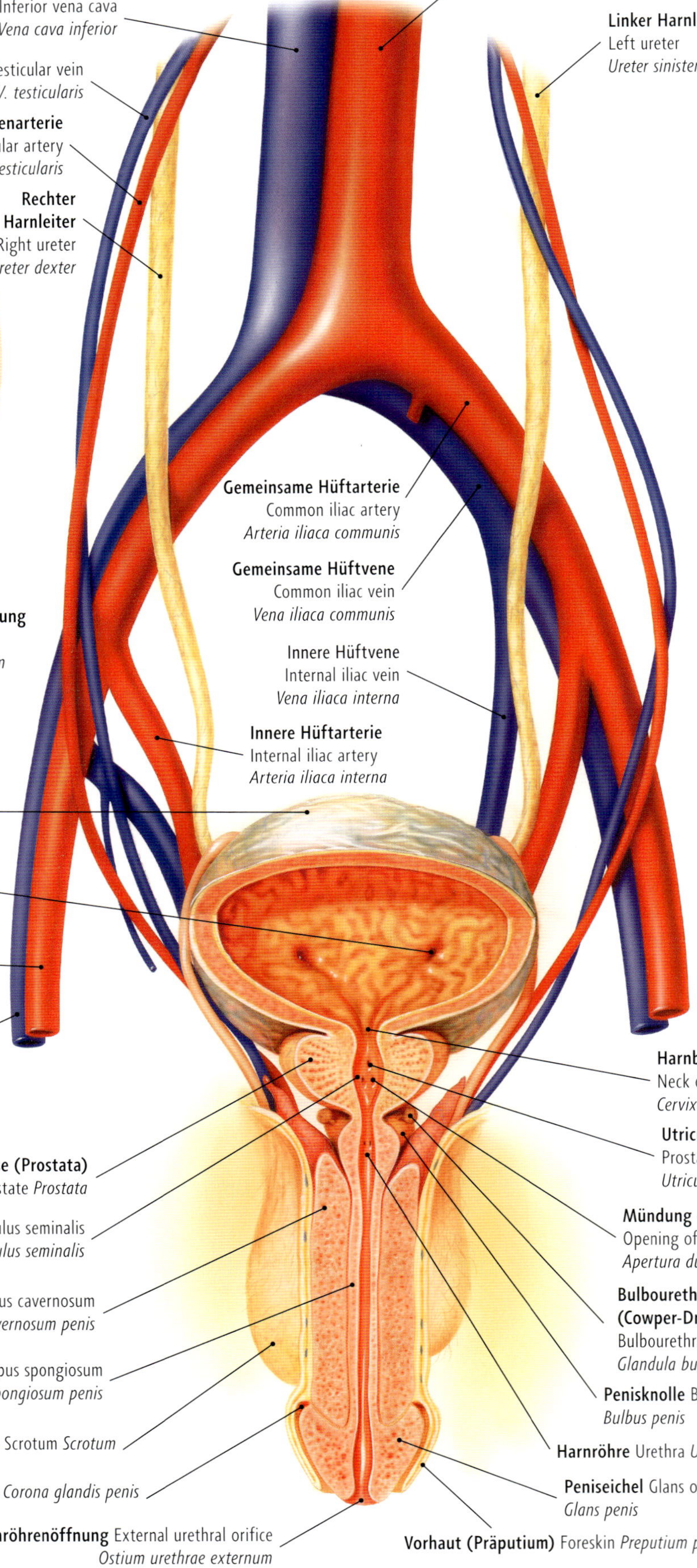

MÄNNLICHE HARNBLASE

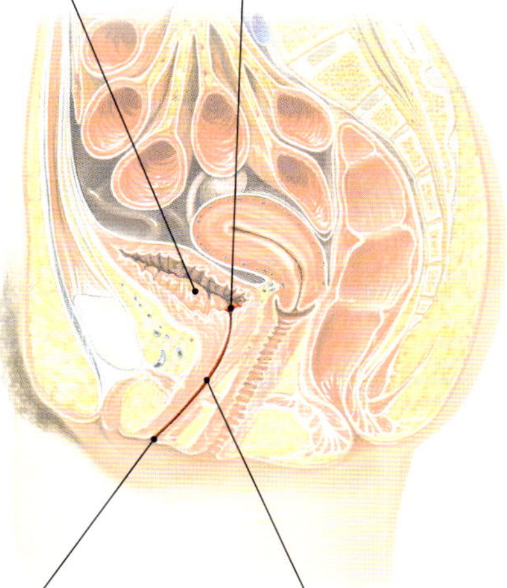

WEIBLICHE HARNRÖHRE

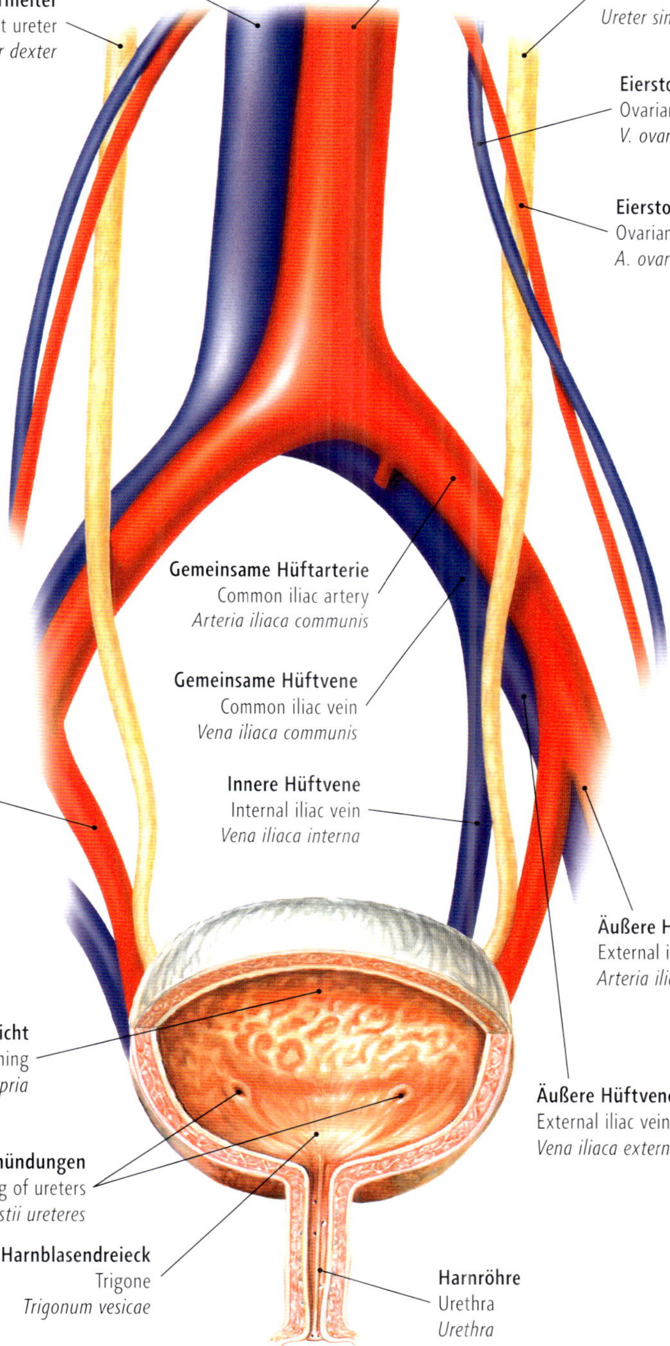

WEIBLICHE HARNBLASE

Nieren

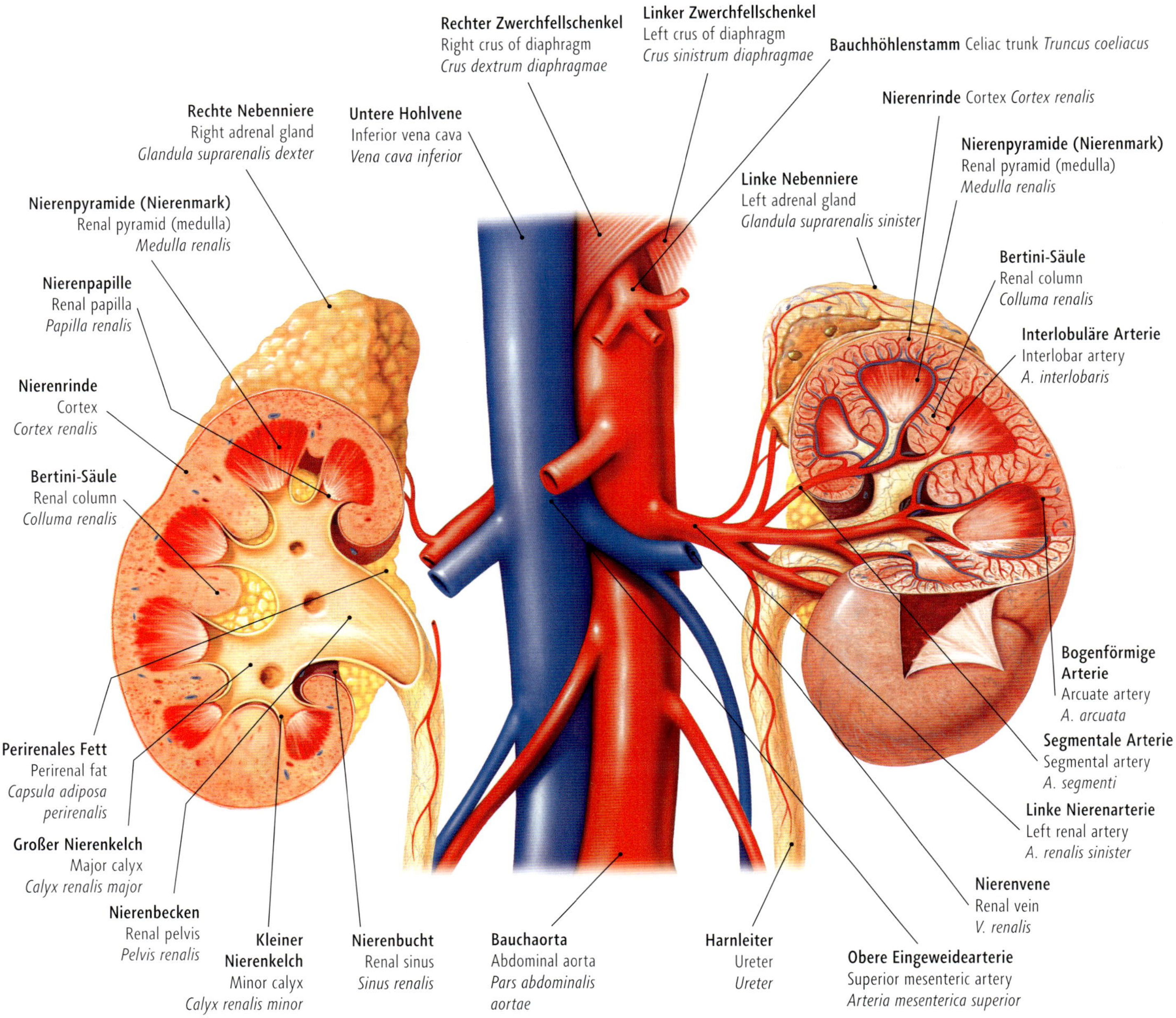

NIEREN UND NEBENNIEREN

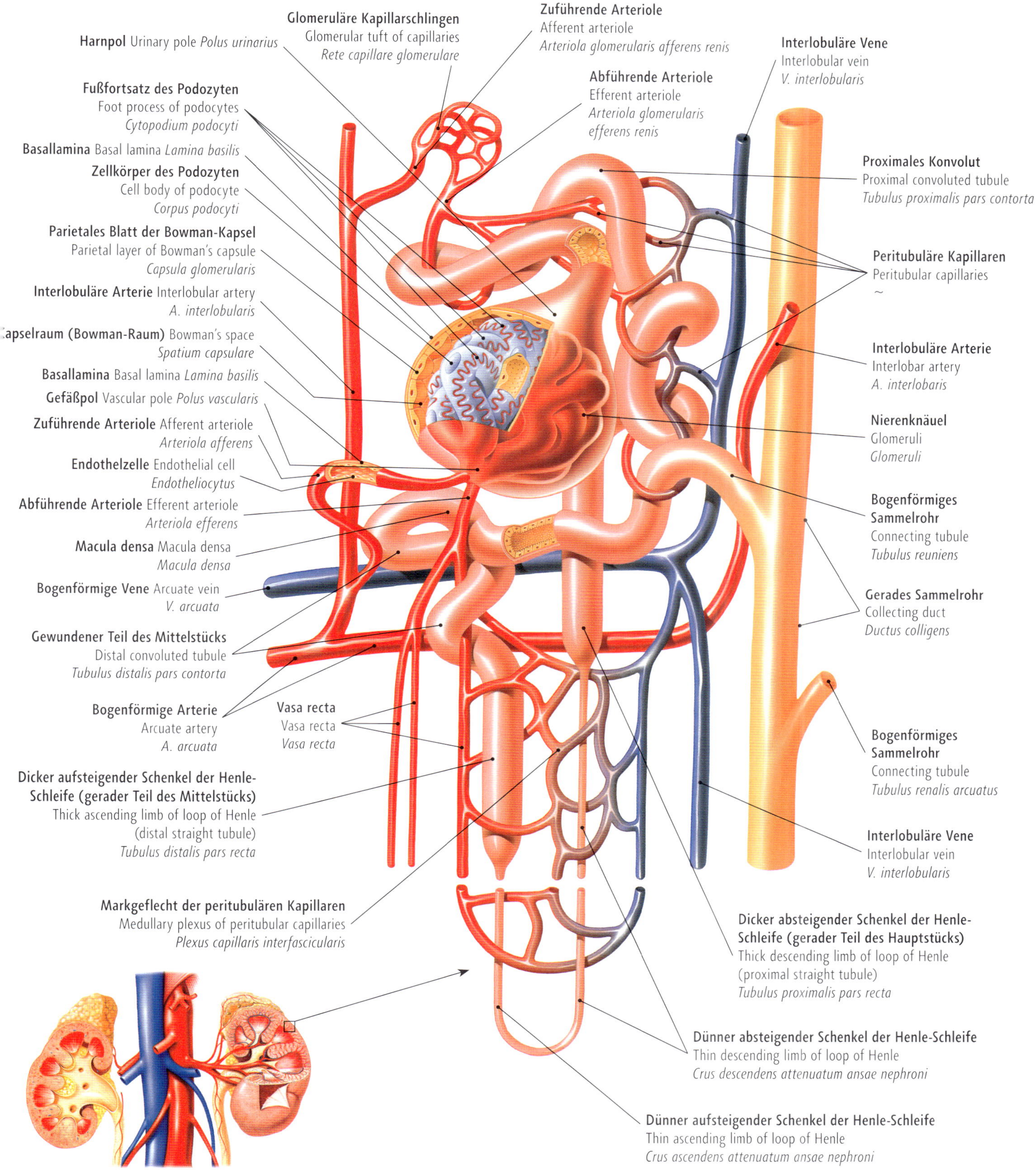

NIERENNEPHRON

Die funktionellen Einheiten der Nieren sind mikroskopische Strukturen, sogenannte Nephrone. In jeder Niere gibt es schätzungsweise etwa 1,2 Millionen. Nephrone filtern das Blut, sodass eine Flüssigkeit (Filtrat) aus Mineral-, Abfallstoffen und Wasser entsteht.

[~] = keine direkte lateinische Entsprechung

Kontrolle des Flüssigkeitshaushalts

SO BLEIBT DER FLÜSSIGKEITSHAUSHALT IM GLEICHGEWICHT

Wenn der Wasseranteil im Blut zu sehr fällt, gibt der Hypothalamus der Neurohypophyse den Befehl, antidiuretische Hormone (ADH) auszuschütten. Die Nieren halten daraufhin Wasser zurück, resorbieren es zurück ins Blut und senken damit die Harnproduktion. Ist der Körper wieder ausreichend hydriert, weist der Hypothalamus die Hypophyse an, die ADH-Ausschüttung zu verringern. So lassen die Nieren weniger Wasser im Blut, und die Harnblase scheidet nun wieder mehr Urin aus.

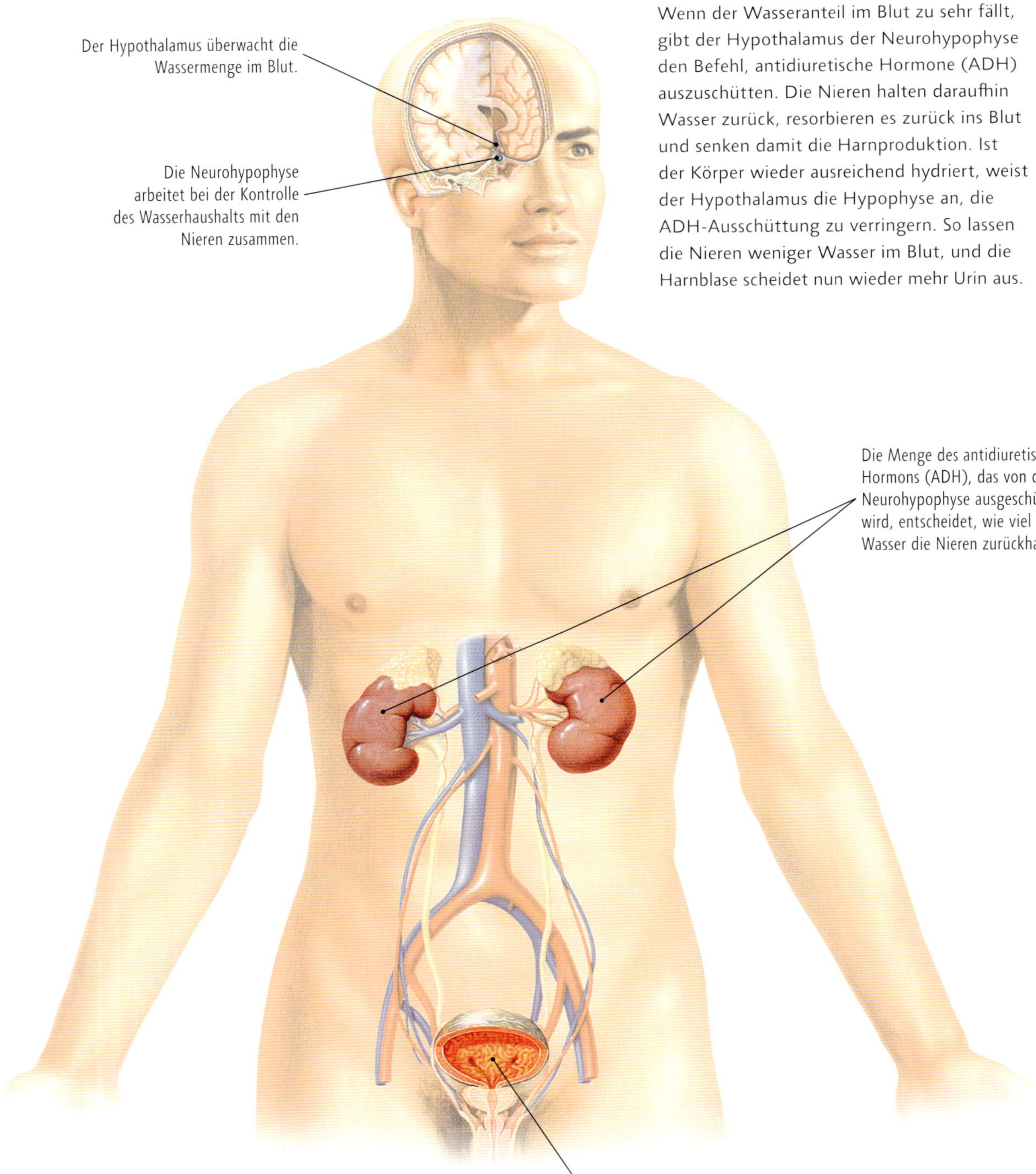

LAGE VON HYPOTHALAMUS UND NEUROHYPOPHYSE

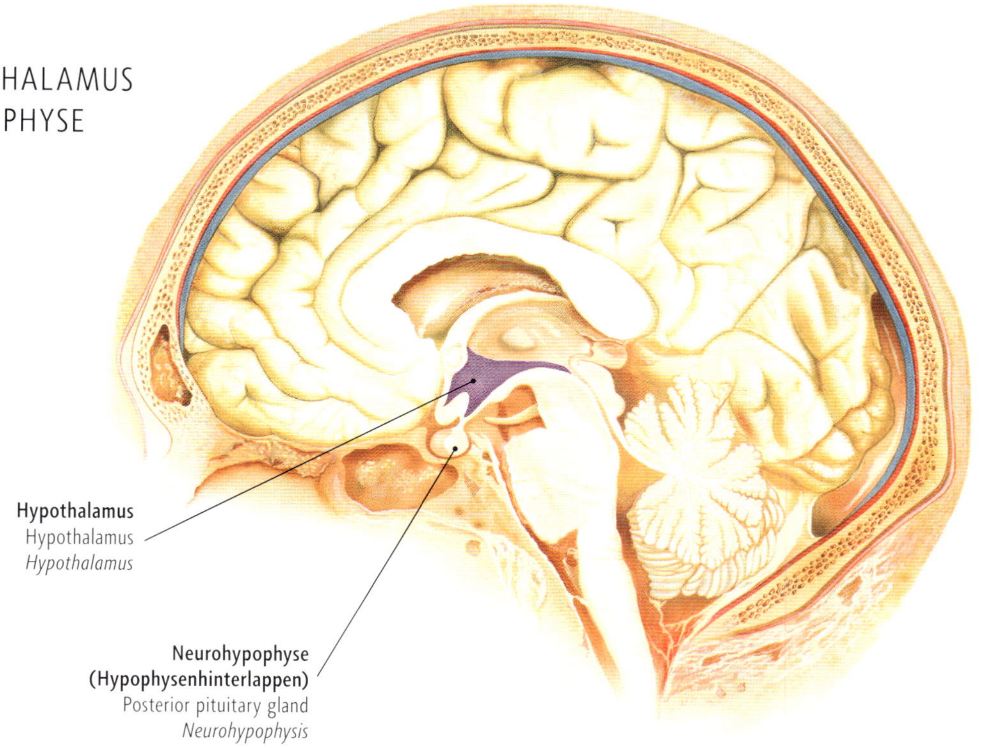

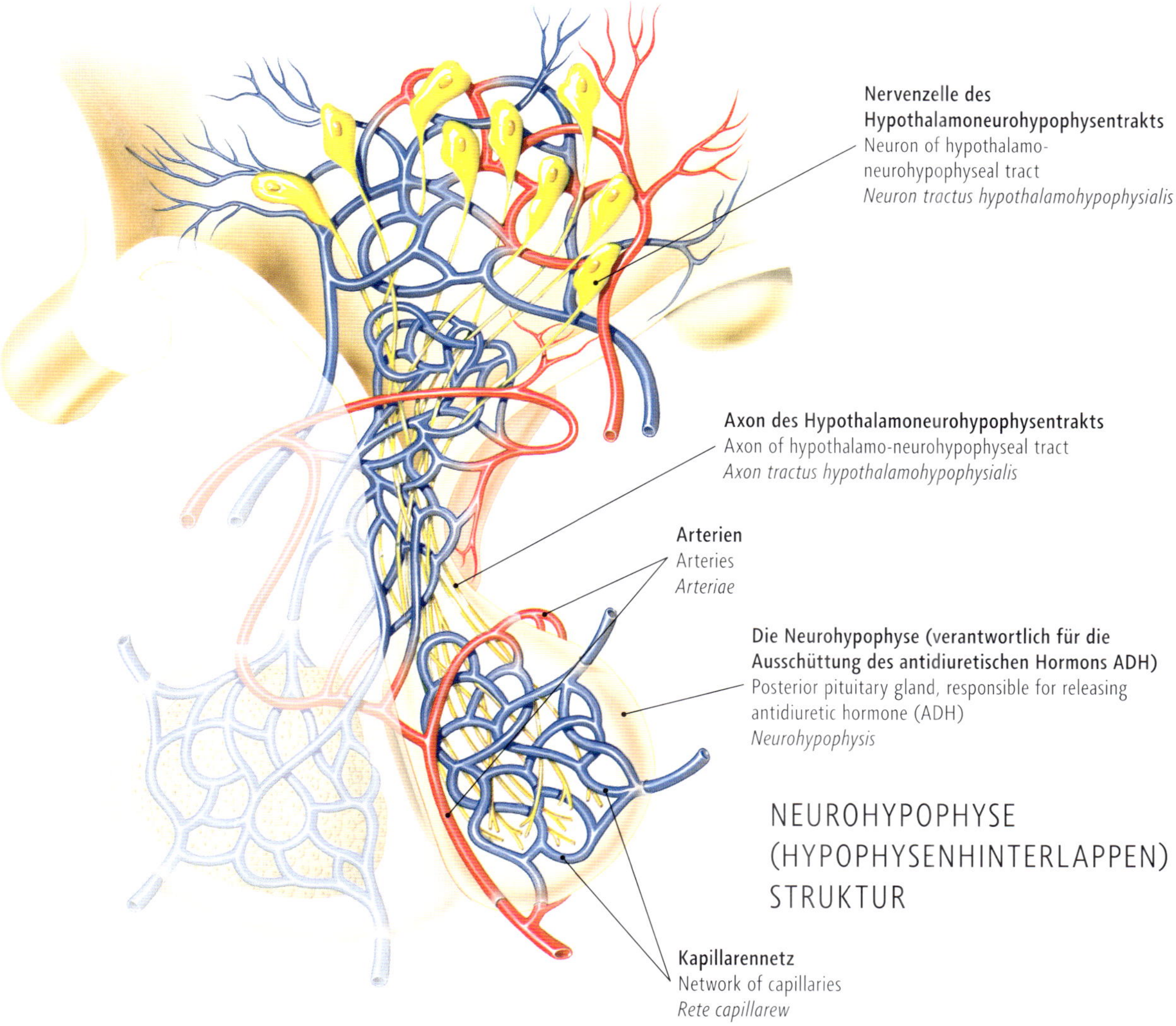

NEUROHYPOPHYSE (HYPOPHYSENHINTERLAPPEN) – STRUKTUR

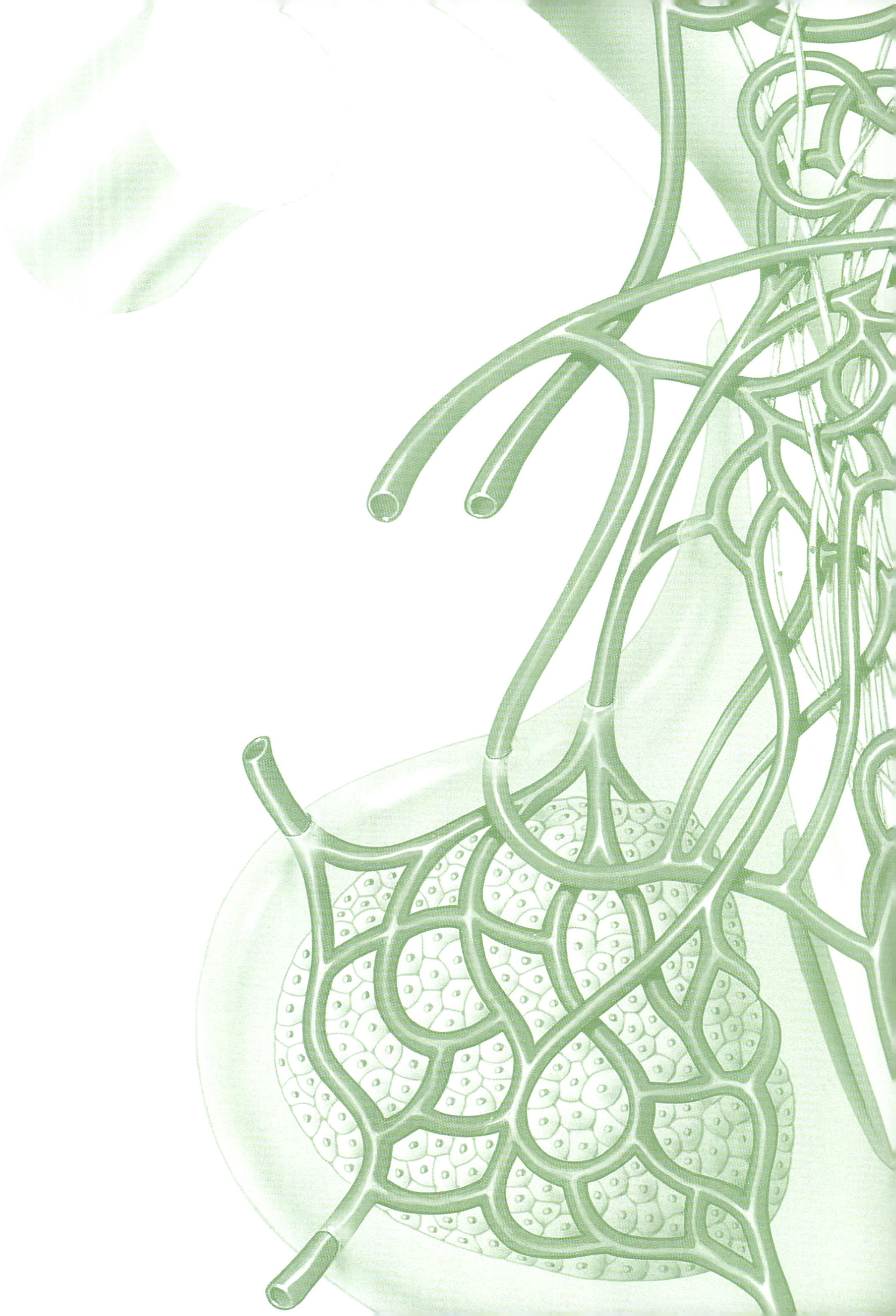

Das Hormonsystem

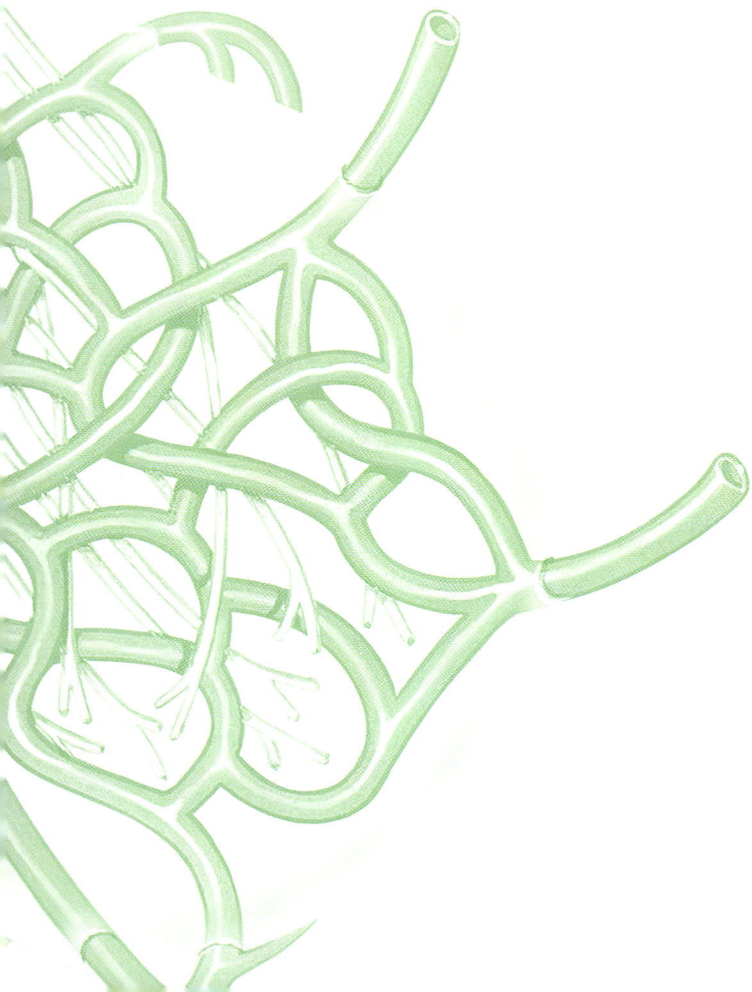

Das Hormonsystem

MÄNNLICHES HORMONSYSTEM – VORDERANSICHT

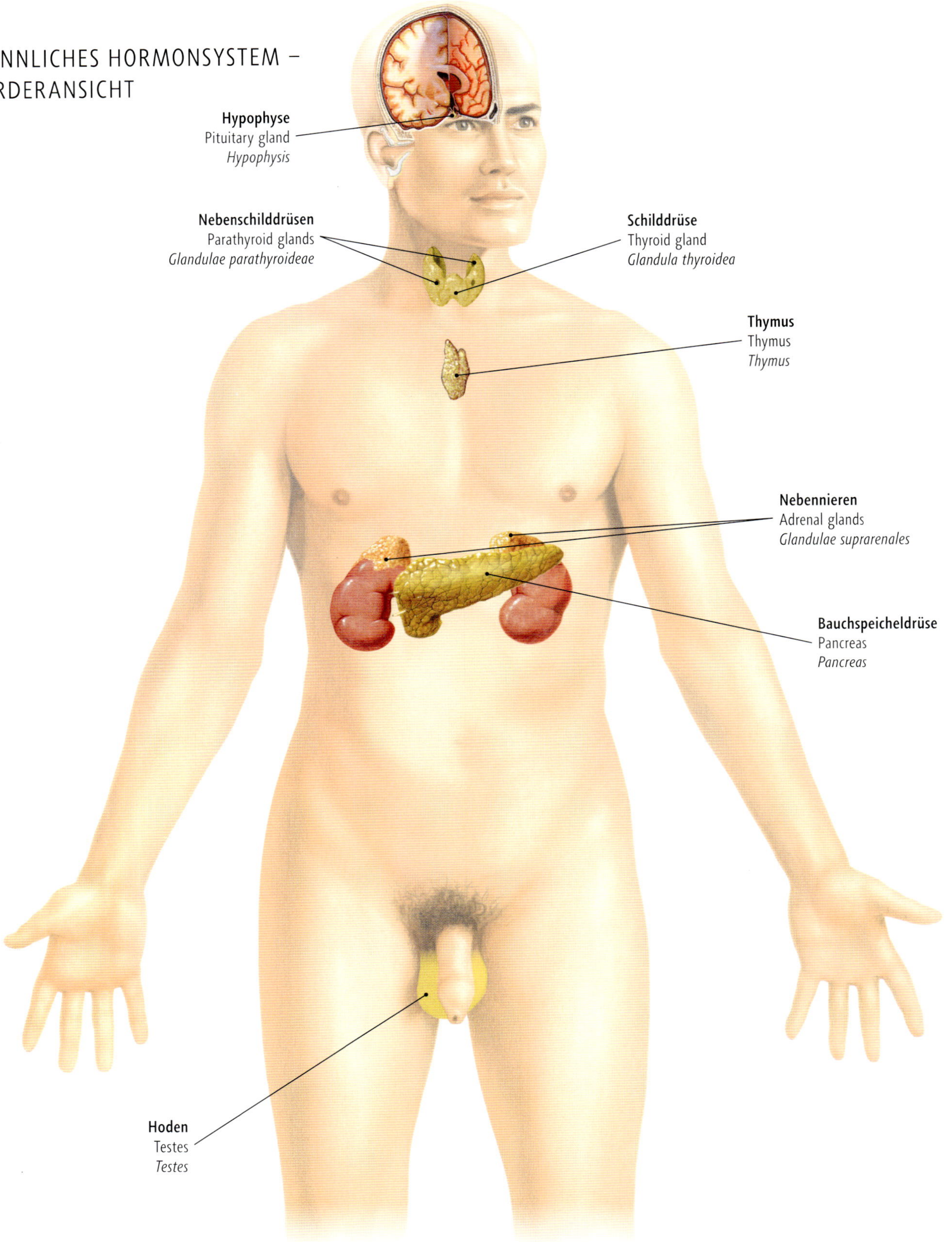

WEIBLICHES HORMONSYSTEM – VORDERANSICHT

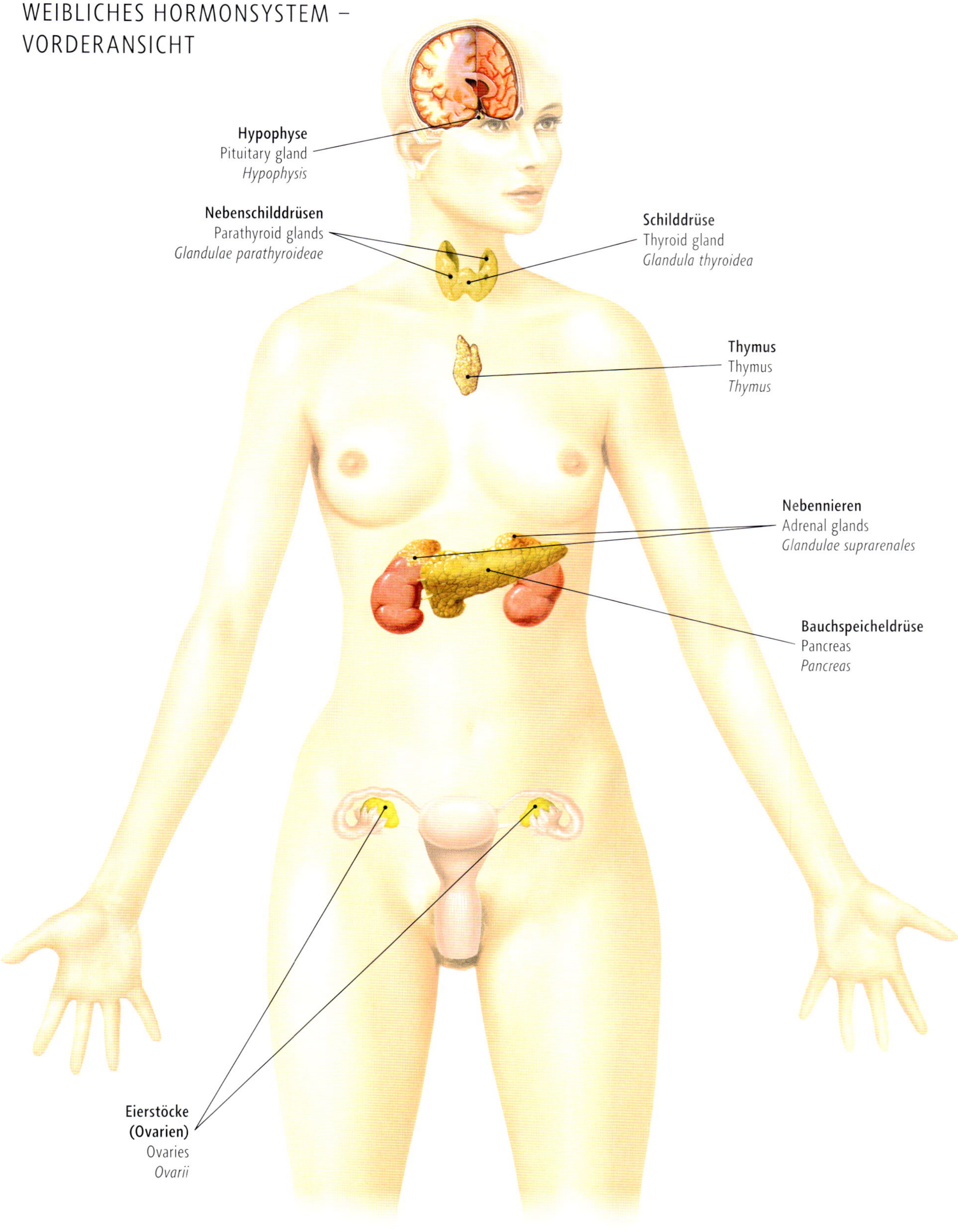

Hypophyse

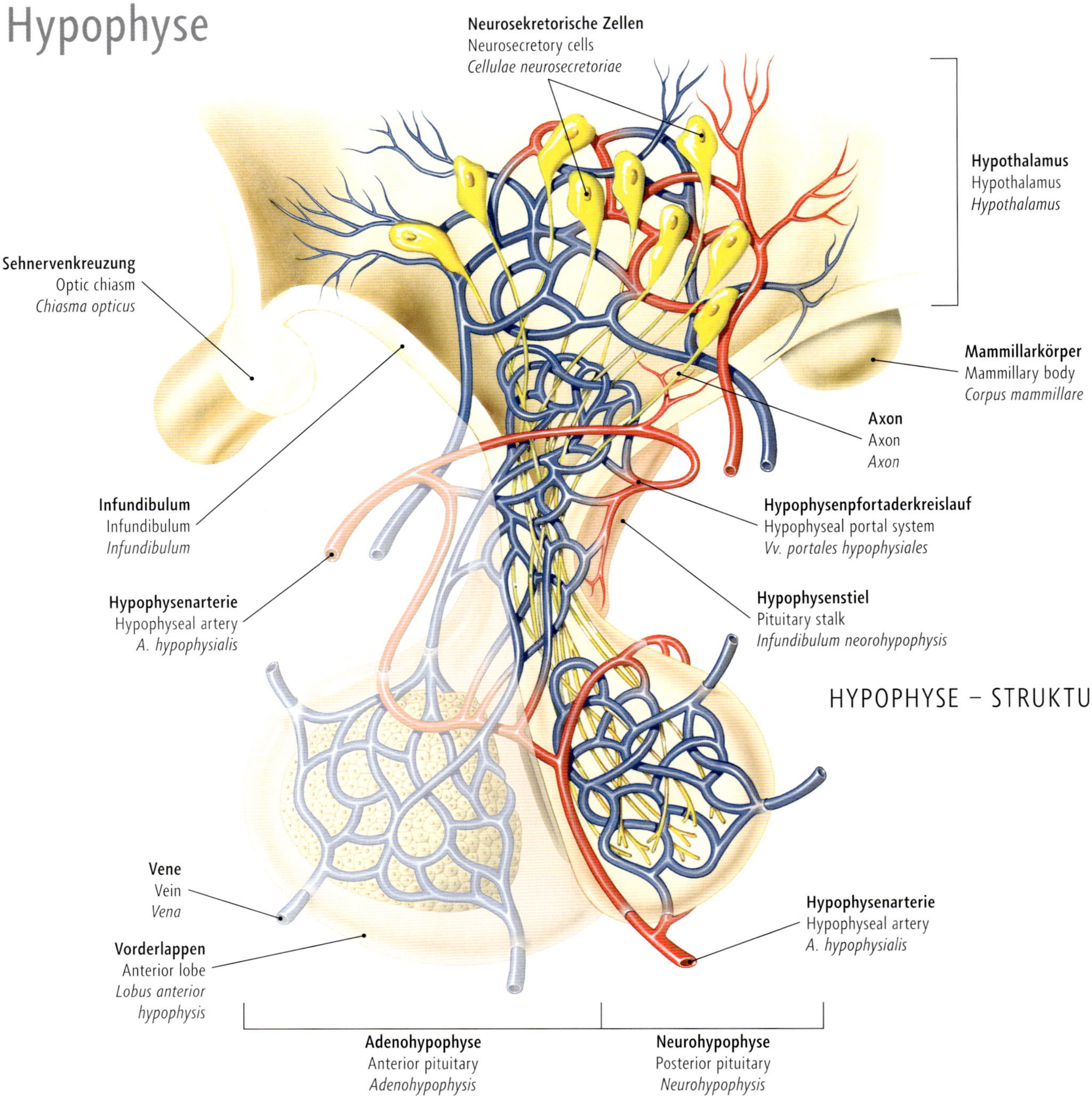

HYPOPHYSE – STRUKTUR

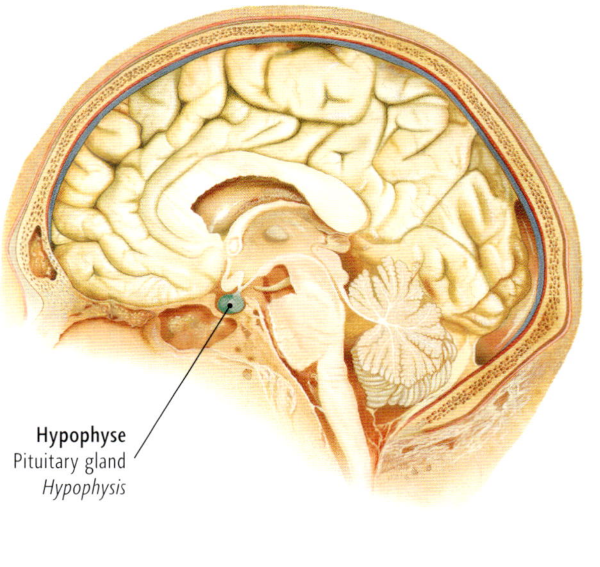

LAGE DER HYPOPHYSE

WIRKUNG DER HYPOPHYSE AUF DRÜSEN UND ORGANE

Die Wirkung der Hypophyse auf Organe und Gewebe des ganzen Körpers erfolgt über biochemische Stoffe: die Hormone. Die Abbildung zeigt die von der Hypophyse beeinflussten Organe bzw. Gewebe sowie die involvierten Hormone.

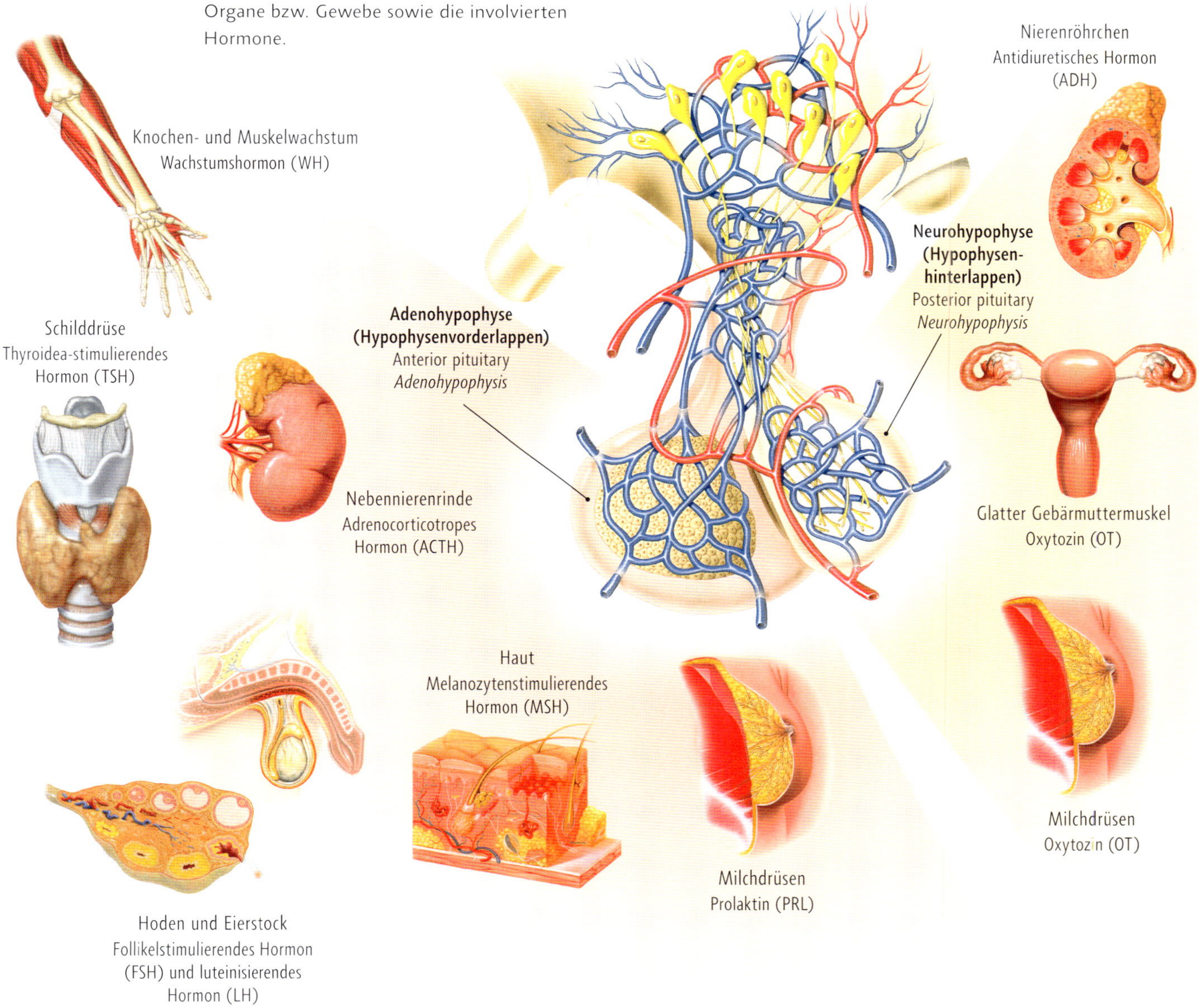

Hormondrüsen

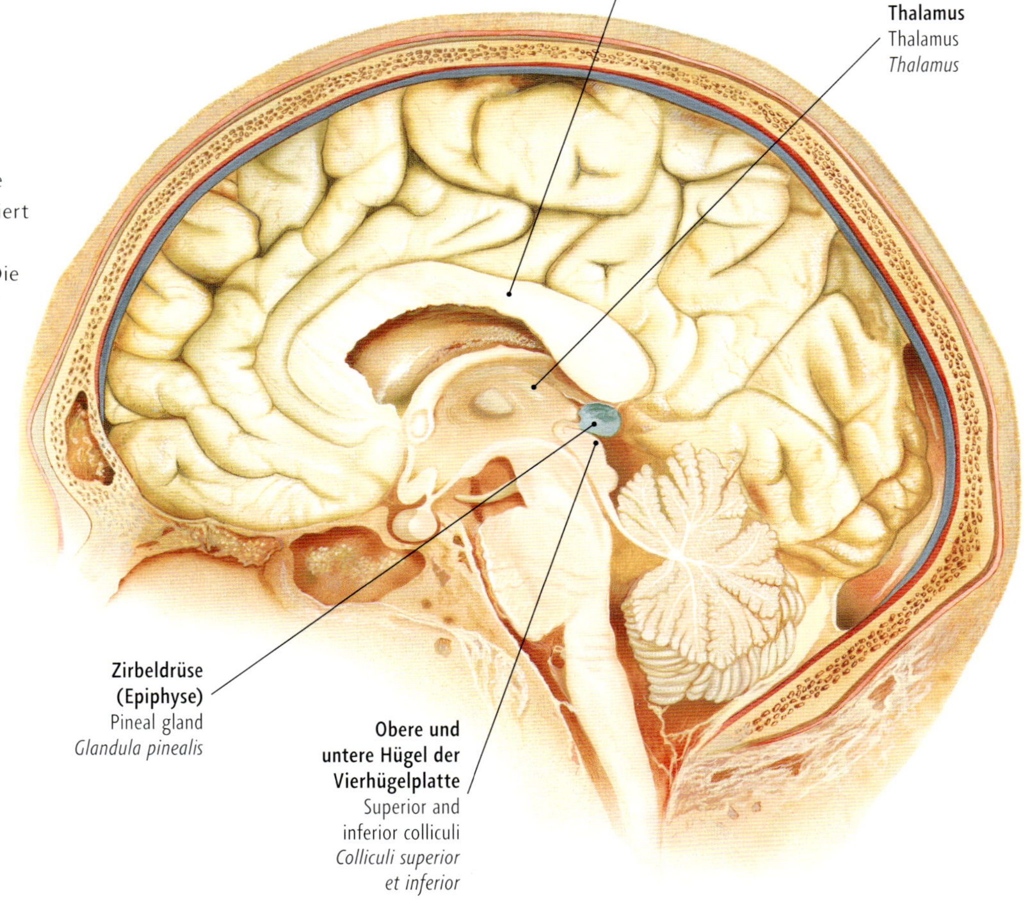

LAGE DER ZIRBELDRÜSE (EPIPHYSE)

Die sich tief im Gehirn befindende Zirbeldrüse oder Epiphyse produziert Melatonin – ein Hormon, das den Wach-Schlaf-Rhythmus steuert. Die Melatoninproduktion ist während der normalen Schlafstunden des Menschen am höchsten und lässt nach, sobald der Körper aufzuwachen beginnt.

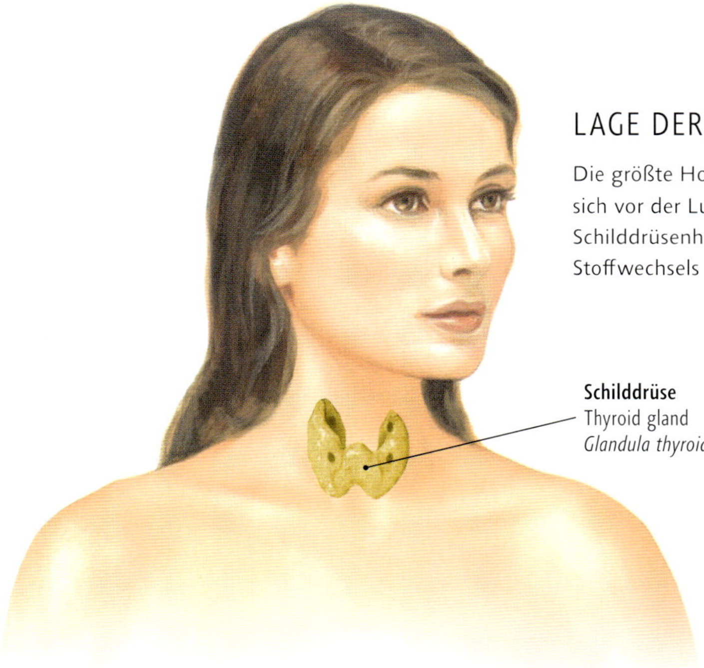

LAGE DER SCHILDDRÜSE

Die größte Hormondrüse, die Schilddrüse, befindet sich vor der Luftröhre im Hals. Sie schüttet das Schilddrüsenhormon aus, das für die Regulierung des Stoffwechsels in den Körpergeweben zuständig ist.

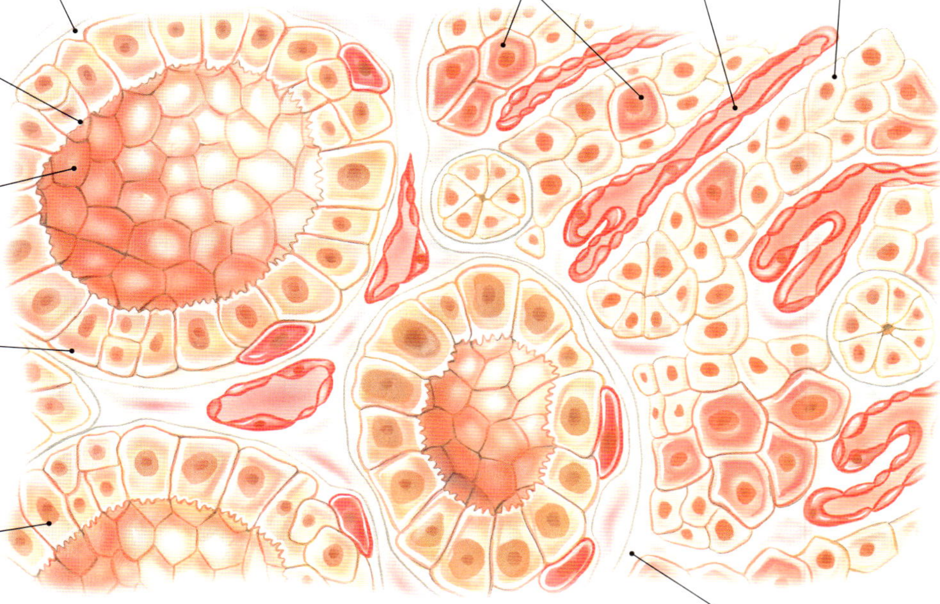

SCHILDDRÜSE UND NEBENSCHILDDRÜSEN – MIKROSTRUKTUR

Die Schilddrüsenzellen sind durch eine dicke Faserkapsel von den Zellen der Nebenschilddrüsen getrennt. Die Schilddrüse besteht aus vielen Follikeln, die sich wiederum aus um einen Hohlraum (Lumen) verteilte Schilddrüsenepithelzellen zusammensetzen. In den Nebenschilddrüsen finden sich zwei verschiedene Zellarten: die Hauptzellen und die oxyphilen Zellen (Welsh-Zellen).

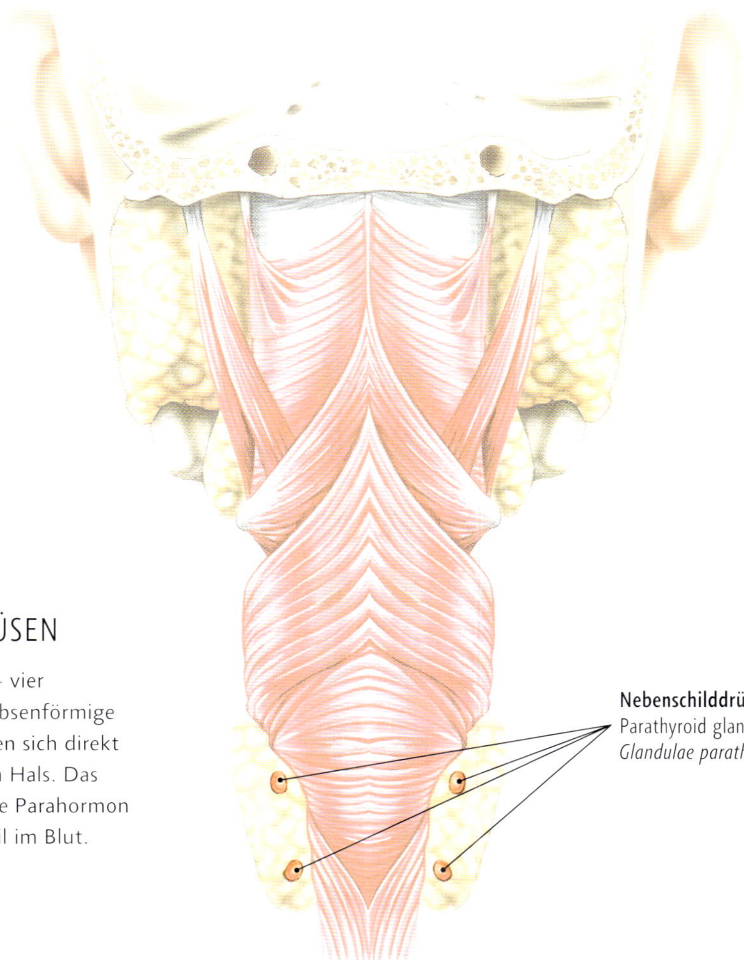

LAGE DER NEBENSCHILDDRÜSEN

Die Nebenschilddrüsen – vier (manchmal auch drei) erbsenförmige Hormondrüsen – befinden sich direkt hinter der Schilddrüse im Hals. Das von ihnen ausgeschüttete Parahormon steuert den Calciumanteil im Blut.

Hormondrüsen

BAUCHSPEICHELDRÜSE

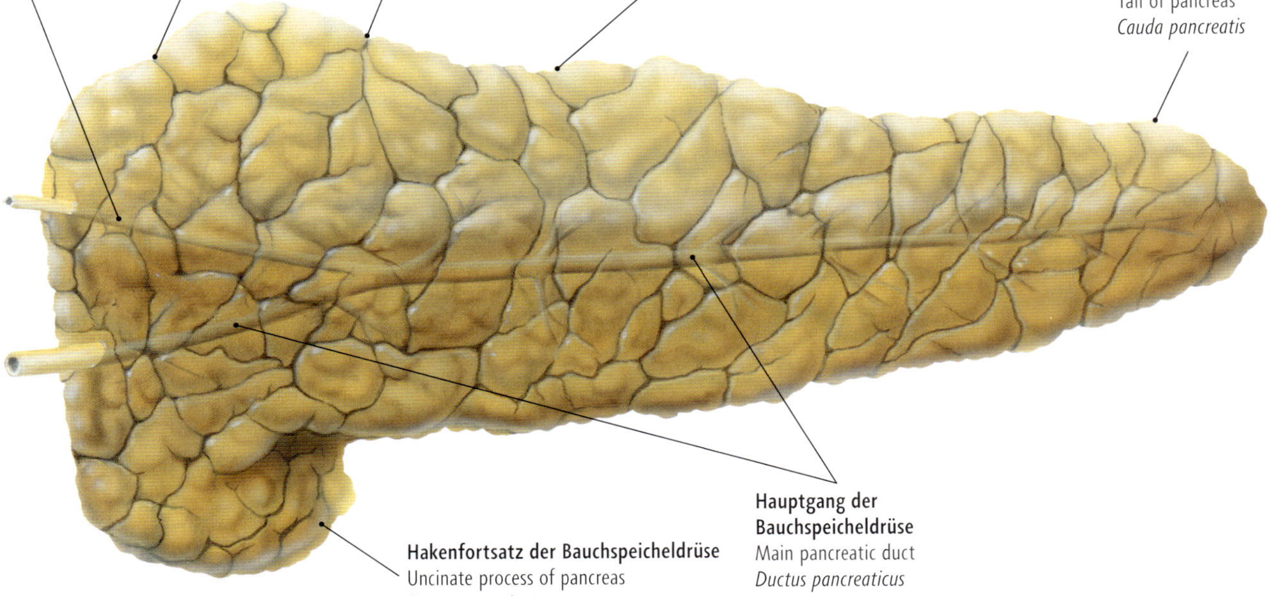

BAUCHSPEICHELDRÜSE: HORMONZELLEN

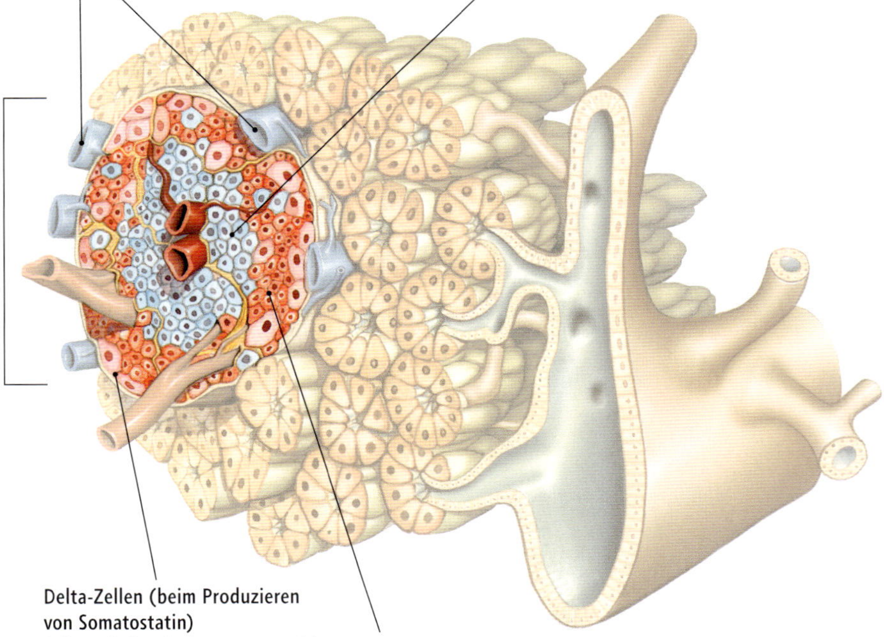

Über die Bauchspeicheldrüse verteilt finden sich Ansammlungen von hormonproduzierenden (endokrinen) Zellen – die sogenannten Langerhans-Inseln. Alpha-Zellen schütten Glucagon aus und erhöhen damit den Blutzuckerspiegel. Beta-Zellen sondern Insulin ab, was den Blutzuckerspiegel senkt. Delta-Zellen sondern Somatostatin ab. Dies verhindert die Ausschüttung von Glucagon und Insulin.

[~] = keine direkte lateinische Entsprechung

NEBENNIERE – MIKROSTRUKTUR

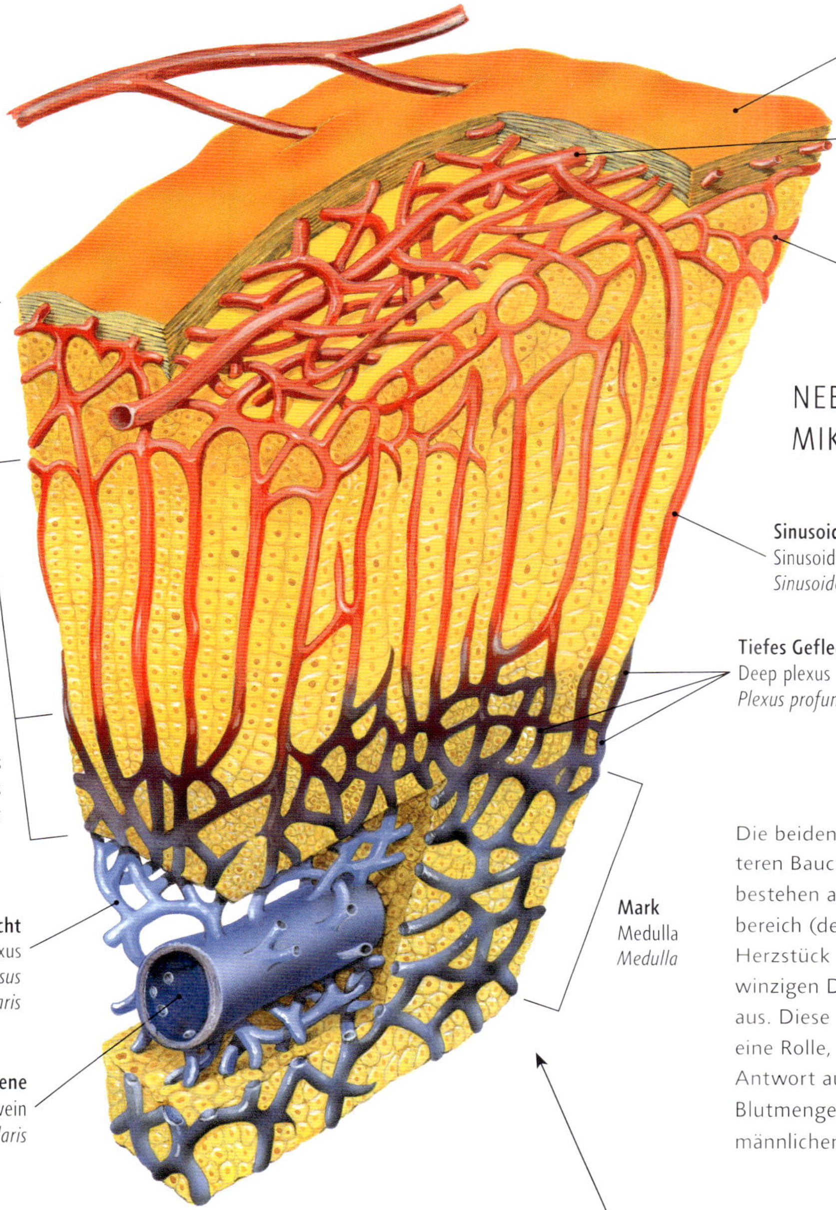

Die beiden Nebennieren liegen im hinteren Bauchraum (auf jeder Niere eine). Sie bestehen aus zwei Teilen: einem Außenbereich (der Nebennierenrinde) und einem Herzstück (dem Nebennierenmark). Die winzigen Drüsen schütten Steroidhormone aus. Diese spielen beim Glukosestoffwechsel eine Rolle, unterstützen die körpereigene Antwort auf Verletzungen, regulieren die Blutmenge und tragen zur Entwicklung der männlichen Geschlechtsmerkmale bei.

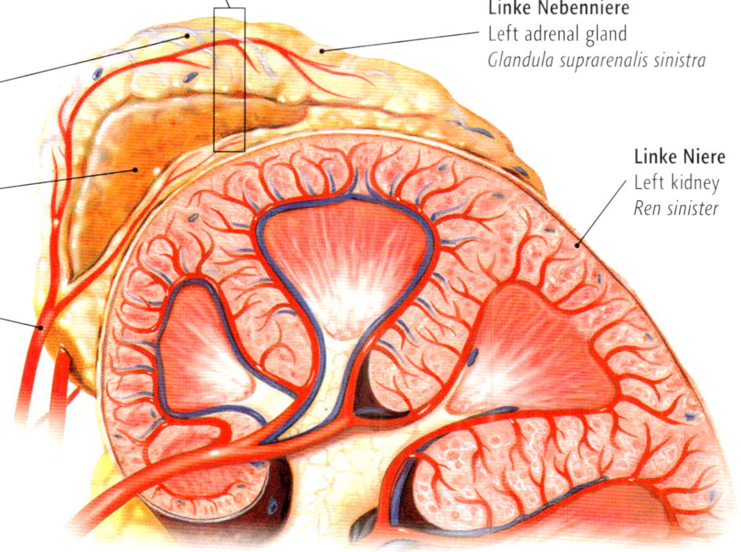

NEBENNIERE – QUERSCHNITTSANSICHT (LINKE NEBENNIERE)

Männliche und weibliche Hormondrüsen

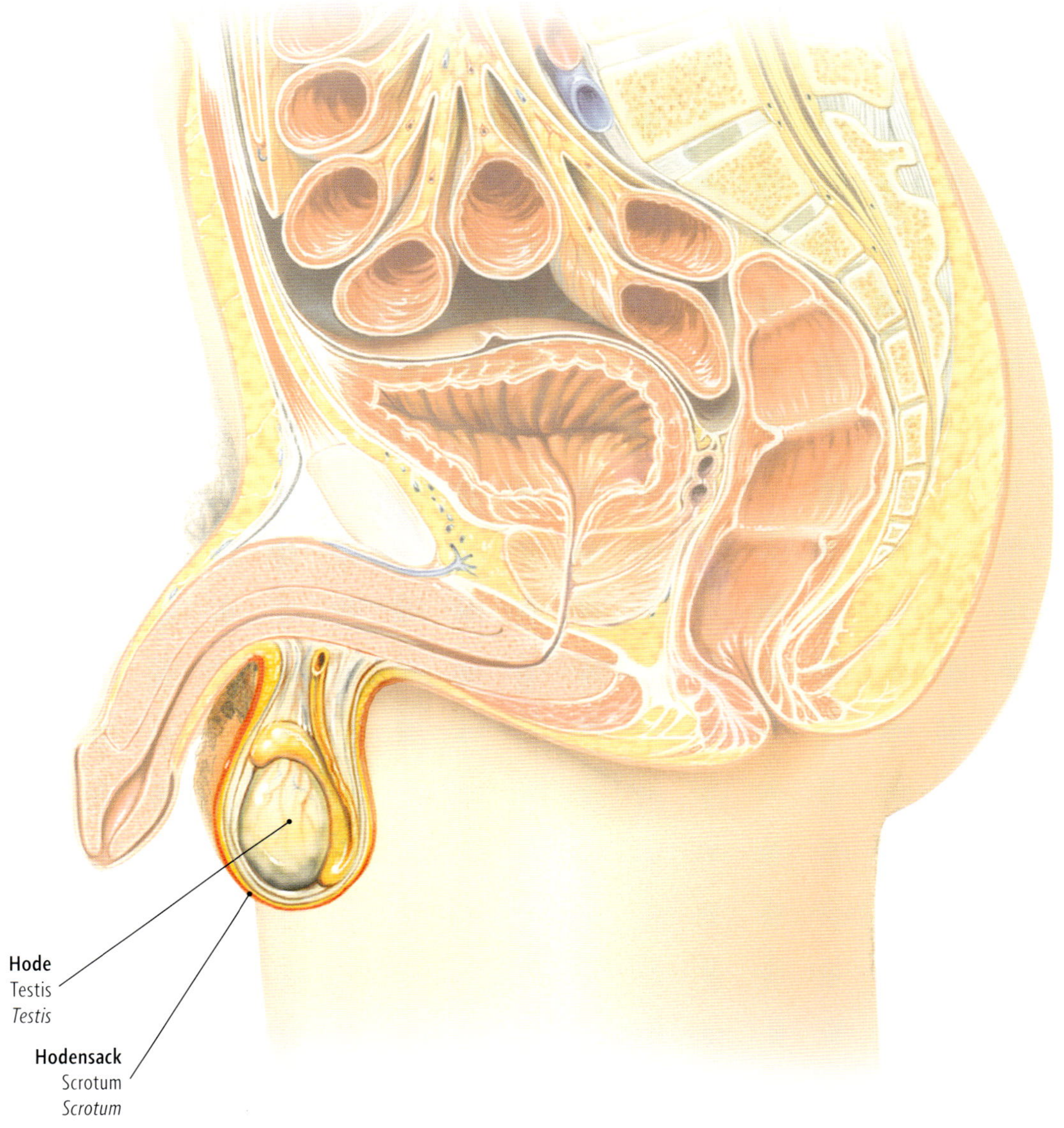

HODEN: HORMONELLE FUNKTION

Die Hoden sind zwei eiförmige Organe, die im Scrotum – dem Hodensack – direkt hinter und neben dem Penis herabhängen. Das in den Hoden produzierte Testosteron ist für die Entwicklung der sekundären männlichen Geschlechtsmerkmale verantwortlich: Es regt den Haarwuchs im Gesicht und Schambereich an, senkt die Stimme und steigert den Muskeltonus.

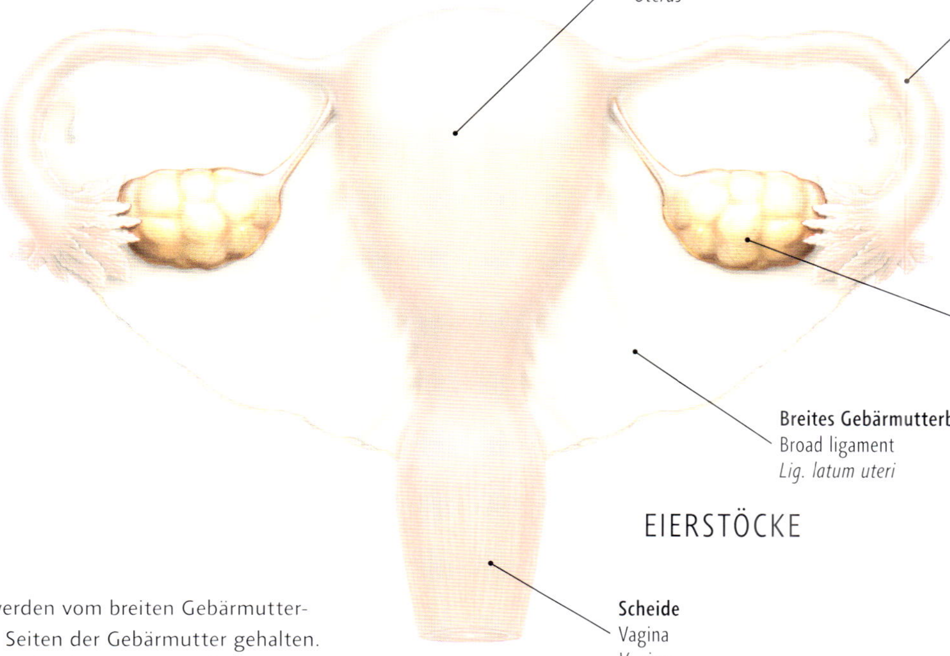

EIERSTÖCKE

Die Eierstöcke werden vom breiten Gebärmutterband auf beiden Seiten der Gebärmutter gehalten. Hier werden die weiblichen Hormone Östrogen und Progesteron produziert. Östrogen bewirkt das Heranwachsen von Brüsten und Fortpflanzungsorganen, Progesteron bereitet die Gebärmutter auf den Empfang der befruchteten Eizelle vor.

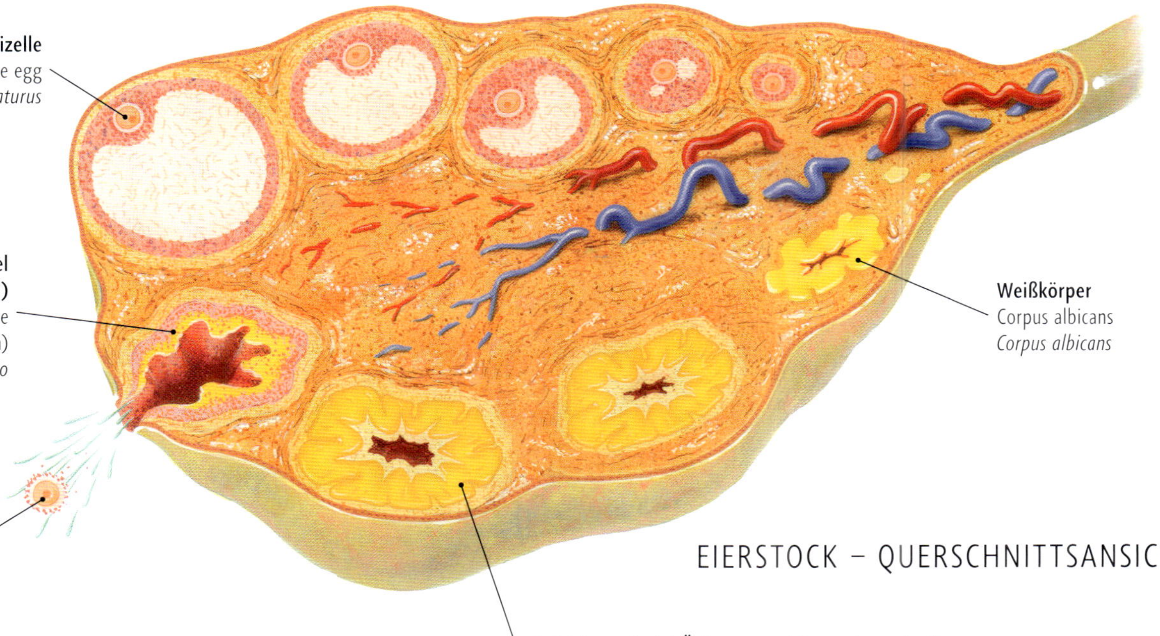

EIERSTOCK – QUERSCHNITTSANSICHT

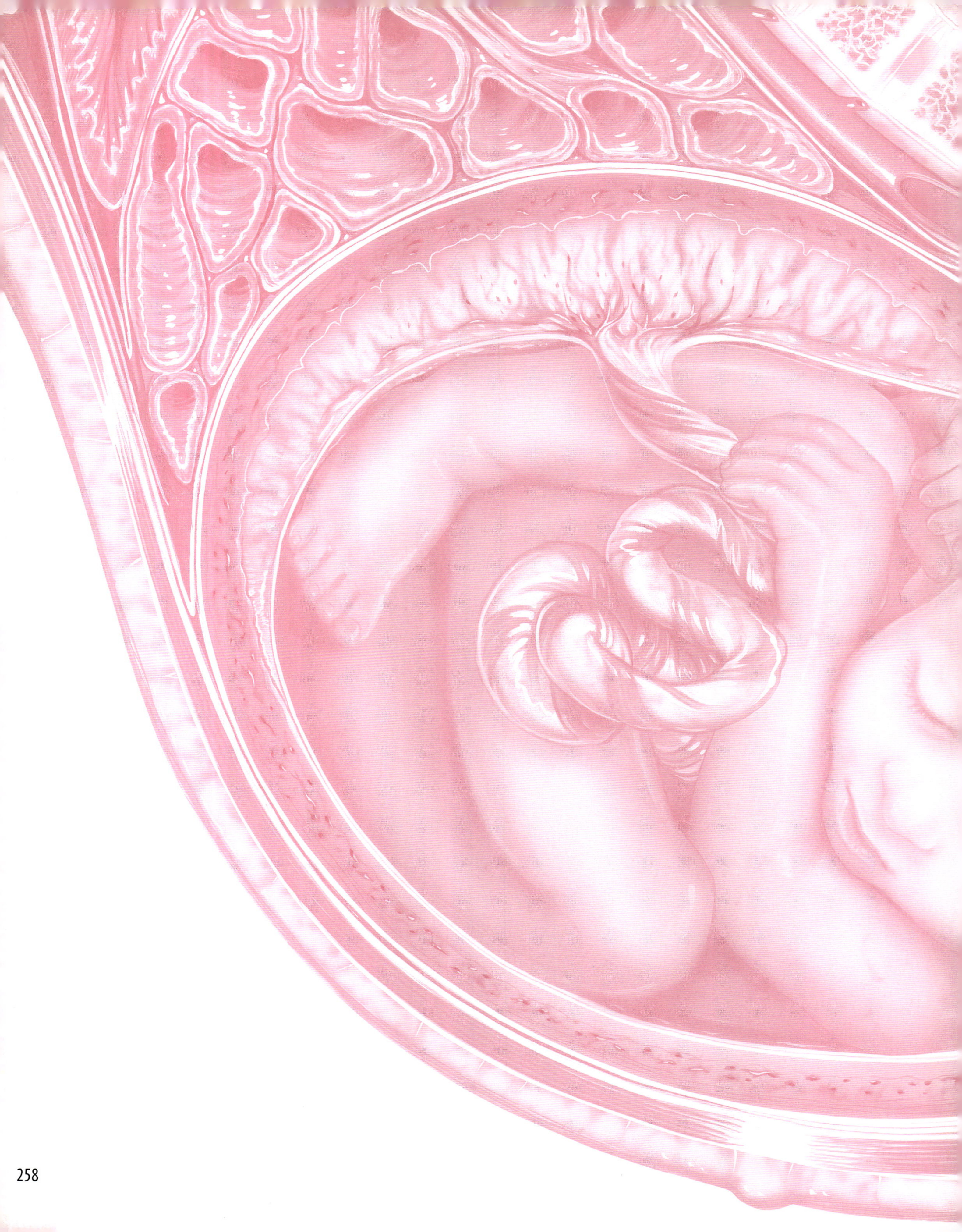

Das Fortpflanzungssystem

Männlicher Fortpflanzungsapparat 260

Weiblicher Fortpflanzungsapparat. 264

Menstruationszyklus 266

Empfängnis und Frühschwangerschaft 268

Entwicklung des Fötus 270

Entwicklung von Fötusschädel und -knochen . . .272

Gehirnentwicklung des Fötus 274

Geschlechtsdifferenzierung beim Fötus 276

Spätschwangerschaft. 278

Geburt des Kindes 280

Weibliche Lebensabschnitte. 282

Männliche Lebensabschnitte 284

Männlicher Fortpflanzungsapparat

MÄNNLICHE FORTPFLANZUNGSORGANE – VORDERANSICHT

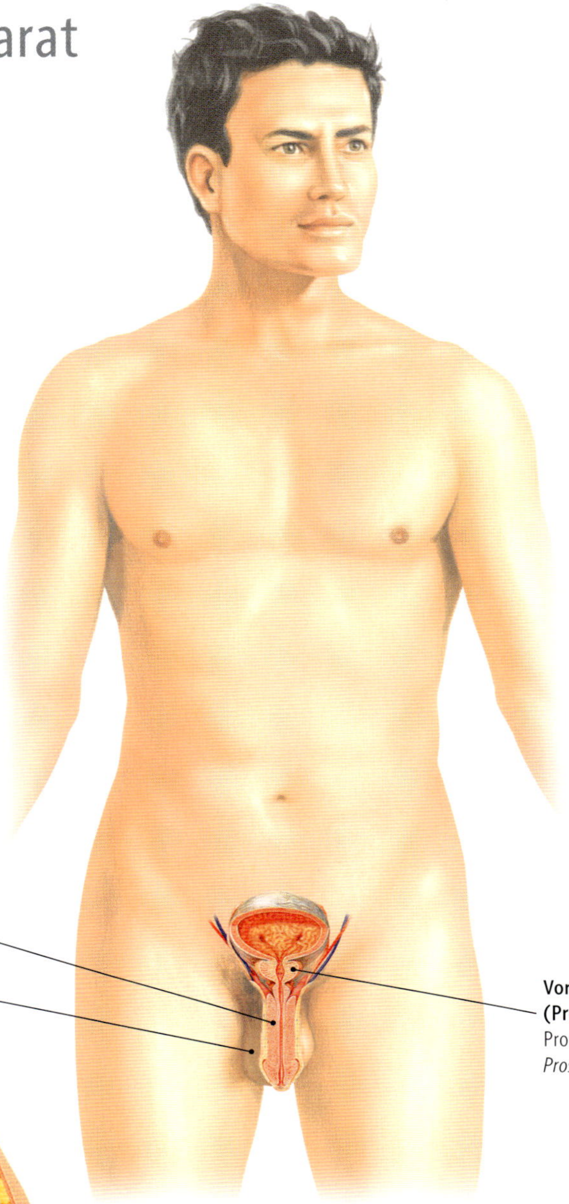

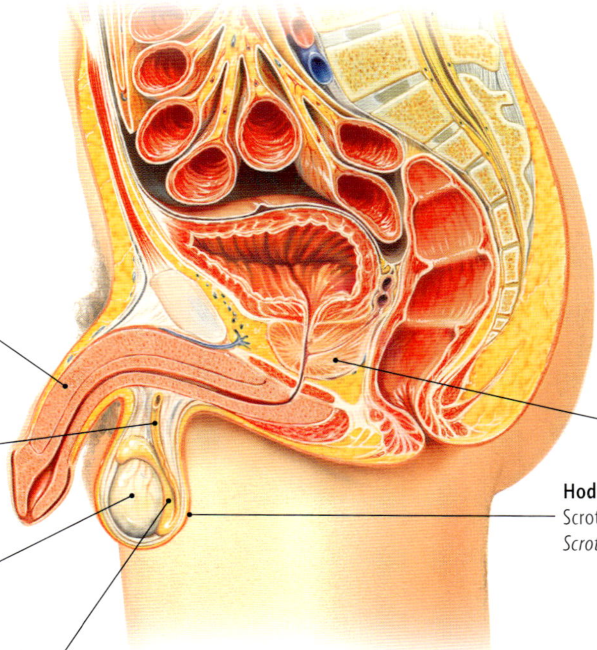

MÄNNLICHER FORTPFLANZUNGSAPPARAT – QUERSCHNITTSANSICHT

PROSTATA

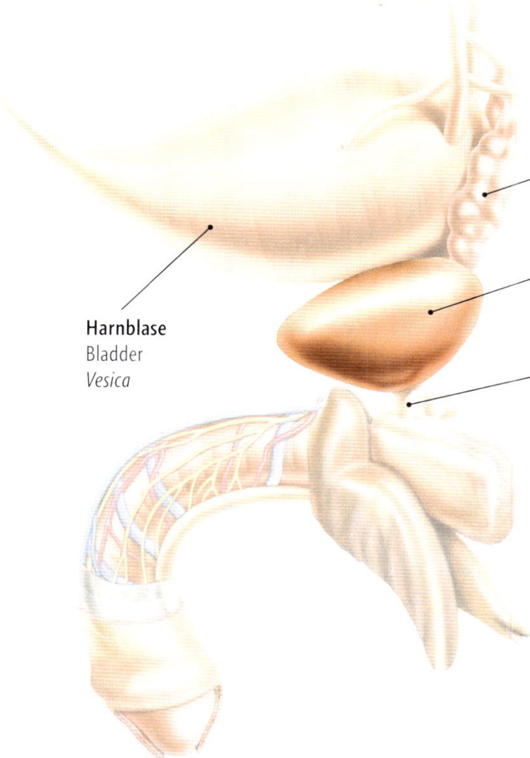

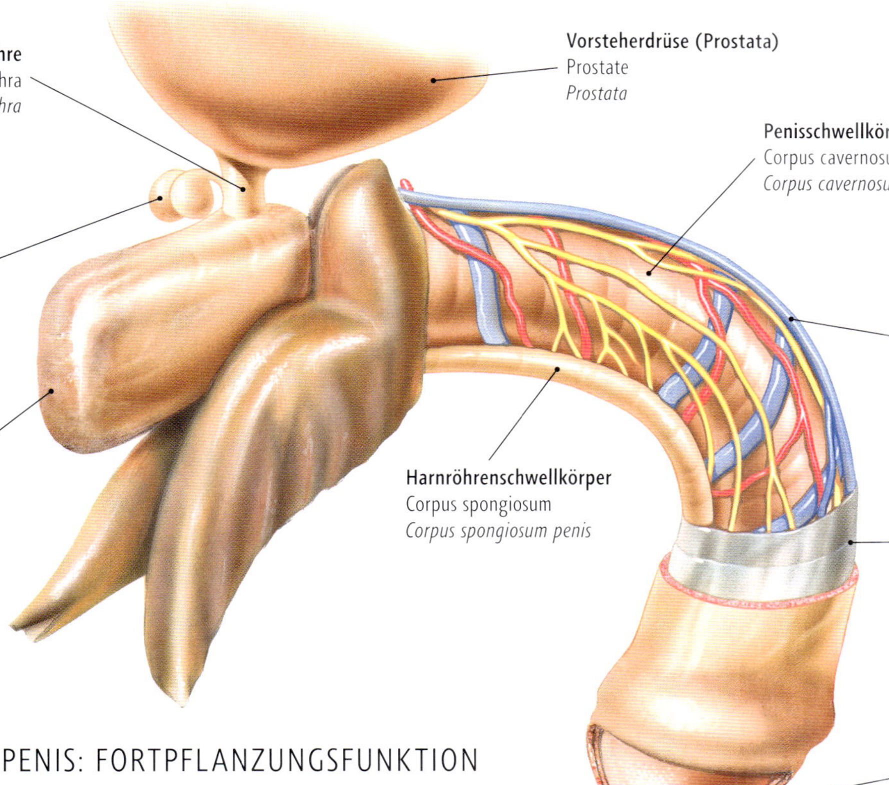

PENIS: FORTPFLANZUNGSFUNKTION

Der Penis heftet über das Bindegewebe am Beckenknochen an und hängt gewöhnlich – wenn nicht sexuell stimuliert – schlaff hinunter. Durch die sexuelle Stimulierung wird das Blutgefäßnetz um die schwammigen Zylinder des Penisschwellkörpers stärker durchblutet, was zur Erektion führt.

Männlicher Fortpflanzungsapparat

PROSTATA UND HARNBLASE – RÜCKANSICHT

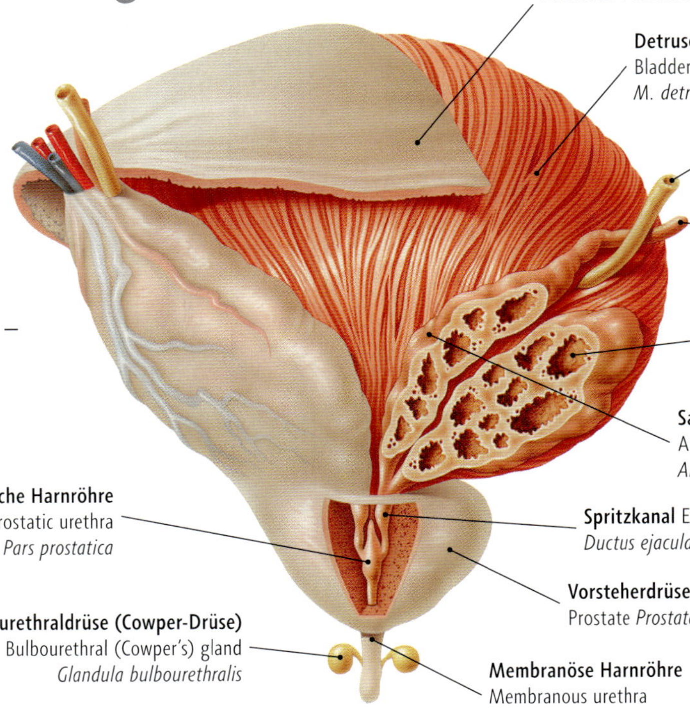

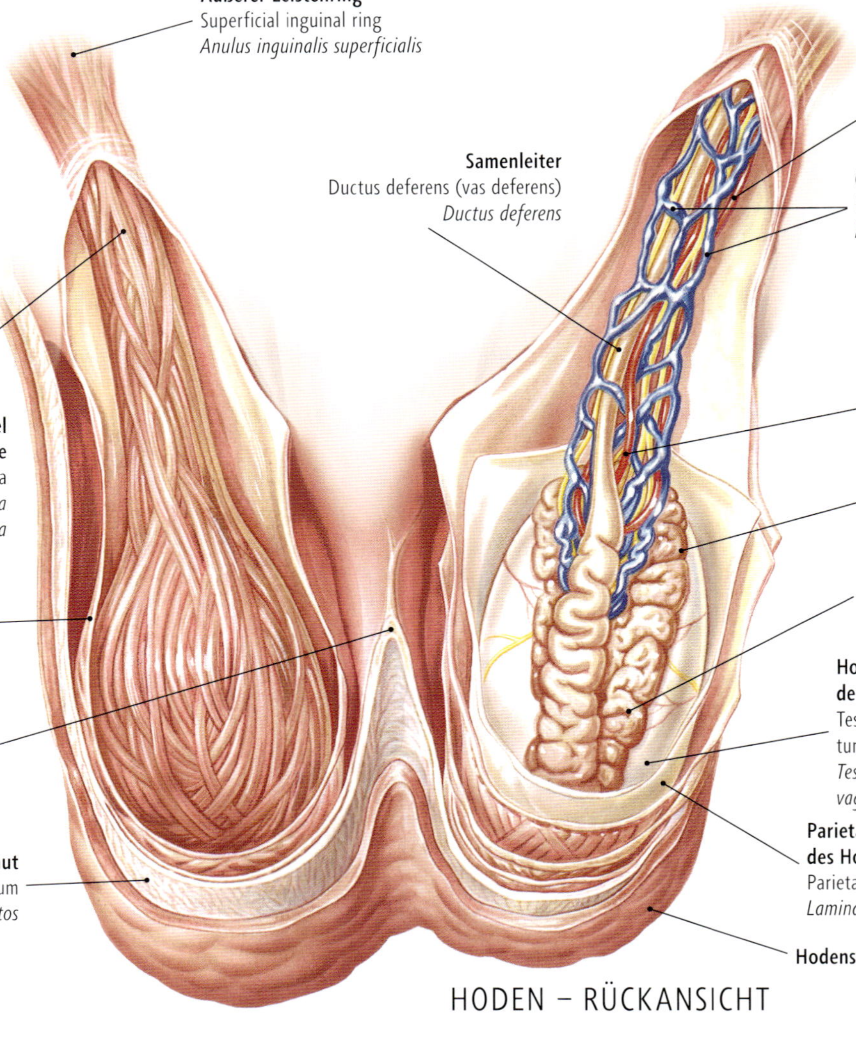

HODEN – RÜCKANSICHT

HODEN – STRUKTUR

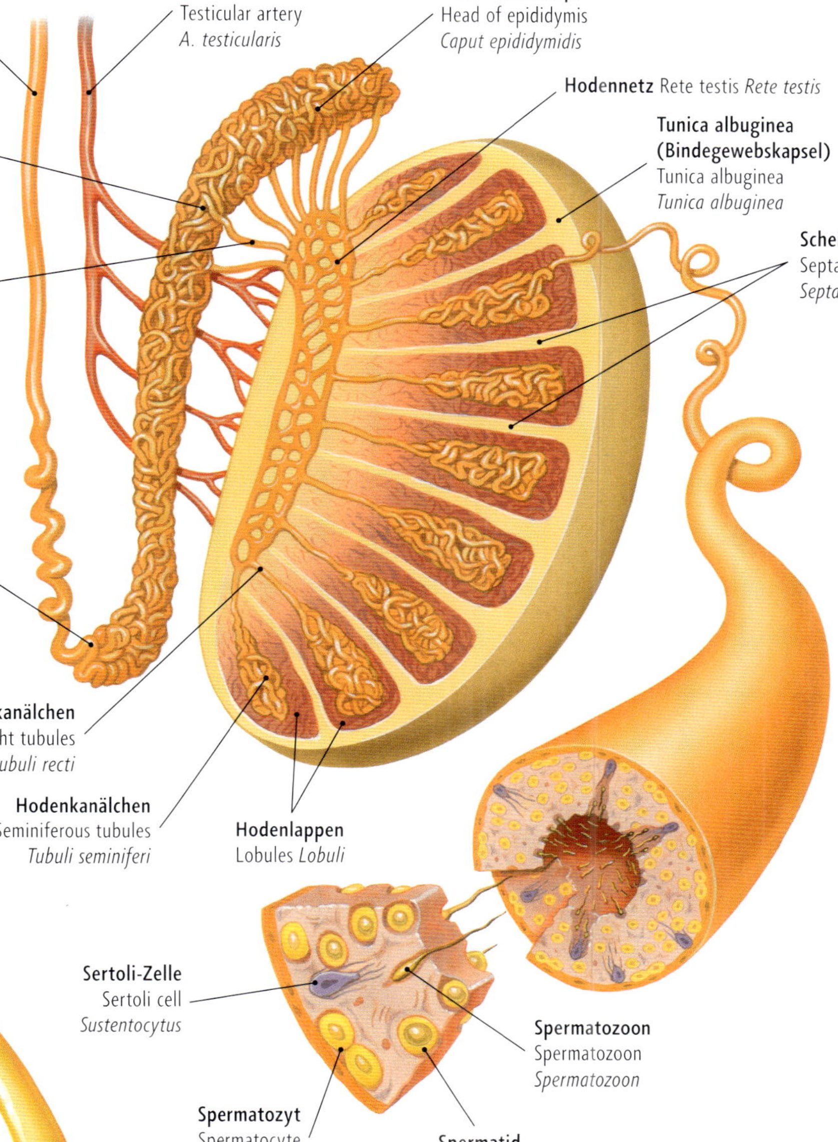

SPERMIUM – STRUKTUR

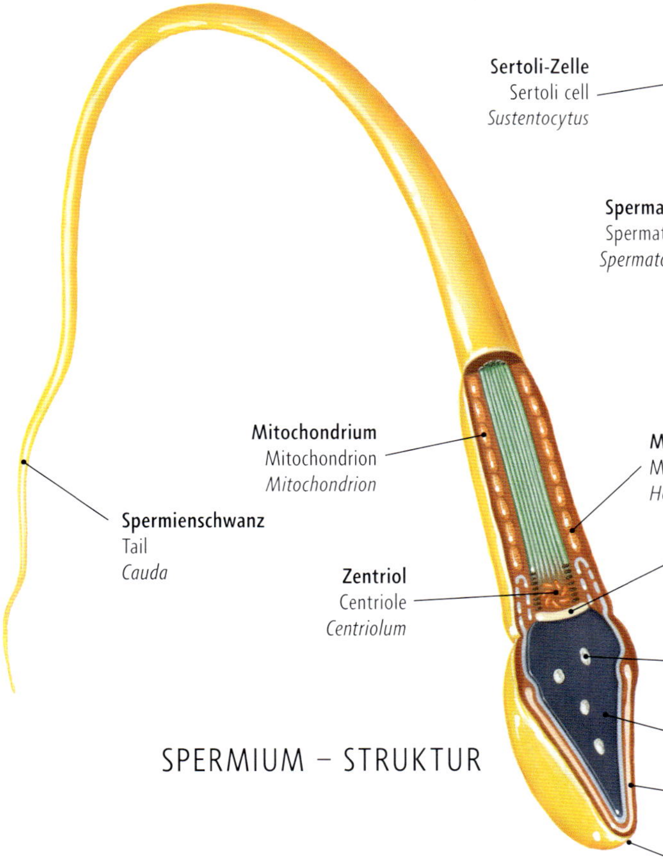

Weiblicher Fortpflanzungsapparat

WEIBLICHE FORTPFLANZUNGSORGANE – VORDERANSICHT

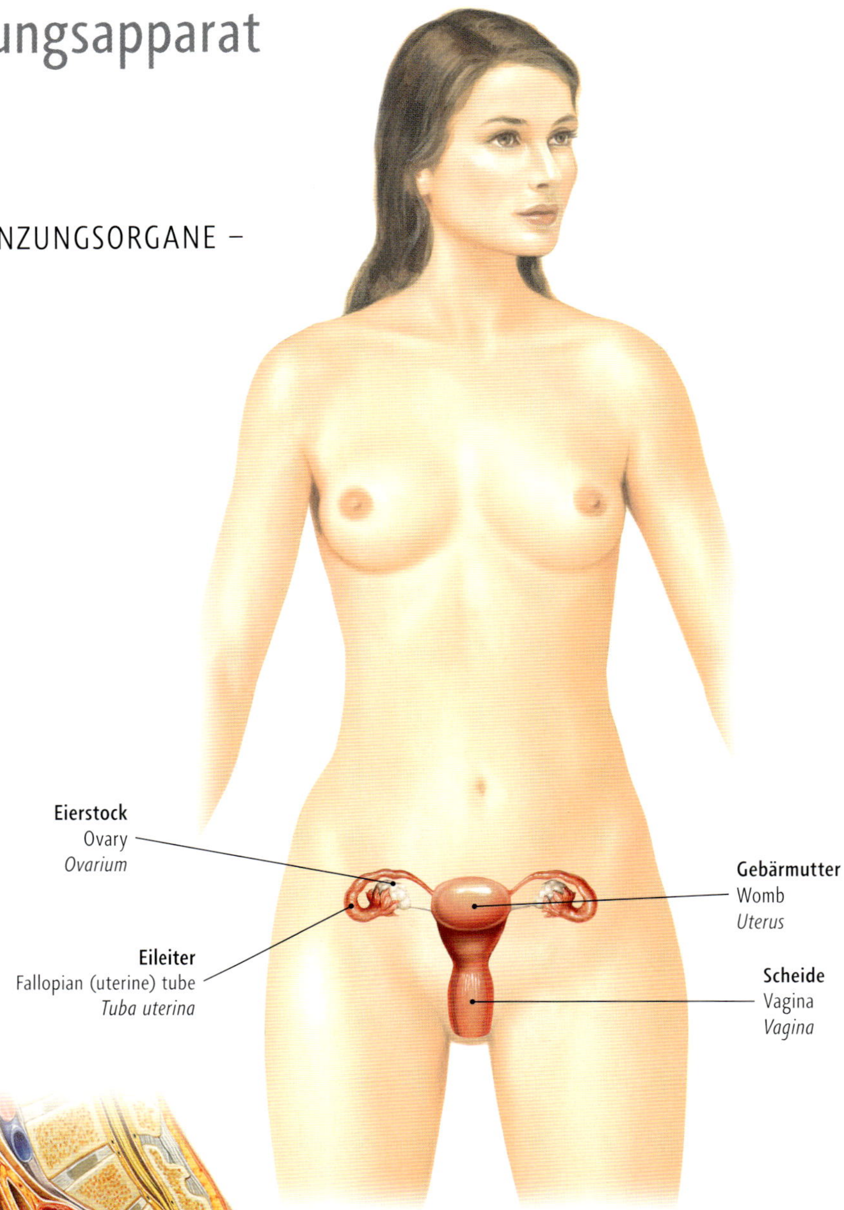

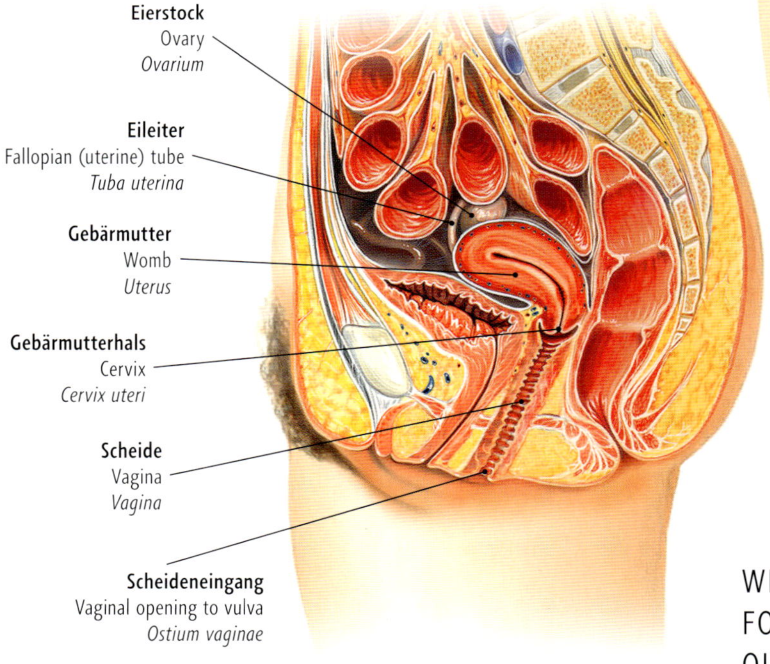

WEIBLICHER FORTPFLANZUNGSAPPARAT – QUERSCHNITTSANSICHT

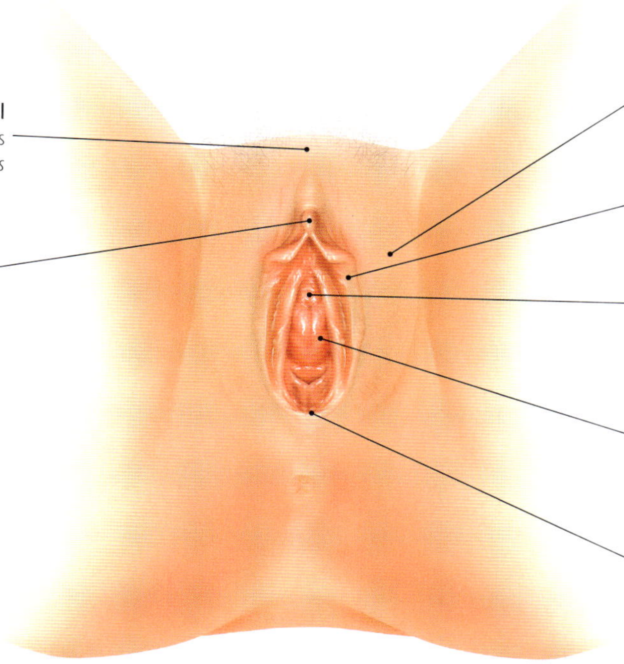

VULVA – VORDERANSICHT

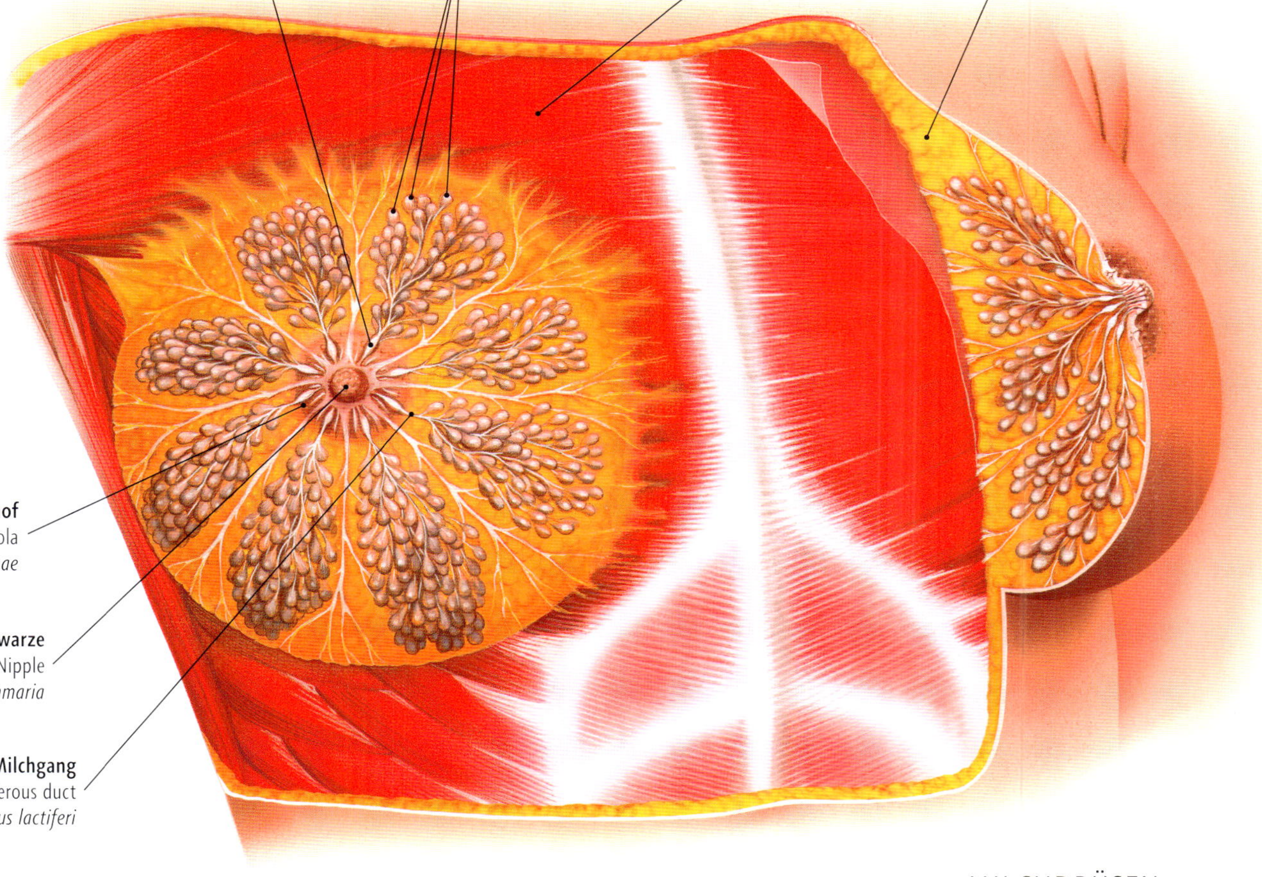

MILCHDRÜSEN

Menstruationszyklus

STEUERUNG DES ZYKLUS

Hypothalamus und Adenohypophyse regulieren den Menstruationszyklus. Innerhalb jedes Zyklus schüttet die Adenohypophyse follikelstimulierende (FSH) und luteinisierende Hormone (LH) aus. Dadurch reifen die Ovarialfollikel (Eibläschen) heran und schütten Östrogen und Progesteron aus.

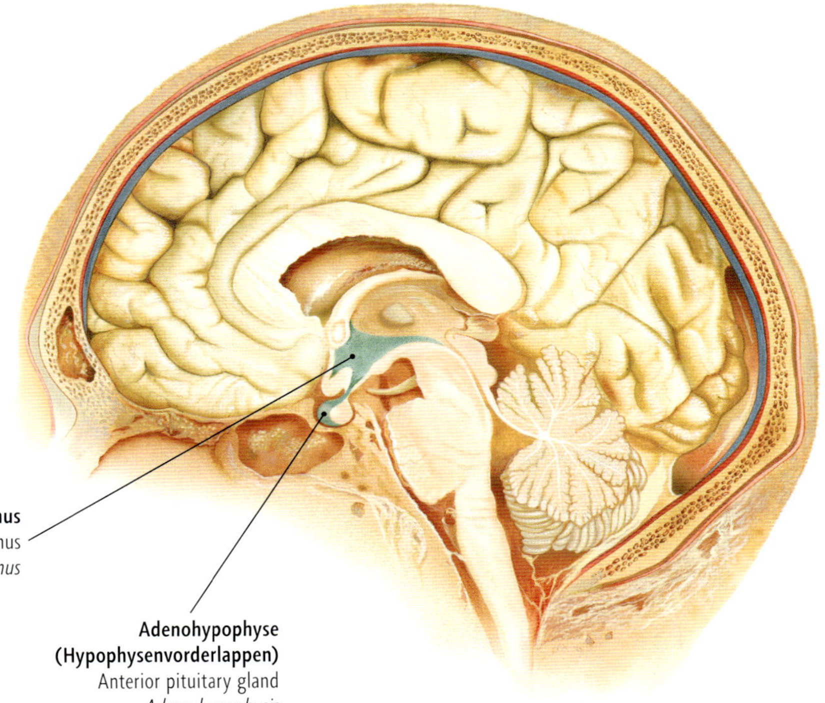

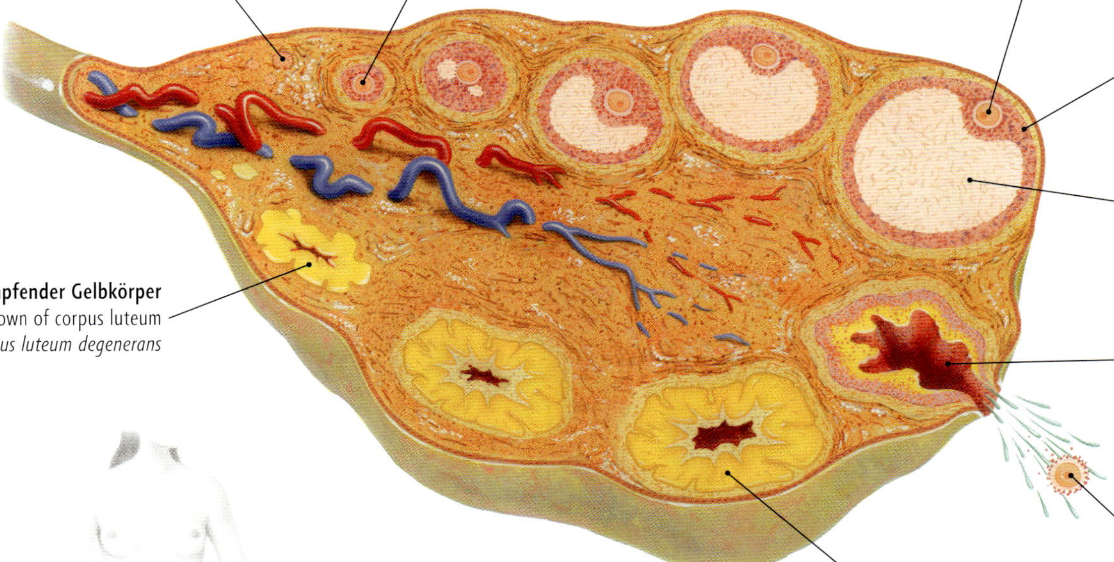

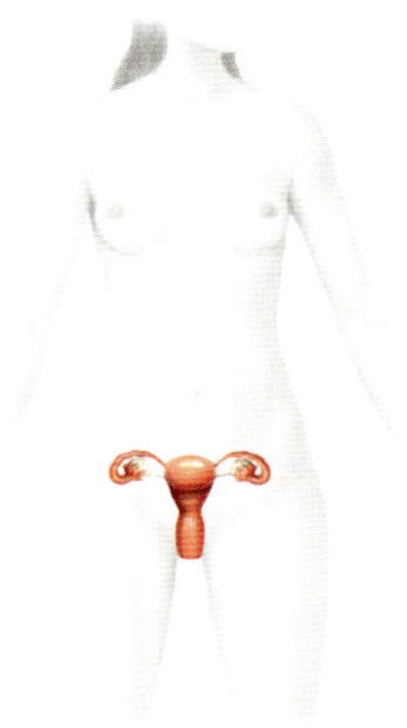

EISPRUNG

Zwischen dem 10. und 14. Tag des Menstruationszyklus hat sich im Eierstock ein reifer Ovarialfollikel herangebildet, der ein sekundäres Oozyt (reife Eizelle) in sich trägt. Eine Welle an luteinisierendem Hormon (LH) der Adenohypophyse löst den Eisprung aus, bei der der Ovarialfollikel die Eizelle in den Eileiter entsendet.

a **1. bis 6. Tag**
Menstruation

Während der Menstruation löst sich die Gebärmutterschleimhaut ab und wird ausgestoßen.

b **7. bis 13. Tag**
Aufbauphase

Zu Beginn der Aufbauphase beginnen die Zellen die Gebärmutterschleimhaut zu reparieren, und die Follikel (Eibläschen) bilden neue Eizellen.

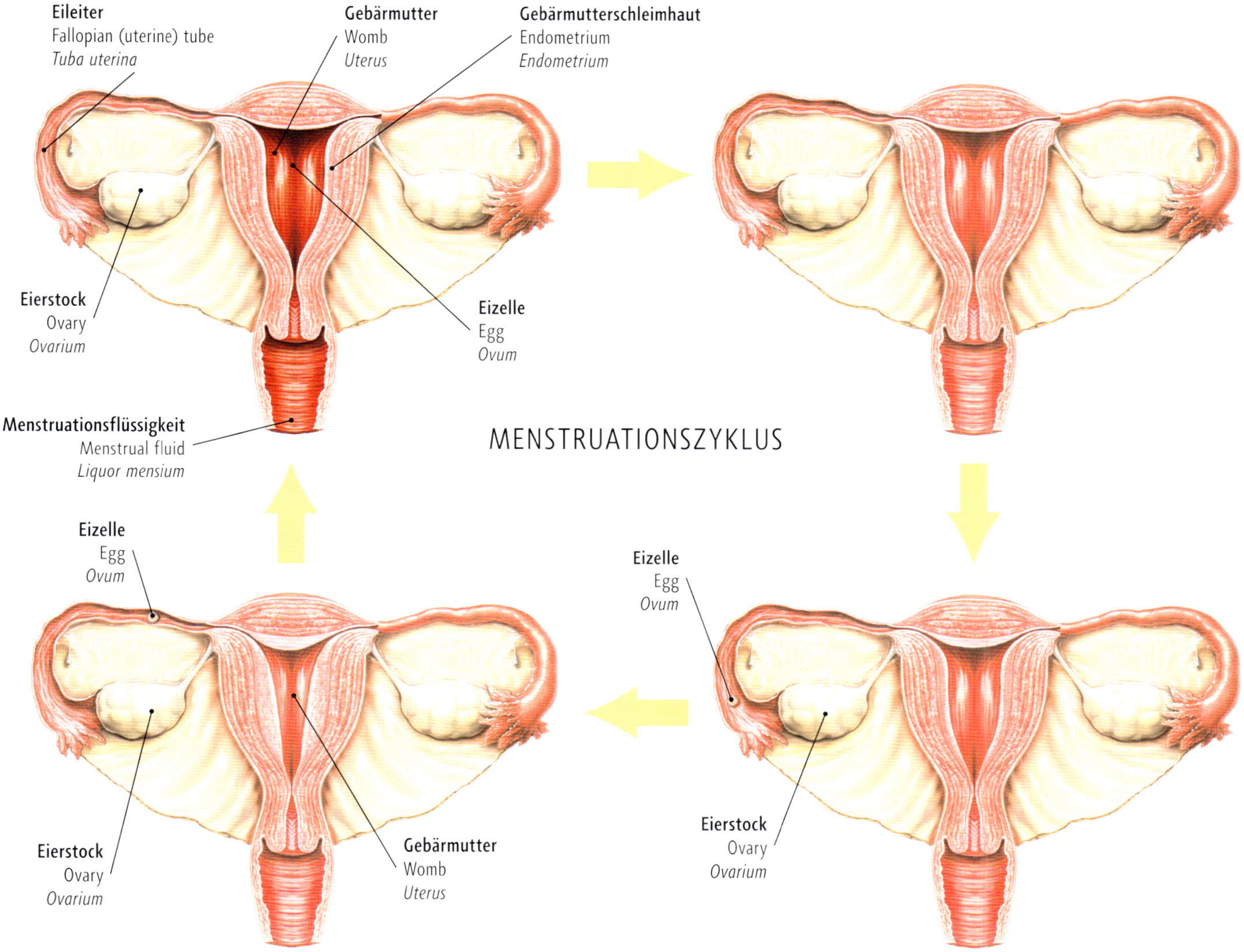

d **15. bis 28. Tag**
Absonderungsphase

Während der Absonderungsphase wandert die Eizelle den Eileiter entlang bis zur Gebärmutter. Hormone lassen die Gebärmutterschleimhaut anwachsen, damit sie die befruchtete Eizelle empfängt. Wurde die Eizelle nicht befruchtet, fällt der Hormonspiegel wieder und die Blutgefäße in der Gebärmutter verengen sich.

c **14. Tag**
Eisprung

Der Eisprung findet um den 14. Tag des Zyklus statt. Hier verlässt die Eizelle den Eierstock in Richtung Eileiter.

Empfängnis und Frühschwangerschaft

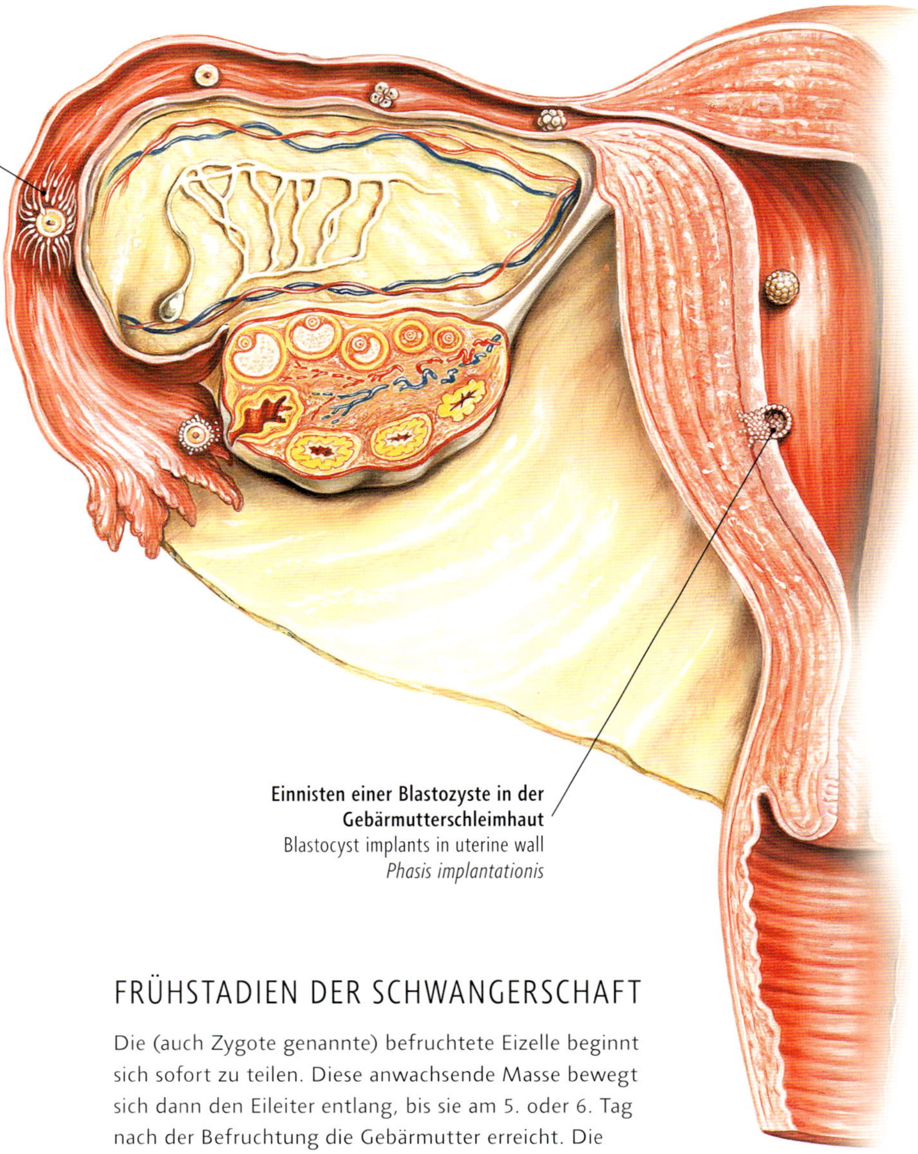

FRÜHSTADIEN DER SCHWANGERSCHAFT

Die (auch Zygote genannte) befruchtete Eizelle beginnt sich sofort zu teilen. Diese anwachsende Masse bewegt sich dann den Eileiter entlang, bis sie am 5. oder 6. Tag nach der Befruchtung die Gebärmutter erreicht. Die (nun Blastozyste genannte) Zellmasse nistet sich in der Gebärmutterwand ein und entwickelt sich zum Embryo. Nach der achten Woche wird dieser Embryo als Fötus bezeichnet.

ZYGOTE

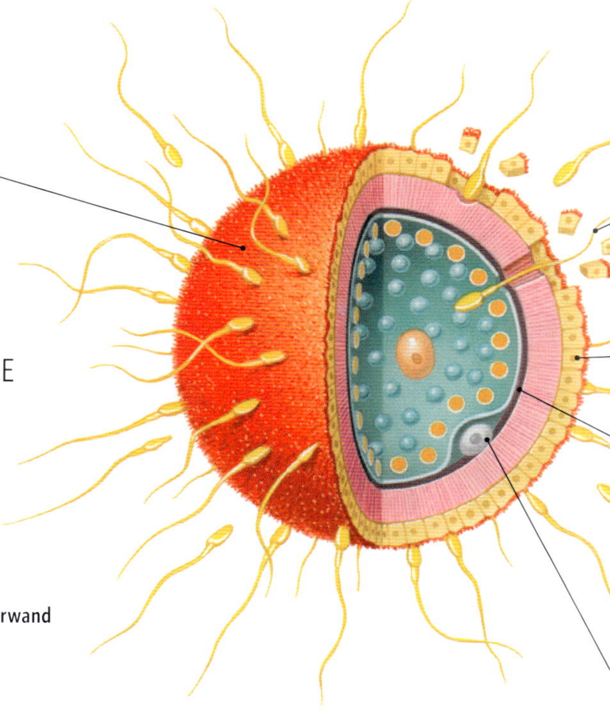

EMBRYO

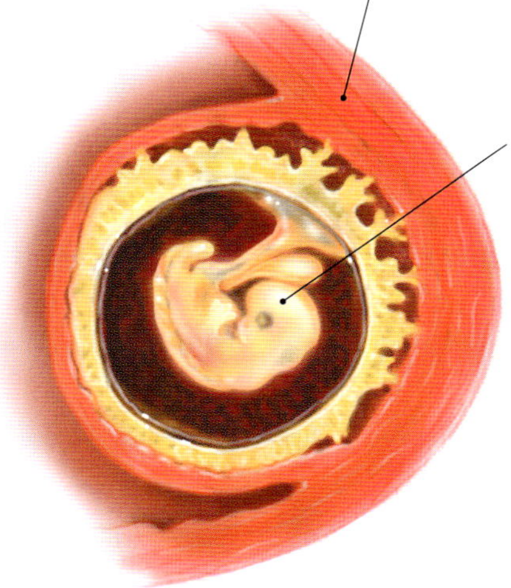

FÖTUS

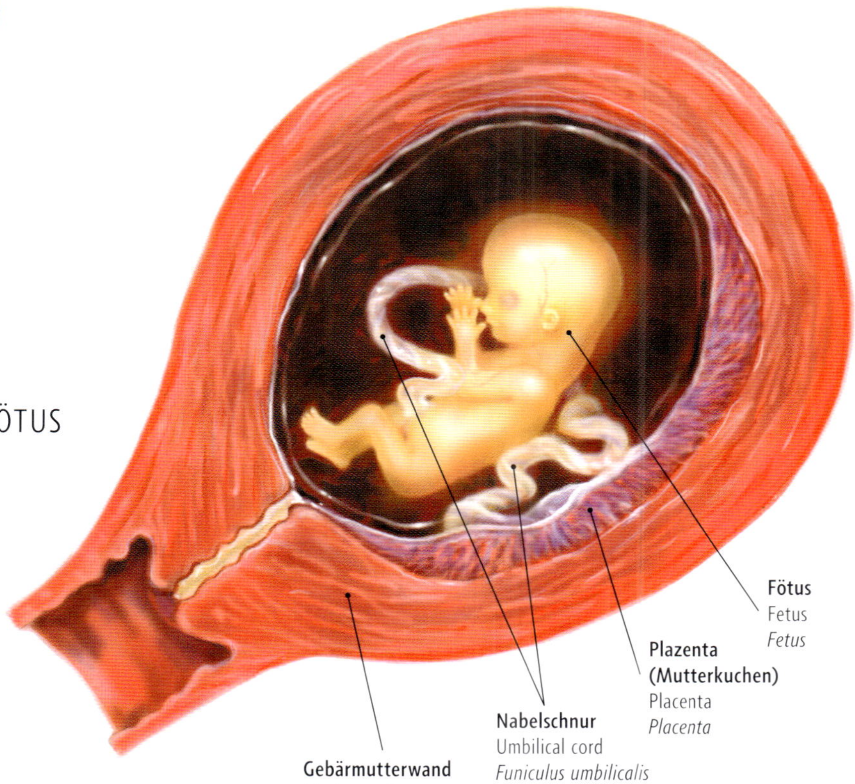

Entwicklung des Fötus

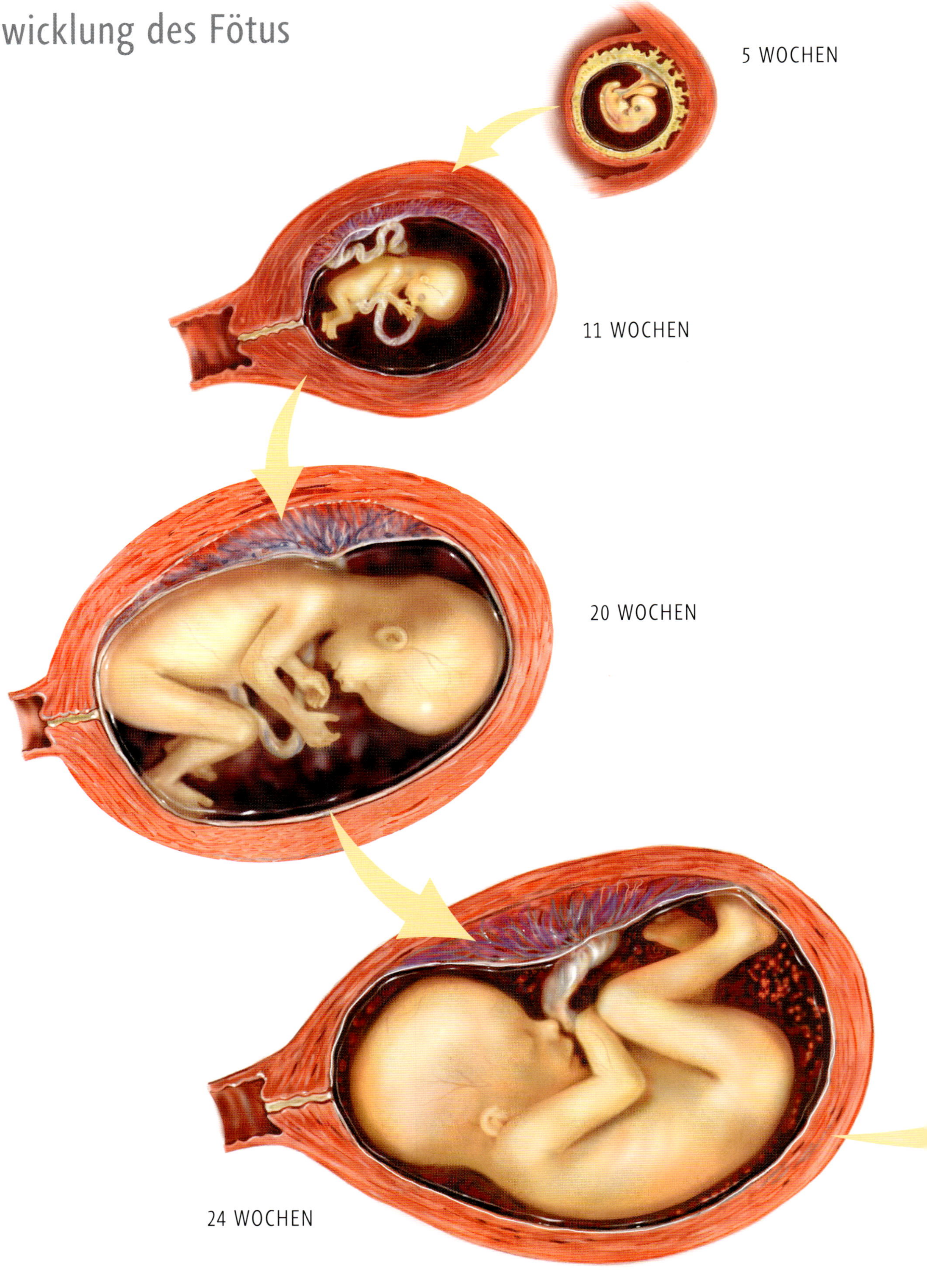

GEBURTSTERMIN

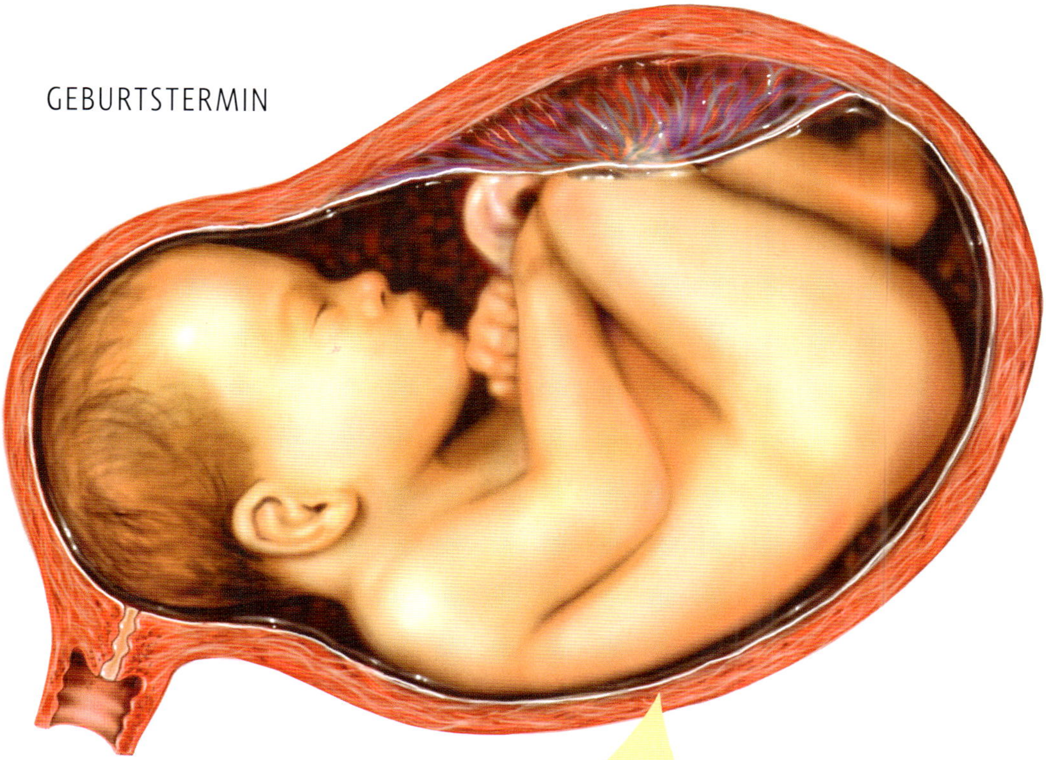

32 WOCHEN

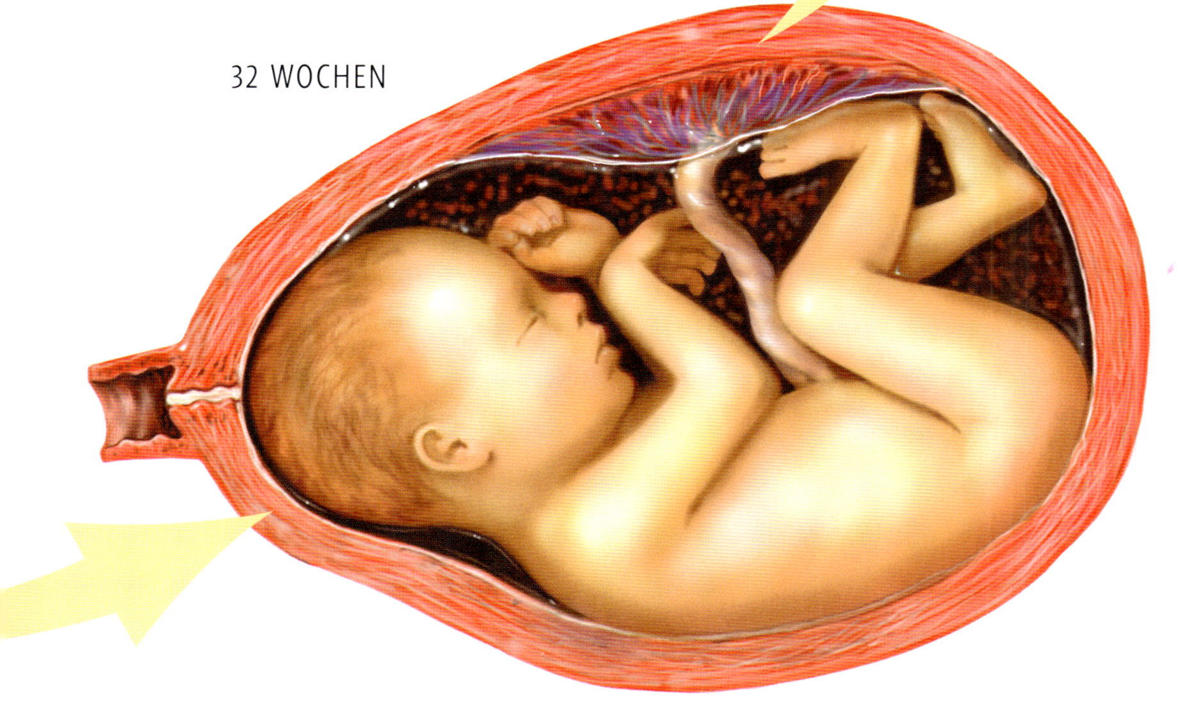

Entwicklung von Fötusschädel und -knochen

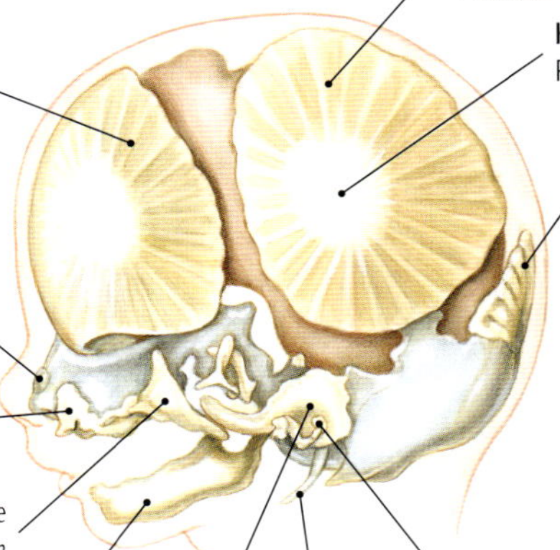

12 WOCHEN

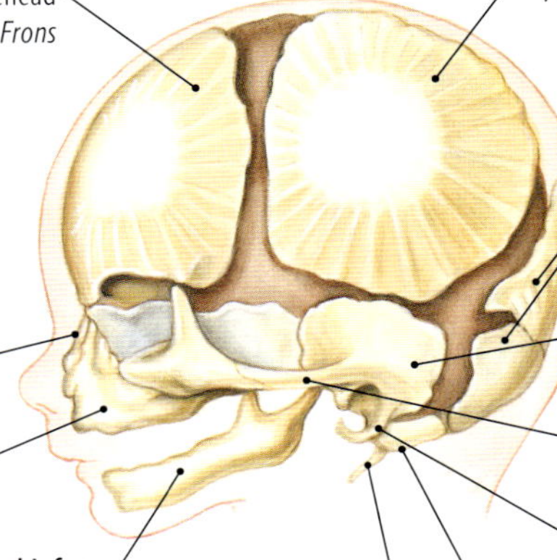

16 WOCHEN

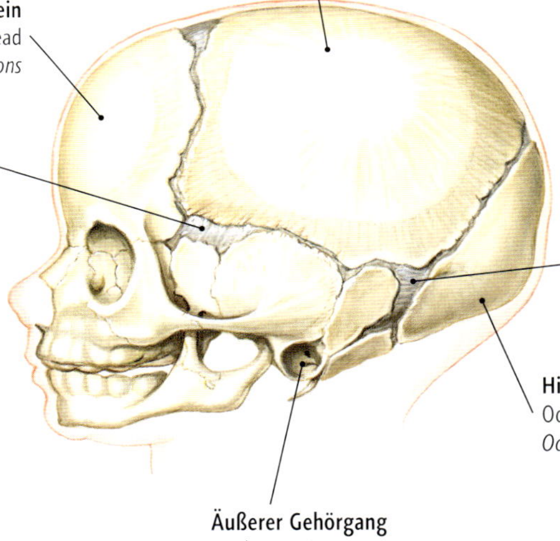

GEBURTSTERMIN – SEITENANSICHT

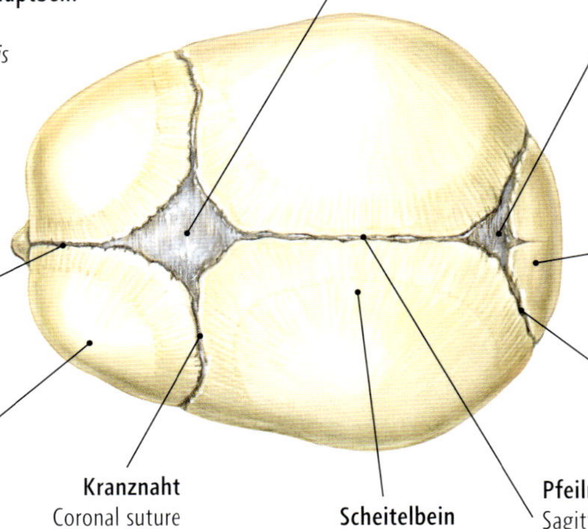

GEBURTSTERMIN – SICHT VON OBEN

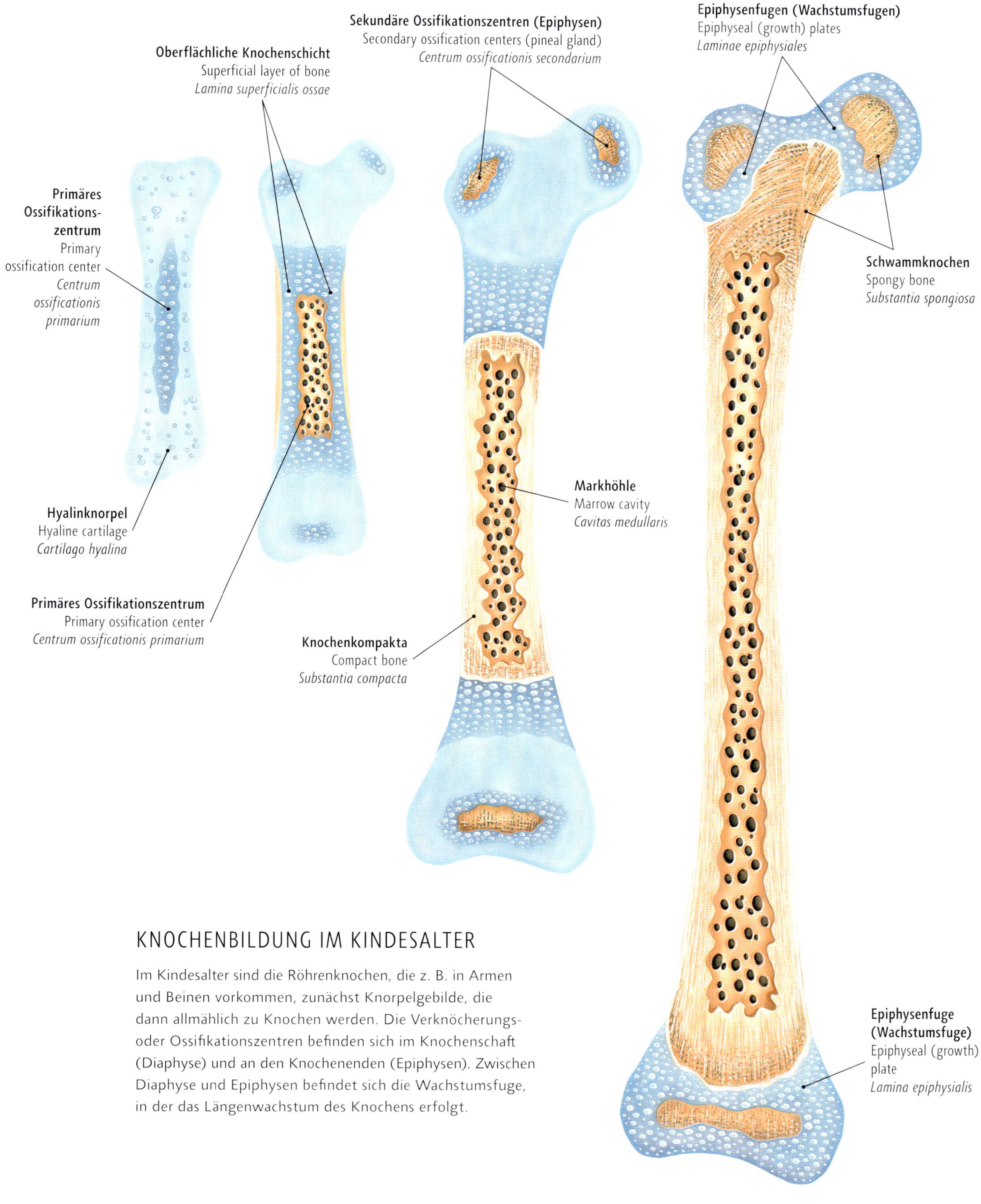

KNOCHENBILDUNG IM KINDESALTER

Im Kindesalter sind die Röhrenknochen, die z. B. in Armen und Beinen vorkommen, zunächst Knorpelgebilde, die dann allmählich zu Knochen werden. Die Verknöcherungs- oder Ossifikationszentren befinden sich im Knochenschaft (Diaphyse) und an den Knochenenden (Epiphysen). Zwischen Diaphyse und Epiphysen befindet sich die Wachstumsfuge, in der das Längenwachstum des Knochens erfolgt.

Gehirnentwicklung des Fötus

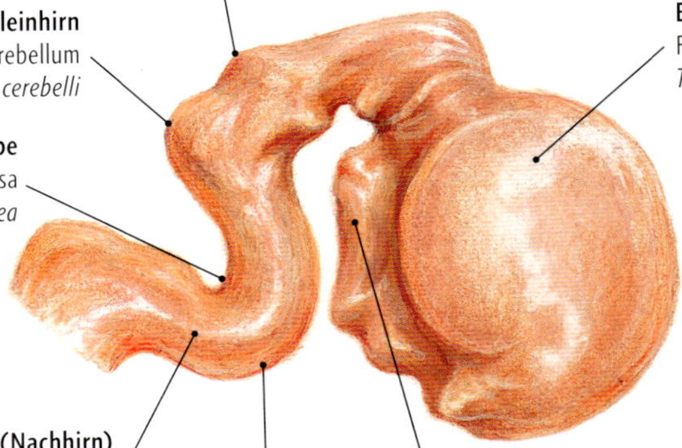

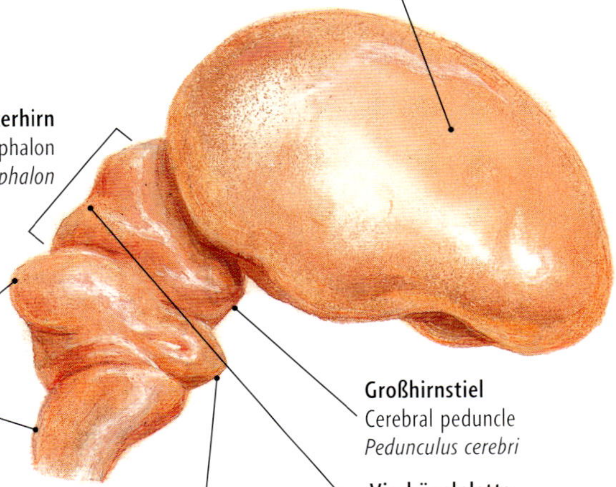

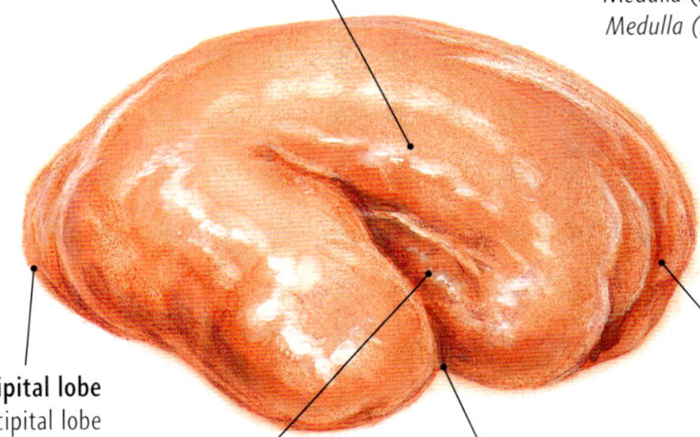

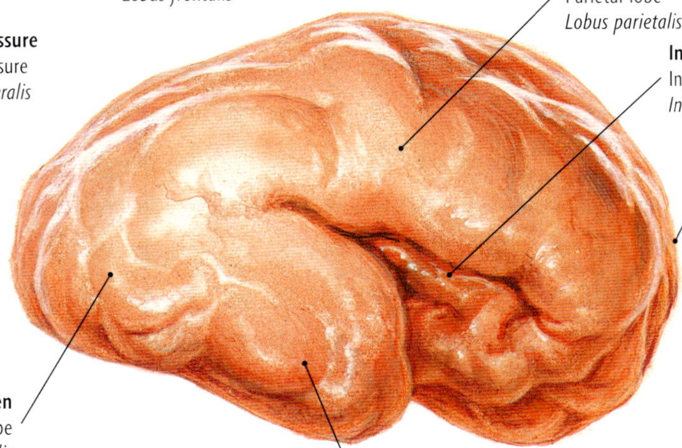

30 WOCHEN

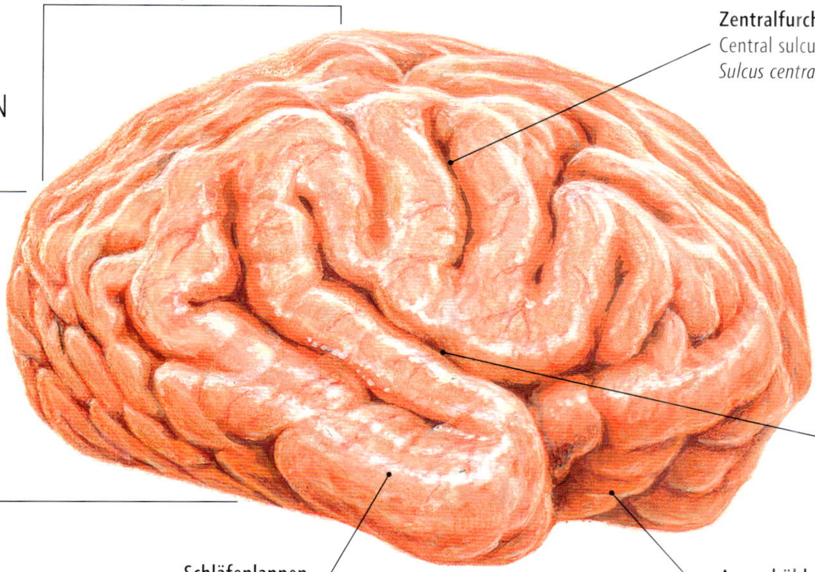

40 WOCHEN

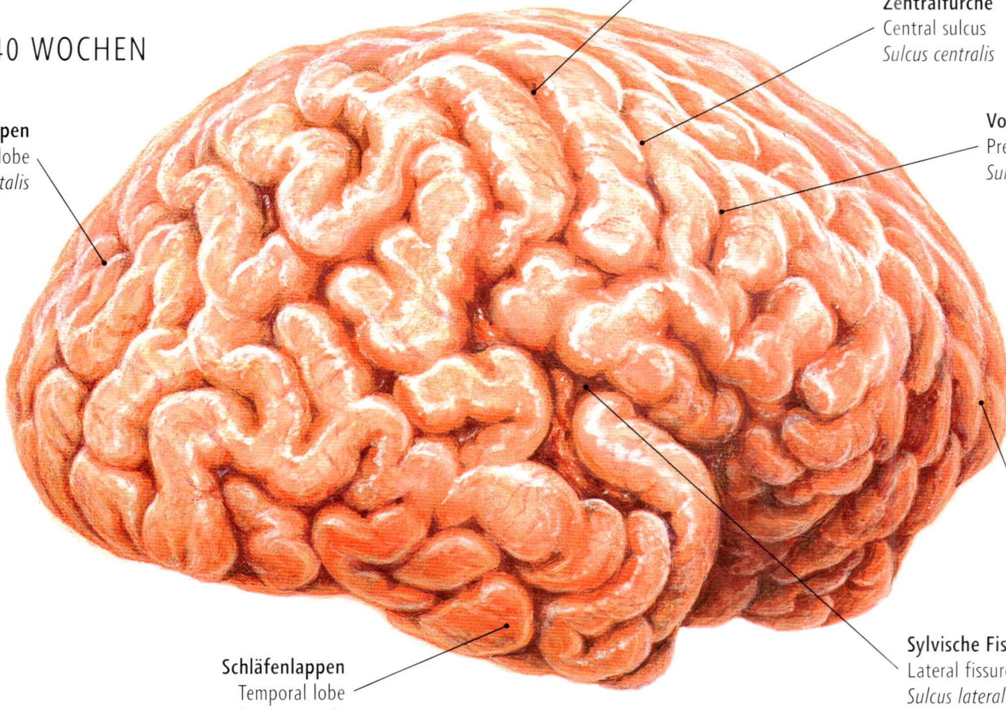

Geschlechtsdifferenzierung beim Fötus

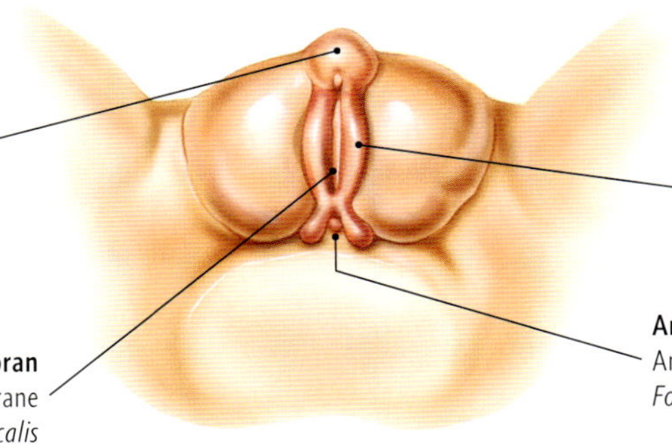

UNDIFFERENZIERT (BIS ZU 12 WOCHEN)

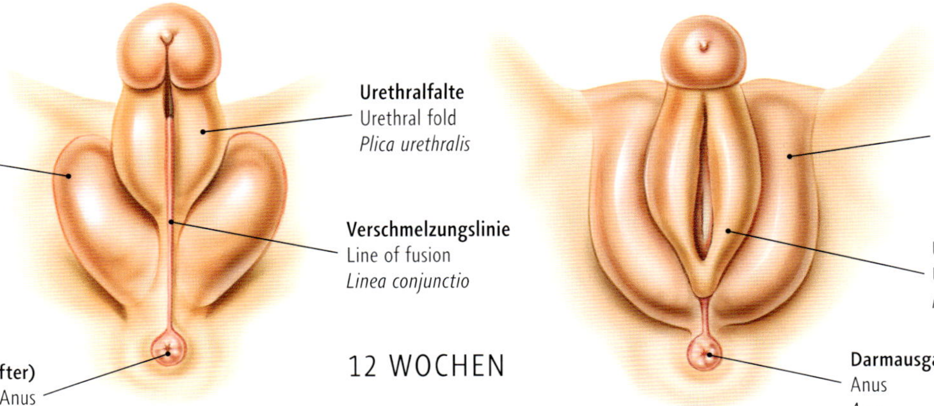

12 WOCHEN

Männlich

Weiblich

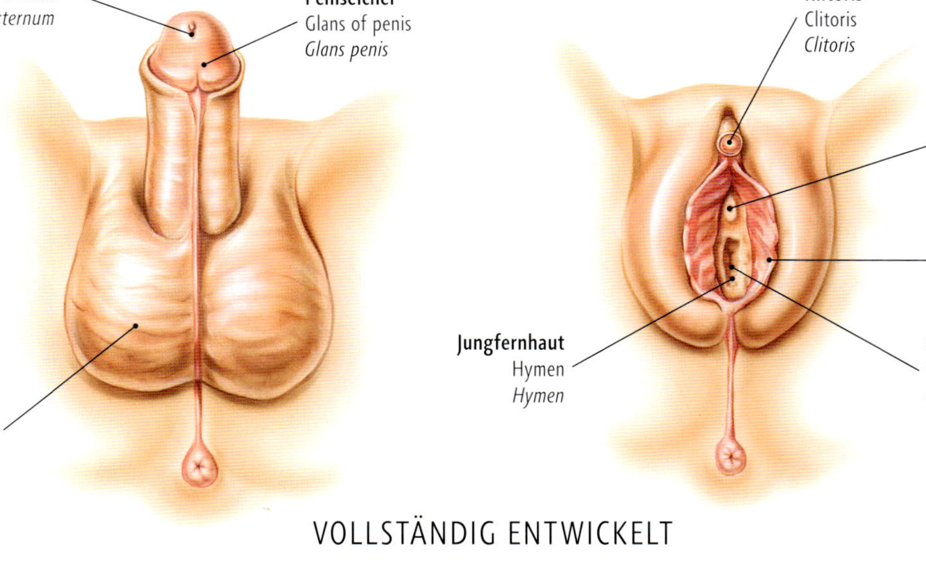

VOLLSTÄNDIG ENTWICKELT

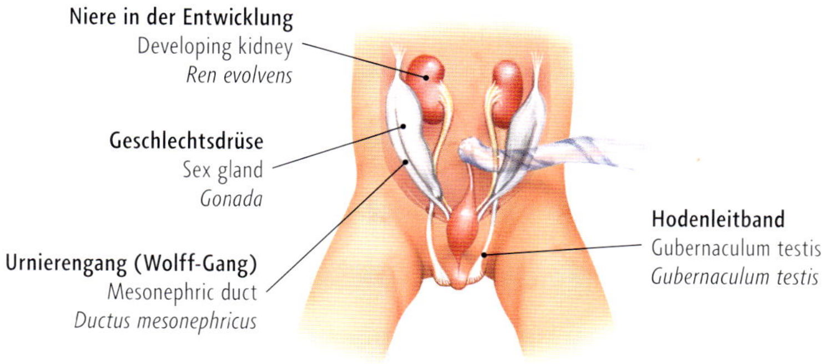

7 WOCHEN

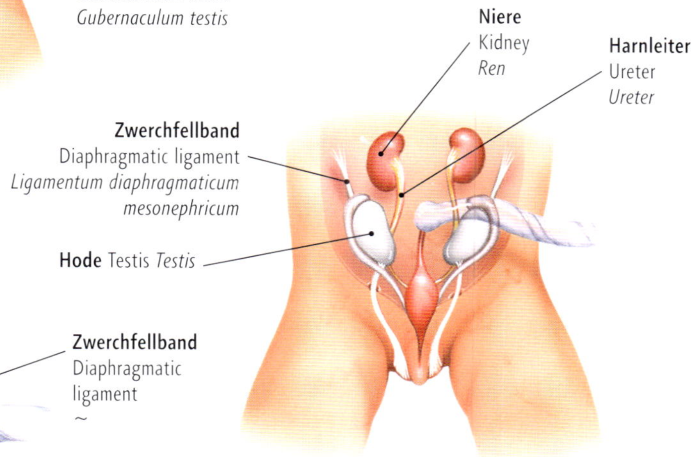

16 WOCHEN

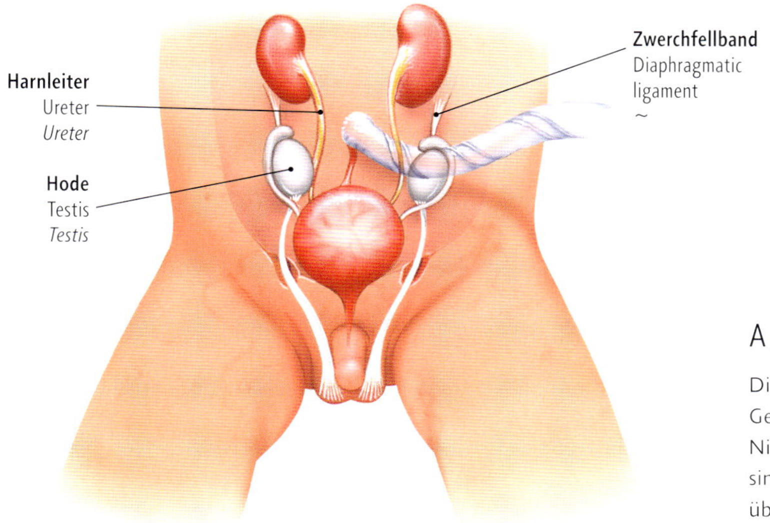

30 WOCHEN

ABSINKEN DER HODEN

Die Hoden bilden sich im Embryo aus einem Gewebe im hinteren Unterleib, in der Nähe der Nieren. Ab der 30. Schwangerschaftswoche sinken die nun vollständig entwickelten Hoden über den Leistenkanal hinunter bis zum Hodensack, den sie kurz vor der Geburt erreichen.

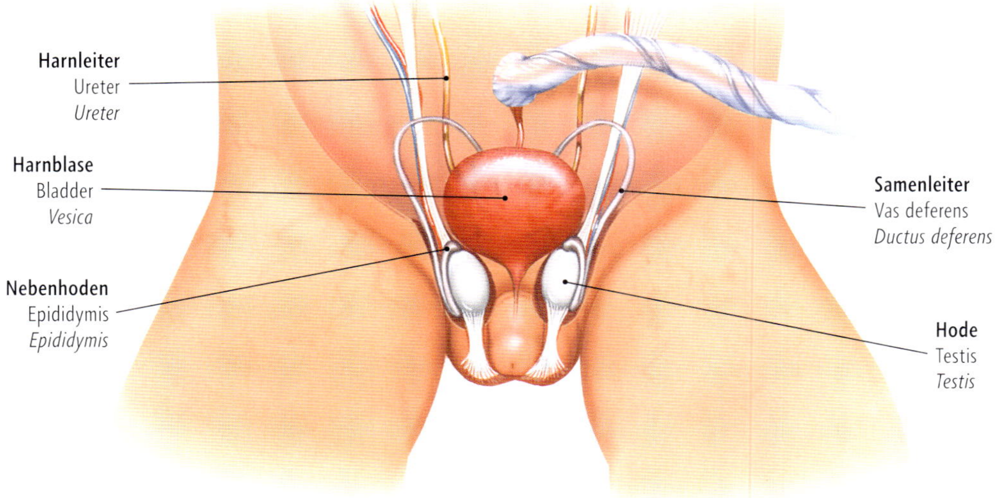

VOLLSTÄNDIG ENTWICKELT

[~] = keine direkte lateinische Entsprechung

Spätschwangerschaft

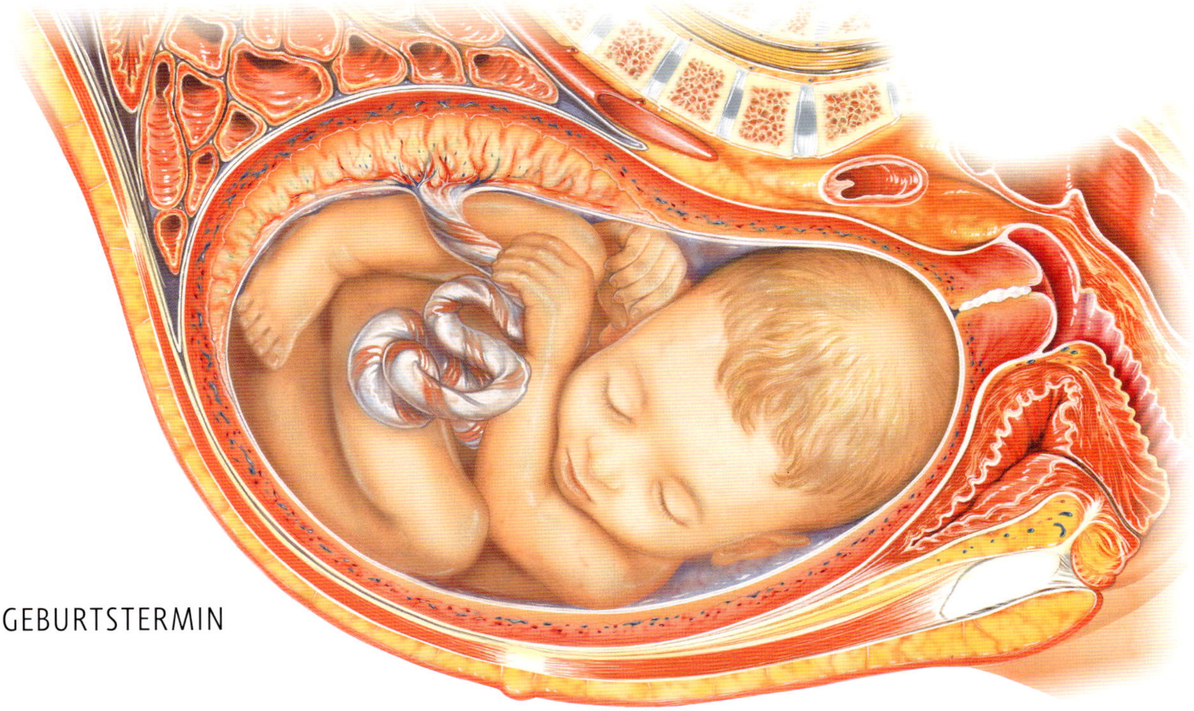

GEBURTSTERMIN

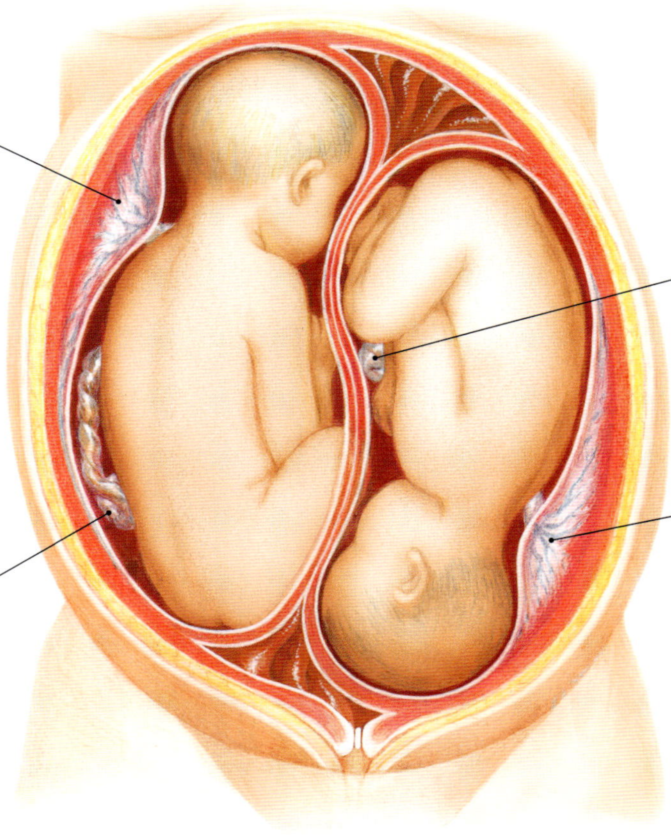

ZWILLINGE

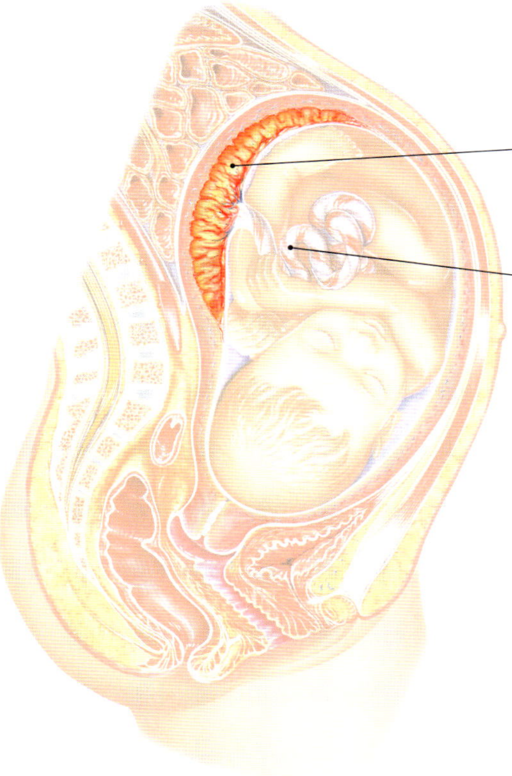

LAGE DER PLAZENTA

PLAZENTA – VORDERANSICHT

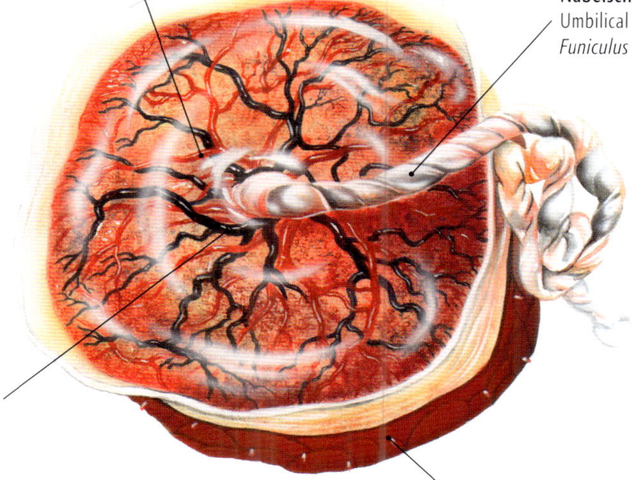

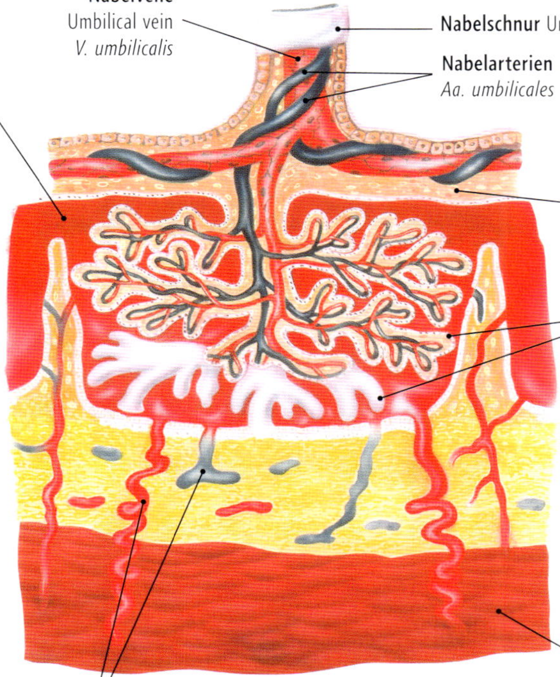

PLAZENTA – QUERSCHNITTSANSICHT

In der Plazenta (Mutterkuchen) findet sich Gewebe der Mutter und des Kindes. Dadurch wird die Versorgung mit Nährstoffen und Sauerstoff sowie der Abtransport der Abfallstoffe des Fötus gewährleistet.

Geburt des Kindes

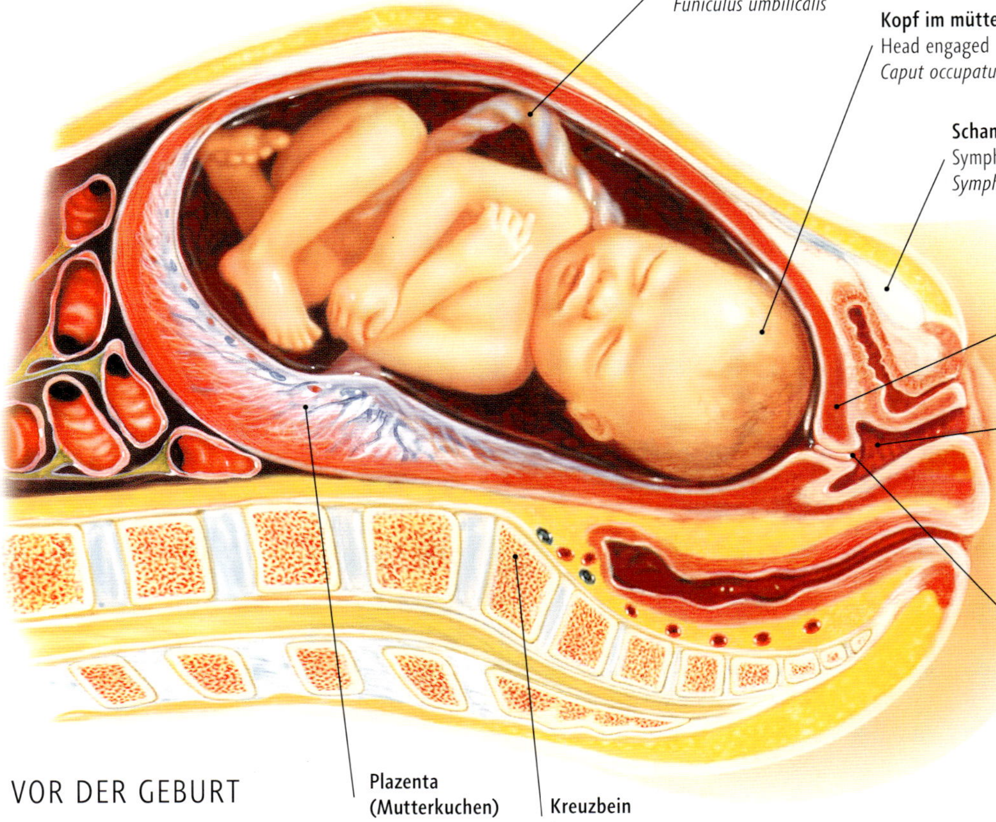

VOR DER GEBURT

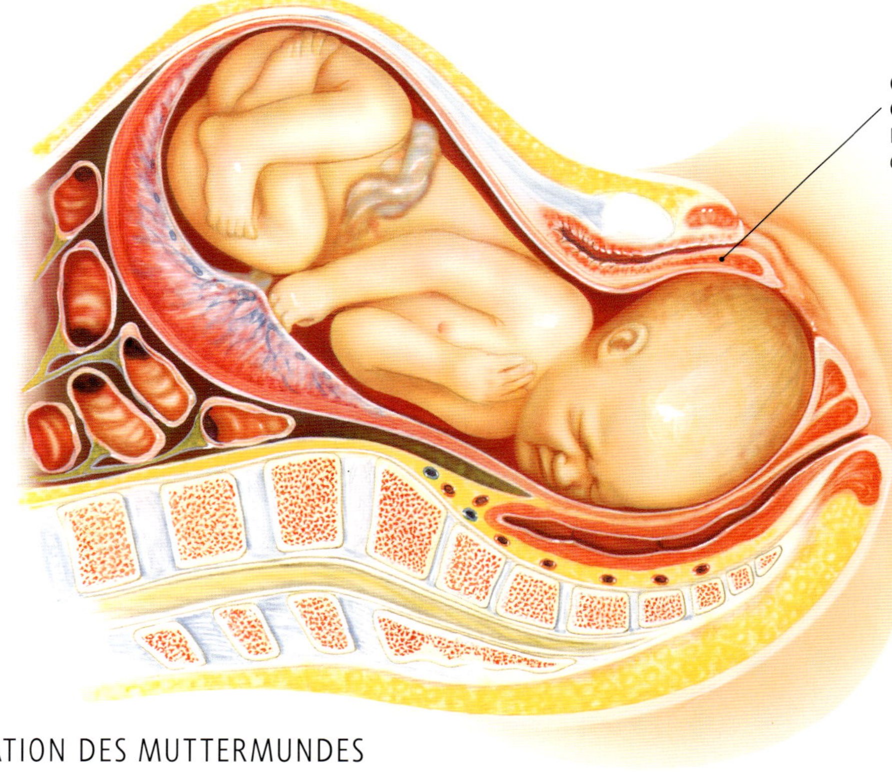

DILATATION DES MUTTERMUNDES

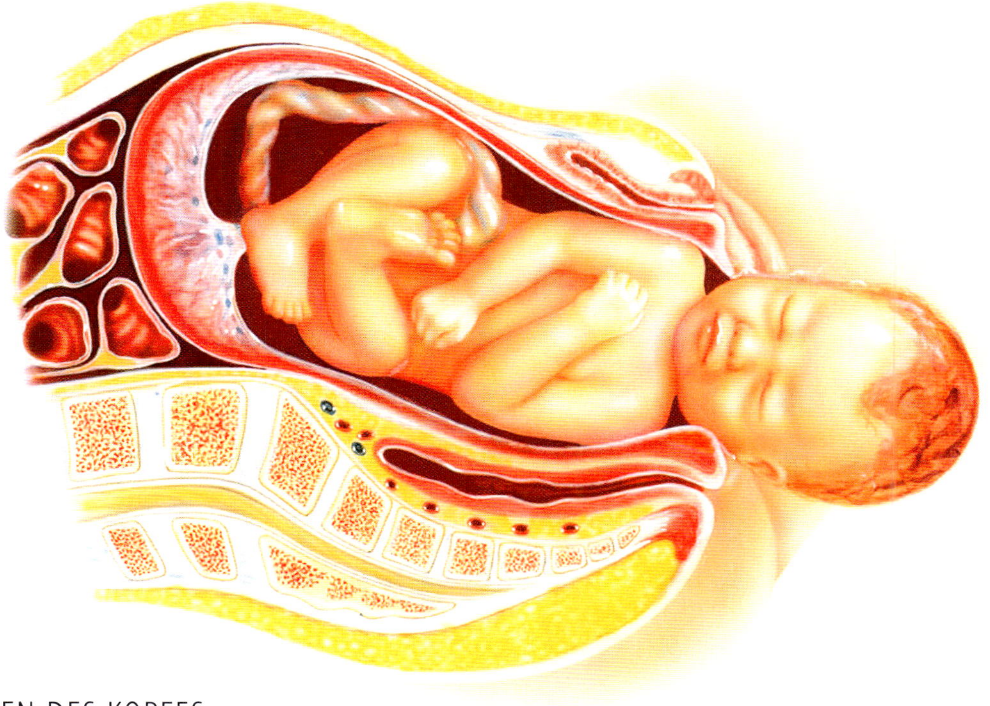

ERSCHEINEN DES KOPFES

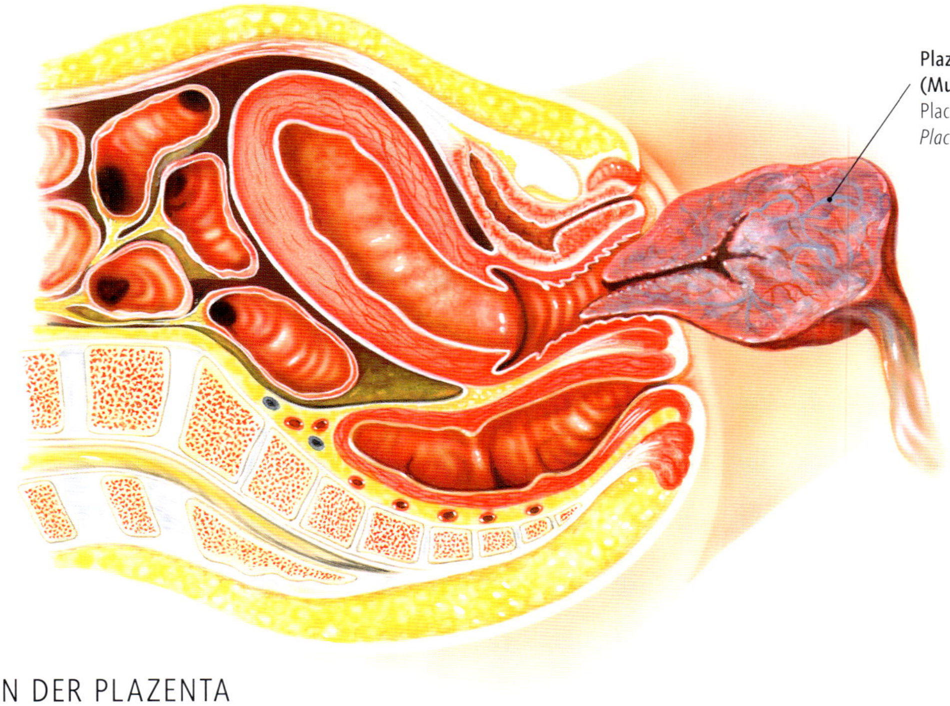

AUSSCHEIDEN DER PLAZENTA

Weibliche Lebensabschnitte

Im Alter von etwa 10 Jahren haben Mädchen einen Wachstumsschub, Scham- und Achselhaare beginnen ein oder zwei Jahre später zu wachsen. Bald entwickelt sich auch der Fortpflanzungsapparat, und die erste Periode tritt mit etwa 13 Jahren ein. Mit 18 ist der Körper voll ausgereift: Von jetzt an verändert er sich zwar noch, wächst aber nicht mehr. Ab Ende 40 nimmt die Produktion von Eizellen und Geschlechtshormonen ab, was mit etwa 50 Jahren zu den Wechseljahren führt. Ohne die Hormonwirkung verlieren Brüste und Haut nun an Spannkraft, die Fettverteilung verändert sich, die Knochen verlieren Mineralstoffe und die Körpergröße nimmt ab.

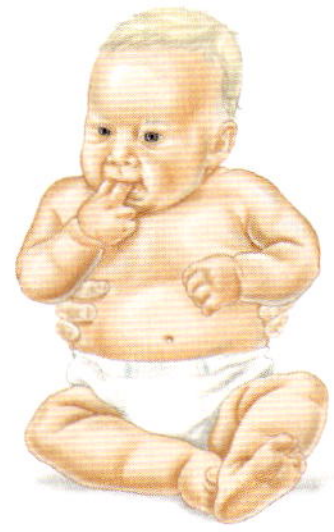

GEBURT–6 MONATE

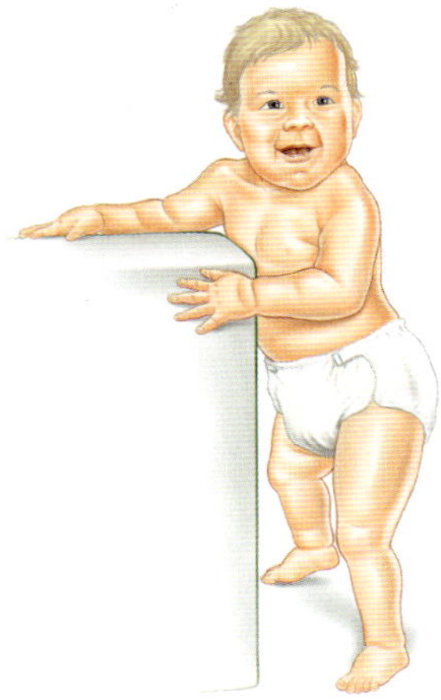

6–12 MONATE

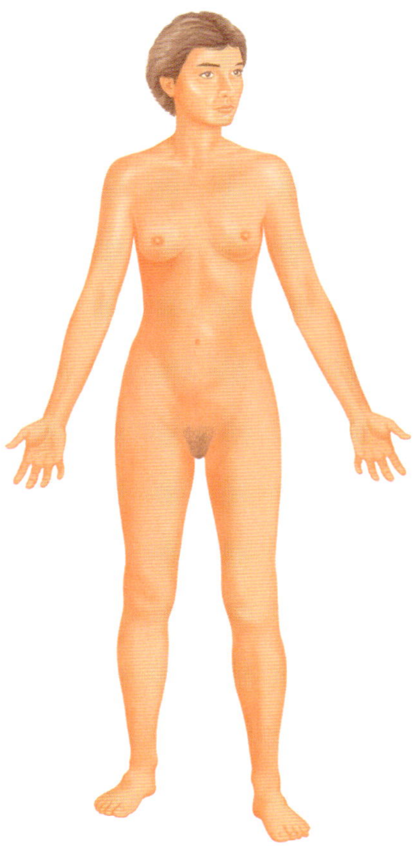

20–30 JAHRE

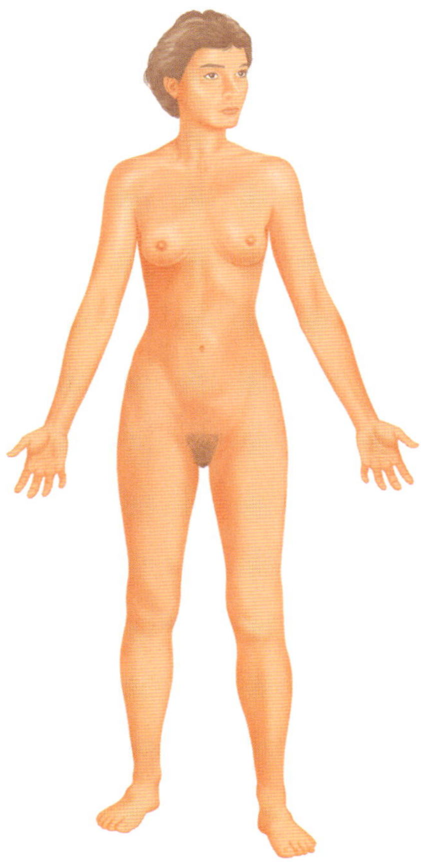

30–40 JAHRE

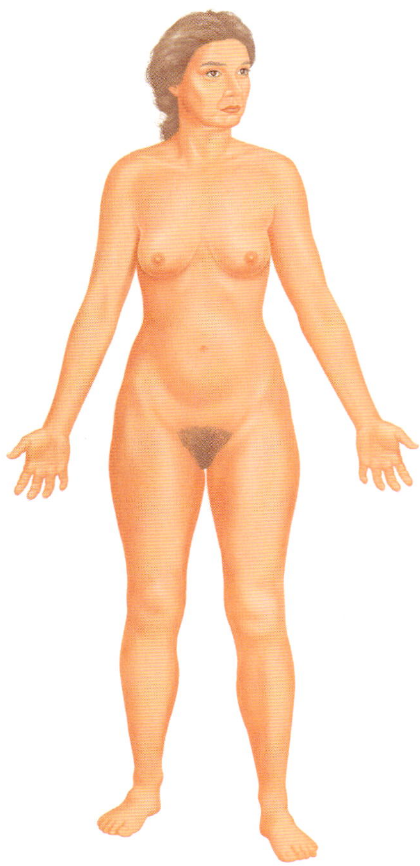

40–50 JAHRE

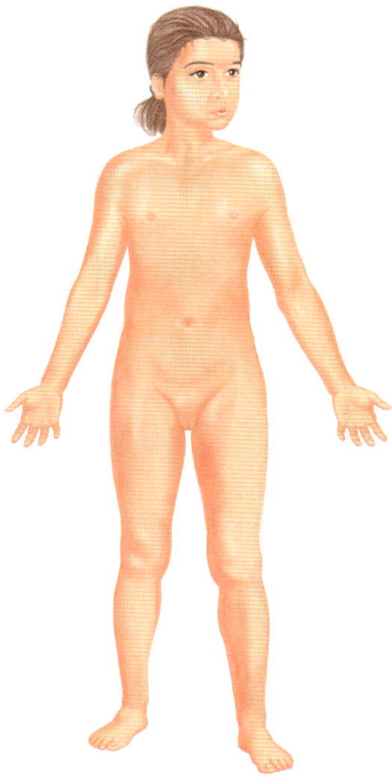
1–5 JAHRE

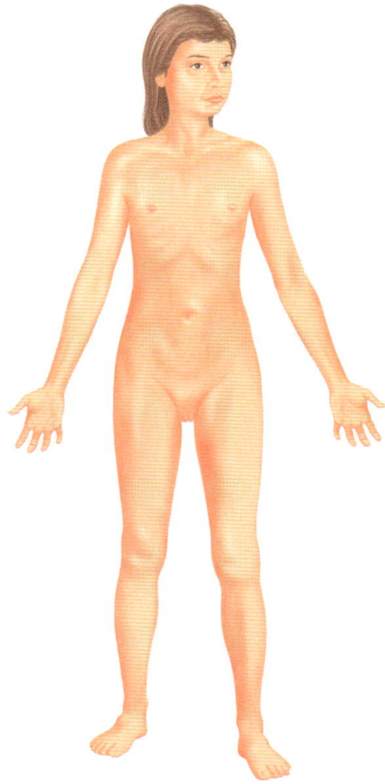
6–11 JAHRE

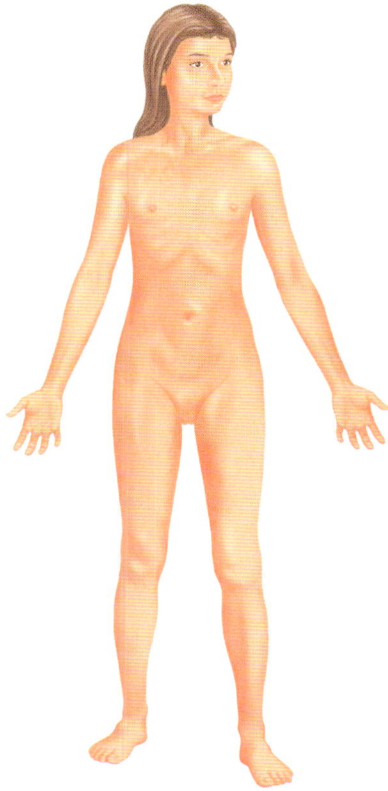
12–19 JAHRE

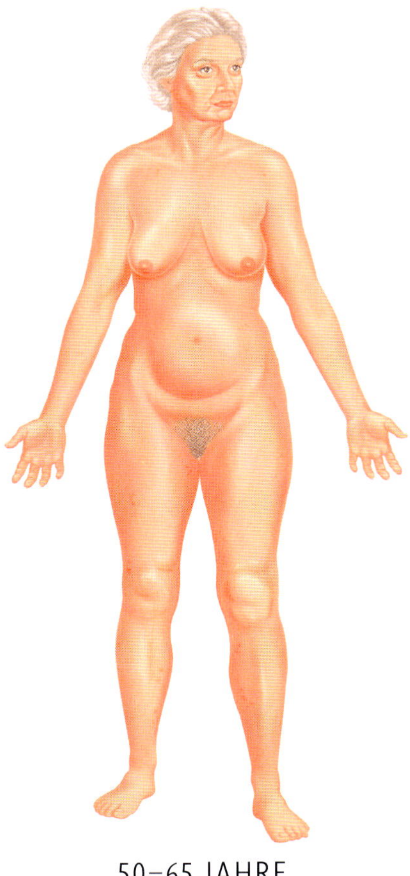
50–65 JAHRE

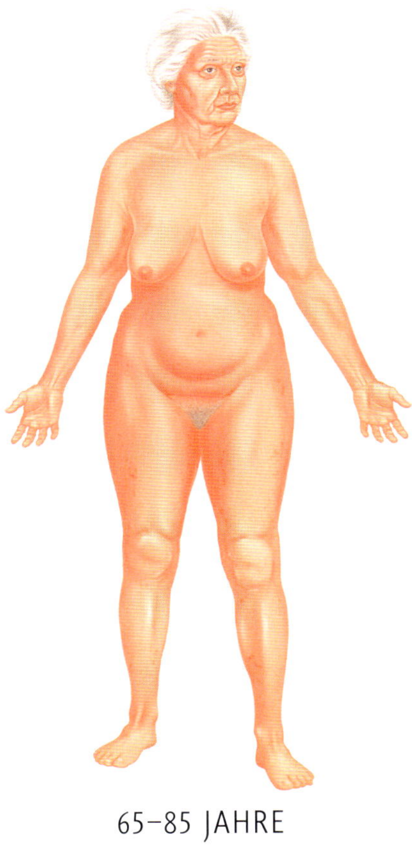
65–85 JAHRE

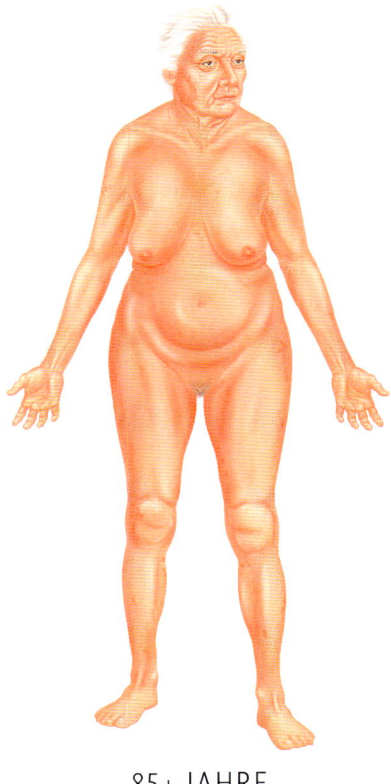
85+ JAHRE

Männliche Lebensabschnitte

Der Wachstumsschub der Jungen erfolgt mit 13 oder 14 Jahren. Dann wird auch die Muskelmasse aufgebaut, und die Körperbehaarung wächst. Die Hoden wachsen ebenfalls und stellen Sperma her, und die Stimme wird tiefer. Beim ausgereiften Mann ist die Muskulatur voll entwickelt und beginnt danach zurückzugehen. Haut und Muskeln werden weicher, die Fettmasse kann größer werden, die Prostata wird länger, die Hormon- und Spermienproduktion nimmt ab, und Haarverlust tritt ein.

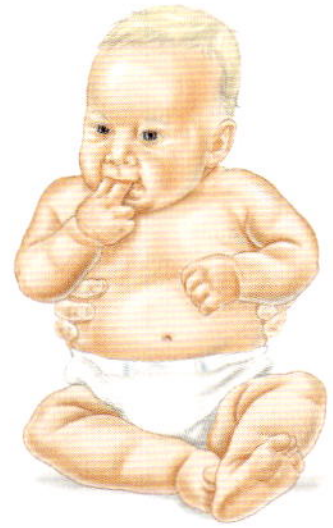

GEBURT–6 MONATE

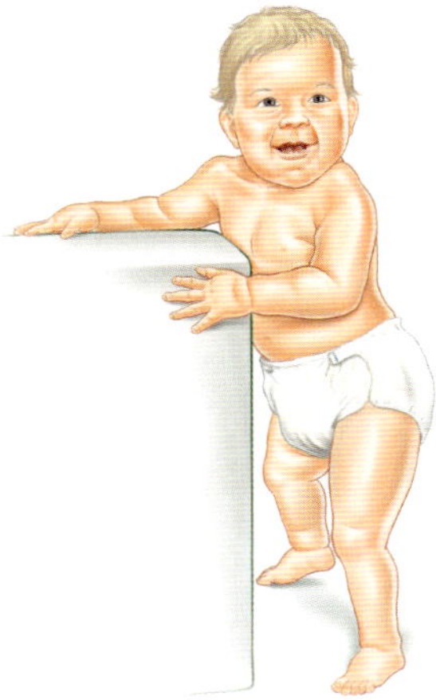

6–12 MONATE

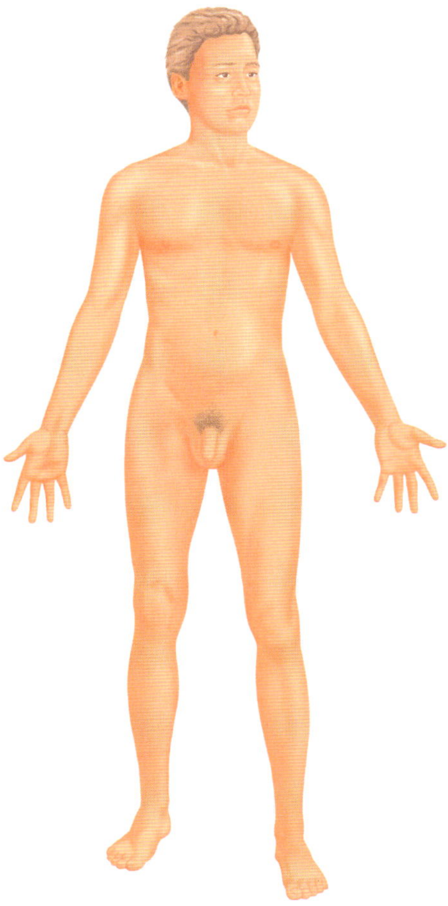

20–30 JAHRE

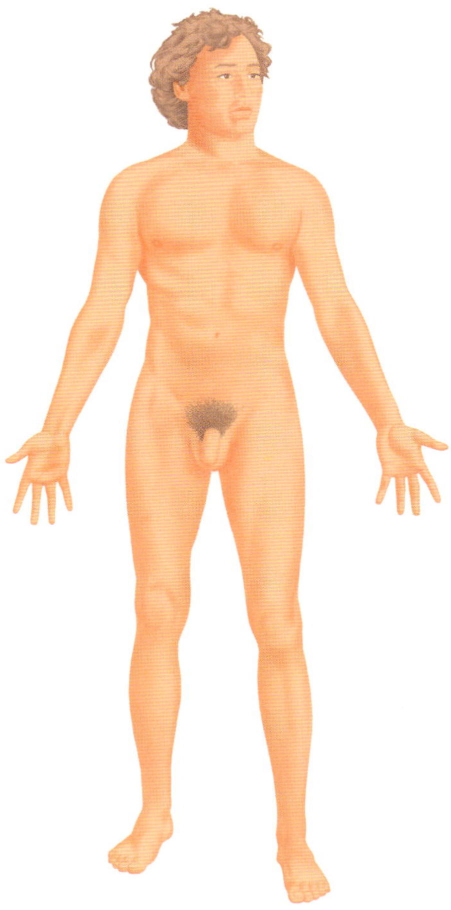

30–40 JAHRE

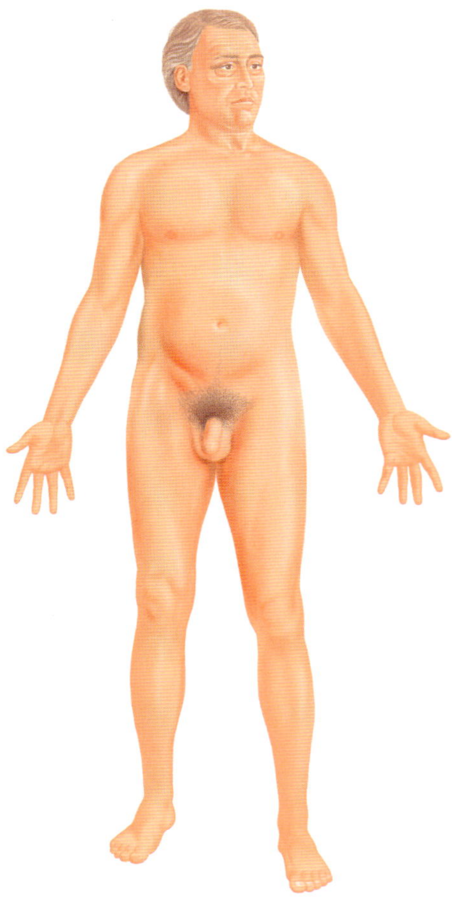

40–50 JAHRE

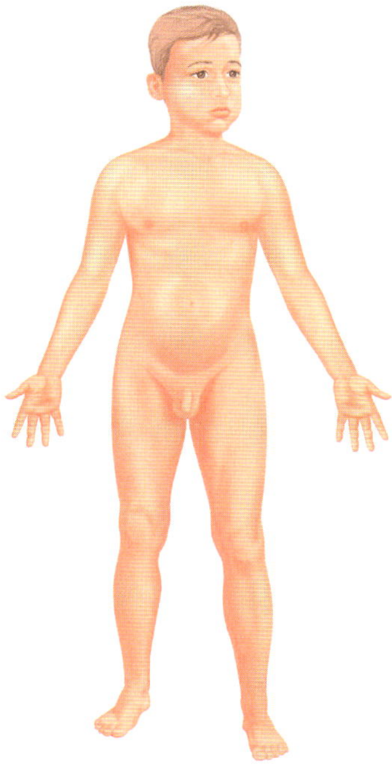

1–5 JAHRE

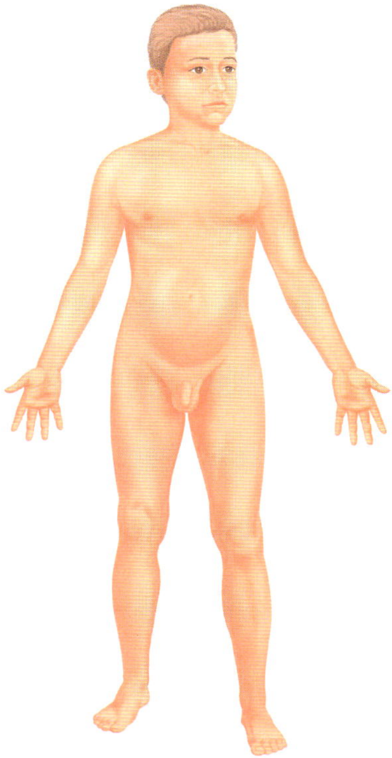

6–11 JAHRE

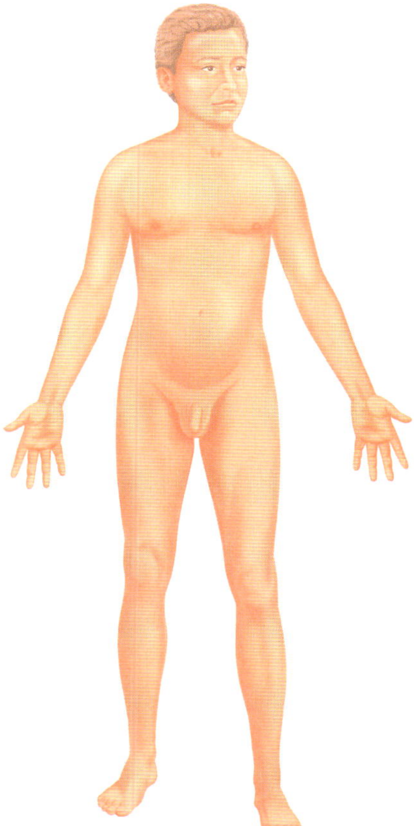

12–19 JAHRE

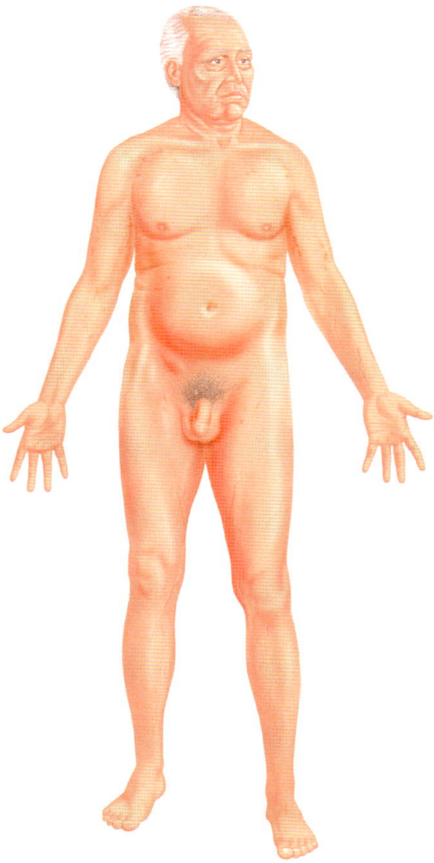

50–65 JAHRE

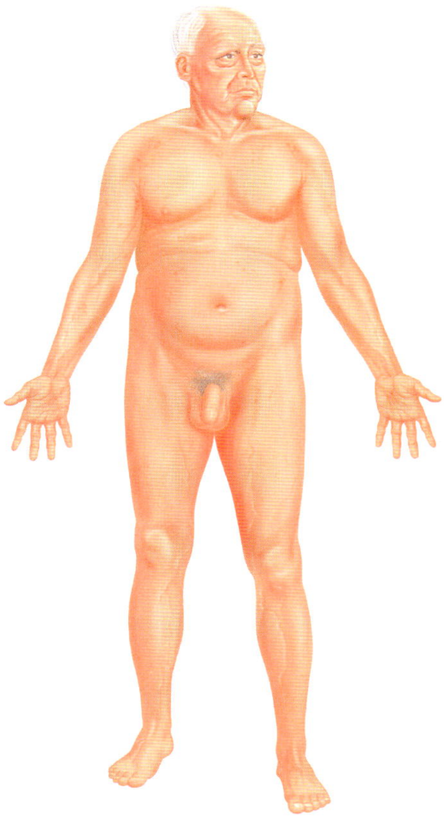

65–85 JAHRE

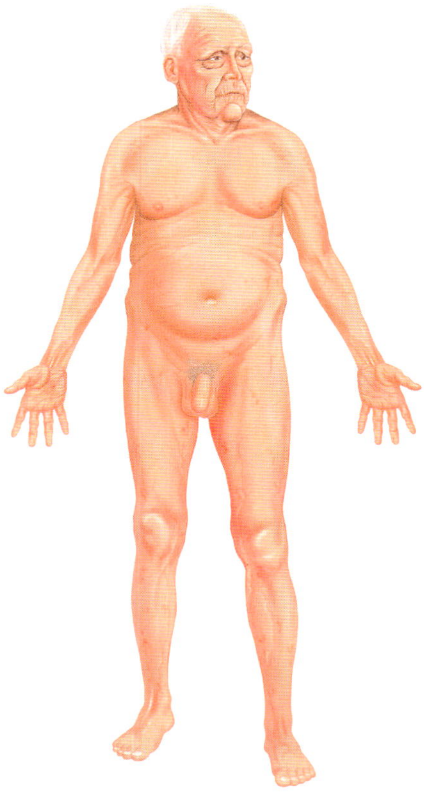

85+ JAHRE

Alphabetisches Register der deutschen Begriffe

Fett gedruckte Zahlen weisen auf Kapitelnamen und Überschriften hin. Normal gesetzte Zahlen beziehen sich auf Abbildungen und Beschriftungen. *Kursive* Zahlen bedeuten, dass der Begriff in Texten erwähnt wird.

A

Abdomen (abdominal) 18
Abduktion (Abspreizen) 90
Abfallstoffe (Ausscheidung) *149, 231*
Abfallstoffe des Fötus *279*
abführende Arteriole 243
abführende Hodenkanälchen 263
abführende Lymphgefäße 169
Absinken der Hoden *277*
Absinken der Hoden des Fötus: 16 Wochen *277*
Absinken der Hoden des Fötus: 30 Wochen *277*
Absinken der Hoden des Fötus: 7 Wochen *277*
Absinken der Hoden des Fötus: vollständig entwickelt *277*
Absonderungsphase (Menstruationszyklus) 267
Absorption der Nährstoffe *234, 235*
Abspeichern im Gedächtnis *136*
absteigende Aorta 176, 180, 186, 187, 207
absteigende Kniearterie 195
absteigender Grimmdarm 215
Achillessehne (Tendo calcaneus) 99, 100, 121, 122, 123
Achsel (axillar) 18
Achselarterie 176, 180, 194
Achselhaare *282*
Achsellymphknoten 168
Achselnerv 128, 147
Achselvene 176, 181, 194
achte Rippe 70
Adduktion (Heranziehen) 90
Adenin 31, *31*
Adenohypophyse 266, *266*
Aderhaut 153
Adrenocorticotropes Hormon (ACTH) 251
Adventitia 178
Afterheber (Darmbein-Steißbein-Muskel) 113
Afterheber (Schambein-Mastdarm-Muskel) 113
Afterheber (Schambein-Steißbein-Muskel) 113
Afterheber 217
Afterklappe 233
Akrosom 263
Aktin 101, *101*
Allergene 39, *39*
allergische Reaktion 39
Alpha-Zellen 254, *254*
Alveolargang 210
Alveolarsäckchen 210
Alveole 205, 208, 210, *211*
Amboss (Gehörknöchelchen) 65, 156, 157, 158
Aminosäuren *218*
Ampullen 157, 159
Analgrube 276
Analkanal 217, 233
Anatomischer Hals (Oberarmknochen) 75
Aneurysma (Gehirn) *182*
Angriff-oder-Flucht-System *148*
anteriore Gruppe (Achsellymphknoten) 168
Antidiuretisches Hormon (ADH) 244, *244*, 245, 251
Antigene 38, *38*, 39, *39*
Antihelix 156
Antikörper 38, *38*, 39, *39*
Aorta *188*
Aortenbogen 143, 176, 180, 186, 187, 206, 207
Aortenklappe 187, 188
apikale Gruppe (Achsellymphknoten) 168
Aquädukte (Gehirn) *136*
Arachnoidea 142
Arachnoidea mater (mittlere Hirnhaut) 133, *133*
Arachnoidalzotten 133
Area intercondylaris anterior (Schienbein) 83
Areal des Leseverstehens 135
Arm/Brachium (brachial) 18
Armgeflecht 107, 128, 206
Arm-Kopf-Gefäßstamm 186
Arteria frontobasalis medialis 183
Arterie 49, 63, 169, 173, 178, 219, 225, 226, 235
arterielle Hohlhandbögen 180
Arterien *180*, 245
Arterien der Hirnbasis 182
Arterien des Arms: Vorderansicht – linker Arm 194
Arterien des Beins: Vorderansicht – rechtes Bein 195
Arterien des Gehirns 182–83
Arterienwand 178
Arteriolen 178
Ast der Bronchialarterie 210
Ast der Leberarterie 226
Ast der Lungenarterie 210
Ast der Lungenvene 210
Ast der Pfortader 219, 226
Ast der Versorgungsarterie 57
Ast des Unterkiefers 58, 60, 61
Ast des Zahnfachnervs 223
Äste der Zahnfacharterien und -venen 223
Äste des Gleichgewichtsnervs 157, 158
Atem- und Beckenmuskulatur **112–13**
Atemfrequenz *148*
Atemwege *42, 203*
Atemzentren im Gehirn 208, *208*
Atlas (C1) 55, 56, 66, 67, 93
Atmung *203*, 208, *208*, **208–11**, *209*
Atmungsapparat 220
Atmungsmuskulatur – Zwerchfell 199
Atmungsmuskulatur – Zwischenrippenmuskeln 199
Atmungssystem 16, **196–211**
Atmungssystem – Vorderansicht 198
auditives Assoziationsareal 135, 158
Aufbauphase (Menstruationszyklus) 267
Aufhängebänder 153
aufsteigende Aorta 187, 190, 191, 207
aufsteigender Grimmdarm 214, 215, 216, 217, 233
Augapfel 64, 152
Auge 18, *42*, 148, 149, **152–53**, *155*
Auge – Seitenansicht 153
Auge – Vorderansicht 152
Augenabziehnerv (VI) 139, 140
Augenbewegungsnerv (III) 139, 140
Augenbrauenbogen 60
Augenfarbe *33*
Augenhöhle – Sicht von oben 64
Augenhöhle 54
Augenhöhlenfläche des Stirnlappens 275
Augenmuskeln – Seitenansicht 106
Augenmuskeln – Sicht von oben 106
Augenringmuskel 98, 100, 104
Augenrollnerv (IV) 139, 140
Ausatmung (Expiration) 208
Außenband (Knie) 84
Außenknöchel 56, 83, 87
Außenmeniskus 84
äußere Beckenlymphknoten 168
äußere Drosselvene 176, 181, 184, 206
äußere Fläche (Wadenbein, Schienbein) 83
äußere Haarzelle 158
äußere Halsschlagader 184
äußere Harnröhrenöffnung 240, 241, 265, 276
äußere Hinterhauptsleiste 62
äußere Hüftarterie 176, 180, 192, 195, 238, 239, 240, 241
äußere Hüftvene 176, 181, 192, 195, 238, 239, 240, 241
äußere Knochenleiste 75
äußere Knochenplatte des Flügelfortsatzes (Keilbein) 58
äußere Knochenplatte des Flügelfortsatzes 62
äußere Längsschicht aus glatten Muskelzellen 234
äußere Muskelschicht 218
äußere Schicht der äußeren Längsmuskulatur 234, 235
äußere Schicht der Dura mater 133
äußere Wurzelscheide 51
äußere Zirkumferenzlamelle 57
äußere Zwischenrippenmuskeln 110, 112, 199
äußerer Afterschließmuskel 217, 233
äußerer Flügelmuskel 94, 108
äußerer Gehörgang 58, 156, 158, 272
äußerer Gelenkhöcker (Oberarmknochen) 56, 75, 117
äußerer Gelenkhöcker (Oberschenkelknochen) 83
äußerer Gelenkkopf (Schienbein) 83
äußerer gerader Augenmuskel 106
äußerer Hautnerv des Oberschenkels 128, 147
äußerer Kniehöcker (im Thalamus) 140, 155
äußerer Kniehöcker 141
äußerer Kopf des zweiköpfigen Wadenmuskels 100, 121, 122
äußerer Leistenring 262
äußerer Linsenkern 131
äußerer Oberschenkelgelenkkopf 56, 83, 84
äußerer Rand des Schulterblatts 73, 94
äußerer Schenkelmuskel 98, 99, 120, 121, 122
äußerer schräger Bauchmuskel 98, 100, 110, 217
äußerer Stimmbandspanner 107, 202, 206
äußerer Trizepskopf 100, 115, 116, 118
äußerer Vorsprung des Hinterhauptbeins 58, 61, 62
äußeres Keilbein 56, 86
ausstrahlender Schmerz 165
Austrocknung (Dehydrierung) *46*, 244

Auswärtsdreher 114, 115
Axis (C2) 55, 56, 66, 67, 93
Axon 25, 129, *129*, 142, 163, 164, 250
Axon des
Hypothalamoneurohypophysentrakts 245
Axonterminal 25, 129
azinäre Zellen 225, 229, *229*

B

B-Gedächtniszellen 38, *38*
B-Lymphozyten 38, *38*
B-Plasmazellen 38, *38*, 39, *39*
B-Zellen *170*
Backenmuskel 104
Backenzähne 60, 62
Bakterien *34*, **34–35**, *169*
Balkenarterie 183
Balkenrandarterie 183
Bandgewebe 43
Bänder *43*, 57, 93
Bänder der Schulter – Vorderansicht 75
Bänder des Ellbogens *76*
Bänder von Knöchel und Fuß – Seitenansicht 87
Bandscheibe 56, 66, 80, 81
Bandscheibe T3–4 67
Basallamina 26, 173, 177, 235, 243
Basalmembran 253
Basenpaare (DNA) 30, 32, *32*
Basis des Steißbeins 69
Basilarmembran 158
Basilarvene 118, 176, 181, 194
Basophil 27
Bauchaorta 112, 192, 199, 215, 216, 217, 238, 239, 240, 241, 242
Bauchfell 262
Bauchhöhle 20
Bauchhöhlen-Becken-Raum 20
Bauchhöhlenganglion 215
Bauchhöhlenstamm 242
Bauchmuskeln 98, 111
Bauchnabel (umbilikal) 18
Bauchorgane 217
Bauchraum 18
Bauchspeicheldrüse 148, 149, 192, 214, 219, *229*, *229*, 248, 249, 254, *254*
Bauchspeicheldrüse: exokrine Zellen 229
Bauchspeicheldrüse: Hormonzellen 254
Bauchspeicheldrüsen-Zwölffingerdarm-Vene 192, 219
Bauchstrang 142
Becken/Pelvis (pelvisch) 18, *43*
Beckenbodenmuskeln 113
Beckenhöhle 20
Beckenknochen *261*
befruchtete Eizelle *257*
Befruchtung 268, *268*
Bein/Crus (krural) 18
Beinerv (XI) 139, 140, 141
Bertini-Säule 242
Bestandteile der roten Blutkörperchen 26
Bestandteile des Bluts 26
Beta-Zellen *254*
Beta-Zellen (beim Produzieren von Insulin) 254
Beugen des Ellbogens 91
Beugung (Muskeln) *103*
Beugen des Handgelenks 91
Beugesehnenscheide 114
beugeseitige Zwischenknochenmuskeln 114
Bewegungen des Körpers **90–91**, 91
Bewegung des Sauerstoffs im Körper 211
Bewegungen des Körpers – Vorderansicht 90
Bewegung und Stützung 103
Bindegewebsbrücke 136
Bindegewebe *40*, 50, 133, 159, *261*
Bindegewebsseptum 173, 225
Bindehaut 152
binokulares Gesichtsfeld 155
birnenförmige äußere Nasenöffnung 54
birnenförmiger Muskel 110, 113, 121
Bizeps 98, 100, 103, *103*, 114, 116, 117, 118
Blastozyste *268*
Blattpapillen 161, 221
bleibende Stirnnaht (Sutura metopica) 272
Blinddarm (Caecum) 214, 217, 233
Blut *190*, *191*, *208*, 211, *211*, *243*, *244*, *255*
Blut (Zusammensetzung) 177
Blutdruck *148*
Blutgefäße 38, *42*, *63*, *133*, 142, *173*, **178–79**
Blutgefäße des Bauches **192–93**
Blutgefäße von Armen und Beinen **194–95**
Blutgefäße von Kopf und Hals **184–85**
Blutgerinnsel 28, 29, *29*
Blutkörperchen **26–27**
Blutplättchen 26, *27*, *27*, 29, *29*, 177
Blutstrom 208, *208*
Blutzuckerspiegel *148*, *254*
Blutzellen **26–27**
bogenförmige Arterie 242, 243
bogenförmige Vene 243
Bogengänge 157, 158, 159, *159*
Bogenplatte (Lendenwirbel) 69
Borrelia burgdorferi (Lyme-Krankheit) 34
Botalli-Band 186
Bowman-Drüse 163
breites Gebärmutterband 257, *257*
Broca-Areal (motorisches Sprachzentrum) 135
Bronchialbaum 205
Bronchie 205
Bronchie – Querschnittsansicht 205
Bronchiolen 205, 210
Brust/Thorax (thorakal) 18
Brustbein 54, 56, 112, 199, 207
Brustbein-Rippen-Gelenk 70
Brustbein-Schlüsselbein-Gelenk 70, 71
Brustbein-Zungenbein-Muskel 98, 105
Brustbeinwinkel 70
Brüste *257*, *282*
Brusthöhle 20
Brustkorb – Rückansicht 70
Brustkorb – Vorderansicht 70
Brustkorb und Schlüsselbeine **70–71**
Brustlymphgang 168
Brustwirbelsäule (thorakal, T1–T12) 66, 67
Brustwarze 265
Brustwirbel 54, 55, 69
Brustmuskeln *208*
Brustbeinkörper 70
Brustwirbelkörper 207
Buccinator-Lymphknoten 168
Bulbourethraldrüse (Cowper-Drüse) 240, 261, 262
Burdach-Strang 142

C

Calcarina-Ast (Arterie) 183
Calciumanteil im Blut *253*
Cauda equina 128
chirurgischer Hals (Oberarmknochen) 75
Chlamydia trachomatis (Chlamydia) 35
Cholera (Vibrio cholerae) *34*, 35
Chorda obliqua 76
Chromatin 24
Chromosomen 30, 31
Chromosomenstrang 30
Chymus *218*
Clostridium tetani (Tetanus) 34
Codon 30
Concha auricularis 156
Corti-Organ 157, *158*
Cowper-Drüse (Bulbourethraldrüse) 240, 261, 262
Crista 159
Cytosin 31, *31*

D

Darm **232–35**
Darmausgang (After) 216, 217, 233, 276
Darmbein 54, 56, 80, 81, 95, 217
Darmbeinkamm 56, 80, 99, 110
Darmbeinmuskel 111, 113
Darwin-Ohrhöcker 156
Daumen/Pollex 18
Daumenanzieher 114
Daumenballenmuskeln 114
Daumenendglied 78
Daumengegensteller 114
Deiters-Zelle 158
Delta-Zellen (beim Produzieren von Somatostatin) 254
Deltaband 87
Deltamuskel 74, 98, 99, 100, 110, 114, 115, 116, 119
Dendrite 25, 129, *129*
Dens Axis 68
dentale Äste der Zahnfacharterien und -venen 223
dentaler Ast des Zahnfachnervs 223
dermale Haarpapille 51
Dermatome **144–45**, *144*
Dermatome – Vorderansicht 145
Dermatome – Rückansicht 145
Dermatome – Seitenansicht 144
Detrusormuskel (Harnaustreiber) 262
diagonaler Ast (Arterie) 186
Diaphyse *273*
Dickdarm 148
dicker aufsteigender Schenkel der Henle-Schleife (gerader Teil des Mittelstücks) 243
dicker absteigender Schenkel der Henle-Schleife (gerader Teil des Hauptstücks) 243
Diplovene 133
DNA **30–31**, *37*
DNA-Leiter *30*, 31, *31*, *32*
DNA-Replikation 30
DNA-Stränge 37
dominante und rezessive Gene 33, *33*
Dornfortsatz des Axis (C2) 67, 68
Dornfortsatz von L1 67
Dornfortsatz von T9 67
Dornfortsätze 67, 68, 69
Dornfortsätze der Brustwirbel 56, 66
Dorsalflexion 91, *103*
Drehgelenk 93
dreieckig (Muskelform) 102
Dreiecksbein 78
Dreiecksgrube 156
dreiköpfig (Muskelform) 102
Drillingsnerv (V) 139, *144*
dritte Hirnkammer 136
dritte Rippe 70
dritte Schicht der Fußmuskeln – Sicht von unten 125
dritter Mittelhandknochen 79
dritter Steißbeinwirbel 69
dritter Wadenbeinmuskel 123
Drüsenläppchen (Brust) 265
Dünndarm 148, 149, 192, 216, 218, *218*, 219, *229*, 230, *231*, 232, *234*
Dünndarmgekröse 218, 234
Dünndarmschlingen 215
Dünndarmwand 235

dünner absteigender Schenkel der Henle-Schleife 243
dünner aufsteigender Schenkel der Henle-Schleife 243
Dura 107
Dura mater 133, *133*, 142
durchgehende Kapillaren 179, *179*

E

E. coli (Lebensmittelvergiftung) 34
ebenes Gelenk 92
Ebner-Spüldrüse (seröse Drüse) 160
Ebolavirus 36
echte Rippen (Rippenpaare 1–7) 54, 55, 70
Eckzahn 60, 62, 220, 222
Eichelschwellkörper 240
Eierstock – Querschnittsansicht 257
Eierstockarterie 239, 241
Eierstöcke 249, 257, *257*, 264, *266*, 267, *267*
Eierstockvene 239, 241
Eigelenk 92
eigene Leberarterie (Gabelung) 215
Eigenschicht 235
Eileiter 257, 264, *266*, 267, *267*, *268*
Einatmung (Inspiration) 208
einfach gefiedert (Muskelform) 102
Einfachzucker *218*
Einnisten einer Blastozyste in der Gebärmutterschleimhaut 268
Einschnitt im oberen Rand (Milz) 172
Einziehung für die Speiche an der Elle 77
Eisenion 26
Eisprung (Ovulation) 266, *266*, 267
Eizelle 257, 266, *267*, *267*, *268*, 269, *282*
ektomorph männlich 21
ektomorph weiblich 21
elastischer Knorpel *43*
Ellbogen (antekubital) 18, *103*
Ellbogen 76, *77*, 93, 94, 99, 115, 116, 117
Ellbogen/Olecranon (olecranal) 19
Ellbogengelenk 76, 94
Ellbogenlymphknoten 168
Ellbogenmuskel 115
Ellbogenvene 176, 194
Elle 54, 55, 72, 76, *77*, 78, 92, 93, 94, 117
Ellen-Seitenband 76
Ellenarterie 176, 180, 194
Ellenkopf *77*
Ellennerv 128, 146, 147
ellenseitiger Handbeuger 99, 100, 115, 116, 117
ellenseitiger Handstrecker 100, 116
Ellenvene 176, 194
Embryo *43*, *268*, 269, *277*
Eminentia iliopubica 80
Eminentia inercondylaris (Schienbein) 83
emotionale Reaktionen *165*
Emotionen *136*, *162*
Empfängnis und Frühschwangerschaft **268–69**
Endhirn 274
endokrine Organe *179*
Endolymphe 159
Endolymphgang 157
endomorph männlich 21
endomorph weiblich 21
Endoneurium 142
endoplasmatisches Retikulum 24
Endothelzelle 169, 243
entladender Follikel (beim Eisprung) 257
Entwicklung des Fötus **270–71**
Entwicklung des Fötusschädels: 12 Wochen 272
Entwicklung des Fötusschädels: 16 Wochen 272
Entwicklung des Fötusschädels: Geburtstermin – Seitenansicht 272
Entwicklung des Fötusschädels: Geburtstermin – Sicht von oben 272
Entwicklung von Fötusschädel und -knochen **272–73**
Enzyme *225*
Eosinophil 27
Epidermis (Oberhaut) 46, 47, 51
Epiduralfett 107
Epineurium 142
Epiphyse (Zirbeldrüse) 131, 138, 141, 252, *252*
Epiphysen *273*
Epiphysenfugen (Wachstumsfugen) 273
Epiphysenlinie 57
Epiphysenstiel 141
Epithelgewebe 41, *41*
Epithelzellen 161, *173*, *226*
Erbsenbein 78
Erektion *261*
Erkältungsvirus 36
erste kapilläre Venole 173
erste Rippe 70, 206
erste Schicht der Fußmuskeln – Sicht von unten 124
erster Backenzahn (Molar) 220, 222
erster Brustwirbel (T1) 70
erster Halsnerv 141
erster Mittelfußknochen 123
erster Mittelhandknochen 79
erster Steißbeinwirbel 69
erster vorderer Backenzahn (Prämolar) 220, 222
Erythrozyten (rote Blutkörperchen) 26, 28, 29, *29*, *172*, 177, 211, *211*, 226
Eversion (Anheben der Außenseite) 90
Extension (Strecken) (Körperbewegung) 91

F

Facette für das Rippenköpfchen der ersten Rippe 67
Fadenpapillen 160, 221
falsche Rippe 54, 55
falsche Rippen (Rippenpaare 8–10) 70
Fascia spermatica externa 262
faseriges Narbengewebe 28
Faserknorpel *43*
Faserschicht 51
Fazialishügel 141
Felsenbein (Schläfenbein) 59
Fenestrationen 179
Ferse/Calcaneus (kalkaneal) 19
Fersenbein 55, 56, 82, 86, 87, 123
Fersenbein-Wadenbein-Band 87
Fersenhöcker 123
Fett *40*, *219*
Fette *230*
Fettgewebe 40, 265
Fettpolster 117
Fettsäuren *218*
Fettverteilung *282*
Fibrin-Stränge 28, 29, *29*
Filtrat *243*
Finger (Knochen) 79
Finger/Digitus (digital oder phalangeal) 18
Fingerarterien 176, 194, 195
Fingerendgelenk 79
Fingerendglied 78
Fingerendglieder 78, 86
Fingergrundgelenk 79
Fingergrundglieder 78, 79
Fingerknochen 54, 55, 72,
Fingermittelgelenk 79
Fingermittelglied 79
Fingermittelglieder 78
Fingernagel 79
Fingernerv 128
Fingerstrecker 99, 100, 115, 116, 118
Fingervenen 176, 194, 195
Fissur *134*
Fissura mediana anterior 142
Fleischhaut (Hodensack) 262
Flexion (Neigen, Beugen) 91
Flüssigkeitsaustausch *179*
Flüssigkeitshaushalt im Gleichgewicht 244
Fokussierung (Auge) 154
Follikel (Hüllen der Eizelle) *266*
Follikel-stimulierendes Hormon (FSH) 251, *266*
Follikelepithelzelle (Thyreozyt) 253
Follikelflüssigkeit 266
Follikelscheide 51
Foramen jugulare 62
Foramen lacerum 62
Foramen ovale 62
Foramen spinosum 62
Foramina (Gehirn) *136*
Fortpflanzungsapparat *282*
Fortpflanzungsorgane 148, *148*, 149, *257*
Fortpflanzungssystem 17, **258–85**
Fötus *268*, 269
Fötus: 5 Wochen 270
Fötus: 11 Wochen 270
Fötus: 20 Wochen 270
Fötus: 24 Wochen 270
Fötus: 32 Wochen 271
Fötus: Geburtstermin 271
Fovea costalis transversalis 69
freie Rippen (Rippenpaare 11–12) 55, 56, 70
freies Nervenende 46
freies Ribosom 24
Frühstadien der Schwangerschaft 268
fünfte Rippe 70
funktionelle Areale (Gehirn) 135
Furche 160
Fuß/Pes (pedal) 18, *103*
Fußfortsatz des Podozyten 243
Fußmuskeln – Rückansicht 123
Fußmuskeln – Seitenansicht 123
Fußrückenarterie 176
Fußrückenbogen 176, 180, 195
fußrückenseitiges Fersenbein-Würfelbein-Band 87
fußrückenseitiges Keilbein-Kahnbein-Band 87
fußrückenseitiges Keilbein-Würfelbein-Band 87
fußrückenseitige Mittelfußknochenbänder 87
fußrückenseitige Tarso-Metatarsalbänder 87
fußrückenseitiges Würfelbein-Kahnbein-Band 87
fußrückenseitiges Zwischen-Keilbein-Band 87
Fußsohle (plantar) 19
Fußsohlenbogen 176, 180, 195
Fußsohlenmuskel 121
fußsohlenseitige Zwischenknochenmuskeln 125
Fußwurzelknochen 54, 82

G

Gallenblase 214, 215, 216, 217, *227*, 232
Gallenblasenarterie *227*
Gallenblasenfundus *227*
Gallenblasengang 215, 217, *227*
Gallenblasenhals *227*
Gallenblasenkörper *227*
Gallengänge 217, 219, 226, *227*
Gallenkanälchen 226
Gallensalze *231*
Gänge (Bauchspeicheldrüse) *229*

Ganglion spirale 157
Gastroenteritis (Rotavirus) 36
Gaumenzäpfchen 220
Gaumenbein 62
Gaumenfortsatz (Oberkiefer) 62
Gaumenmandel 161, 171, 220, 221
Gebärmutter (Uterus) 257, *257*, 264, 267, *267*, *268*
Gebärmutterhals 264, 280
Gebärmutterhalskanal 280
Gebärmutterschleimhaut 267, *267*, 279
Gebärmutterwand *268*, 269
Geburt des Kindes *277*, **280–81**
Geburt des Kindes – Ausscheiden der Plazenta 281
Geburt des Kindes – Dilatation 280
Geburt des Kindes – Erscheinen des Kopfes 281
Geburt des Kindes – vor der Geburt 280
Gedächtnis *162*
Gefäßpol 243
gefensterte Kapillaren 179, *179*, 235
Gegend der Cauda equina 129
Gehirn *129*, **130–33**, *133*, *136*, *165*, *182*, *252*
Gehirn – Querschnittsansicht 131, 132
Gehirn – Seitenansicht 130
Gehirnentwicklung des Fötus **274–75**
Gehirnentwicklung des Fötus: 8 Wochen 274
Gehirnentwicklung des Fötus: 11 Wochen 274
Gehirnentwicklung des Fötus: 21 Wochen 274
Gehirnentwicklung des Fötus: 26 Wochen 274
Gehirnentwicklung des Fötus: 30 Wochen 275
Gehirnentwicklung des Fötus: 40 Wochen 275
Gehörgang *158*
Gehörknöchelchen 157, 158, *158*
Gelenkarten **92–93**
Gelenke *43*, **94–95**, *164*
Gelenkfacette zum Innenknöchel (Schienbein) 83
Gelenkfacette zum Sprunggelenk (Wadenbein) 83
Gelenkfläche für Rippenhöcker der sechsten Rippe 67
Gelenkfläche mit Wadenbeinkopf (Schienbein) 83
Gelenkfortsatz 80
Gelenkfortsatz des Unterkiefers 56, 58
Gelenkhöhle 85, 95
Gelenkkapsel 74, 117, 119
Gelenkknorpel 56, 74, 79, 84, 85, 95, 117, 119
Gelenkknorpel auf Gelenkfläche 57
Gelenkrolle (Oberarmknochen) 75, 76, 93, 94, 117
Gelbkörper 257, 266
gemeinsame Beckenlymphknoten 168
gemeinsame Beugesehne 117
gemeinsame Finger-Palmar-Äste des mittleren Armnervs 146
gemeinsame Hüftarterie 176, 180, 192, 238, 239, 240, 241
gemeinsame Hüftvene 176, 181, 192, 238, 239, 240, 241
gemeinsame Leberarterie 112, 199, 217
gemeinsame palmare Fingernerven 147
gemeinsame Strecksehne 117
gemeinsamer Gallengang 227
gemeinsamer Lebergang 215, 217, 227
gemeinsamer Wadenbeinnerv 128, 147
Gen *32*, *33*
Gene und Vererbung **32–33**
genetischer Code 32
Genitalhöcker 276
gekreuzt (Muskelform) 102
gerader Oberschenkelmuskel 98, 120, 122
Geruch **162–63**
Geruchsapparat 163
Geruchsmoleküle 162, *163*
Geruchsnerv (I) 139
Geruchsnervenzelle 163
Geruchsorgane 160, *160*
Geruchsrezeptoren 162, *163*
Gesäß/Gluteus (gluteal) 19
geschichtete schuppenartige Hautzellen 46
Geschlechtsdifferenzierung beim Fötus **276–77**
Geschlechtsdifferenzierung beim Fötus: 12 Wochen (männlich) 276
Geschlechtsdifferenzierung beim Fötus: 12 Wochen (weiblich) 276
Geschlechtsdifferenzierung beim Fötus: vollständig entwickelt (männlich) 276
Geschlechtsdifferenzierung beim Fötus: vollständig entwickelt (weiblich) 276
Geschlechtsdifferenzierung beim Fötus: undifferenziert (bis zu 12 Wochen) 276
Geschlechtsdrüse 277
geschlossene Lymphklappe 169
Geschmack **160–61**
Geschmacksbahnen 160
Gesichtsfelder *155*
Geschmacksknospen 160, *160*
Geschmackspore 161
Geschmackssinneszellen 161
Gesicht (fazial) 18, *144*
Gesichtsarterie 176, 180, 184
Gesichtsnerv (VII) 139, 140
Gesichtsnerven 146
Gesichtsvene 184
gespannter Teil des Trommelfells 156
Gewebe **40–43**, *211*
Gewebsflüssigkeit *169*
geweiteter Gebärmutterhals 280
gewundener Teil des Mittelstücks (Nieren) 243
Gimbernat-Band 113
gingivaler Ast der Zahnfacharterien und -venen 223
gingivale Äste des Zahnfachnervs 223
Glashaut 269
Glaskörper 153
glatte Muskelzellen 235
glatter Gebärmuttermuskel 251
glatter Muskel *42*, 205
Gleichgewicht *159*
Gleichgewicht: Ampulle eines Bogengangs 159
Gleichgewicht: Gleichgewichtsmechanismen im Ohr 159
Gleichgewicht: Makulaorgan 159
glenohumerale Bänder 75
Globin-Proteinstrang 26
glomeruläre Kapillarschlingen 243
Glucagon 254, *254*
Golgi-Apparat 24, 25, 129
Gonorrhoea (Neisseria gonorrhoeae) 35
Gowers-Bündel (vordere Kleinhirnseitenstrangbahn) 142
graue Substanz 142
grauer Ramus communicans 142
graziles Bündel 142
Griffel-Rachen-Muskel 109, 201
Griffel-Zungenbein-Muskel 201
Griffelfortsatz 58, 60, 62, 272
Griffelfortsatz der Elle *77*, 78
Griffelfortsatz der Speiche *77*, 78
Griffelfortsatz des Schläfenbeins 272
Grimmdarm 192, 219, 230, 231 *231*, 233
Grimmdarmfläche 172
große Schamlippe 265
große Rosenvene 122, 176, 181, 195
große Magenkrümmung 228
großer Arterienkreis der Iris 185
großer Brustmuskel 98, 100, 114, 206, 265
großer Jochbeinmuskel 98, 100, 104
großer Gesäßmuskel 99, 100, 110, 121, 122
großer Keilbeinflügel 58, 60, 62
großer Kopfwender 98, 99, 104, 105, 107
großer Lendenmuskel 111, 113
großer Nierenkelch 242
großer Oberschenkelanzieher 98, 99, 113, 120, 121, 122
großer Rückenmuskel 99, 110
großer rautenförmiger Muskel 110
großer Rollhügel (Oberschenkelknochen) 83
großer Rundmuskel 74, 99, 110, 115, 119
großer Zeh/Hallux 18
großes Bauchnetz 216, 217
großes Hinterhauptloch 59, 62
großes Oberarmhöckerchen 56, 73, 75, 94
großes Vieleckbein *78*, 92
großes Zungenbeinhorn 202
Großhirn (Cerebrum) 129, 130, 132, 133
Großhirnhälfte (Hemispherum cerebri) 128
Großhirnstiele 140, 141, 274
Großzehenanzieher 125
Großzehenspreizer 124
Gürtelwindung 136, 162
Guanin 31, *31*

H

Haar 46, 49, 50, 133
Haaraufrichtermuskel 51
Haarausfall *284*
Haare und Nägel **50–51**
Haarfollikel 46, 50, 51, 133
Haarkutikula 51
Haarschaft 47, 51
Haarzelle (Typ 1) 159
Haarzelle (Typ 2) 159
Haarzellen 159
Haarzwiebel 47, 51
Hahnenkamm (Siebbein) 59
Hakenbein 78
Hakenfortsatz (Bauchspeicheldrüse) 217, 229, 254
Halbdornmuskel des Kopfes 110
Halbfacette für die zweite Rippe an T2 67
halbmembranöser Muskel 99, 121, 122
Halbmond 50
halbmondförmige Vertiefung (Elle) 77
Halbsehnenmuskel 99, 121, 122
Hals (zervikal) **18–19**
Hals der Bauchspeicheldrüse (Pankreashals) 229, 254
Halsast des Gesichtsnervs 146
Halslymphknoten 168
Halsmuskeln – Querschnittsansicht 107
Halsmuskeln – Rückansicht 109
Halsnerv 128
Halsschlagader 176, 180, 206
Halswirbel 54, 68
Halswirbel: Axis und Atlas 68
Halswirbelsäule (zervikal, C1–C7) 66, *67*, 105
Häm 26
Hammer (Gehörknöchelchen) 157, 158
Hammer 65, 156
Hämoglobin *211*
Hand 18, *78*, 118
Handfläche (palmar) 18
Handgelenk (karpal) 18
Handinnenfläche – rechte Hand 78
Handwurzelknochen 54, 55, 72, 79, 92
Harn- und Genitaltrakt *41*
Harnblase 113, 148, 149, 238, 239, 240, 241, *244*, 261, 277
Harnblasendreieck 241
Harnblasenhals 240

Harnblasenschicht 241
Harnleiter 238, 239, 242, 262, 277
Harnleitermündungen 241
Harnorgane *148*
Harnpol 243
Harnröhre 240, 241, 261, 276
Harnröhrenschwellkörper 240, 261
Harnsystem 16, **236–45**
Harntrakt und Blase **240–41**
Hassall-Körperchen 173, *173*
Hauptarterien des Körpers 180
Hauptarterien und -venen des Bauches 192
Hauptarterien und -venen des Körpers **180–81**
Hauptgang der Bauchspeicheldrüse 217, 229, 254
Hauptnerven des Handgelenks 146
Hauptvenen des Körpers 181
Hauptzellen 253, *253*
Haut – Querschnittsansicht 46
Haut 14, **46–47**, 49, 50, *129*, 133, *164*, *165*, 251
Haut und Temperatur **48–49**
Haut, Nägel und Haare **44–51**
Hautpapille 46
Havers-Kanal mit Arterie und Vene 57
Helix 156
Hepatitisvirus 36
Hepatozyt (Leberzelle) 226
heranziehender Teil des großen Oberschenkelanziehers 121
Herpesvirus 36
Herz *42*, 148, 149, 180, *180*, *181*, **186–87**, 211, *211*
Herz – Querschnittsansicht 187
Herz – Rückansicht 186
Herz – Vorderansicht 186
Herzast des Vagusnervs 206
Herzbeutel 186, 187, 206, 207
Herzbeutelhöhle 20
Herzfrequenz *148*
Herzkammern 186, 187, *188*, 189, 190, 191, *191*, 206, 207
Herzklappen **188–89**
Herzklappen: Herzkammerdiastole 188
Herzklappen: Herzkammersystole 188
Herzkreislauf **190–91**
Herzkreislauf 1 190
Herzkreislauf 2 190
Herzkreislauf 3 191
Herzkreislauf 4 191
Herzmuskel *42*
Heubner-Arterie 183
hintere Hammerfalte 156
hintere Hirnarterie 182
hintere Kleinhirnseitenstrangbahn (Flechsig-Bündel) 142
hintere Mediastinallymphknoten 168
hintere Nasenöffnung 62
hintere Oberschenkelmuskeln 122
hintere Ohrarterie 176
hintere Ohrvene 176, 184
hintere Rachenwand 220
hintere Rückenmarksarterie 142
hintere Rückenmarksfurche 141
hintere Rückenmarksvene 142
hintere Schamlippenkommissur 265
hintere Schienbeinarterie 123, 176, 180, 195
hintere Schienbeinvene 195
hintere Seitenfontanelle 272
hintere untere Kleinhirnarterie 182
hintere Verbindungsarterie 182
hintere Wurzelarterie 142
hintere Wurzeln 142
hintere Zentralfurche 275
hintere Zentralwindung 135, *135*, *137*
hintere Zwischenknochenadern 117
hinterer absteigender Ast der rechten Herzkranzarterie 186
hinterer Ast der oberflächlichen Schläfenarterie 184
hinterer Ast der oberflächlichen Schläfenvene 184
hinterer Ast des Spinalnervs 142
hinterer Atlasbogen (C1) 67, 141
hinterer Balkenast 183
hinterer Bogengang 157
hinterer Gaumenbogen 220
hinterer Gaumenbogen und -muskel 161, 221
hinterer Herzkammerast der linken Herzkranzarterie 186
hinterer Höcker (Halswirbel) 68
hinterer Höcker des Atlas 68, 141
hinterer oberer Darmbeinstachel 110
hinterer Ohrnerv 146
hinterer Rippenhaltermuskel 104
hinterer Schienbeinmuskel 121, 123
hinterer Schienbeinnerv 128, 147
hinterer Stirnast (Arterie) 183
hinterer unterer Sägemuskel 110
hinteres Kreuzband 84
hinteres Schienbein-Wadenbein-Band 87
hinteres Sprungbein-Fersenbein-Band 87
hinteres Sprungbein-Wadenbein-Band 87
Hinterhauptarterie 184
Hinterhauptbein 55, 56, 58, 59, 61, 62, 63
Hinterhauptbeinschuppe 272
Hinterhauptgelenkkopf 62
Hinterhaupts-Fontanelle 272
Hinterhauptslappen 134, 272, 274, 275
Hinterhauptsmuskel 98, 99, 100, 104, 105
Hinterhauptvene 184
Hinterhirn 274
Hinterhorn (Hirnkammer) 136
Hinterhorn (Rückenmark) 142
Hinterkammer (Auge) 153
Hinterseitenfurche 142
Hinterstrang 142
Hinterunterkiefervene 184
Hippocampus 136, 162, *162*
Hirnaquädukt 136
Hirnarterie im Subarachnoidalraum 133
Hirnarterien – Querschnittsansicht 183
Hirnbalken 131, 132, 136, 138, 252
Hirnblutleiter 133
Hirnbrücke (Hinterhirn) 129, 141, 208, 274
Hirnfunktionen **134–39**
Hirnfurche (Sulcus) 134, *134*
Hirnfurchen 130
Hirngewölbe 131, 136, 138
Hirnhäute (Meningen) 133, *133*
Hirnhautentzündung (Neisseria meningitidis) 35
Hirnkammern (Ventrikel) 136, *136*
Hirnlappen 134, *134*
Hirnmantel (Endhirn) 274
Hirnrinde – Querschnittsansicht 132
Hirnrinde (graue Substanz) 50, 131, 132, 133, *134*, *135*, 137
Hirnsichel 133
Hirnstamm – Rückansicht 141
Hirnstamm – Seitenansicht 140
Hirnstamm 130, 132, 158
Hirnvene im Subarachnoidalraum 133
Hirnwindung (Gyrus) 130, 134, *134*
Histamin 39, *39*
Höcker des fünften Mittelfußknochens 123
Höckerchen am Hörnchenknorpel 203
Hoden – Rückansicht 262
Hoden – Struktur 263
Hoden 248, 256, *256*, 260, 262, 277, *277*, *284*
Hoden und Eierstock 251
Hoden: hormonelle Funktion 256
Hodenarterie 192, 238, 239, 240, 262, 263
Hodenhebermuskel und Coopers Faszie 262
Hodenkanälchen 263
Hodenlappen 263
Hodenleitband 277
Hodennetz 263
Hodensack 240, 256, *256*, 260, 276, *277*
Hodensackhaut 262
Hodensackscheidewand 262
Hodenvene 192, 238, 239, 240
Hör-Gleichgewichtsnerv (VIII) 139, 140
Hören und Gleichgewicht **158–59**
Hören: Corti-Organ 158
Hören: Gehörknöchelchen 158
Hören: Hörzentren 158
Hören: Ohr 158
horizontale Furche 207
Hormondrüsen *252*, **252–55**, *253*
Hormone *251*
Hormonsystem 17, **246–57**
Hörnchenknorpel 202
Hörnerv 157, 158
Hornhaut 153, 154, *154*
Hornzellschicht (Stratum corneum) 46, *46*, 51
Hörrinde 135, 158
Hörschnecke 65, 157, *158*
Hüftbeinloch 56, 80, 113
Hüfte *43*
Hüftgelenk 95
Hüftknochen und -gelenk 81
Hüftkopfgrube 83
Hüftlocharterie 180, 195
Hüftlochnerv 122, 128, 147
Hüftlochvene 195
Hüftpfannengrube 93
humorale Immunantwort 38
Hungerwarze mit Öffnung zum Wharton-Gang 224
Hyalinknorpel *43*, 273
Hypophyse 138, 248, 249, 250, **250–51**, *251*
Hypophyse – Struktur 250
Hypophysenarterie 250
Hypophysengrube 59
Hypophysenpfortaderkreislauf 250
Hypophysenstiel 250
Hypophysenvorderlappen (Adenohypophyse) 250, 251
Hypothalamus 48, *48*, 132, 138, 244, *244*, 245, 250, 266, *266*

I

Iliosakralgelenk (Kreuz-Darmbein-Gelenk) 80, 81
Iliotibialtrakt 100, 120, 121, 122
Immunantwort *39*, *170*
Immunität **38–39**
Infektionen *34*, 35
Influenzavirus 36
Infundibulum 250
Innenband (Knie) 84
Innenknöchel 83, 87
Innenmeniskus 84
Innenohr *159*
innere Beckenlymphknoten 168
innere Brustfaszie 210
innere Brustvene 206
innere Eihaut 279
innere Fläche (Wadenbein, Schienbein) 83
innere Gefäßschicht (Intima) 178
innere Haarzelle 158
innere Halsschlagader 107, 182
innere Harnröhrenöffnung 240, 241
innere Hüftarterie 176, 180, 192, 238, 239, 240, 241
innere Hüftvene 107, 176, 181, 184, 192, 206, 238, 239, 240, 241
innere Knochenhaut 57

innere Knochenleiste 75
innere Knochenplatte des Flügelfortsatzes 59, 62
innere Organe *129*, *164*, *165*
innere Schicht der äußeren Ringmuskulatur 234, 235
innere Schicht der Dura mater 133
innere Uhr *252*
innere Wurzelscheide 51
innere Zirkumferenzlamelle 57
innere Zwischenrippenmuskeln 112, 199
innerer Afterschließmuskel 217, 233
innerer Flügelmuskel 94, 108
innerer Gehörgang 59
innerer Gelenkkopf (Schienbein) 83
innerer gerader Augenmuskel 106
innerer Hüftlochmuskel 113
innerer Kniehöcker 141
innerer Kopf des zweiköpfigen Wadenmuskels 99, 121
innerer Oberschenkelgelenkkopf 83, 84
innerer Rand (Schienbein) 83
innerer Rand des Schulterblatts 73, 94
innerer Schenkelmuskel 98, 120, 122
innerer schräger Bauchmuskel 110, 217
innerer Trizepskopf 118
innerer Vorsprung des Hinterhauptbeins 59
inneres Keilbein 56, 86
Insel 274
Inselrinde 132
Insulin *254*
insuloazinäre Pfortadern 254
Interhemisphärenspalt 131
interlobuläre Arterie 242, 243
interlobuläre Vene 243
interlobulärer Ausführungsgang 225, 229
interlobulärer Gallengang 226
interstitielle Lamellen 57
intralobulärer Ausführungsgang 229
Inversion (Anheben der Innenseite) 90
Ischiasnerv 128, 147

J

Jochbein 55, 58, 60, 62
Jochbeinast des Gesichtsnervs 146
Jochbeinfortsatz 272
Jochbogen 62, 108
Jochfortsatz des Schläfenbeins 272
Jochfortsatz des Schläfenbeins 58
Jungen (Wachstum) *284*
Jungfernhaut 276

K

Kahnbein 56, 78, 92
Kahngrube 156
Kammertrennwand 207
Kammmuskel 98, 111, 113, 120
Kapillarbett 178
Kapillaren 169, *172*, 178, 210, 253
Kapillarennetz 245
Kapillargeflecht in der Pulpahöhle 223
Kapillarnetz um das Lungenbläschen 210
Kapillarschicht der Aderhaut 185
Kapsel 79, 169, 172, 173, 255
Kapselarterie 255
Kapselraum (Bowman-Raum) 243
Kapselvene 173
Kapsid (äußere Proteinenhülle von Viren) 37, *37*
Karotiskanal 62
Karpalband 114, 123
Karpometakarpalgelenk 79
Kaumuskel 98, 105, 108
Kehldeckel *43*, 160, 161, 201, 202, 203, *203*, 221
Kehldeckel: Atmen 203
Kehldeckel: Schlucken 203
Kehldeckel: Sprechen 203
Kehldeckelstiel 202
Kehlkopf – Rückansicht 202
Kehlkopf – Vorderansicht 202
Kehlkopf 198, 202
Kehlkopf 198, 202, **202–3**, *203*
Kehlkopfeingang *203*
Kehlkopfrachen 201
Keilbein 56, 86, 162
Keilbeinhöhle 59, 64, 200
Keimschicht 51
Kerckring-Falte (Zwölffingerdarm) 217
Kerckring-Falten 234, *235*
Kern der Endothelzelle 26, 177
Kernmembran 25, 129
Kernporen 24
Kernvakuole 263
Kiefergelenk 94, 108
Kiefergelenksköpfchen 59
Kieferhöhle 64, 200
Kinn (mental) 18
Kinnhöcker 60
Kinnloch 58, 60
Kinnvorsprung 56, 58, 60
Klappen 178
kleine Magenkrümmung 228
kleine Rosenvene 176, 181, 195
kleine Schamlippe 265, 276
kleiner Arterienkreis der Iris 185
kleiner Gesäßmuskel 110, 121
kleiner Jochbeinmuskel 104
kleiner Keilbeinflügel 60
kleiner Lendenmuskel 113
kleiner Nierenkelch 242
kleiner rautenförmiger Muskel 110
kleiner Rollhügel (Oberschenkelknochen) 83
kleiner Rundmuskel 99, 103, 110, 119
kleines Bauchnetz 215
Kleines Oberarmhöckerchen 73, 75, 94
kleines Vieleckbein 78
Kleinfingerballenmuskeln 114
Kleinfingergegensteller 114
Kleinfingerspreizer 124
Kleinfingerstrecker 115, 118
Kleinhirn (Cerebellum) 129, 130, 132, 274
Kleinzehenbeuger 125
Kleinzehenspreizer 114
Klitoris 265, 276
Kloakenmembran 276
Klone (Virus) *37*, *39*
Kniegelenk 95
Kniegelenk – Querschnittsansicht 85
Kniekehle/Popliteus (popliteal) 19, 121
Kniekehlenarterie 176, 180, 195
Kniekehlenlymphknoten 168
Kniekehlenvene 176, 195
Kniescheibe (Patella) 18, 54, 56, 82, 83, 84, 85, 95
Kniescheibenband 84, 85, 95
Kniescheibenfläche 83
Knöchel – Rückansicht 87
Knöchel (tarsal) 18
Knochen *42*, *57*, *63*, 115, *282*
Knochen der Arme **72–73**
Knochen der Arme: Rückansicht – rechter Arm 72
Knochen der Arme: Vorderansicht – linker Arm 72
Knochen des Beckens **80–81**
Knochen des Beins **82–83**
Knochen des Beins: Rückansicht – linkes Bein 82
Knochen des Beins: Vorderansicht – rechtes Bein 82
Knochen des Fußes – Seitenansicht 86
Knochen des Knies – Seitenansicht 84
Knochen des Knies **84–85**
Knochen des Körpers – Rückansicht 55
Knochen des Körpers – Seitenansicht 56
Knochen des Körpers – Vorderansicht 54
Knochen des Körpers **54–56**
Knochen des Oberarms **74–75**
Knochen des Schädels – Querschnittsansicht 59
Knochen des Schädels – Rückansicht 61
Knochen des Schädels – Seitenansicht 58
Knochen des Schädels – von oben 63
Knochen des Schädels – von unten 62
Knochen des Schädels – Vorderansicht 60
Knochen des Schädels **58–63**
Knochen des Unterarms **76–77**
Knochen im Ohr 65
Knochen und Bänder des Knies – Vorderansicht 84
Knochen von Handgelenk und Hand **78–79**
Knochen von Knöchel und Fuß **86–87**
Knochen von Kopf und Gesicht **64–65**
Knochen- und Muskelwachstum 251
Knochenbildung 63
Knochenbildung im Kindesalter 273
Knochendetail 57
Knochenerhebung des Scheitelbeins 272
Knochengewebe 40
Knochenhaut 57, 63
Knochenhaut des Schädels 133
Knochenkamm 63
Knochenkompakta 273
Knochenmark *27*, 57
Knochenschaft (Diaphyse) 83
Knochenstruktur 57
Knöcherner Gaumen (Gaumenfortsatz des Oberkiefers) 59
Knorpel 156, 204, 205
Knorpelgewebe: elastischer Knorpel 43
Knorpelgewebe: Faserknorpel 43
Knorpelgewebe: Hyalinknorpel 43
Knoten der weißen Pulpa 172
Kohlendioxid (CO_2) *208*, 211, *211*
Kohlenhydrate *230*
Kohn-Pore 210
Kokzygeale Wirbelsäule (Steißbein) 66
Kokzygealer Spinalnerv 143
Kollagenfasern *42*
Kolloid 253
Kontrolle des Flüssigkeitshaushalts **244–45**
konzentrische Lamelle 57
Kopf (Körperregion) **18–19**
Kopf der Bauchspeicheldrüse (Pankreaskopf) 217, 229, 254
Kopf im mütterlichen Becken 280
Kopf-Arm-Arterie 187, 207
Kopf-Arm-Vene 176, 181, 184
Kopfbein 78
Köpfchen (Oberarm) 75, 117
Kopfhaut – Querschnittsansicht 51
Kopfriemenmuskel 104
Kopfvene 118, 176, 181, 194
Körnerzellenschicht (Stratum granulosum) 46, 51
Körper der Bauchspeicheldrüse (Pankreaskörper) 217, 229, 254
Körperbehaarung *284*
Körperbewegungen **88–95**
körperfernes Speichen-Ellen-Gelenk 77
Körperformen 21
Körpergewebe (Stoffwechsel) *252*
Körperhöhlen – Querschnittsansicht 20
Körperregionen – Rückansicht 19
Körperregionen – Vorderansicht 18
Körperregionen **18–20**
Körpertemperatur 48, *148*
Körperüberblick **12–21**

Kortikalis 57
Kranznaht 56, 58, 59, 63, 272
Krause-Körperchen 46
Krebszellen *169*
Kreisförmig (Muskelform) 102
Kreislaufsystem – Vorderansicht 176
Kreislaufsystem 15, **174–95**
Kreuz-Darmbein-Gelenk (Iliosakralgelenk) 80, 81
Kreuzbein-Sitzbein-Band 110, 121
Kreuzbein 54, 55, 56, 69, 81, 95, 149, 280
Kreuzbeinspitze 69
Kreuzbein-Steißbein-Gelenk 69
Kreuzbeinflügel 80
Kreuzbeingegend (S1–S5) 67
Kreuzbeinlymphknoten 168
Kronenband 226
kronenförmige Grube 75
Kronenfortsatz der Speiche 76, 77, 94, 117
Kronenfortsatz des Unterkiefers 56, 58
Krummdarm 214, 217, 232, *234*
kugelförmiges unteres Ende des Rückenmarks 129
Kugelgelenk 93
kurze hintere Ziliararterie 185
kurzer Bizepskopf 114
kurzer Daumenbeuger 114
kurzer Daumenspreizer 98, 114
kurzer Daumenstrecker 99, 115, 118
kurzer Großzehenbeuger 125
kurzer Hohlhandmuskel 114
kurzer Kleinfingerbeuger 114
kurzer Kopf des Schenkelbeugers 121
kurzer Oberschenkelanzieher 120
kurzer speichenseitiger Handstrecker 117, 118
kurzer Wadenbeinmuskel 123
kurzer Zehenbeuger 124
kurzer Zehenstrecker 123

L

L4-Wirbel 80
L5-Wirbel 67, 80, 81, 113
Labioskrotalwulst 276
Labyrintharterie 182
Lambda 61
Lambdanaht 56, 58, 59, 61, 272
lange hintere Ziliararterie 185
langer Bizepskopf 114
langer Daumenbeuger 114
langer Daumenspreizer 99, 114, 115, 118
langer Daumenstrecker 115, 118
langer Großzehenbeuger 121, 123
langer Großzehenstrecker 98, 120, 123
langer Halsmuskel 107
langer Hohlhandmuskel 117
langer Kopf des Schenkelbeugers 99
langer Oberschenkelanzieher 98, 111, 113, 120, 122
langer speichenseitiger Handstrecker 100, 114, 116, 118
langer Trizepskopf 115, 118
langer Wadenbeinmuskel 98, 99, 120, 121, 122
langer Zehenbeuger 121, 123
langer Zehenstrecker 98, 100, 120, 122, 123
Langerhans-Insel 229, 254, *254*
Längsmuskelschicht (Magen) 228
Längsmuskelschicht (Speiseröhre) 109
lanzettförmig (Muskelform) 102
laterale Gruppe (Achsellymphknoten) 168
Lebensabschnitte: männlich **284–85**
Lebensabschnitte: weiblich **282–83**
Lebensmittelvergiftung 34, *34*
Leber – Mikrostruktur 226
Leber 148, 192, 193, 214, 215, 219, *219*, 226, *226*, *234*
Leber und Gallenblase **226–27**
Leberarterie 193, 216, *219*
Lebergänge 227
Leberlappen *219*, 226, *226*
Lebersinusoid 226, *226*
Leberzellen (Hepatozyten) 219, *219*, *226*
Leberzellplatte 219, 226
Lederhaut (Dermis) 46, 47
Lederhaut des Auges (Sklera) 152, 185
Leerdarm – Schnittansicht 234
Leerdarm 214, 217, 232, *234*, *235*
Leiste/Inguen (inguinal) 18
Leistenband 111, 113, 120
Leistenkanal *277*
Lenden-Darmbein-Muskel 98, 111, 113, 120
Lenden-Kreuz-Geflecht 128
Lendenregion (L1–L5) 67
Lendenwirbel 54, 55, 69, 81, 95
Lendenwirbelkörper 56, 66
Lendenzisterne 168
Leukoyzten (weiße Blutkörperchen) 27, 29, 169, 170
Lichtreflex 156
Lichtstrahlen 154
Lidheber 106
limbisches System 136, *162*, 165, *165*
Limbus (Übergang zwischen Horn- und Lederhaut) 152
Linea pectinae 80
linke Dickdarmkrümmung (in Milznähe) 233
linke Grimmdarmvenen 192, 219
linke Halsschlagader 186, 187, 207
linke Harnleitermündung 240
linke Herzkammer 186, *188*, 189, 190, 191, *191*, 207
linke Kopf-Arm-Vene 186, 187, 206, 207
linke Leberarterie 217
linke Lunge 207
linke Lungenarterie 186, 187, 190, 191, 207
linke Magen-Netz-Arterie 217
linke Magenarterie 112, 199, 215, 216, 217
linke Magenvene 192, 215, 219
linke Nebenniere 242, 255
linke Nebennierenarterie 255
linke Nebennierenrinde 255
linke Niere 215, 255
linke Nierenarterie 242
linke obere Lungenvene 186, 190
linke Schlüsselbeinarterie 186, 187, 207
linke Sehrinde 155
linke Seitenkammer (Gehirn) 136
linke untere Lungenvene 186, 187, 190
linker Harnleiter 240, 241
linker Hauptbronchus 198, 205
linker Lebergang 227
linker Leberlappen 216, 217, 226
linker Thymuslappen 173
linker Vorhof 186, 187, 189, 190, *190*, 191, *191*, 207
linker Zwerchfellschenkel 112, 199, 215, 217, 242
linkes Nebennierenmark 255
Linse (Auge) 153, 154, *154*, 185
Lippenmuskeln 109
Liquor (Gehirn-Rückenmark-Flüssigkeit) *136*
Lister-Höcker 78
Loch im Querfortsatz (Halswirbel) 68
Loch im Querfortsatz des Axis 68
lockeres areoläres Bindegewebe 133
lockeres Bindegewebe 40, 164
Luftröhre – Querschnittsansicht 204
Luftröhre *43*, 198, 202, 203, *203*, 204, 205, 206, 208, *208*, 231, *252*
Luftröhre und Bronchien **204–5**
Luftröhrenknorpel 202
Luftröhrenmuskel 202, 204
lumbale Wirbelsäule (Landenwirbelsäule) 66
Lumen 253, *253*
Lunge und Herz – Vorderansicht 207
Lungen – Vorderansicht 206
Lungen 148, 149, *190*, **206–7**, 208, *208*, *209*, *211*
Lungen und Herz Querschnittsansicht von oben 207
Lungenarterie *188*, *191*
Lungenbläschen 205, 208, 210, *211*
Lungenbläschen-Epithel 211
Lungenfell 207, 210
Lungenkapillare 211
Lungenklappe 187, 188
Lungenkreislauf *211*
Lungenstamm 207
Luschka-Foramen 141
luteinisierendes Hormon (LH) 251, *266*
Lyme-Krankheit (Borrelia burgdorferi) 34
Lymphfollikel 169
Lymphgefäße 169, *169*, *234*, 235
Lymphgewebe 41, 170, *170*, *172*
Lymphknoten 169, *169*, 235
Lymphknoten des Darms und der Mandeln *170*
Lymphorgane *169*, **170–73**
Lymphorgane des Kopfes – Querschnittsansicht 171
Lymphorgane des Rumpfes – Vorderansicht 171
Lymphozyten 27, 170, *170*, 235
Lymphsystem 15, **166–73**, *169*
Lymphsystem – Vorderansicht 168
Lysosom 24

M

Macula densa 243
Macula sacculi 157, 159
Mädchen (Wachstum)*282*
Magen – innere Struktur 228
Magen 148, 149, 192, 214, 215, 217, 218, *218*, 219, 230, *231*, 232
Magen und Bauchspeicheldrüse **228–29**
Magen und Darm 232
Magen und Magenpförtner – Vorderansicht 228
Magendie-Foramen 141
Magenfläche 172
Magenfundus 228
Magenkörper 228
Magenpförtner 214, 217, 228
Magenpförtnermuskel 217, 228
Magensäure *218*
Makrophage der Lungenbläschen 210
Makrophagen 27, 38, *38*, 39, *39*, *169*
Makulaorgane *159*
Mammillarkörper 136, 250
Mandelkernkomplex 136, 162, *162*
männlich: 1–5 Jahre 285
männlich: 12–19 Jahre 285
männlich: 20–30 Jahre 284
männlich: 30–40 Jahre 284
männlich: 40–50 Jahre 284
männlich: 50–65 Jahre 285
männlich: 6–11 Jahre 285
männlich: 6–12 Monate 284
männlich: 65–85 Jahre 285
männlich: 85+ Jahre 285
männlich: Geburt – 6 Monate 284
männliche Fortpflanzungsorgane – Vorderansicht 260
männliche Geschlechtshormone *284*
männliche Geschlechtsmerkmale *255*
männliche Harnblase 240
männliche Harnröhre 240
männliche Stimme *284*
männliche und weibliche Hormondrüsen **256–57**

männlicher Fortpflanzungsapparat – Querschnittsansicht 260
männlicher Fortpflanzungsapparat **260–63**
männliches Becken – Vorderansicht 80
männliches Harnsystem – Vorderansicht 238
männliches Hormonsystem – Vorderansicht 248
Mark 51, 255, *255*
Mark (Nachhirn) 274
Mark (rechte Niere) 215
Markgeflecht 255
Markgeflecht der peritubulären Kapillaren 243
Markhöhle 57, 273
Markvene 255
Mastdarm 113, 148, 149, 192, 214, 216, 217, 219, 230, 231, *231*, 233
Mastzelle 39, *39*
Mediastinum testis und gerade Hodenkanälchen 263
Megakaryozyt 27, *27*
mehrfach gefiedert (Muskelform) 102
Meissner-Körperchen 46
Melanozyt 51
Melanozyten-stimulierendes Hormon (MSH) 251
Melatonin *252*
membranöse Harnröhre 262
Meningen (Hirnhäute) 133, *133*
Menstruationsflüssigkeit 267
Menstruationszyklus *266*, **266–67**, 267
mesomorph männlich 21
mesomorph weiblich 21
Mikrozotten 24, 253
Milchdrüsen 251, 265
Milchgang 265
Milz – Mikrostruktur 172
Milz *170*, 171, 172, *172*, 192, 214, 215, 217, 219
Milz-Nieren-Band 215
Milzarterie (Endäste) 172
Milzarterie 112, 199, 216, 217
Milzvene 172, 192, 219
Mitochondrienspirale (Mittelstück) 263
Mitochondrium 24, 25, 129, 263
Mitralklappe 188, *188*, 189, 190, 191
Mitralzelle 163
Mittelarmnerv 128, 146, 147
Mittelfußknochen 54, 55, 56, 82, 86
Mittelhandknochen 54, 55, 72, 78
Mittelhandknochen des Daumens 92
Mittelhirn 138, 141, 274
Mittelhirn Vierhügelplatte 274
Mittellappen (rechte Lunge) 205, 206
Mittellappenbronchus 198, 205
Mittelohr (Paukenraum) 157, 158
Mittlere Gefäßschicht (Media) 178
mittlere Hinterhauptarterie (Ast der hinteren Hirnarterie) 183
mittlere Hirnarterie 182
mittlere Muskelfasern des Trapezmuskels 110
mittlere Nasenmuschel 60, 200
mittlere Unterarmvene 181, 194
mittlerer Gesäßmuskel 110, 121
mittlerer Kleinhirnstiel 141
mittlerer Kreuzbeinkamm 67, 80
mittlerer Oberarmgelenkhöcker 75, 76, 83, 94, 117
mittlerer Rippenhaltermuskel 100, 104, 107
mittlerer Schenkelmuskel 120, 122
Mittlerer Schließmuskel 109, 201
mittlerer Stirnast (Arterie) 183
mittlerer Teil des Abdomens – Querschnittsansicht 215
mittleres Keilbein 56, 86
Mondbein 78
Monozyt 27, 170
Monroi-Foramen 136
motorische Aktivität 137, *137*
motorisches Gebiet der Hirnrinde 137
motorisches Sprachzentrum (Broca-Areal) 135
mRNA *30*, 31, *31*
Mukosa (Schleimhaut) des Atemsystems *170*
Mukosa (Schleimhaut) des Harnsystems *170*
Mukosa (Schleimhaut) des Verdauungstraktes *170*
muköse (Schleim herstellende) Zellen 225, *225*
muköser Azinus (Drüsenbeere) 225
multikaudal (Muskelform) 102
Mund (oral) 18, *218*, *225*
Mund und Zunge **220–21**
Mund: Eingang des Körpers 220
Mundhöhle 201
Mundhöhle und Speicheldrüsen 224
Mundrachen 201, 202
Mundringmuskel 98, 100, 104, 109
Mündung des Spritzkanals 240
Mundwinkelniederzieher 98, 100, 104
Muskel-Haut-Nerv 147
Muskelaktion 103
Muskelansätze *103*
Muskelarten **101–102**
Muskelbetätigung 103
Muskelfaser – Mikrostruktur 101
Muskelfaser *42*, 101, *101*, *102*
Muskelfibrillen 101, *101*
Muskelformen 102
Muskelgewebe: glatter Muskel 42
Muskelgewebe: Herzmuskel 42
Muskelgewebe: Skelettmuskel 42
Muskelkontraktion 103
Muskeln *42*, *57*, *101*, *102*, *103*, *129*, *164*, 208, *284*
Muskeln der Leiste 113
Muskeln des Arms **114–17**
Muskeln des Arms: linker Ellbogen – Rückansicht 117
Muskeln des Arms: rechter Ellbogen – Vorderansicht 117
Muskeln des Arms: Seitenansicht – linker Arm 116
Muskeln des Beins **120–21**
Muskeln des Ellbogens – Seitenansicht 116
Muskeln des Fußes **124–25**
Muskeln des Gesichtsausdrucks – Vorderansicht 104
Muskeln des Kopfes – Seitenansicht 104
Muskeln des Kopfes **104–5**
Muskeln des Körpers – Rückansicht 99
Muskeln des Körpers – Seitenansicht 100
Muskeln des Körpers – Vorderansicht 98
Muskeln des Körpers **98–100**
Muskeln des Oberarms – Querschnittsansicht 118
Muskeln des Zwerchfells 112
Muskeln und Sehnen der rechten Hand – Sicht von oben 118
Muskeln von Arm und Hand **118–19**
Muskeln von Augen uns Hals **106–7**
Muskeln von Bein und Fuß **122–23**
Muskeln von Bein und Fuß: Seitenansicht – linkes Bein 122
Muskeln von Rücken und Bauch **110–11**
Muskeln von Wange und Hals **108–9**
Muskelschicht 160
Muskelschicht der Darmschleimhaut 234
Muskelsystem 14, **96–125**
Mutterblut 279
Mutterkuchen (Plazenta) 269, 278, 279, *279*, 280
mütterliche Blutgefäße 279
Myelinscheide 25, 129, 164
Myelinscheide der Schwann-Zelle 142
Myofilamente (kontraktiles Protein) *101*
Myometrium 279
Myosin 101
Myosinbrücke 101
Myosinköpfchen 101, *101*
Myosinschwanz 101

N

Nabelarterien 279
Nabelschnur 269, 278, 279, 280
Nabelvene 279
Nagel 50
Nagelwurzel 50
Nährstoffe *219*, *279*
Nahrungsbrei 231
Nahrungsverarbeitung *229*
Narbe 28
Narbengewebe 28
Nase 18, *43*, 200
Nase und Rachen **200–201**
Nasenbein 58, 59, 60, 272
Nasengang *208*
Nasenhöhle 162, *162*, 198
Nasenmuscheln 60, 200
Nasenmuskel (Zusammendrücker und Niederzieher der Nase) 104
Nasennebenhöhlen 64, 200
Nasenöffnungen *162*
Nasenrachen 200, 201, 202
Nasenscheidewand 60
natürliche Killerzellen *170*
Nebengang der Bauchspeicheldrüse 217, 229, 254
Nebenhoden 260, 277
Nebenhodenkopf 262, 263
Nebenhodenkörper 262, 263
Nebenhodenschwanz 263
Nebenniere 193, 215, 238, 239, 248, 249, *255*
Nebenniere – Mikrostruktur 255
Nebenniere – Querschnittsansicht (linke Nebenniere) 255
Nebennierenmark 148
Nebennierenrinde 251, *255*
Nebenohrspeicheldrüse 224
Nebenschilddrüsen 248, 249, 253, *253*
Nebenschilddrüsenkapsel 253
Neisseria gonorrhoeae (Gonorrhoea) 35
Neisseria meningitidis (Hirnhautentzündung) 35
Nephrone *243*
Nerven 218, *219*, 234, 235
Nerven des Arms: Vorderansicht – linker Arm 147
Nerven des Auerbach-Plexus 234
Nerven des Beins: Vorderansicht – rechtes Bein 147
Nerven des Kopfes, der Arme und Beine **145–46**
Nerven-Haut-Verbindung 144
Nervenenden 46, 51, 164
Nervenfaserbündel (Faszikel) 164
Nervenfasern 158, 159, 161, *163*, *164*
Nervengeflecht am Fußrücken 168
Nervengeflecht an der Fußsohle 168
Nervengeflecht an der Handfläche 168
Nervengewebe 41, *41*
Nervenimpulse *129*, *155*, *158*, *160*
Nervenrezeptoren 48, *48*
Nervensignale 48, *159*, *162*
Nervensystem 15, *41*, **126–49**
Nervensystem – Vorderansicht 128
Nervenzelle des Hypothalamoneurohypophysentrakts 245
Nervenzellen (Neuronen) 25, 129, *129*, *163*
Netzbeutel 215
Netzhaut 153, 154, *154*, 155, 185
neues Osteon 63
neunte Rippe 70
Neurohypophyse – Struktur 245

Neurohypophyse 244, *244*, 245, 250, 251
Neuronen (Nervenzellen) 25, 129, *129*, *163*
neurosekretorische Zellen 250
Neutrophil 27
Nickhaut 152
Niederzieher der Nase 104
Niederzieher der Unterlippe 104
Nieren *179*, 193, 238, 239, **242–43**, *243*, 244, *244*, *255*, *277*
Nieren und Nebennieren 242
Nierenarterie 176, 180, 193
Nierenbecken 242
Nierenbucht 242
Nierenfläche 172
Nierenknäuel 243
Nierennephron 243
Nierenpapille 242
Nierenpyramide (Nierenmark) 242
Nierenrinde 242
Nierenröhrchen 251
Nierenvene 176, 181, 242
normale Dermis (Lederhaut) 28
normale Epidermis (Oberhaut) 28
Nucleolus 24, 25, 129
Nukleinbasen 31, *31*, 32

O

Oberarm-Rabenschnabel-Band 75
Oberarmarterie 118, 176, 180, 194
Oberarmknochen 54, 55, 72, 73, 74, 75, 76, 93, 94, 117, 118, 119
Oberarmkopf 73, 75, 94
Oberarmmuskel 98, 100, 114, 116, 117, 118
Oberarmschaft 56
Oberarmspeichenmuskel 98, 99, 100, 114, 115, 116, 117
Oberarmvene 118, 176, 181, 194
Oberaugenhöhlenarterie 184
Oberaugenhöhlenvene 184
Oberaugenrollarterie 184
Oberaugenrollvene 184
obere Augenhöhlenspalte 60
obere Eingeweidearterie 217, 242
obere Eingeweidevene 192, 217, 219
obere Einkerbung im Wirbel T10 67
obere Extremität 19
obere Gelenkfacette 68, 69
obere Gelenkfläche (innere und äußere Facette) 83
obere Gelenkfläche des Seitenmassivs für Hinterhauptgelenkkopf 68
obere Halbfacette der Rippe (Brustwirbel) 69
obere Hohlvene 176, 181, 186, 187, 190, 206, 207
obere Kleinhirnarterie 182
obere kollaterale Ellenarterie 176, 194
obere Muskelfasern des Trapezmuskels 110
obere Nackenlinie 61, 62
obere Nasenmuschel 200
obere Tränenpapille 152
oberer Augenhöhlenrand 60
oberer Gelenkfortsatz 69, 141
oberer Gelenkfortsatz des Kreuzbeins 67
oberer Gelenkfortsatz von L3 67
oberer gerader Augenmuskel 106
oberer Hügel der Vierhügelplatte 138, 140, 141, 252
oberer Kleinhirnstiel 141
oberer Rand (Milz) 172
oberer Rand des Schulterblatts 73, 94
oberer Schambeinast 80
oberer Schließmuskel 109, 201
oberer schräger Augenmuskel 106
oberer Teil des Abdomens – Querschnittsansicht 215
oberer Teil des Atmungsapparats 198
oberer Tränenpunkt 152
oberer Wangenast des Gesichtsnervs 146
oberer Zwillingsmuskel 110, 121
oberes Halteband der Wadenbeinmuskeln 100, 122, 123
oberes Marksegel 141
oberes Strecksehnenband 98, 100, 120, 122, 123
Oberflächenzellen *38*
oberflächliche Arterien des Auges – Seitenansicht 185
oberflächliche Arterien von Kopf und Hals – Seitenansicht 184
oberflächliche Knochenschicht 273
oberflächliche Leistenlymphknoten 168
oberflächliche Muskeln der Wange – Seitenansicht 108
oberflächliche Muskeln: Rückansicht – linkes Bein 121
oberflächliche Muskeln: Rückansicht – rechter Arm 115
oberflächliche Muskeln: Vorderansicht – linker Arm 114
oberflächliche Muskeln: Vorderansicht – rechtes Bein 120
oberflächliche Schläfenarterie 176, 184
oberflächliche Schläfenvene 176, 261
oberflächliche Venen von Kopf und Hals – Seitenansicht 184
oberflächlicher arterieller Hohlhandbogen 194
oberflächlicher Ast des Ellennervs 146
oberflächlicher Ast des Speichennervs 146
oberflächlicher Fingerbeuger 98, 114, 117
oberflächlicher Schleimbeutel unterhalb der Kniescheibe 85, 95
oberflächlicher Wadenbeinnerv 128, 147
Obergrätenmuskel 103, 110, 115, 119
oberhalb der Augenhöhle gelegene Öffnung 58, 60
Oberhaut (Epidermis) 46, 47, 51
Oberhorn des Schildknorpels 202
Oberkiefer 54, 55, 56, 58, 59, 60, 94, 272
Oberkiefergebiss 54, 60, 222
Oberkörper 20
Oberlappen (linke Lunge) 206
Oberlappen (rechte Lunge) 206, 207
Oberlappenbronchus 198, 205
Oberlippen- und Nasenflügelheber 104
Oberlippenheber 98, 104
Oberschenkel (femoral) 18
Oberschenkelarterie 122, 176, 180, 195
Oberschenkelgelenkkopf 55
Oberschenkelhals 83
Oberschenkelknochen (Femur) 54, 55, 80, 81, 82, 83, 84, 85, 95
Oberschenkelkopf 56, 83, 93
Oberschenkelmuskeln – Querschnittsansicht 122
Oberschenkelnerv 128, 147
Oberschenkelschaft 56, 84
Oberschenkelvene 122, 176, 181, 195
Öffnung in einem Lebersinusoid 226
Ohr (aurikular) 18, 156, **156–57**
ohrenförmige Gelenkfläche des Kreuzbeins 67
Ohrläppchen 156
Ohrmuschel (Auricula auris) 65, 156
Ohrmuschel *43*
Ohrspeicheldrüse – Mikrostruktur 225
Ohrspeicheldrüsen 157, 224, *225*
Ohrtrompete 65, 157
ösophagogastraler/ösophagokardialer Übergang (von der Speiseröhre zum Magen) 214, 228
Osteon 63, *63*
Ossifikation (Verknöcherung) *273*
Östrogen *257*, *266*
Otokonien 159
ovales Fenster 157, *158*
oxyphile Zellen (Welsh-Zellen) 253, *253*
Oxytozin (OT) 251

P

Pallidum 131
Papillarmuskel 187
Parahormon *253*
parasternale Lymphknoten 168
parasympathischer Bereich des vegetativen Nervensystems*149*
Parazentralarterie 183
parietale Schicht der Scheidenhaut des Hodens 262
parietales Blatt der Bowman-Kapsel 243
Parotis-Lymphknoten 168
Paukengang 157
Paukenraum (Mittelohr) 157, 158
Paukenteil des Schläfenbeins 58, 62
PC-Rezeptor 46
Pedikel 69
Pedikel von T4 67
Penis *256*, 260, *261*
Penis: Fortpflanzungsfunktion 261
Peniseichel 240, 261, 276
Penisfaszie 261
Penisknolle 240, 261
Penisschwellkörper 240, 261, *261*
Pepsin *218*
Perineurium 142
Periode (Menstruation) *282*
periostale Arterie 57
periostale Vene 57
periphere Nerven 142, 143
perirenales Fett 215, 242
Peristaltik 231, *231*
peristaltische Kontraktionen *231*
peritubuläre Kapillaren 243
Perivitellin-Raum 269
Peroxisom 24
Pfeilerzelle 158
Pfeilnaht 61, 63, 272
Pflugscharbein 62
Pfortader 192, 193, 215, 216, 217, 219, *219*
Pfortaderkreislauf 192, 219, *219*
Pia mater 133, *133*, 142
Pilzpapillen 160, 221
Pinzettenband 87
Plantarflexion 91
Plazenta 269, 278, 279, *279*, 280
Plazentazotten 279
Plexus aorticorenale 143
Plexus celiaci 143
Plexus choroideus 140
Plexus choroideus der Seitenhirnkammer 141
Plexus choroideus der vierten Hirnkammer 141
Plexus mesentericus 143
Plexus mesentericus superior 143
Pockenvirus 36
Poliovirus 36
Polkörper 269
Poren 47, 49
präfrontale Hirnrinde 135
präkutikulares Epithel 51
primär-motorische Hirnrinde 135
primär-somatosensorische Hirnrinde 135
primäre Sehrinde 135, 154
primärer Oozyt (Eizelle) 266
primäres Ossifikationszentrum 273
Primärfollikel 266
Progesteron *257*, *266*
Prolaktin (PRL) 251
Promontorium des Kreuzbeins 67, 80, 81, 113

Promontorium mit der ersten Schneckenwindung 157
Pronation (Einwärtsdrehen) 90
Prostata (Vorsteherdrüse) 240, 260, 261, 262, *284*
Prostata und Harnblase – Rückansicht 262
prostatische Harnröhre 262
Proteine 38, *38*, *230*
proximales Konvolut 243
Pterion 272
Pulpahöhle 223
Pulvinar 141
Pupille 152
Pyramidenseitenstrangbahn 142

Q

quadratischer Lendenmuskel 112, 199
Quadrizeps (äußerer breiter Muskel) 100, 110, 121, 122
Quadrizepssehne 85, 95
Quer-Tubuli 101
Querband des Oberarmknochens 75
Querfortsatz des Axis 68
Querfortsatz des ersten Lendenwirbels (L1) 67
Querfortsatz des Steißbeins 69
Querfortsatz von C3 67
Querfortsatz von T1 67
Querfortsatz von T7 67
Querfortsätze der Halswirbel 54, 56, 66, 67, 69, 80
querverlaufende Fasern der Extensorensehne (Sehnenhäubchen) 118
querverlaufende Gesichtsarterie 184
querverlaufende Halsarterie 184
querverlaufender Bauchmuskel 217
querverlaufender Grimmdarm 214, 215, 217, 232, 233

R

Rabenschnabelfortsatz 73, 74, 75, 94, 119
Rabenschnabelfortsatz-Schultereck-Band 75
Rachen *160*, 198, 231
Rachen – Querschnittsansicht 201
Rachen – Rückansicht 201
Rachenmandel 171, 201
Rachenmuskeln 201
Ranvier-Schnürring 142
Rautengrube 274
Reaktion der Haut auf Hitze 49
Reaktion der Haut auf Kälte 49
rechte Dickdarmkrümmung (in Lebernähe) 217, 233
rechte Grimmdarmvene 192, 219
rechte Halsschlagader 207
rechte Herzkammer 186, 187, *188*, 189, 190, 191, *191*, 206, 207
rechte Herzkranzarterie 186
rechte Kopf-Arm-Vene 186, 187, 206, 207
rechte Lunge 207
rechte Lungenarterie 186, 187, 190, 191
rechte Nebenniere 242
rechte Niere 215
rechte obere Lungenvene 186, 187, 190
rechte Schlüsselbeinarterie 207
rechte Sehrinde 155
rechte Seitenkammer (Gehirn) 136
rechte untere Lungenvene 186, 187, 190
rechte vordere Hirnarterie 183
rechter Harnleiter 240, 241
rechter Hauptbronchus 198, 205
rechter Lebergang 227
rechter Leberlappen 215, 216, 217, 226
rechter Seitenast der rechten Herzkranzarterie 186
rechter Thymuslappen 173
rechter Vorhof 186, 187, 189, 190, *190*, 191, *191*, 206, 207
rechter Zwerchfellschenkel 112, 199, 215, 217, 242
Regenbogenhaut (Iris) 152, 185
reife Eizelle 257
reifer Ovarialfollikel 266
Reissner-Membran 157
respiratorisches Flimmerepithel 205
retikuläres Aktivierungssystem im Hirnstamm 165
retroaurikuläre Lymphknoten 168
rezessive Gene *33*
Ribosome 24, *30*
Riechbahn 162, 163
Riechen und limbisches System 162
Riechfäden 163
Riechkolben 162, 163, *163*
Riechschleimhaut *162*, 163
Riechzentrum im Gehirn 162, *162*
riemenförmig (Muskelform) 102
riemenförmige Halsmuskeln 107
Rinde (rechte Niere) 215
Ringband der Speiche 76
Ringband und Kopf der Speiche 117
Ringknorpel 107, 202, 206
Ringmuskelschicht (Magen) 228
Ringmuskelschicht (Speiseröhre) 109
Ringschildknorpelgelenk 202
Ringstellknorpelgelenk 202
Rippen *43*, 207, 208, *209*, 217
Rippen-Rippenknorpel-Gelenk 70
Rippenfell 207, 210
Rippenknorpel 54, 56, 70
Rippenrand 70
Rollknorpel (Auge) 106
Rosennerv 122, 128
Rotation (Drehen) nach innen und außen 91
Rotatorenmanschette – Rückansicht 119
Rotatorenmanschette (Schultergelenk) – Querschnittsansicht 119
Rotatorenmanschette *103*
Rotavirus (Gastroenteritis) 36
rote Blutkörperchen (Erythrozyten) 26, 28, 29, *29*, *172*, 177, 211, *211*, 226
rote Pulpa 172
Rücken (dorsal) 19
Rückenmark – Querschnittsansicht 142
Rückenmark – Vorderansicht 143
Rückenmark 107, 129, *129*, 130, 133, *133*, 141, **142–43**, 143, 148, 149, 160, *160*, 164, *164*, 207, 208, 215
Rückenmarksnerven (Spinalnerven) 143, *144*
Rückenmuskeln 110
Rückenraum (Dorsalraum) 20
Rückenstrecker 110
Rückschlagventile *181*
Ruffini-Körperchen 46
Rumpf 18
runder Einwärtsdreher 114, 117
rundes Fenster 157
rundes Leberband 226

S

Sacculus 157
sakrale Wirbelsäule (Kreuzbein) 66
sakral-ventrale Nervenwurzeln 113
Salmonellen (Lebensmittelvergiftung) 34
Samenblase 261, 262
Samenhügel 240
Samenleiter 260, 262, 263, 277
Samenleiterampulle 262
Samenleiterarterie 262
Sammelrohr (bogenförmig) 243
Sammelrohr 243
Sarkomer 101
sarkoplasmatisches Retikulum 101
Sattelgelenk 92
Sauerstoff (O_2) 208, *208*, 211, *211*, *219*, *279*
Sauerstoffgehalt der Zelle *211*
Schädel 50, 133
Schädel/Kranium (kranial) 18
Schädelbasisarterie 182
Schädelhöhle 20
Schädelnerven 139
Schädelnerven und Hirnstamm **139–41**
Schallwellen *158*
Schaltstücke 225, 229
Schaltvene 226
Schambehaarung *282*
Schambein (pubisch) 18, 54, 56, 81, 95
Schambein 217
Schambeinfuge 54, 55, 80, 81, 95, 113, 280
Schambeinhügel 80, 113
Schamhügel 265
Scharniergelenk 93
Scheide (Vagina) 113, 257, 264, 280
Scheideneingang 264, 276
Scheidenwand 265
Scheidewand (Septum) (Speicheldrüse) 225
Scheidewände (Septae) 263
Scheitel-Hinterhauptlappenast (Arterie) 183
Scheitelbein 54, 55, 56, 58, 59, 60, 61, 63
Scheitellappen 134, 160, *160*, 164, 272, 274, 275
Schenkelbeuger (hinterer Oberschenkelmuskel) 121, 122
Schenkelbindenspanner 98
Schienbein 54, 55, 56, 82, 83, 84, 85, 87, 95, 98, 123
Schienbeineinschnitt für das Wadenbein 83
Schienbeinnerv 123
Schienbeinplateau 56, 84
Schilddrüse und Nebenschilddrüse – Mikrostruktur 253
Schilddrüse 107, 206, 248, 249, 251, 252, *252*, *253*
Schilddrüsenepithel 253
Schilddrüsenepithelzellen *253*
Schilddrüsenfollikel 253
Schilddrüsenhormon *252*
Schilddrüsenzellen *253*
Schildknorpel (Seitenplatte) 202, 206
Schildknorpel-Zungenbein-Membran 202
Schläfenast des Gesichtsnervs 146
Schläfenbein 54, 56, 60, 61, 64, 65, 157
Schläfenbeinlinie 58
Schläfenbeinschuppe 58, 272
Schläfenlappen 132, 134, 158, *158*, 272, 274, 275
Schläfenmuskel 98, 99, 100, 105, 108
schlaffer Teil des Trommelfells 156
schlanker Muskel 98, 99, 120, 121, 122
schlanker Nasenmuskel 104
Schleim *225*
Schleimbeutel des Ellbogens 117
Schleimbeutel oberhalb der Kniescheibe 85, 95
Schleimbeutel unterhalb der Schulterhöhe 74, 119
Schleimbeutel vor der Kniescheibe 85, 95
Schleimhaut (Geruchsepithel) *163*
Schleimhaut (Mukosa) 218, 234
Schleimhaut (Mukosa) und submuköse Bindegewebsschicht 228
Schleimhautepithel 235
Schleimhautfalte 224
Schleimhautfalte des Leerdarms – Schnittansicht 235
Schleimröhrchen 225
Schlucken *203*
Schlüsselbeinarterie 176, 206

Schlüsselbeine 54, 55, 56, 70, 71, 72, 73, 74, 75, 94, 119
Schlüsselbeinvene 176, 181, 184, 194, 206
Schmerz *164*, **164–65**, *165*
Schmerzbahnen 164, *165*
Schmerzrezeption *165*
Schmerzsignale *165*
Schmerzverarbeitung 165
Schnabelfortsatz-Schlüsselbein-Band 75
Schneckengang 157, 158
Schneckenloch 157
Schneckenspitze 157, 159
Schneidermuskel 98, 100, 122
Schneidezähne 60, 62
Schneidezahnloch 62
Schollenmuskel 98, 99, 100, 120, 121, 122
schräges Kniekehlenband 121
Schrägmuskelschicht (Magen) 228
schrumpfender Gelbkörper 266
Schulter – Querschnittsansicht 74
Schulter (akromial) 19
Schulterblatt 55, 56, 71, 72, 73, 74, 75, 94, 119
Schulterblattheber 100, 104, 105, 107, 110
Schultereckband 74, 75, 119
Schultereckgelenk 71, 73
Schultergelenk 94
Schultergelenk – Rückansicht 73
Schultergelenk – Vorderansicht 73
Schultergelenkpfanne 73, 94
Schultergräte 56, 72, 73, 99, 110, 115, 119
Schulterhöhe 55, 56, 71, 72, 73, 74, 75, 94, 119
Schwammknochen *40*, 57, 273
Schwangerschaft 268, **268–69**, 278, **278–79**, 279
Schwanz der Bauchspeicheldrüse (Pankreasschwanz) 229, 254
Schweifkern 131, 138
Schweiß 47, 49
Schweißdrüsen 46, 47, 49
Schwertfortsatz des Brustbeins 70
Schwertgriff des Brustbeins 70, 71
sechste Rippe 70
Segel der Mitralklappe 187, 189
Segel der Trikuspidalklappe 187, 189
segmentale Arterie 242
Sehbahn 140, 155
Sehen **154–55**
Sehne des Bizeps 98, 117
Sehne des ellenseitigen Handbeugers 98, 114
Sehne des Halbsehnenmuskels 110, 121
Sehne des hinteren Schienbeinmuskels 123
Sehne des langen Großzehenbeugers 123
Sehne des langen Großzehenstreckers 98, 123
Sehne des langen Hohlhandmuskels 98, 114
Sehne des langen Schenkelbeugerkopfes 121
Sehne des langen Wadenbeinmuskels 123
Sehne des langen Zehenbeugers 123
Sehne des Oberarmmuskels 117
Sehne des oberflächlichen Fingerbeugers 114
Sehne des speichenseitigen Handbeugers 98, 114
Sehne des tiefen Fingerbeugers 114
Sehne des Trizeps 99, 115, 116
Sehne des Zeigefingerstreckers 115
Sehnen *42*, 57
Sehnen der Fingerstrecker 115
Sehnen des kurzen Zehenstreckers 123
Sehnen des langen Zehenstreckers 98, 120, 123
Sehnenbogen des Afterhebers 113
Sehnenfäden 187
Sehnengewebe (entspannt) 42
Sehnenhaube des Schädeldachs 104
Sehnenplatte 133
Sehnenplatte des Bizeps 98
Sehnenscheiden 103, 123
Sehnerv (II) 106, 139, 140, 155, 185
Sehnervenkreuzung 138, 155, 250
Sehrinde 154, *155*
Seitenmassiv 68
Seitenplatte des Schildknorpels 202
Seitenstrang 142
seitliche Ausstülpung 141
seitliche Brustkorbarterie 194
seitlicher Bogengang 157
seitlicher Schneidezahn 220, 222
Sekundärbronchien 205
sekundäre Geschlechtsmerkmale *256*
sekundäre Ossifikationszentren (Epiphysen) 273
sekundärer Oozyt (reife Eizelle) 266, *266*
sensorische Aktivität 137, *137*
sensorische Nerven 49
sensorische Nervenzellen (Nozizeptoren) *164*
sensorische Rinde 164, *164*, 165, *165*
sensorisches Gebiet der Hirnrinde 137
sensorisches Sprachzentrum (Wernicke-Areal) 135
Septumregion 136
seröse Drüse (Ebner-Spüldrüse) 160
seröse Haut (Bindegewebe) 218, 234
seröse Haut (Mesothel) 234
seröse Zellen 225, *225*
seröser Halbmond 225
Sertoli-Zelle 263
sexuelle Stimulation *261*
sichelförmiges Leberband 215, 217, 226
Siebbein 58, 64
Siebbeinzellen 64, 200
Siebplatte 64, 163, *163*
siebte Rippe 70
Sigmadarm 214, 216, 217, 232, 233
Sinnesorgane **150–65**
Sinus *172*
Sinusoid 172, 226, 255
Sitzbein 54, 56, 80, 81, 95
Sitzbein-Steißbein-Muskel 113
Skelett *43*
Skelettmuskeln *42*, *135*
Skelettsystem 14, **52–87**
Sohlenviereckmuskel 124
somatisch-sensorisches Assoziationsareal 135
somatosensorsche Funktion *135*
Somatostatin *254*
späteres Kleinhirn 274
Spätschwangerschaft **278–79**
Spätschwangerschaft – Geburtstermin 278
Spätschwangerschaft – Zwillinge 278
Spätschwangerschaft: Lage der Plazenta 279
Spätschwangerschaft: Plazenta – Querschnittsansicht 279
Spätschwangerschaft: Plazenta – Vorderansicht 279
Speiche 54, 55, 72, 76, 77, 78, 92, 93, 94, 117
Speichel *225*
Speicheldrüsen 148, 149, 224, **224–25**
Speichenarterie 176, 180, 194
Speichenbeule 77
Speichengrube 75
Speichenhals 76, 77, 94
Speichenkopf 76, *77*, 94
Speichenkopf und -ringband117
Speichennerv 118, 128, 147
speichenseitiger Handbeuger 117
Speichenvene 176, 194
Speiseröhre 107, 112, 199, 201, 202, 207, 214, *218*, 230, 231, *231*
Sperma 269, *284*
Spermatid 263
Spermatozoon 263
Spermatozyt 263
Spermienhals 263
Spermienkopf 263
Spermienschwanz 263
Spermium – Struktur 263
Spinalganglion 164
Spinalganglion (Hinterwurzelganglion)142
Spinalnerven (Rückenmarksnerven) 143, *144*
spiralförmig (Muskelform) 102
Spitze des Dens Axis 67
Sprechen *203*
Spritzkanal 262
Sprungbein 54, 55, 56, 82, 86, 87
Sprungbein-Fersenbein-Band 87
Stachelzellenschicht (Stratum spinosum) 46, 51
Stamm des Gesichtsnervs 146
Stärke *225*
Statolithenmembran (gallertartige Matrix) 159
Steigbügel (Gehörknöchelchen) 157, 158
Steigbügel 65
Steigbügelpatte mit dem ovalen Fenster 157, 158
Steißbein (Coccyx) 54, 55, 56, 67, 69, 80, 81, 95
Stellknorpel 202
Stenon-Gang 224
Steroidhormone *255*
Stimmbänder 203, *203*
Stimmfortsatz des Stellknorpels 203
Stirn 18, 54, 56, 58, 59, 60, 63, 64,
Stirnbein 272
Stirn-Fontanelle 272
Stirn-Hirnpol-Arterie 183
Stirnäste (Arterien) 183
Stirnglatze 60
Stirnhöhle 59, 64, 200
Stirnlappen 134, 163, 274, 275
Stirnmuskel 98, 100, 104, 105
Stoffwechsel *48*
strahlenförmig (Muskelform) 102
Strecken des Ellbogens 91
Strecken des Handgelenks 91
Strecksehnenband 99, 115
streckseitige Zwischenknochenmuskeln 118, 125
Streckung (Muskeln) *103*
Streifenstück 225
Streptococcus (Infektion) 35
Striola 159
Struktur des Mundes 220
Stützzellen 159, 161
Subarachnoidalraum 133, *133*, 136, *136*
subkapsuläres Geflecht 255
submuköse Bindegewebsschicht 205, 218, 228, 234
submuköse Drüse 204, 205
Sulcus limitans 141
Sulcus terminalis 161, 221
Supination (Auswärtsdrehen) 90
sylvische Fissur 132, 134, 274, 275
sympathische Ganglien 143
sympathischer Bereich des vegetativen Nervensystems*148*
Synapsenendknöpfchen (präsynaptische Endigung) 25, 129
Synovialmembran 74, 119
Synzytiotrophoblast 279
Syphilis (Treponema pallidum) *34*
systemischer Blutkreislauf *211*

T

T-Gedächtniszellen 39
T-Helferzelle 39
T-Killerzelle 39
T-Lymphozyten 38, *38*, *39*, 173, *173*
T-Suppressorzelle 39
T-Zellen 39, *39*, *170*, *173*

Talgdrüsen 46, 47, 51
Tektorialmembran (Deckmembran) 158
Temperatur-Regulierung 48
Tertiärbronchien 205
Testosteron *256*
Tetanus (Clostridium tetani) 34
Thalamus 131, 132, 136, 138, 140, 141, *155*, 160, *160*, 162, 164, 165, *165*, 252
thorakolumbale Faszie 99, 110
Thymin 31, *31*
Thymus – Mikrostruktur 173
Thymus 171, 173, *173*, 248, 249
Thymusdrüse 206
Thymusmark 173, *173*,
Thymusrinde 173, *173*
Thyroidea-stimulierendes Hormon (TSH) 251
tiefe Faszie 46
tiefe Muskeln der Wange – Seitenansicht 108
tiefe Muskeln: Rückansicht – rechter Arm 115
tiefe Muskeln: Rückansicht – rechtes Bein 121
tiefe Muskeln: Vorderansicht – linker Arm 114
tiefe Muskeln: Vorderansicht – rechtes Bein 120
tiefe Oberarmarterie 194
tiefe Oberschenkelarterie 122, 176, 195
tiefe Oberschenkelvene 122
tiefe und oberflächliche Muskeln des Kopfes – Rückansicht 105
tiefe und oberflächliche Muskeln des Kopfes – Vorderansicht 105
tiefe Zungenarterie und -vene 224
tiefer arterieller Hohlhandbogen 176, 194
tiefer Fingerbeuger 114
tiefer Schleimbeutel unterhalb der Kniescheibe 85, 95
tiefer Wadenbeinnerv 128, 147
tiefes Geflecht 255
Tonlage *203*
Trabekel *40*, 133, 169
Trabekel des Schwammknochens 57
Trabekelarterien 172
Tractus bulboreticulospinalis 142
Tractus pontoreticulospinalis 142
Tractus vestibulospinalis lateralis 142
Tractus vestibulospinalis medialis 142
Tränenbein 58
Tränendrüsen 106, 148, 149
Tränenkarunkel 152
Tränenweg 58
Trapezmuskel 98, 99, 100, 104, 105, 107
Treponema pallidum (Syphilis) 34
Trikuspidalklappe 188, *188*, 189
Trizeps 74, 98, 99, 103, *103*, 114, 116, 117, 119
Trommelfell 65, 156, 158
Trommelfellnabel 156
Trommelfellring (Schläfenbein) 272
Tuberositas deltoidea 75
Tuberositas ischiadica 55
Tuberositas sacralis 67
Tuberositas tibiae 56, 83
Tuberositas ulnae (für Oberarmmuskel) 77
Tunica albuginea (Bindegewebskapsel) 263

U

Überblick über das Körpersystem **14–17**
überlebenswichtige Handlungen *136*
unpaare Vene 176, 181, 207
Unterarm/Antebrachium (antebrachial) 18
Unteraugenloch 60
untere Augenhöhlenspalte 60
untere Eingeweidevene 192, 219
untere Einkerbung im Wirbel T9 67
untere Extremität 19
untere Fläche der Zunge 203
untere Gelenkfläche (Schienbein) 83
untere Halbfacette für die Rippe 69
untere Hohlvene 112, 176, 181, 186, 187, 190, 192, 199, 207, 215, 216, 217, 219, 238, 239, 240, 241, 242
untere Muskelfasern des Trapezmuskels 110
untere Nasenmuschel 60, 200
untere Schilddrüsenvene 206
untere Schläfenbeinlinie 108
unterer Augenhöhlenrand 60
unterer Gelenkfortsatz (Wirbel) 69
unterer Gelenkfortsatz des Axis 68, 141
unterer Gelenkfortsatz von L3 67
unterer gerader Augenmuskel 106
unterer Hügel der Vierhügelplatte 138, 140, 252
unterer Kleinhirnstiel 141
unterer Leberrand 226
unterer Rücken (lumbal) 19
unterer Schambeinast 80
unterer Schließmuskel 109, 201
unterer schräger Augenmuskel 106
unterer Wangenast des Gesichtsnervs 146
unterer Zwillingsmuskel 110, 121
unteres Halteband der Wadenbeinmuskeln 123
unteres Marksegel 141
unteres Strecksehnenband 98, 100, 120, 122, 123
Untergrätenmuskel 103, 110, 115, 119
Unterhautfettgewebe (subkutanes Fett) 46, 49
Unterhorn (Hirnkammer) 136
Unterhorn des Schildknorpels 107, 202
Unterkiefer 54, 55, 56, 58, 59, 94, 108, 272
Unterkieferast des Gesichtsnervs 146
Unterkieferdrüse – Mikrostruktur 225
Unterkieferdrüsen 224, *225*
Unterkiefereinschnitt 58, 59
Unterkiefergebiss 54, 60, 222
Unterkiefergrube 62
Unterkieferkörper 58, 60
Unterkieferloch 59
Unterkieferwinkel 58, 61
Unterkinnvene 184
Unterlappen (linke Lunge) 205, 206
Unterlappen (rechte Lunge) 205, 206, 207
Unterlappenbronchus 198, 205
Unterschulterblattarterie 194
Unterschulterblattgrube 73, 94
unterster Brustwirbel (T12) 70
Unterzungenfalten mit Öffnungen zu den Unterzungendrüsengängen 224
Unterzungennerv (XII) 139, 140
Unterzungenspeicheldrüse – Mikrostruktur 225
Unterzungenspeicheldrüsen 224, *225*
Uracil 31, *31*
Urethralfalte 276
Urinproduktion 244, *244*
Urnierengang (Wolff-Gang) 277
Utriculus 157
Utriculus prostaticus 240

V

Vagusnerv (X) 139, 140
Vallecula 161, 221
Vasa lactea (intestinales Lymphgefäß) 235
Vasa recta 218, 243
Vater-Papille (im Zwölffingerdarm) 217
vegetatives Nervensystem *129*, **148–49**
vegetatives Nervensystem: parasympathischer Bereich 149
vegetatives Nervensystem: sympathischer Bereich 148
Vena sulci 142
Vene des Wurmfortsatzes 192, 219
Venen 49, 169, 178, *181*, 225, 235, 250
Venen des Arms: Vorderansicht – linker Arm 194
Venen des Beins: Vorderansicht – rechtes Bein 195
Venenbogen des Fußrückens 176, 181, 195
Venolen 178
venöser Fußsohlenbogen 176, 181, 195
venöser Hohlhandbogen 176, 181, 194
venöses Rankengeflecht 262
Ventrikel (Hirnkammern) 136, *136*
Verdauung *149, 234*
Verdauung und Nahrungsaufnahme **218–19**
Verdauungsenzyme *229*
Verdauungsorgane und großes Bauchnetz 216
Verdauungssystem – Vorderansicht 214
Verdauungssystem16, **212–35**, *219*
Verdauungstrakt *41*, 220, 230, *230*
Verdauungstrakt und Peristaltik **230–31**
Verdickung des Rückenmarks im Halsbereich 128
Verdickung des Rückenmarks im Lenden- und Kreuzbeinbereich 128
Verknöcherung (Ossifikation) *273*
verlängertes Mark 128, 140
Verschmelzungslinie 276
Versorgungsgefäße (Vasa vasorum) 178
Vertiefung für den queren Blutleiter 59
Vertiefung für den s-förmigen Blutleiter 59
Vertiefung für die mittlere Hirnhautarterie 59
Vertiefung für die Wirbelarterie 141
Vertiefung für Spinalnerven 68
vertikale Knochenplatte des Siebbeins (Nasenscheidewand) 60
vertikale Knochenplatte des Siebbeins 59
Vibrio cholerae (Cholera) 35
viereckig (Muskelform) 102
viereckige Membran 202
Vierhügelplatte 274
vierköpfig (Muskelform) 102
vierte Hirnkammer 136
vierte Rippe 70
vierte Schicht der Fußmuskeln – Sicht von unten 125
vierter Steißbeinwirbel 69
Viren **36–37**, *36, 37*, 38, *39, 169*
Virushülle 37, *37*
Viruspartikel *37 , 38*
Virusproteine *37*
Virusvermehrung 37
visuelles Assoziationsareal 135, 154
Volkmann-Kanal 57
vordere Backenzähne 60, 62
vordere Ellenfläche 77
vordere Hammerfalte 156
vordere Hirnarterie 182
vordere kleine Speicheldrüse 224
vordere Kommissur 139
vordere Kreuzbeinlöcher 80, 81
vordere Rückenmarksarterie 142
vordere Rückenmarksvene 142
vordere Schienbeinarterie 176, 180, 195
vordere Schienbeinvene 176, 195
vordere untere Kleinhirnarterie 182
vordere Verbindungsarterie 182
vordere Wurzelarterie 142
vordere Wurzeln 142, 164
vordere Wurzelvene 142
vordere Zentralfurche 275
vordere Zentralwindung (Motorcortex) 135, *135, 137*

vorderer absteigender Ast der linken Kranzarterie 186
vorderer Ast der oberflächlichen Schläfenarterie 184
vorderer Ast der oberflächlichen Schläfenvene 184
vorderer Ast des Spinalnervs 142
vorderer Atlasbogen 68, 141
vorderer Bogengang 157
vorderer Gaumenbogen 220
vorderer Gaumenbogen und -muskel 161, 221
vorderer Höcker (Halswirbel) 68
vorderer Höcker des Atlas 68
vorderer Kern des Thalamus 162
vordere Kleinhirnseitenstrangbahn (Gowers-Bündel) 142
vorderer Nasendornfortsatz 60
vorderer oberer Darmbeinstachel 80
vorderer Rand (Wadenbein) 83
vorderer Rippenhaltermuskel 100, 104, 107, 206
vorderer Sägemuskel 98, 100, 111
vorderer Schienbeinmuskel 98, 100, 103, *103*, 120, 122, 123
vorderer Stirnast (Arterie) 183
vorderer unterer Darmbeinstachel 80
vorderes Fingerband 79
vorderes Kreuzband 84, 85, 95
vorderes Kreuzbein-Steißbein-Band 113
vorderes Schienbein-Wadenbein-Band 87
vorderes Sprungbein-Wadenbein-Band 87
Vorderhorn (Hirnkammer) 136
Vorderhorn (Rückenmark) 142
Vorderkammer (Auge) 153
Vorderlappen (Hypophyse) 250
Vorderseitenstrangbahn 142
Vorhaut (Präputium) 240, 261
Vorhof (Ohr) 157
Vorhofgang 157
Vorkeilarterie 183
Vorraum 141
vorstehender Wirbel (Dornfortsatz des siebten Halswirbels C7) 67
Vulva – Vorderansicht 265

W

Wachstumsfuge (Knochen) *273*
Wachstumshormon (WH) 251
Wade/Sura (sural) 19
Wadenbein 54, 55, 56, 82, 83, 84, 87, 123
Wadenbeinarterie 176, 180, 195
Wadenbeinhals 83
Wadenbeinkopf 83
Wadenbeinspitze 83
Wadenbeinvene 176, 195
Wallpapillen 160, 221
Wange (bukkal) 18
Wärmeverlust *48*
Warzenfortsatz 56, 58, 60, 61, 62
Warzenhof 265
Warzenteil des Schläfenbeins 272
Warzenvirus 36
Wasser (Absorption) *230, 231*
Wechseljahre *282*
weiblich: 1–5 Jahre 283
weiblich: 12–19 Jahre 283
weiblich: 20–30 Jahre 282
weiblich: 30–40 Jahre 282
weiblich: 40–50 Jahre 282
weiblich: 50–65 Jahre 283
weiblich: 6–12 Monate 282
weiblich: 6–11 Jahre 283
weiblich: 65–85 Jahre 283
weiblich: 85+ Jahre 283
weiblich: Geburt – 6 Monate 282
weibliche Fortpflanzungsorgane – Vorderansicht 264
weibliche Geschlechtshormone *282*
weibliche Harnblase 241
weibliche Harnröhre 241
weiblicher Fortpflanzungsapparat – Querschnittsansicht 264
weiblicher Fortpflanzungsapparat **264–65**
weibliches Becken – Vorderansicht 80
weibliches Harnsystem – Vorderansicht 239
weibliches Hormonsystem – Vorderansicht 249
weicher Gaumen 201, 220
Weisheitszahn (dritter Backenzahn) 58, 62, 220, 222
weiße Blutkörperchen (Leukoyzten) 27, 29, 169, 170
weiße Hirnsubstanz 50, 132, 133
weißer Ramus communicans 142
weißes Blutkörperchen (Basophil) 26, 177
weißes Blutkörperchen (Eosinophil) 26, 177
weißes Blutkörperchen (Lymphoyzt) 26, 177
weißes Blutkörperchen (Monozyt) 26, 177
weißes Blutkörperchen (Neutrophil) 26, 177
Weißkörper 257
Welsh-Zellen (oxyphile Zellen) 253, *253*
Wernicke-Areal (sensorisches Sprachzentrum) 135
Wharton-Gang (Unterzungendrüsengang) 224
Willis-Kreis 182, *182*
Wirbel *144*, **68–69**
Wirbelarterie 182
Wirbelfortsatz 215
Wirbelkanal (Spinalkanal) 20
Wirbelkörper 68, 69, 215
Wirbelkörper des Axis 68
Wirbelloch 68, 69
Wirbelsäule *43*, **66–67**, 112, 199
Wirbelsäule – Rückansicht 67
Wirbelsäule – Seitenansicht 67
Wirbelsäule in natürlicher Lage – Rückansicht 66
Wirbelsäule in natürlicher Lage – Seitenansicht 66
Wirbelvene der Aderhaut 185
Wirkung der Hypophyse auf Drüsen und Organe 251
Wirtszelle 37, *37*
Wolff-Gang (Urnierengang) 277
Wundheilung **28–29**
Würfelbein 56, 86
wurmförmige Fußmuskeln 124
wurmförmige Handmuskeln 98, 114
Wurmfortsatz (Appendix) 214, 217, 233
Wurzelkanal 223
Wurzelspitzenloch 223
Wurzelzement und -haut 223

Z

Zahnbein (Dentin) 223
Zähne 222, **222–23**
Zahnfacharterie 223
Zahnfachfortsatz 223
Zahnfachnerv 223
Zahnfachvene 223
Zahnfleisch 223
Zahnhals 223
Zahnkrone 223
Zahnschmelz 223
Zahnstruktur – Querschnittsansicht 223
Zahnwurzel 223
Zehen (digital oder phalangeal) 18
Zehengrundgelenk 123
Zehengrundglieder 86
Zehenknochen 54, 55, 56, 82
Zehenmittelglieder 86
zehnte Rippe 70
Zeigefingerstrecker 118
Zellen *37, 46, 211*
Zellen und Gewebe **22–43**
Zellkern 24, 27, 37, 101, 263
Zellkörper 25, 129, *129*
Zellkörper des Podozyten 243
Zellmembran *37*, 263
Zellstoffwechsel *211*
Zellstruktur 24
Zellstruktur und Hauptzelltypen **24–25**
zellvermittelte Immunantwort. 39
Zentralarterie und -vene der Netzhaut 185
zentraler Schneidezahn 220, 222
zentrales Nervensystem – Querschnittsansicht 129
zentrales Nervensystem (ZNS) *129*
Zentralfurche 275
Zentralkanal 142
Zentralvene 219, 226
Zentriol 24, 263
Ziliarkörper 153
Ziliarmuskeln 153, 154, *154*
Zilien 24, 159, 163, *163*
Zirbeldrüse (Epiphyse) 131, 138, 141, 252, *252*
Zirkumduktion (Kreisen) 90
Zisterne 265
Zitzenfortsatz 69
Zona fasciculata 255
Zona glomerulosa 255
Zona reticularis 255
Zotten 235, *235*
Zucker- und Phosphatgruppen 30
zuführende Arteriole 243
zuführende Lymphgefäße 169
Zunge 160, *160*, 161, 201, 214, 221, 231
Zunge – Querschnittsansicht 161
Zungen-Rachen-Nerv (IX) 139, 140
Zungenband 224
Zungenkörper 220
Zungenlängsfurche 161, 220, 221
Zungenmandel 161, 171, 221
Zungennerv 224
Zungenrücken 201
Zungenwurzel 203
Zusammendrücker der Nase 104
zweibäuchig (Muskelform) 102
zweifach gefiedert (Muskelform) 102
zweiköpfig (Muskelform) 102
zweiköpfiger Wadenmuskel 98, 120
zweite Rippe 70, 206
zweite Schicht der Fußmuskeln – Sicht von unten 124
zweiter Backenzahn (Molar) 220, 222
zweiter Mittelhandknochen 79
zweiter Steißbeinwirbel 69
zweiter vorderer Backenzahn (Prämolar) 220, 222
Zwerchfell 20, 198, 206, *208, 209*, 217
Zwerchfell-Rippen-Winkel 206
Zwerchfellband 277
Zwerchfellnerv 112, 199
Zwischenhirn 141, 274
Zwischenhöckerrinne 75
Zwischenknochenarterie 194
Zwischenknochenmembran 78, 87, 117
Zwischenknochenrand *77*, 83
Zwischenrippenarterien 176
Zwischenrippenlymphknoten 168
Zwischenrippenmuskeln 112, *209*, 217
Zwischenrippennerv 128
Zwischensehne 111
Zwischenwirbelloch 67
Zwölfdarm-Leerdarm-Krümmung 217
Zwölffingerdarm 192, 214, 216, 219, 228, 230, 232, *234*
zwölfte Rippe 54
Zygote *268*, 269
Zytoplasma 27, *27, 30*

Alphabetisches Register der englischen Begriffe

Bold numbers indicate chapter names and subject titles. Plain numbers indicate illustration names and labels. *Italicized* numbers indicate references in captions.

A

abdomen (abdominal) 18
abdominal aorta 112, 192, 199, 215, 216, 217, 238, 239, 240, 241, 242
abdominal cavity 20
abdominal muscles 98, 111
abdominal organs 217
abdominopelvic cavity 20
abducens nerve (VI) 139, 140
abduction 90, 288
abductor digiti minimi 114, 124
abductor hallucis 124
abductor pollicis brevis 98, 114
abductor pollicis longus 99, 114, 115, 118
absorption of nutrients *234, 235*
accessory pancreatic duct 217, 229, 254
accessory parotid gland 224
acetabular fossa 93
achilles tendon (tendo calcaneus) 99, 100, 121, 122, 123
acid *218*
acinar cells 225, 229, *229*
acromioclavicular joint 71, 73
acromioclavicular ligament 74, 75, 119
acromion 55, 56, 71, 72, 73, 74, 75, 94, 119
acrosome 263
actin 101, *101*
adduction 90, 288
adductor brevis 120
adductor hallucis 125
adductor longus 98, 111, 113, 120, 122
adductor magnus 98, 99, 113, 120, 121, 122
adductor part of adductor magnus 121
adductor pollicis 114
adenine 31, *31*
adenohypophysis 288
adipose tissue 40, 265, 288
adrenal cortex 251, *255*
adrenal gland (suprarenal gland) 215
adrenal gland—cross-sectional view (left adrenal gland) 255
adrenal gland—microstructure 255
adrenal glands 193, 238, 239, 248, 249, *255*
adrenal medulla 148
adrenocorticotropic hormone (ACTH) 251
adventitia 178
afferent arteriole 243
afferent lymphatic vessels 169
afterbirth 269, 278, 279, *279*, 280
airways *42, 203*
alar part of sacrum 80
alimentary canal 230, *230*, 288
alimentary canal and peristalsis **230–31**
allergens 39, *39*, 288
allergens (second exposure) 39
allergic reaction 39
alpha cells 254, *254*
alveolar artery 223
alveolar duct 210
alveolar epithelium 211
alveolar macrophage 210
alveolar nerve 223
alveolar pore 210
alveolar process 223
alveolar sac 210
alveolar vein 223
alveoli 205, 208, 210, *211*
amino acids *218*
amnion 279
ampulla of ductus deferens 262
ampullae 157, 159
amygdaloid body 136, 162, *162*
anal column 217, 233
anal pit 276
anal valve 233
anatomical neck (humerus) 75
anconeus 115
aneurysm (brain) *182*
angle of mandible 58, 61
ankle—rear view 87
ankle (tarsal) bones 18, 54, 82
annular ligament and head of radius 117
annular ligament of radius 76
anterior arch of atlas 68, 141
anterior border (fibula) 83
anterior branch of superficial temporal artery 184
anterior branch of superficial temporal vein 184
anterior cerebral artery 182
anterior chamber (eye) 153
anterior commissure 139
anterior communicating artery 182
anterior corticospinal tract 142
anterior cruciate ligament 84, 85, 95
anterior descending branch of left coronary artery 186
anterior fontanelle 272
anterior group (axillary nodes) 168
anterior horn (brain ventricles) 136
anterior inferior cerebellar artery 182
anterior inferior iliac spine 80
anterior intercondylar area (tibia) 83
anterior lingual minor salivary gland 224
anterior lobe (pituitary gland) 250
anterior malleolar fold 156
anterior medial frontal branch (artery) 183
anterior median fissure 142
anterior nasal (piriform) aperture 54
anterior nasal spine 60
anterior nucleus of thalamus 162
anterior pituitary (adenohypophysis) 250, 251
anterior pituitary gland 266, *266*
anterior radicular artery 142
anterior radicular vein 142
anterior ramus of spinal nerve 142
anterior sacrococcygeal ligament 113
anterior semicircular canal 157
anterior spinal artery 142
anterior spinal vein 142
anterior superior iliac spine 80
anterior surface (ulna) 77
anterior talofibular ligament 87
anterior tibial artery 176, 180, 195
anterior tibial vein 176, 195
anterior tibiofibular ligament 87
anterior tubercle (cervical vertebra) 68
anterior tubercle of atlas 68
antibodies 38, *38*, 39, *39*
antidiuretic hormone (ADH) 244, *244*, 245, 251
antigens 38, *38*, 39, *39*, 288
antihelix 156
anus 216, 217, 233, 276
aorta *188*
aortic arch 143, 176, 180, 186, 187, 206, 207
aortic valve 187, 188
aorticorenal plexus 143
apex of fibula 83
apex of sacrum 69
apical axillary nodes 168
apical foramen 223
aponeurosis 133
appendicular vein 192, 219
appendix 214, 217, 233
aqueducts (brain) *136*
arachnoid 142
arachnoid mater 133, *133*
arachnoid villi 133
arcuate artery 242, 243
arcuate vein 243
areola 265
arm/brachium (brachial) 18
armpit/axilla (axillary) 18
arteries *180*, 245
arteries of the arm: front view—left arm 194
arteries of the base of the brain 182
arteries of the brain **182–83**
arteries of the leg: front view—right leg 195
arterioles 178
artery 49, 63, 169, 173, 178, 219, 225, 226, 235, 288
artery to ductus deferens 262
artery wall 178
articular cartilage 56, 74, 79, 84, 85, 95, 117, 119
articular cartilage on articular surface 57
articular cavity 85, 95
articular facet for talus (fibula) 83
articular facet of medial malleolus (tibia) 83
articular process 80
articular surface for tubercle of sixth rib 67
articular surface with head of fibula (tibia) 83
arytenoid cartilage 202
ascending aorta 187, 190, 191, 207
ascending colon 214, 215, 216, 217, 233
atlas (C1) 55, 56, 66, 67, 93
atrium 288
auditory association area 135, 158
auditory cortex 135, 158
auricular surface of sacrum 67
autonomic nervous system *129*, **148–49**
autonomic nervous system: parasympathetic division 149
autonomic nervous system: sympathetic division 148
axillary artery 176, 180, 194
axillary nerve 128, 147
axillary nodes 168
axillary vein 176, 181, 194
axis (C2) 55, 56, 66, 67, 93
axon 25, 129, *129*, 142, 163, 164, 250
axon of hypothalamoneurohypophyseal tract 245
axon terminal 25, 129
azygos vein 176, 181, 207

B

B cells *170*
B lymphocytes 38, *38*, 288
back (dorsal) 19
bacteria *34*, **34–35**, *169*, 288
balance *159*
balance: ampulla of a semicircular canal 159
balance: balance mechanism in the ear 159
balance: macula of an otolith organ 159
ball-and-socket joint 93
basal lamina 26, 173, 177, 235, 243
base of coccyx 69
base of tongue 203
base pairs (DNA) 30, 32, *32*
basement membrane 253
basilar artery 182
basilar membrane 158
basilic vein 118, 176, 181, 194
basophil 27
beta cells *254*
beta cells (producing insulin) 254
biceps 98, 100, 103, *103*, 114, 116, 117, 118
biceps brachii tendon 117
biceps femoris (hamstring muscle) 121, 122
bicipital aponeurosis 98
bicipital (muscle shape) 102
bifurcate ligament 87
big toe (hallux) 18
bile canaliculus 226
bile ducts 217, 219, 226, 227
bile salts *231*
binocular field 155
bipennate (muscle shape) 102
bladder 113, 238, 239, 240, 241, *244*, 261, 277
bladder (detrusor muscle) 262
bladder lining 241
blastocyst *268*, 288
blastocyst implants in uterine wall 268
blood *190*, *191*, *208*, 211, *211*, *243*, *244*, *255*
blood cells **26–27**
blood clot 28, 29
blood composition 177
blood pressure *148*
blood sugar levels *148*, *254*
blood vessels 38, *42*, *63*, *133*, 142, *173*, **178–79**
blood vessels of the abdomen **192–93**
blood vessels of the arms and legs **194–95**
blood vessels of the head and neck **184–85**
bloodstream 208, *208*
body cavities—cross-sectional view 20
body clock *252*
body hair *284*
body movement **88–95**
body of axis 68
body of epididymis 262, 263
body of gallbladder 227
body of lumbar vertebra 56, 66
body of mandible 58, 60
body of pancreas 217, 229, 254
body of sternum 70
body of stomach 228
body of thoracic vertebra 207
body of tongue 220
body of vertebra 215
body overview **12–21**
body regions **18–20**
body regions—front view 18
body regions—rear view 19
body shapes **21**
body temperature 48, *148*
body tissues, metabolic rate of *252*
body (vertebra) 68, 69
bolus of food 231
bone *42*, **57**, *63*, 115, *282*
bone and muscle growth 251
bone detail 57
bone formation 63
bone formation in childhood 273
bone marrow *27*, 57
bone ossification *273*
bone structure 57
bone tissue 40
bones and ligaments of the knee—front view 84
bones of the ankle and foot **86–87**
bones of the arm **72–73**
bones of the arm: front view—left arm 72
bones of the arm: rear view—right arm 72
bones of the body **54–56**
bones of the body—front view 54
bones of the body—rear view 55
bones of the body—side view 56
bones of the ear 65
bones of the foot—side view 86
bones of the head and face **64–65**
bones of the knee **84–85**
bones of the knee—side view 84
bones of the leg **82–83**
bones of the leg: front view—right leg 82
bones of the leg: rear view—left leg 82
bones of the lower arm **76–77**
bones of the pelvis **80–81**
bones of the skull **58–63**
bones of the skull—base 62
bones of the skull—cross-sectional view 59
bones of the skull—front view 60
bones of the skull—rear view 61
bones of the skull—side view 58
bones of the skull—top 63
bones of the upper arm **74–75**
bones of the wrist and hand **78–79**
bony palate (palatine process of maxilla) 59
Borrelia burgdorferi (Lyme disease) 34
Bowman's gland (olfactory gland) 163
Bowman's space 243
boys, growth of *284*
brachial artery 118, 176, 180, 194
brachial plexus 107, 128, 206
brachial vein 118, 176, 181, 194
brachialis 98, 100, 114, 116, 117, 118
brachialis tendon 117
brachiocephalic trunk 186, 187, 207
brachiocephalic vein 176, 181, 184
brachioradialis 98, 99, 100, 114, 115, 116, 117
brain *129*, **130–33**, *133*, *136*, *165*, *182*, *252*
brain arteries—cross-sectional view 183
brain functions **134–39**
brain stem 130, 132, 158
brain stem—rear view 141
brain stem—side view 140
brain ventricles 136, *136*
brain—cross-sectional view 131, 132
brain—side view 130
branch of alveolar nerve 223
branch of bronchial artery 210
branch of hepatic artery 226
branch of nutrient artery 57
branch of portal vein 219, 226
branch of pulmonary artery 210
branch of pulmonary vein 210
branches from alveolar artery and vein 223
breakdown of corpus luteum 266
breastbone 54, 56, 112, 199, 207
breasts *257*, *282*
breathing *203*, 208, *208*, **208–11**, *209*
breathing muscles—diaphragm 199
breathing muscles—intercostals 199
breathing rate *148*
broad ligament 257, *257*
Broca's area (of motor speech) 135
bronchial tree 205
bronchioles 205, 210
bronchus 205, 288
bronchus—cross-sectional view 205
buccal nodes 168
buccinator 104
bulb of penis 240, 261
bulbar conjunctiva 152
bulbourethral (Cowper's) gland 240, 261, 262
bundles of nerve fibers (fascicle) 164
bursa 288
buttock/gluteus (gluteal) 19

C

calcaneal tuberosity 123
calcaneofibular ligament 87
calcarine branch (artery) 183
calcium levels in the blood *253*
calf/sura (sural) 19
callosomarginal artery 183
cancer cells *169*
canine (teeth) 60, 62, 220, 222
capillaries 169, *172*, 178, 210, 253
capillary bed 178
capillary network around alveoli 210
capillary plexus in pulp cavity 223
capitate 78
capitulum 75, 117
capsid (outer protein shell of virus) 37, *37*
capsular artery 255
capsular vein 173
capsule 79, 169, 172, 173, 255
capsule of cricoarytenoid joint 202
capsule of parathyroid 253
carbohydrates *230*
carbon dioxide (CO_2) *208*, 211, *211*
cardiac branch of vagus nerve 206
cardiac muscle *42*
carotid canal 62
carpal 288
carpometacarpal joint 79
cartilage 156, 204, 205, 288
cartilage tissue: elastic cartilage 43
cartilage tissue: fibrocartilage 43
cartilage tissue: hyaline cartilage 43
cauda equina 128, 129
caudate nucleus 131, 138
cecum 214, 217, 233
celiac ganglion 215
celiac plexus 143
celiac trunk 242
cell body 25, 129, *129*
cell body of podocyte 243
cell membrane *37*, 263
cell structure 24
cell structure and major cell types **24–25**
cell-mediated immune response 39
cells *37*, *46*, *211*
cells and tissues **22–43**
cellular metabolism *211*
cementum and periodontal ligament 223
central artery and vein of retina 185
central canal 142
central incisor 220, 222
central nervous system (CNS) *129*
central nervous system—cross-sectional view 129
central sulcus 275
central vein 219, 226
centriole 24, 263
cephalic vein 118, 176, 181, 194
cerebellum 129, 130, 132, 274

cerebral aqueduct 136
cerebral artery in subarachnoid space 133
cerebral cortex (gray matter) 50, 131, 132, 133, *134*, *135*, 137, 288
cerebral cortex—cross-sectional view 132
cerebral hemisphere 128
cerebral peduncles 140, 141, 274
cerebral vein in subarachnoid space 133
cerebrospinal fluid *136*
cerebrum 129, 130, 132, 133
cervical 288
cervical branch of facial nerve 146
cervical canal 280
cervical enlargement of spinal cord 128
cervical nerve 128
cervical nodes 168
cervical spine (C1–C7) 66, *67*, 105
cervical vertebra 54, 68
cervical vertebrae: axis and atlas 68
cervix 264, 280
cheek (buccal) 18
cheek bone 55, 58, 60, 62
chest muscles *208*
chest/thorax (thoracic) 18
chief cells 253, *253*
childbirth *277*, **280–81**
childbirth—dilation 280
childbirth—expulsion of the placenta 281
childbirth—presentation of the head 281
childbirth—prior to birth 280
chin (mental) 18
Chlamydia trachomatis (chlamydia) 35
cholera *(Vibrio cholerae)* *34*, 35
chordae tendineae 187
choriocapillaris 185
chorionic villi 279
choroid 153
choroid plexus 140
choroid plexus of fourth ventricle 141
choroid plexus of lateral ventricle 141
chromatin 24
chromosome strand 30
chromosomes 30, 31, 288
chyme *218*
cilia 159, 163, *163*
ciliary body 153
ciliary muscles 153, 154, *154*
cilium 24
cingulate gyrus 136, 162
circle of Willis 182, *182*, 288
circular muscle layer (of esophagus) 109
circular muscle layer (stomach) 228
circular (muscle shape) 102
circulatory system 15, **174–95**, 288
circulatory system—front view 176
circumduction 90
cisterna chyli 168
clitoris 265, 276
cloacal membrane 276
clones (virus) *37*, *39*
closed valve (lymphatic vessel) 169
Clostridium tetani (tetanus) 34
clot 29, *29*
coccygeal spinal nerve 143
coccygeal spine 66, 67, 288
cochlea 65, 157, 288
cochlear cupola 157
cochlear division of vestibulocochlear nerve 157
cochlear duct 157, 158
cochlear nerve 157, 158
cochlear (round) window 157
cochlear spiral *158*
codon 30
cold virus 36
collagen fibers *42*
collar bones 54, 55, 56, 70, 71, 72, 73, 74, 75, 94, 119, 288
collecting duct 243
colliculus seminalis 240
colloid 253
colon 192, 219, 230, 231 *231*, 233
common bile duct *227*
common carotid artery 176, 180, 206
common extensor attachment 117
common fibular nerve 128, 147
common flexor tendon 117
common hepatic artery 112, 199, 217
common hepatic duct 215, 217, 227
common iliac artery 176, 180, 192, 238, 239, 240, 241
common iliac nodes 168
common iliac vein 176, 181, 192, 238, 239, 240, 241
common palmar digital branches of median nerve 146
common palmar digital nerves 147
compact bone 273
components of blood 26
compressor naris 104
concentric lamellae 57
conception and early pregnancy **268–69**
concha (ear) 156
concha (nose) 60, 200
condylar process of mandible 56, 58
condyle 288
connecting tubule 243
connective tissue *40*, 50, 133, 159, *261*, 288
connective tissue septum 173
continuous capillaries 179, *179*
contractile protein myofilaments *101*
controlling fluid balance **244–45**
conus medullaris 129
coracoacromial ligament 75
coracoclavicular ligament 75
coracohumeral ligament 75
coracoid process 73, 74, 75, 94, 119
cornea 153, 154, *154*
corneoscleral junction (corneal limbus) 152
corniculate cartilage 202
corniculate tubercle 203
corona glandis 240
coronal suture 56, 58, 59, 63, 272
coronary ligament 226
coronoid fossa 75
coronoid process of mandible 56, 58
coronoid process of ulna 76, 77, 94, 117
corpora quadrigemina 274
corpus albicans 257
corpus callosum 131, 132, 136, 138, 252
corpus cavernosum 240, 261, *261*
corpus luteum 257, 266
corpus spongiosum 240, 261
cortex 51, 173, 242
cortex of the thymus *173*
cortex (right kidney) 215
cortical bone 57
costal cartilages 54, 56, 70
costal margin 70
costochondral junction 70
costodiaphragmatic recess 206
cotyledon (on maternal side) 279
Cowper's (bulbourethral) gland 240, 261, 262
cranial cavity 20
cranial nerves 139
cranial nerves and brain stem **139–41**
cranium (cranial) 18
cremaster muscle and fascia 262
cribriform plate of ethmoid bone 64, 163, *163*
cricoid cartilage 107, 202, 206
cricothyroid joint 202
cricothyroid muscle 107, 202, 206
crista 159
crista galli (ethmoid) 59
crown of tooth 223
cruciate (muscle shape) 102
crus 288
cubital nodes 168
cuboid 56, 86
cuneate fasciculus 142
cuneiform bones 86
cupula 159
cuticle 50
cystic artery *227*
cystic duct 215, 217, *227*
cytoplasm *27*, *27*, *30*, 288
cytosine 31, *31*

D

deep and surface muscles of the head—front view 105
deep and surface muscles of the head—rear view 105
deep brachial artery 194
deep fascia 46
deep femoral artery 122, 176, 195
deep femoral vein 122
deep fibular nerve 128, 147
deep infrapatellar bursa 85, 95
deep lingual artery and veins 224
deep muscles: front view—left arm 114
deep muscles: front view—right leg 120
deep muscles of the jaw—side view 108
deep muscles: rear view—right arm 115
deep muscles: rear view—right leg 121
deep palmar arterial arch 176, 194
deep plexus 255
dehydration *46*, 244
delta cells (producing somatostatin) 254
deltoid *74*, 98, 99, 100, 110, 114, 115, 116, 119
deltoid (medial) ligament 87
deltoid tuberosity 75
demifacet for second rib on T2 67
dendrites 25, 129, *129*
dens of axis 68
dental branch from alveolar arteries and veins 223
dental branch of alveolar nerve 223
dentine 223
depressor anguli oris 98, 100, 104
depressor labii inferioris 104
depressor naris 104
dermal hair papilla 51
dermal papilla 46
dermatomes **144–45**, *144*, 288
dermatomes—front view 145
dermatomes—rear view 145
dermatomes—side view 144
dermis 46, 47
descending aorta 176, 180, 186, 187, 207
descending colon 215
descending genicular artery 195
descent of the testes *277*
diagonal branch (artery) 186
diaphragm 20, 198, 206, *208*, *209*, 217, 288
diaphragmatic ligament *277*
diaphysis *273*, 288
diastole 288
diencephalon 141, 274
digastric (muscle shape) 102
digestion *149*, *234*
digestion and absorption of nutrients **218–19**
digestive enzymes *229*
digestive organs and greater omentum 216
digestive system 16, **212–35**, *219*, 288
digestive system—front view 214
digestive tract *41*, 220
digital arteries 176, 194, 195

digital nerve 128
digital veins 176, 194, 195
dilated cervix 280
diploic vein 133
discharging follicle (at ovulation) 257
disease *36*
distal convoluted tubule 243
distal interphalangeal joint 79
distal phalanges 78, 86
distal phalanx 78
distal phalanx of thumb 78
distal radioulnar joint 77
DNA **30–31**, *37*, 288
DNA ladder *30*, 31, *31*, *32*
DNA replication 30
dominant and recessive genes 33, *33*
dorsal 289
dorsal arch 176, 180, 195
dorsal branch to corpus callosum (artery) 183
dorsal calcaneocuboid ligament 87
dorsal cavity 20
dorsal cuboideonavicular ligament 87
dorsal cuneocuboid ligament 87
dorsal cuneonavicular ligaments 87
dorsal funiculus 142
dorsal horn (spinal cord) 142
dorsal intercuneiform ligament 87
dorsal interosseous muscles 118, 125
dorsal median sulcus 141
dorsal metatarsal ligaments 87
dorsal plexus 168
dorsal rootlets 142
dorsal spinocerebellar tract 142
dorsal tarsometatarsal ligaments 87
dorsal tubercle of radius 78
dorsal venous arch 176, 181, 195
dorsalis pedis artery 176
dorsiflexion 91, *103*
dorsolateral sulcus 142
dorsum of tongue 201
ducts (pancreas) *229*
ductus deferens (vas deferens) 260, 262, 263, 277
duodenojejunal junction 217
duodenum 192, 214, 216, 219, 228, 230, 232, *234*
dura 107
dura mater 133, *133*, 142
dural venous sinus 133

E

E. coli (food poisoning) 34
ear canal *158*
ear (otic) 18, 156, **156–57**
eardrum 65, 156, 158, 291
earlobe 156
early stages of pregnancy 268
Ebner's gland (serous gland) 160
Ebola virus 36
ectomorph female 21
ectomorph male 21
efferent arteriole 243
efferent ductules 263
efferent lymphatic vessel 169
egg (ovum) 257, 266, 267, *267*, *268*, 269, *282*
eighth rib 70
ejaculatory duct 262
elastic cartilage *43*
elbow (antecubital) 18, *103*
elbow extension 91
elbow flexion 91
elbow joint 76, 94
elbow/olecranon (olecranal) 19
ellipsoidal joint 92
embryo *43*, *268*, 269, *277*, 289
emotion *162*
emotional responses *165*
emotional states *136*
enamel 223
endocrine glands *252*, **252–55**, *253*
endocrine organs *179*
endocrine system 17, **246–57**, 289
endolymph 159
endolymphatic duct 157
endometrium 267, *267*, 279
endomorph female 21
endomorph male 21
endoneurium 142
endoplasmic reticulum 24
endosteal layer of dura mater 133
endosteum 57
endothelial cell 169, 243
endothoracic fascia 210
enzymes *225*
eosinophil 27
epicondyle 289
epidermis 46, 47, 51
epididymis 260, 277
epidural fat 107
epiglottis *43*, 160, 161, 201, 202, 203, *203*, 221, 289
epiglottis: breathing 203
epiglottis: speaking 203
epiglottis: swallowing 203
epineurium 142
epiphyseal (growth) plates 273
epiphyseal line 57
epiphyses *273*, 289
epithelial cells 161, *173*, *226*
epithelial tissue 41, *41*, 289
erection *261*
erector pili muscle (arrector pili) 51
erector spinae 110
erythrocytes (red blood cells) 26, 177
estrogen *257*, *266*
ethmoid air cells 64, 200
ethmoid bone 58, 64
eustachian (auditory) tube 65, 157
eversion 90, 289
exercising muscles 103
exocrine 289
expiration (breathing out) 208
extension (body movement) 91, 289
extension (muscles) *103*
extensor carpi radialis brevis 117, 118
extensor carpi radialis longus 100, 114, 116, 118
extensor carpi ulnaris 100, 116
extensor digiti minimi 115, 118
extensor digitorum 99, 100, 115, 116, 118
extensor digitorum brevis 123
extensor digitorum brevis tendons 123
extensor digitorum longus 98, 100, 120, 122, 123
extensor digitorum longus tendons 123
extensor hallucis longus 98, 120, 123
extensor hallucis longus tendon 123
extensor indicus 118
extensor pollicis brevis 99, 115, 118
extensor pollicis longus 115, 118
extensor retinaculum 99, 115
external abdominal oblique 98, 100, 110, 217
external acoustic meatus 58, 272
external anal sphincter (sphincter ani externus) 217, 233
external carotid artery 184
external ear canal (meatus) 156, 158
external iliac artery 176, 180, 192, 195, 238, 239, 240, 241
external iliac nodes 168
external iliac vein 176, 181, 192, 195, 238, 239, 240, 241
external intercostals 110, 112, 199
external jugular vein 176, 181, 184, 206
external occipital crest 62
external occipital protuberance 58, 61, 62
external root sheath 51
external spermatic fascia 262
external urethral meatus 276
external urethral orifice 240, 241
eye 18, *42*, 148, 149, **152–53**, *155*
eye color *33*
eyeball 64, 152
eye—front view 152
eye—side view 153

F

face (facial) 18, *144*
facet for head of first rib 67
facial artery 176, 180, 184
facial colliculus 141
facial nerve (VII) 139, 140
facial nerves 146
facial vein 184
falciform ligament 215, 217, 226
Fallopian (uterine) tube 257, 264, *266*, 267, *267*, *268*
false rib 54, 55
false ribs (pairs 8–10) 70
falx cerebri 133
fascia penis 261
fat *40*, *219*
fat distribution *282*
fat pad 117
fats *230*
fatty acids *218*
female: 1–5 years 283
female: 6–11 years 283
female: 6–12 months 282
female: 12–19 years 283
female: 20–30 years 282
female: 30–40 years 282
female: 40–50 years 282
female: 50–65 years 283
female: 65–85 years 283
female: 85+ years 283
female: birth–6 months 282
female bladder 241
female endocrine system—front view 249
female pelvis—front view 80
female reproductive system **264–65**
female reproductive system—cross-sectional view 264
female sex hormones *282*
female urethra 241
female urinary system—front view 239
femoral artery 122, 176, 180, 195
femoral lateral condyle 56, 84
femoral nerve 128, 147
femoral vein 122, 176, 181, 195
fenestrated capillaries 179, *179*, 235
fenestrations 179
fertilization 268, *268*
fertilized ovum (egg) *257*
fetal 289
fetal brain development **274–75**
fetal brain development: 8 weeks 274
fetal brain development: 11 weeks 274
fetal brain development: 21 weeks 274
fetal brain development: 26 weeks 274
fetal brain development: 30 weeks 275
fetal brain development: 40 weeks 275
fetal development cycle **270–71**
fetal sex differentiation **276–77**
fetal sex differentiation: 12 weeks (female) 276
fetal sex differentiation: 12 weeks (male) 276

fetal sex differentiation: fully developed (female) 276
fetal sex differentiation: fully developed (male) 276
fetal sex differentiation: undifferentiated (up to 12 weeks) 276
fetal skull and bone development **272–73**
fetal skull development: 12 weeks 272
fetal skull development: 16 weeks 272
fetal skull development: full term—side view 272
fetal skull development: full term—view from above 272
fetal testes descent: 7 weeks 277
fetal testes descent: 16 weeks 277
fetal testes descent: 30 weeks 277
fetal testes descent: fully developed 277
fetal waste *279*
fetus *268*, 269, 289
fetus: 5 weeks 270
fetus: 11 weeks 270
fetus: 20 weeks 270
fetus: 24 weeks 270
fetus: 32 weeks 271
fetus: full term 271
fibrin 289
fibrocartilage *43*
fibrous flexor sheath 114
fibrous scar tissue 28
fibula 54, 55, 56, 82, 83, 84, 87, 123
fibular artery 176, 180, 195
fibular collateral ligament 84
fibular notch 83
fibular vein 176, 195
fibularis (peroneus) brevis 123
fibularis (peroneus) longus 98, 99, 120, 121, 122
fibularis (peroneus) longus tendon 123
fibularis (peroneus) tertius 123
fields of vision *155*
fifth rib 70
"fight-or-flight" system *148*
fila olfactoria 163
filiform papilla 160
filiform papillae 160, 221
filtrate *243*
fimbriated fold 224
finger 79
fingernail 79
fingers/digits (digital or phalangeal) 18
first capillary venule 173
first cervical nerve 141
first coccygeal vertebra 69
first layer muscles of the foot—view from below 124
first metacarpal bone 79
first metatarsal 123
first molar 220, 222
first premolar 220, 222
first rib 70, 206
first thoracic vertebra (T1) 70
fissure *134*
flexion (body movement) 91, 289
flexion (muscles) *103*
flexor carpi radialis 117
flexor carpi ulnaris 99, 100, 115, 116, 117
flexor digiti minimi 125
flexor digiti minimi brevis 114
flexor digitorum brevis 124
flexor digitorum longus 121, 123
flexor digitorum longus tendon 123
flexor digitorum profundus 114
flexor digitorum superficialis 98, 114, 117
flexor hallucis brevis 125
flexor hallucis longus 121, 123
flexor hallucis longus tendon 123
flexor pollicis brevis 114
flexor pollicis longus 114
flexor retinaculum 114, 123
floating ribs (pairs 11–12) 55, 56, 70
fluid exchange *179*
focusing (eye) 154
foliate papillae 161, 221
follicle cell 253
follicle of cortex 169
follicle sheath 51
follicles (egg sacs) *266*
follicle-stimulating hormone (FSH) 251, *266*
follicular fluid 266
fontanelle 289
food poisoning 34, *34*
food processing *229*
foot process of podocytes 243
foot/pes (pedal) 18, *103*
foramen 289
foramen lacerum 62
foramen magnum 59, 62
foramen ovale 62
foramen spinosum 62
foramina (brain) *136*
forearm/antebrachium (antebrachial) 18
forebrain (telencephalon) 274
forehead 18, 54, 56, 58, 59, 60, 63, 64, 272
fornix 131, 136, 138
fourth coccygeal vertebra 69
fourth layer muscles of the foot—view from below 125
fourth rib 70
fourth ventricle (brain) 136
fovea capitis 83
free nerve ending 46
free ribosome 24
frenulum of tongue 224
frontal 272
frontal lobe 134, 163, 274, 275
frontal sinus 59, 64, 200
frontal suture 272
frontalis 98, 100, 104, 105
functional areas (brain) 135
fundus of gallbladder *227*
fundus of stomach 228
fungiform papilla 160
fungiform papillae 160, 221
fusiform (muscle shape) 102
future cerebellum 274

G

galea aponeurotica 104
gallbladder 214, 215, 216, 217, *227*, 232
gastrocnemius 98, 120
gastroenteritis (rotavirus) 36
gastroesophageal (cardioesophageal) junction 214, 228
gemellus inferior 110, 121
gemellus superior 110, 121
gene *32*, *33*, 289
genes and heredity **32–33**
genetic code 32
genital branch of genitofemoral nerve 262
genital tubercle 276
germinative layer 51
gingiva 223
gingival branch from alveolar arteries and veins 223
gingival branch of alveolar nerve 223
girls, growth of *282*
glabella 60
gland 289
glands and organs affected by the pituitary gland 251
glans of penis 240, 261, 276
glenohumeral ligaments 75
glenoid cavity 73, 94
glenoid fossa 73
gliding joints 92
globin protein strand 26
globus pallidus 131
glomerular tuft of capillaries 243
glomeruli 243
glossopharyngeal nerve (IX) 139, 140
glottis *203*
glucagon 254, *254*
gluteus maximus 99, 100, 110, 121, 122
gluteus medius 110, 121
gluteus minimus 110, 121
golgi apparatus 24, 25, 129
gonad 277
gonorrhea *(Neisseria gonorrhoeae)* 35
gracile fasciculus 142
gracilis 98, 99, 120, 121, 122
gray matter *see* cerebral cortex
gray ramus communicans 142
great saphenous vein 122, 176, 181, 195
greater curvature of stomach 228
greater duodenal papilla 217
greater horn of hyoid bone 202
greater omentum 216, 217
greater trochanter (femur) 83
greater tubercle of humerus 56, 73, 75, 94
greater wing of sphenoid bone 58, 60, 62
groin/inguen (inguinal) 18
groove for spinal nerve 68
groove for vertebral artery 141
groove of middle meningeal artery 59
growth hormone (GH) 251
growth plate (bone) *273*
guanine 31, *31*
gubernaculum testis *277*
gullet 107, 112, 199, 201, 202, 207, 214, *218*, 230, 231, *231*
gustatory cell 161
gyri 130
gyrus 134, *134*, 289

H

habenula 141
hair 46, 49, 50, 133
hair and nails **50–51**
hair bulb 47, 51
hair cell (type 1) 159
hair cell (type 2) 159
hair cells 159
hair follicle 46, 50, 51, 133
hair loss *284*
hair shaft 47, 51
hamate 78
hamstring muscles 122
hamstring part of adductor magnus 121
hand 18, 78, 118
Hassall's corpuscle 173, *173*
Haversian canal with artery and vein 57
head (body region) 18–19
head engaged in pelvis 280
head of epididymis 262, 263
head of femur 56, 83, 93
head of fibula 83
head of humerus 73, 75, 94
head of mandible 59
head of pancreas 217, 229, 254
head of radius 76, 77, 94
head of ulna *77*
head (sperm) 263
healing **28–29**
hearing and balance **158–59**
hearing: auditory centers 158
hearing: auditory ossicles 158
hearing: ear 158
hearing: organ of Corti 158
heart *42*, 148, 149, 180, *180*, *181*, **186–87**, 211, *211*

heart cycle **190–91**
heart cycle 1 190
heart cycle 2 190
heart cycle 3 191
heart cycle 4 191
heart rate *148*
heart valves **188–89**
heart valves: ventricular diastole 188
heart valves: ventricular systole 188
heart—cross-sectional view 187
heart—front view 186
heart—rear view 186
heat loss *48*
heel/calcaneus (calcaneal) 19
heel bone 55, 56, 82, 86, 87, 123
helicotrema 157
helix 156
helper T cell 39
heme 26
hemoglobin *211*
hepatic 289
hepatic artery 193, 216, *219*
hepatic artery proper (bifurcation) 215
hepatic cells *219*
hepatic ducts *227*
hepatic portal system 192, *219*
hepatic (right colic) flexure 217, 233
hepatitis virus 36
hepatocyte 226
hepatocyte plate 226
herpes virus 36
hinge joint 93
hip *43*
hip bone and joint 81
hip joint 95
hippocampus 136, 162, *162*
histamine 39, *39*, 289
horizontal fissure 207
hormones *251*, 289
horny layer (stratum corneum) 46, *46*, 51
host cell 37, *37*
humerus 54, 55, 72, 73, 74, 75, 76, 93, 94, 117, 118, 119
humoral immune response 38
hyaline cartilage *43*, 273
hymen 276
hypoglossal nerve (XII) 139, 140
hypophyseal artery 250
hypophyseal portal system 250
hypothalamus 48, *48*, 132, 138, 244, *244*, 245, 250, 266, *266*, 289
hypothenar muscles 114

I

ileum 214, 217, 232, *234*
iliac bone 217
iliac crest 56, 80, 99, 110
iliacus 111, 113
iliopsoas 98, 111, 113, 120
iliopubic eminence 80
iliotibial tract 100, 120, 121, 122
ilium 54, 56, 80, 81, 95
illness *37*
immune response *39*, *170*
immunity **38–39**
impression of the colon (left colic flexure) 172
impression of the kidney 172
impression of the stomach 172
incisive foramen 62
incisors 60, 62
incus 65, 156
incus ossicle 157, 158
infections *34*, 35
inferior articular process of axis 68, 141
inferior articular process of L3 67
inferior articular process (vertebra) 69
inferior articular surface (tibia) 83
inferior border of liver 226
inferior cerebellar peduncle 141
inferior colliculus 138, 140, 252
inferior constrictor 109, 201
inferior costal demifacet 69
inferior extensor retinaculum 98, 100, 120, 122, 123
inferior fibers of trapezius 110
inferior horn (brain ventricles) 136
inferior horn of thyroid cartilage 107, 202
inferior lobar bronchus 205
inferior medullary velum 141
inferior mesenteric plexus 143
inferior mesenteric vein 192, 219
inferior nasal concha 60, 200
inferior nuchal line 62
inferior oblique 106
inferior orbital fissure 60
inferior orbital margin 60
inferior peroneal retinaculum 123
inferior pubic ramus 80
inferior rectus 106
inferior temporal line 108
inferior thyroid vein 206
inferior vena cava 112, 176, 181, 186, 187, 190, 192, 199, 207, 215, 216, 217, 219, 238, 239, 240, 241, 242
inferior vertebral notch of T9 67
influenza virus 36
infraorbital foramen 60
infraspinatus 103, 110, 115, 119
infundibulum 250
inguinal canal *277*
inguinal ligament 111, 113, 120
inhalation 208
inner circular layer of muscularis externa 234, 235
inner circumferential lamella 57
inner ear *159*
inner hair cell 158
inspiration (breathing in) 208
insula 274
insula cortex 132
insulin *254*
insuloacinar portal vessels 254
intercalated ducts 225, 229
intercondylar eminence (tibia) 83
intercostal arteries 176
intercostal muscles 112, *209*, 217
intercostal nerve 128
intercostal nodes 168
interlobar artery 242, 243
interlobular bile duct 226
interlobular duct 225, 229
interlobular vein 243
intermediate cuneiform bone 56, 86
intermediate medial frontal branch (artery) 183
internal acoustic meatus 59
internal anal sphincter (sphincter ani internus) 217, 233
internal carotid artery 107, 182
internal iliac artery 176, 180, 192, 238, 239, 240, 241
internal iliac nodes 168
internal iliac vein 176, 181, 192, 238, 239, 240, 241
internal intercostal muscles 112, 199
internal jugular vein 107, 176, 181, 184, 206
internal oblique 110, 217
internal occipital protuberance 59
internal organs *129*, *164*, *165*
internal root sheath 51
internal thoracic vein 206
internal urethral orifice 240, 241
interosseous artery 194
interosseous border 77, 83
interosseous membrane 78, 87, 117
interstitial fluid *169*
interstitial lamellae 57
interthalamic adhesion 136
intertubercular sulcus 75
interventricular foramen 136
interventricular septum 207
intervertebral disk 56, 66, 80, 81, 289
intervertebral disk T3–4 67
intervertebral foramen 67
intestinal epithelium 235
intestinal jejunum plica—cross-sectional view 235
intestinal jejunum—cut-away view 234
intestines **232–35**
intima 178
intralobular duct 229
inversion (body movement) 90, 289
iris 152, 185
iron ion 26
ischial tuberosity 55
ischiococcygeus 113
ischium pubis 80
islet of Langerhans 229, 254, *254*

J

jejunum 214, 217, 232, *234*, *235*
joint capsule 74, 117, 119
joints *43*, **94–95**, *164*
jugular foramen 62

K

kidney nephron 243
kidney tubules 251
kidneys *179*, 193, 238, 239, **242–43**, *243*, 244, *244*, *255*, *277*
kidneys and adrenal glands 242
killer T cell 39
knee joint 95
knee joint—cross-sectional view 85
kneecap (patella) 18, 54, 56, 82, 83, 84, 85, 95
Krause bulb 46

L

L4 vertebra 80
L5 vertebra 67, 80, 81, 113
labial swelling 276
labium majus 265
labium minus 265, 276
labyrinthine artery 182
lacrimal bone 58
lacrimal caruncle 152
lactiferous duct 265
lactiferous sinus 265
lacunar ligament 113
lambda 61
lambdoid suture 56, 58, 59, 61, 272
lamina (lumbar vertebra) 69
lamina of thyroid cartilage 202
lamina propria 235
large intestine 148
laryngopharynx 201
larynx 198, 202, **202–3**, *203*, 289
larynx—front view 202
larynx—rear view 202
late pregnancy **278–79**
late pregnancy: location of the placenta 279
late pregnancy: placenta—cross-sectional view 279

late pregnancy: placenta—front view 279
late pregnancy—full term 278
late pregnancy—twins 278
lateral border of scapula 73, 94
lateral condyle 55
lateral condyle of femur 83, 84
lateral condyle (tibia) 83
lateral corticospinal tract 142
lateral cuneiform bone 56, 86
lateral epicondyle (femur) 83
lateral epicondyle (humerus) 56, 75, 117
lateral femoral cutaneous nerve 128, 147
lateral fissure 132, 134, 274, 275
lateral foramen of Luschka 141
lateral funiculus 142
lateral geniculate bodies 141
lateral geniculate nucleus (in thalamus) 140, 155
lateral group (axillary nodes) 168
lateral head of gastrocnemius 100, 121, 122
lateral head of triceps brachii 100, 115, 116, 118
lateral incisor 220, 222
lateral malleolus (fibula) 56, 83, 87
lateral mass 68
lateral meniscus 84
lateral pterygoid 94, 108
lateral pterygoid plate 62
lateral pterygoid plate (of sphenoid bone) 58
lateral recess 141
lateral rectus 106
lateral reticulospinal tract 142
lateral semicircular canal 157
lateral supracondylar ridge 75
lateral surface (fibula, tibia) 83
lateral thoracic artery 194
lateral vestibulospinal tract 142
latissimus dorsi 99, 110
leaflet/cusp of mitral valve 187, 189
leaflet/cusp of tricuspid valve 187, 189
left adrenal cortex 255
left adrenal gland 242, 255
left adrenal medulla 255
left atrium 186, 187, 189, 190, *190*, 191, *191*, 207
left brachiocephalic vein 186, 187, 206, 207
left colic veins 192, 219
left common carotid artery 186, 187, 207
left crus of diaphragm 112, 199, 215, 217, 242
left gastric artery 112, 199, 215, 216, 217
left gastric vein 192, 215, 219
left gastroepiploic artery 217
left hepatic artery 217
left hepatic duct 227
left inferior pulmonary vein 186, 187, 190
left kidney 215, 255
left lateral ventricle (brain) 136
left lobe of liver 216, 217, 226
left lobe (thymus) 173
left lung 207
left primary bronchus 198, 205
left pulmonary artery 186, 187, 190, 191, 207
left renal artery 242
left subclavian artery 186, 187, 207
left superior pulmonary vein 186, 190
left suprarenal artery 255
left ureter 240, 241
left ventricle (heart) 186, *188*, 189, 190, 191, *191*, 207
left visual cortex 155
leg/crus (crural) 18
lens (eye) 153, 154, *154*, 185
lesser curvature of stomach 228
lesser omentum 215
lesser trochanter (femur) 83
lesser tubercle (humerus) 73, 75, 94
lesser wing of sphenoid bone 60
levator ani 217
levator ani (iliococcygeus) 113
levator ani (pubococcygeus) 113
levator ani (puborectalis) 113
levator labii superioris 98, 104
levator labii superioris alaeque nasi 104
levator palpebrae superioris 106
levator scapulae 100, 104, 105, 107, 110
lifespan: female **282–83**
lifespan: male **284–85**
ligament of head of femur 93
ligament tissue 43
ligaments *43*, 57, 289
ligaments of the ankle and foot—side view 87
ligaments of the elbow 76
ligaments of the shoulder—front view 75
ligamentum arteriosum 186
ligamentum teres 226
light rays 154
light reflex 156
limbic system 136, *162*, 165, *165*
line of fusion 276
lingual nerve 224
lingual tonsil (lingual nodules) 161, 171, 221
liver 148, 192, 193, 214, 215, 219, *219*, 226, *226*, *234*
liver and gallbladder **226–27**
liver cells (hepatocytes) 219, *226*
liver lobules *219*, 226, *226*
liver plate 219, 226
liver sinusoid 226, *226*
liver—microstructure 226
lobe 289
lobes of the brain 134, *134*
lobules of mammary gland 265
lobules (testes) 263
long head of biceps brachii 114
long head of biceps femoris 99
long head of triceps brachii 115, 118
long posterior ciliary artery 185
longitudinal cerebral fissure 131
longitudinal muscle layer (of esophagus) 109
longitudinal muscle layer (stomach) 228
longus colli 107
loops of small intestine 215
loose areolar tissue 133
loose connective tissue 40, 164
lower back (lumbar) 19
lower buccal branch of facial nerve 146
lower jaw bone (mandible) 54, 55, 56, 58, 59, 94, 108, 272, 289
lower limb 19
lower lobar bronchus 198, 205
lower lobe (left lung) 205, 206
lower lobe (right lung) 205, 206, 207
lower teeth 54, 60, 222
lowest thoracic vertebra (T12) 70
lumbar 66, 289
lumbar fascia 110
lumbar region (L1–L5) 67
lumbar vertebra 54, 55, 69
lumbar vertebrae 81, 95
lumbosacral enlargement of spinal cord 128
lumbosacral plexus 128
lumbricals 98, 114, 124
lumen 253, *253*
lunate 78
lungs 148, 149, *190*, **206–7**, 208, *208*, *209*, *211*
lungs and heart—cross-sectional view from above 207
lungs and heart—front view 207
lungs—front view 206
lunula 50
luteinizing hormone (LH) 251, *266*
Lyme disease *(Borrelia burgdorferi)* 34
lymph nodes 169, *169*
lymphatic lacteal 235
lymphatic nodule 235
lymphatic nodules of the gut and tonsils *170*
lymphatic system 15, **166–73**, *169*, 289
lymphatic system—front view 168
lymphatic tissue 41, 170, *170*, *172*, 289
lymphatic vessels 169, *169*, *234*, 235
lymphocytes *27*, 170, *170*, 235, 289
lymphoid organs *169*, **170–73**
lymphoid organs of the head—cross-sectional view 171
lymphoid organs of the torso—front view 171
lysosome 24

M

macrophages *27*, 38, *38*, 39, *39*, *169*, 289
macula densa 243
main pancreatic duct 217, 229, 254
maintaining fluid balance in the body 244
major arterial circle 185
major arteries and veins of the abdomen 192
major arteries and veins of the body **180–81**
major arteries of the body 180
major calyx 242
major nerves of the wrist 146
major veins of the body 181
male: 1–5 years 285
male: 6–11 years 285
male: 6–12 months 284
male: 12–19 years 285
male: 20–30 years 284
male: 30–40 years 284
male: 40–50 years 284
male: 50–65 years 285
male: 65–85 years 285
male: 85+ years 285
male and female endocrine glands **256–57**
male: birth–6 months 284
male bladder 240
male endocrine system—front view 248
male pelvis—front view 80
male reproductive system **260–63**
male reproductive system—cross-sectional view 260
male sex hormones *284*
male sexual characteristics *255*
male urethra 240
male urinary system—front view 238
male voice *284*
malleus 65, 156
malleus ossicle 157, 158
mammary glands 251, 265, 289
mammillary body 136, 250
mammillary process 69
mandibular branch of facial nerve 146
mandibular foramen 59
mandibular fossa 62
mandibular notch 58, 59
manubrium of sternum 70, 71, 289
marrow cavity 57, 273
masseter 98, 105, 108
mast cells 39, *39*
mastoid fontanelle 272
mastoid part of temporal 272
mastoid process 56, 58, 60, 61, 62
maternal blood 279
maternal blood vessels 279
mature follicle 266
mature ovum 257
maxillary sinus 64, 200
medial and lateral rotation 91

medial border of scapula 73, 94
medial border (tibia) 83
medial condyle of femur 83, 84
medial condyle (tibia) 83
medial cuneiform bone 56, 86
medial epicondyle of humerus 75, 76, 83, 94, 117
medial frontal branches (arteries) 183
medial frontobasal artery 183
medial geniculate bodies 141
medial head of gastrocnemius 99, 121
medial head of triceps brachii 118
medial malleolus (tibia) 83, 87
medial meniscus 84
medial occipital artery (branch of posterior cerebral artery) 183
medial pterygoid 94, 108
medial pterygoid plate 59, 62
medial rectus 106
medial reticulospinal tract 142
medial striate artery 183
medial supracondylar ridge 75
medial surface (fibula, tibia) 83
medial vestibulospinal tract 142
median antebrachial vein 181, 194
median aperture of Magendie 141
median cubital vein 176, 194
median nerve 128, 146, 147
median sacral crest 67, 80
median sulcus 161, 220, 221
mediastinum testis and straight tubules 263
medulla 51, 141, 160, *160*, 173, *173*, 208, 255, *255*
medulla (myelencephalon) 274
medulla oblongata 128, 140
medulla (right kidney) 215
medullary plexus 255
medullary plexus of peritubular capillaries 243
medullary vein 255
megakaryocyte 27, *27*
Meissner corpuscles 46
melanocyte 51
melanocyte-stimulating hormone (MSH) 251
melatonin *252*
membranous urethra 262
memory *162*
memory B cells 38, *38*
memory storage *136*
memory T cell 39
meningeal layer of dura mater 133
meninges of the brain 133, *133*, 289
meningococcal disease *(Neisseria meningitidis)* 35
menopause *282*
menstrual cycle *266*, **266–67**, 267
menstrual fluid 267
menstrual period *282*
mental foramen 58, 60
mental protuberance 56, 58, 60
mental tubercle 60
mesencephalon 274
mesentery 218, 234
mesomorph female 21
mesomorph male 21
mesonephric duct 277
metabolic rate *48*
metacarpal bone of thumb 92
metacarpal bones 54, 55, 72, 78
metacarpophalangeal joint 79
metatarsal bones 54, 55, 56, 82, 86
metatarsophalangeal joint 123
metencephalon 274
microvilli 24, 253
midbrain 138, 141
midbrain (mesencephalon) corpora quadrigemina 274
middle cerebellar peduncle 141
middle cerebral artery 182
middle constrictor 109, 201
middle ear (tympanic cavity) 157, 158
middle fibers of trapezius 110
middle lobar bronchus 198, 205
middle lobe (right lung) 205, 206
middle nasal concha 60, 200
middle part of the abdomen—cross-sectional view 215
middle phalanges 78, 86
middle phalanx 79
minor arterial circle 185
minor calyx 242
mitochondrial sheath, middle piece 263
mitochondrion 24, 25, 129, 263
mitral cell 163
mitral valve 188, *188*, 189, 190, 191
molars 60, 62
monocyte 27, 170
mons pubis 265
motor activity 137, *137*
motor area of the cerebral cortex 137
motor speech area (Broca's) 135
mouth and tongue **220–21**
mouth: entrance to the body 220
mouth (oral) 18, *218*, *225*
movement and support 103
movements of the body **90–91**
movements of the body—front view 90
movements of the body—side view 91
moving oxygen around the body 211
mRNA *30*, 31, *31*, 290
mucosa 218, 234
mucosa and submucosa 228
mucosa (digestive tract) *170*
mucosa (respiratory system) *170*
mucosa (urogenital tract) *170*
mucous acinus 225
mucous cell 225
mucous membrane (olfactory epithelium) *163*
mucous tubules 225
mucus *225*
mucus-producing cells *225*
multicaudal (muscle shape) 102
multipennate (muscle shape) 102
muscle action **103**
muscle attachment *103*
muscle contraction 103
muscle fiber *42*, 101, *101*, *102*
muscle fiber—microstructure 101
muscle shapes 102
muscle tissue: cardiac muscle 42
muscle tissue: skeletal muscle 42
muscle tissue: smooth muscle 42
muscle types **101–102**
muscles *42*, *57*, *101*, *102*, *103*, *129*, *164*, 208, *284*
muscles and tendons of the right hand—top view 118
muscles of breathing and the pelvis **112–13**
muscles of facial expression—front view 104
muscles of the abdomen 111
muscles of the arm **114–17**
muscles of the arm and hand **118–19**
muscles of the arm: left elbow—rear view 117
muscles of the arm: right elbow—front view 117
muscles of the arm: side view—left arm 116
muscles of the back 110
muscles of the back and abdomen **110–11**
muscles of the body **98–100**
muscles of the body—front view 98
muscles of the body—rear view 99
muscles of the body—side view 100
muscles of the diaphragm 112
muscles of the elbow—side view 116
muscles of the eye and neck **106–7**
muscles of the eye—side view 106
muscles of the eye—view from above 106
muscles of the foot **124–25**
muscles of the foot—rear view 123
muscles of the foot—side view 123
muscles of the groin 113
muscles of the head **104–5**
muscles of the head—side view 104
muscles of the jaw and throat **108–9**
muscles of the leg **120–21**
muscles of the leg and foot **122–23**
muscles of the leg and foot: side view—left leg 122
muscles of the lip 109
muscles of the neck—cross-sectional view 107
muscles of the thigh—cross-sectional view 122
muscles of the throat—rear view 109
muscles of the upper arm—cross-sectional view 118
muscular layer 160
muscular system 14, **96–125**, 290
muscularis externa 218
muscularis mucosae 234
musculocutaneous nerve 147
myelin sheath 25, 129, 164
myelin sheath of Schwann cell 142
myofibrils 101, *101*, 290
myometrium 279
myosin 101
myosin crossbridge 101
myosin head 101, *101*
myosin tail 101

N

nail 50
nasal bone 58, 59, 60, 272
nasal cavity 162, *162*, 198
nasal conchae 60, 200
nasal lining *162*
nasal passage *208*
nasal septum 60
nasalis (compressor naris and depressor naris) 104
nasolacrimal duct 58
nasopharynx 200, 201, 202
natural killer cells *170*
navicular 56
neck (cervical) 18–19
neck of bladder 240
neck of femur 83
neck of fibula 83
neck of gallbladder 227
neck of pancreas 229, 254
neck of radius *76*, *77*, 94
neck of tooth 223
neck (sperm) 263
Neisseria gonorrhoeae (gonorrhea) 35
Neisseria meningitidis (meningococcal disease) 35
nephrons *243*, 290
nerve cells *129*, *163*
nerve endings 46, 51, 164
nerve fibers 158, 159, 161, *163*, *164*
nerve impulses *129*, *155*, *158*, *160*
nerve receptors 48, *48*
nerve signals 48, *159*, *162*
nerve to skin link 144
nerves 218, *219*, 234, 235
nerves of myenteric plexus 234
nerves of the arm: front view—left arm 147

nerves of the head, arms, and legs **145–46**
nerves of the leg: front view—right leg 147
nervous system 15, *41*, **126–49**, 290
nervous system—front view 128
network of capillaries 245
neural tissue 41, *41*, 290
neurohypophysis 290
neuron of hypothalamoneurohypophyseal tract 245
neurons 25, 129, *129*, 290
neurosecretory cells 250
neutrophil *27*
new osteon 63
ninth rib 70
nipple 265
node of ranvier 142
normal dermis 28
normal epidermis 28
nose 18, *43*, 200
nose and throat **200–201**
nostrils *162*
notch in superior border (spleen) 172
nuclear membrane 25, 129
nuclear pores 24
nuclear vacuole 263
nuclei 101
nucleolus 24, 25, 129
nucleotide bases 31, *31*, 32, 290
nucleus 24, 27, 37, 263
nucleus of endothelial cell 26, 177
nutrients *219*, *279*

O

oblique cord 76
oblique muscle layer (stomach) 228
oblique popliteal ligament 121
obturator artery 180, 195
obturator foramen 56, 80, 113
obturator internus 113
obturator nerve 122, 128, 147
obturator vein 195
occipital artery 184
occipital bone 55, 56, 58, 59, 61, 62, 63
occipital condyle 62
occipital lobe 134, 272, 274, 275
occipital vein 184
occipitalis 98, 99, 100, 104, 105
oculomotor nerve (III) 139, 140
odor molecules 162, *163*
olecranon 76, *77*, 93, 94, 99, 115, 116, 117, 290
olecranon bursa 117
olfactory 290
olfactory apparatus 163
olfactory bulb 162, 163, *163*
olfactory center in the brain 162, *162*
olfactory mucosa *162*, 163
olfactory nerve (I) 139
olfactory nerve cell 163
olfactory organs 160, *160*
olfactory pathway 162
olfactory receptors 162, *163*
olfactory tract 162, 163
omental bursa 215
omentum 290
one-way valves *181*
oocyte 290
opening (meatus) of left ureter 240
opening of a liver sinusoid 226
opening of ejaculatory duct 240
opening of ureters 241
opponens digiti minimi 114
opponens pollicis 114
optic chiasm 138, 155, 250
optic nerve (II) 106, 139, 140, 155, 185
optic tract 140, 155
oral cavity 201
oral cavity and salivary glands 224
orbicularis oculi 98, 100, 104
orbicularis oris 98, 100, 104, 109
orbit 54
orbital cavity—view from above 64
orbital surface of frontal lobe 275
organ of Corti 157, *158*
organs of female reproduction—front view 264
organs of male reproduction—front view 260
orifice of urethra 265
oropharynx 201, 202
ossicles 157, 158, *158*
ossification 290
osteon 63, *63*, 290
otoconia 159
otolith organs *159*
otolithic membrane (gelatin layer) 159
outer circumferential lamellae 57
outer ear *43*
outer hair cell 158
outer longitudinal layer of muscularis externa 234, 235
outer longitudinal layer of smooth muscle cells 234
ovarian artery 239, 241
ovarian vein 239, 241
ovaries 249, 257, *257*, 264, *266*, 267, *267*
ovary—cross-sectional view 257
overview of the body systems **14–17**
ovulation 266, *266*, 267
oxygen (O_2) 208, *208*, 211, *211*, *219*, *279*
oxygenation at cell level 211
oxyphil cells 253, *253*
oxytocin (OT) 251

P

Pacinian corpuscle 46
pain *164*, **164–65**, *165*
pain pathways 164, *165*
pain perception *165*
pain signals *165*
palatine bone 62
palatine process (maxilla) 62
palatine tonsil 161, 171, 220, 221
palatoglossal arch 220
palatoglossal arch and muscle 161, 221
palatopharyngeal arch 220
palatopharyngeal arch and muscle 161, 221
pallium (telencephalon) 274
palm (palmar) 18, 290
palm view—right hand 78
palmar arterial arches 180
palmar interosseous (muscle) 114
palmar ligament 79
palmar plexus 168
palmar venous arch 176, 181, 194
palmaris brevis 114
palmaris longus 117
pampiniform (venous) plexus 262
pancreas 148, 149, 192, 214, 219, 229, *229*, 248, 249, 254, *254*
pancreas: endocrine cells 254
pancreas: exocrine cells 229
pancreaticoduodenal vein 192, 219
papilla 290
papillary muscle 187
paracentral artery 183
paranasal sinuses 64, 200
parasternal nodes 168
parasympathetic division of autonomic nervous system *149*
parathyroid glands 248, 249, 253, *253*
parathyroid hormone *253*
parietal bone 54, 55, 56, 58, 59, 60, 61, 63
parietal layer of Bowman's capsule 243
parietal layer of tunica vaginalis 262
parietal lobe 134, 160, *160*, 164, 272, 274, 275
parietal pleura 207, 210
parietal tuber 272
parietooccipital branch (artery) 183
parotid duct 224
parotid gland—microstructure 225
parotid glands 157, 224, *225*
parotid nodes 168
pars flaccida 156
pars tensa 156
patellar ligament 84, 85, 95
patellar surface 83
pectineal line 80
pectineus 98, 111, 113, 120
pectoralis major 98, 100, 114, 206, 265
pedicle 69
pedicle of T4 67
peduncle 290
pelvic bone *261*
pelvic cavity 20
pelvic floor muscles 113
pelvic sacral foramina 80, 81
pelvis (pelvic) 18, *43*
penis *256*, 260, *261*
penis: reproductive function 261
pepsin *218*
perecuneal artery 183
pericallosal artery 183
pericardial cavity 20
pericardium 186, 187, 206, 207
pericranium 133
perineurium 142
periosteal artery 57
periosteal vein 57
periosteum 57, 63
peripheral nerves 142, 143
perirenal fat 215, 242
peristalsis 231, *231*, 290
peristaltic contractions *231*
peritoneum 262, 290
peritubular capillaries 243
perivitelline space 269
peroxisome 24
perpendicular plate of ethmoid bone 59
perpendicular plate of ethmoid bone forming nasal septum 60
petrous part of temporal bone 59
phalangeal cell 158
phalanges 54, 55, 56, 72, 82
phalanx 290
pharyngeal muscles 201
pharyngeal tonsil 171, 201
phrenic nerve 112, 199
pia mater 133, *133*, 142
pillar cell 158
pineal body 141
pineal gland 131, 138, 252, *252*
pinna 65, 156
piriformis 110, 113, 121
pisiform *78*
pitch *203*
pituitary fossa 59
pituitary gland 138, 248, 249, 250, **250–51**, *251*
pituitary gland—structure 250
pituitary stalk 250
pivot joint 93
plantar arch 176, 180, 195
plantar interossei 125
plantar plexus 168
plantar venous arch 176, 181, 195
plantarflexion 91
plantaris 121
plasma B cells 38, *38*, 39, *39*

platelets 26, 27, *27*, 29, *29*, 177, 290
plexus 290
plica 290
plica circularis of duodenum 217
plica semilunaris 152
plicae circulares 234, *235*
polar body 269
polar frontal artery 183
polio virus 36
pons (metencephalon) 129, 141, 208, 274
popliteal artery 176, 180, 195
popliteal nodes 168
popliteal vein 176, 195
popliteus (popliteal) 19, 121
pores 47, 49
portal system 219
portal vein 192, 193, 215, 216, 217, 219, *219*
postcentral gyrus 135, *135*, *137*
postcentral sulcus 275
posterior arch of atlas (C1) 67, 141
posterior auricular artery 176
posterior auricular nerve 146
posterior auricular vein 176, 184
posterior branch of superficial temporal artery 184
posterior branch of superficial temporal vein 184
posterior cerebral artery 182
posterior chamber (eye) 153
posterior communicating artery 182
posterior cruciate ligament 84
posterior descending branch of right coronary artery 186
posterior fontanelle 272
posterior horn (brain ventricles) 136
posterior inferior cerebellar artery 182
posterior interosseous vessels 117
posterior labial commissure 265
posterior malleolar fold 156
posterior medial frontal branch (artery) 183
posterior mediastinal nodes 168
posterior nasal aperture 62
posterior pituitary gland (neurohypophysis) 244, *244*, 245, 250, 251
posterior pituitary gland—structure 245
posterior radicular artery 142
posterior ramus of spinal nerve 142
posterior semicircular canal 157
posterior spinal artery 142
posterior spinal vein 142
posterior superior iliac spine 110
posterior talocalcaneal ligament 87
posterior talofibular ligament 87
posterior tibial artery 123, 176, 180, 195
posterior tibial nerve 128, 147
posterior tibial vein 195
posterior tibiofibular ligament 87
posterior tubercle (cervical vertebra) 68
posterior tubercle of atlas 68, 141
posterior ventricular branch of left coronary artery 186
posterior wall of pharynx 220
precentral gyrus (motor cortex) 135, *135*, *137*
precentral sulcus 275
precuticular epithelium 51
prefrontal cortex 135
pregnancy 268, **268–69**, 278, **278–79,** 279
premolars 60, 62
prepatellar bursa 85, 95
prepuce (foreskin) 240, 261
primary follicle 266
primary motor (brain area) 135
primary oocyte 266
primary ossification center 273
primary somatosensory cortex 135
primary visual cortex 135, 154
procerus 104
processing pain 165
progesterone *257*, *266*
prolactin (PRL) 251
proliferative phase (menstrual cycle) 267
promontory covering first coil of cochlea 157
promontory of sacrum 67
pronation 90, 290
pronator teres 114, 117
prostate and bladder—rear view 262
prostate 240, 260, 261, 262, *284*
prostatic urethra 262
prostatic utricle 240
proteins 38, *38*, *230*
proximal convoluted tubule 243
proximal interphalangeal joint 79
proximal phalanges 78, 79, 86
psoas major 111, 113
psoas minor 113
pterion 272
pubic bone 217
pubic hair *282*
pubic tubercle 80, 113
pubis (pubic) 18, 54, 56, 81, 95
pulmonary 290
pulmonary artery *188*, *191*
pulmonary capillary 211
pulmonary (lung) circulatory system *211*
pulmonary trunk 207
pulmonary valve 187, 188
pulp cavity 223
pulvinar 141
pupil 152
putamen 131
pyloric sphincter 217, 228
pylorus 214, 217, 228

Q

quadrangular membrane 202
quadratus lumborum 112, 199
quadratus plantae 124
quadriceps femoris tendon 85, 95
quadriceps femoris (vastus lateralis) 100, 110, 121, 122
quadricipital (muscle shape) 102
quadrilateral (muscle shape) 102

R

radial artery 176, 180, 194
radial fossa 75
radial head and annular ligament 117
radial (muscle shape) 102
radial nerve 118, 128, 147
radial notch of ulna 77
radial tuberosity 77
radial vein 176, 194
radius 54, 55, 72, 76, 77, 78, 92, 93, 94, 117
ramus of mandible 58, 60, 61
reading comprehension area 135
recessive genes *33*
rectum 113, 148, 149, 192, 214, 216, 217, 219, 230, 231, *231*, 233
rectus femoris 98, 120, 122
red blood cell content 26
red blood cells 26, 28, 29, *29*, *172*, 211, *211*, 226
red pulp 172
referred pain 165
renal artery 176, 180, 193
renal column 242
renal papilla 242
renal pelvis 242
renal pyramid (medulla) 242
renal sinus 242
renal vein 176, 181, 242
reproductive organs 148, *148*, 149, *257*
reproductive system 17, **258–85**, *282*, 290
respiratory centers in the brain 208, *208*
respiratory epithelium 205
respiratory system 16, **196–211**, 290
respiratory system—front view 198
respiratory tract 220
rete testis 263
reticular activating system in brain stem 165
retina 153, 154, *154*, 155, 185
retroauricular nodes 168
retromandibular vein 184
rhomboid fossa 274
rhomboid major 110
rhomboid minor 110
rib cage and clavicles **70–71**
rib cage—front view 70
rib cage—rear view 70
ribosomes 24, *30*, 290
ribs *43*, 207, 208, *209*, 217
ridge (bone) 63
right adrenal gland 242
right anterior cerebral artery 183
right atrium 186, 187, 189, 190, *190*, 191, *191*, 206, 207
right brachiocephalic vein 186, 187, 206, 207
right colic vein 192, 219
right common carotid artery 207
right coronary artery 186
right crus of diaphragm 112, 199, 215, 217, 242
right hepatic duct 227
right inferior pulmonary vein 186, 187, 190
right kidney 215
right lateral ventricle (brain) 136
right lobe of liver 215, 216, 217, 226
right lobe (thymus) 173
right lung 207
right marginal branch of right coronary artery 186
right primary bronchus 198, 205
right pulmonary artery 186, 187, 190, 191
right subclavian artery 207
right superior pulmonary vein 186, 187, 190
right ureter 240, 241
right ventricle (heart) 186, 187, *188*, 189, 190, 191, *191*, 206, 207
right visual cortex 155
root canal 223
root of nail 50
root of tongue 203
root of tooth 223
rotator cuff muscles *103*
rotator cuff muscles—rear view 119
rotator cuff (shoulder joint)—cross-sectional view 119
rotavirus (gastroenteritis) 36
Ruffini endings 46

S

saccular macula 157, 159
saccule 157
sacral nodes 168
sacral promontory 80, 81, 113
sacral spine (S1–S5) 66, 67, 290
sacral tuberosity 67
sacral ventral nerve roots 113
sacrococcygeal joint 69
sacroiliac joint 80, 81
sacrotuberous ligament 110, 121
sacrum 54, 55, 56, 69, 81, 95, 149, 280
saddle joint 92
sagittal suture 61, 63, 272
saliva *225*

salivary glands 148, 149, 224, **224–25**, 290
salmonella (food poisoning) 34
saphenous nerve 122, 128
sarcomere 101
sarcoplasmic reticulum 101
sartorius 98, 100, 122
scalenus anterior 100, 104, 107, 206
scalenus medius 100, 104, 107
scalenus posterior 104
scalp—cross-sectional view 51
scaphoid 78, 92
scaphoid fossa 156
scar 28
scar tissue 28
sciatic nerve 128, 147
sclera 152, 185
scrotal skin 262
scrotal swelling 276
scrotum 240, 256, *256*, 260, 276, *277*
sebaceous glands 46, *47*, 51, 290
second coccygeal vertebra 69
second layer muscles of the foot—view from below 124
second metacarpal bone 79
second molar 220, 222
second premolar 220, 222
second rib 70, 206
secondary bronchi 205
secondary oocyte (mature egg) 266, *266*
secondary ossification centers (epiphyses) 273
secondary sexual characteristics *256*
secretory phase (menstrual cycle) 267
segmental artery 242
semicircular canals 157, 158, 159, *159*
semimembranosus 99, 121, 122
seminal vesicle 261, 262
seminiferous tubules 263
semispinalis capitis 110
semitendinosus 99, 121, 122
sensory activity 137, *137*
sensory area of the cerebral cortex 137
sensory cortex 164, *164*, 165, *165*
sensory nerves 49
sensory neurons (nociceptors) *164*
sensory speech area (Wernicke's) 135
septae 263
septal area 136
septum of connective tissue 225
septum of scrotum 262
septum (salivary gland) 225
serosa (connective tissue) 218, 234
serosa (mesothelium) 234
serous cells 225, *225*
serous crescent (serous demilune) 225
serous gland (Ebner's gland) 160
serratus anterior 98, 100, 111
serratus posterior inferior 110
Sertoli cell 263
seventh rib 70
sexual stimulation *261*
shaft (diaphysis) 83
shaft of femur 56, 84
shaft of humerus 56
shin bone (tibia) 54, 55, 56, 82, 83, 84, 85, 87, 95, 98, 123
short head of biceps brachii 114
short head of biceps femoris 121
short posterior ciliary artery 185
shoulder (acromial) 19
shoulder blade 55, 56, 71, 72, 73, 74, 75, 94, 119
shoulder joint 94
shoulder joint—front view 73
shoulder joint—rear view 73
shoulder—cross-sectional view 74
sight **154–55**
sigmoid colon 214, 216, 217, 232, 233
sigmoid sinus 59
simple sugars *218*
sinuses *172*, 290
sinusoid 226
sinusoidal vessel 255
sit bone 54, 56, 80, 81, 95
sixth rib 70
skeletal muscles *42*, *135*
skeletal system 14, **52–87**, 290
skeleton *43*
skin 14, **46–47**, 49, 50, *129*, 133, *164*, *165*, 251
skin and temperature **48–49**
skin, nails, and hair **44–51**
skin reaction to cold 49
skin reaction to heat 49
skin—cross-sectional view 46
skull bone 50, 133
small intestine 148, 149, 192, 216, 218, *218*, 219, *229*, 230, *231*, 232, *234*
small saphenous vein 176, 181, 195
smallpox virus 36
smell **162–63**
smell and the limbic system 162
smooth muscle *42*, 205
smooth muscle cells 235
soft palate 201, 220
sole (plantar) 19
soleus 98, 99, 100, 120, 121, 122
somatic sensory association area 135
somatosensory function *135*
somatostatin *254*
sound waves *158*
speaking *203*
special sense organs **150–65**
sperm 269, *284*
sperm entering ovum 269
spermatid 263
spermatocyte 263
spermatozoon 263, 290
sperm—structure 263
sphenoid bone 56, 162
sphenoidal sinus 59, 64, 200
sphincter 290
spinal accessory nerve (XI) 139, 140, 141
spinal canal 20
spinal column *43*
spinal cord 107, 129, *129*, 130, 133, *133*, **142–43**, 143, 148, 149, 164, *164*, 207, 215
spinal cord—cross-sectional view 142
spinal cord—front view 143
spinal (dorsal root) ganglion 142
spinal ganglion 164
spinal gray matter 142
spinal nerves 143, *144*
spinal vertebrae *144*
spine **66–67**
spine in situ—rear view 66
spine in situ—side view 66
spine of scapula 56, 72, 73, 99, 110, 115, 119
spine of vertebra 215
spine—rear view 67
spine—side view 67
spinothalamic tract 142
spinous process of axis (C2) 67, 68
spinous process of L1 67
spinous process of T9 67
spinous processes 67, 68, 69, 290
spinous processes of thoracic vertebrae 56, 66
spiral ganglion 157
spiral (muscle shape) 102
spleen *170*, 171, 172, *172*, 192, 214, 215, 217, 219
spleen—microstructure 172
splenic artery 112, 199, 216, 217
splenic artery (terminal branches) 172
splenic (left colic) flexure 233
splenic vein 172, 192, 219
splenius capitis 104
splenorenal ligament 215
spongy bone *40*, *57*, *273*
squamous part of occipital 272
squamous part of temporal 272
squamous part of temporal bone 58
stapes 65
stapes footplate covering vestibular (oval) window 157, 158
stapes ossicle 157, 158
starch *225*
stem of epiglottis 202
sternal angle 70
sternoclavicular joint 70, 71
sternocleidomastoid 98, 99, 104, 105, 107
sternocostal joint 70
sternohyoid 98, 105
steroids *255*
stomach 148, 149, 192, 214, 215, 217, 218, *218*, 219, 230, *231*, 232
stomach and intestines 232
stomach and pancreas **228–29**
stomach and pylorus—front view 228
stomach—internal structure 228
strands of DNA 37
strands of fibrin 28, 29, *29*
strap (muscle shape) 102
strap muscles of neck 107
stratified squamous skin cells 46
stratum corneum 51
stratum granulosum 46, 51
stratum spinosum 46, 51
streptococcus (infection) 35
striated duct 225
striola 159
structure of teeth—cross-sectional view 223
structure of the mouth 220
stylohyoid 201
styloid process 58, 60, 62, 272
styloid process of radius *77*, 78
styloid process of temporal 272
styloid process of ulna *77*, 78
stylopharyngeus 109, 201
subacromial bursa 74, 119
subarachnoid space 133, *133*, 136, *136*
subcapsular plexus 255
subclavian artery 176, 206
subclavian vein 176, 181, 184, 194, 206
subcutaneous fat 46, 49
sublingual caruncle with opening of submandibular gland duct 224
sublingual folds with openings of sublingual gland ducts 224
sublingual gland—microstructure 225
sublingual glands 224, *225*
sublobular (intercalated) vein 226
submandibular gland duct 224
submandibular gland—microstructure 225
submandibular glands 224, *225*
submental vein 184
submucosa 205, 218, 228, 234
submucosal gland 204, 205
subscapular artery 194
subscapular fossa 73, 94
sugar and phosphate units 30
sulcal vein 142
sulci 130
sulcus 134, *134*, 291
sulcus limitans 141
superciliary arch 60
superficial branch of radial nerve 146
superficial branch of ulnar nerve 146
superficial dorsal vein 261
superficial fascia of scrotum 262
superficial fibular nerve 128, 147

superficial infrapatellar bursa 85, 95
superficial inguinal nodes 168
superficial inguinal ring 262
superficial layer of bone 273
superficial palmar arterial arch 194
superficial temporal artery 176, 184
superficial temporal vein 176
superior articular facet 68, 69
superior articular process 69, 141
superior articular process of L3 67
superior articular process of sacrum 67
superior articular surface of lateral mass for occipital condyle 68
superior articular surfaces (medial and lateral facets) 83
superior border of scapula 73, 94
superior border (spleen) 172
superior cerebellar artery 182
superior cerebellar peduncle 141
superior colliculus 138, 140, 141, 252
superior constrictor 109, 201
superior costal demifacet (thoracic vertebra) 69
superior extensor retinaculum 98, 100, 120, 122, 123
superior fibers of trapezius 110
superior horn of thyroid cartilage 202
superior lacrimal papilla 152
superior lacrimal punctum 152
superior lobar bronchus 198, 205
superior medullary velum 141
superior mesenteric artery 217, 242
superior mesenteric plexus 143
superior mesenteric vein 192, 217, 219
superior nasal concha 200
superior nuchal line 61, 62
superior oblique 106
superior orbital fissure 60
superior peroneal retinaculum 100, 122, 123
superior pubic ramus 80
superior rectus 106
superior ulnar collateral artery 176, 194
superior vena cava 176, 181, 186, 187, 190, 206, 207
superior vertebral notch of T10 67
supination 90, 291
supinator 114, 115
supporting cells 159, 161
suppressor T cell 39
supraorbital artery 184
supraorbital margin 60
supraorbital notch 58, 60
supraorbital vein 184
suprapatellar bursa 85, 95
supraspinatus 103, 110, 115, 119
supratrochlear artery 184
supratrochlear vein 184
surface arteries of the eye—side view 185
surface arteries of the head and neck—side view 184
surface cells *38*
surface muscles: front view—left arm 114
surface muscles: front view—right leg 120
surface muscles of the jaw—side view 108
surface muscles: rear view—left leg 121
surface muscles: rear view—right arm 115
surface veins of the head and neck—side view 184
surgical neck (humerus) 75
survival behaviors *136*
suspensory ligaments 153
suture 291
swallowing *203*
sweat 47, 49
sweat glands 46, 47, 49
sympathetic division of autonomic nervous system *148*
sympathetic ganglia 143
symphysis pubis 54, 55, 80, 81, 95, 113, 280
synaptic knob (bouton) 25, 129
syncytial trophoblast 279
synovial membrane 74, 119
syphilis *(Treponema pallidum) 34*
systemic 291
systemic (body) circulatory system *211*
systole 291

T

T cells 39, *39, 170, 173*
T lymphocytes 38, *38, 39,* 173, *173*, 291
tail of epididymis 263
tail of pancreas 229, 254
tail (sperm) 263
tailbone (coccyx) 54, 55, 56, 67, 69, 80, 81, 95
talocalcaneal ligaments 87
talus 54, 55, 56, 82, 86, 87
taste **160–61**
taste buds 160, *160*
taste pathways 160
taste pore 161
tear glands 106, 148, 149
tectorial membrane 158
teeth 222, **222–23**
temperature regulation 48
temporal bone 54, 56, 60, 61, 64, 65, 157
temporal branch of facial nerve 146
temporal line 58
temporal lobe 132, 134, 158, *158*, 272, 274, 275
temporal membrane 157
temporalis 98, 99, 100, 105, 108
temporomandibular joint 94, 108
tendinous arch of levator ani 113
tendinous intersection 111
tendo calcaneus (achilles tendon) 99, 100, 121, 122, 123
tendon of biceps brachii 98
tendon of extensor hallucis longus 98
tendon of extensor indicis 115
tendon of flexor carpi radialis 98, 114
tendon of flexor carpi ulnaris 98, 114
tendon of flexor digitorum profundus 114
tendon of flexor digitorum superficialis 114
tendon of long head of biceps femoris 121
tendon of palmaris longus 98, 114
tendon of semitendinosus 110, 121
tendon of triceps brachii 99, 115, 116
tendon sheaths 103, 123
tendon tissue (relaxed) 42
tendons *42*, 57, 291
tendons of extensor digitorum longus 98, 120
tendons of extensors of the digits 115
tensor fascia lata 98
tenth rib 70
teres major 74, 99, 110, 115, 119
teres minor 99, 103, 110, 119
terminal sulcus 161, 221
tertiary bronchi 205
testes 248, *256, 277, 284*
testes: endocrine function 256
testes—rear view 262
testes—structure 263
testicular artery 192, 238, 239, 240, 262, 263
testicular vein 192, 238, 239, 240
testis 256, 260, 262, 277
testis and ovary 251
testosterone *256*
tetanus *(Clostridium tetani)* 34
thalamus 131, 132, 136, 138, 140, 141, *155*, 160, *160*, 162, 164, 165, *165*, 252
thenar muscles 114
thick ascending limb of loop of Henle (distal straight tubule) 243
thick descending limb of loop of Henle (proximal straight tubule) 243
thigh (femoral) 18
thigh bone (femur) 54, 55, 80, 81, 82, 83, 84, 85, 95
thin ascending limb of loop of Henle 243
thin descending limb of loop of Henle 243
third coccygeal vertebra 69
third layer muscles of the foot—view from below 125
third metacarpal bone 79
third rib 70
third ventricle (brain) 136
thoracic cavity 20
thoracic duct 168
thoracic spine (T1–T12) 66, 67, 291
thoracic vertebra 54, 55, 69
thoracolumbar fascia 99, 110
throat *160*, 198, 231, 290
throat—cross-sectional view 201
throat—rear view 201
thumb (pollex) 18
thymine 31, *31*
thymus 171, 173, *173*, 248, 249
thymus gland 206
thymus—microstructure 173
thyrohyoid membrane 202
thyroid and parathyroid glands—microstructure 253
thyroid cartilage (lamina) 202, 206
thyroid epithelium 253
thyroid epithelium cells *253*
thyroid follicle 253
thyroid gland 107, 206, 248, 249, 251, 252, *252, 253*
thyroid gland cells *253*
thyroid hormone *252*
thyroid-stimulating hormone (TSH) 251
tibial collateral ligament 84
tibial nerve 123
tibial plateau 56, 84
tibial tuberosity 56, 83
tibialis anterior 98, 100, 103, *103*, 120, 122, 123
tibialis posterior 121, 123
tibialis posterior tendon 123
tip of dens of axis 67
tissues **40–43**, *211*
toes/digits (digital or phalangeal) 18
tongue 160, *160*, 161, 201, 214, 221, 231
tongue—cross-sectional view 161
torso 20
trabecula 133, 169
trabeculae *40*
trabeculae of spongy bone 57
trabecular arteries 172
trachea and bronchi **204–5**
trachea—cross-sectional view 204
tracheal cartilage 202
trachealis muscle 202, 204
transverse cervical artery 184
transverse colon 214, 215, 217, 232, 233
transverse costal facet 69
transverse facial artery 184
transverse fibers of extensor expansions (hoods) 118
transverse foramen (cervical vertebra) 68
transverse foramen of axis 68
transverse humeral ligament 75
transverse process of axis 68
transverse process of C3 67
transverse process of coccyx 69
transverse process of first lumbar vertebra (L1) 67
transverse process of T1 67

transverse process of T7 67
transverse processes 54, 67, 69, 80, 291
transverse processes of cervical vertebrae 56, 66
transverse sinus 59
transverse tubules 101
transversus abdominis 217
trapezium 78, 92
trapezius 98, 99, 100, 104, 105, 107
trapezoid 78
trench 160
Treponema pallidum (syphilis) 34
triangular fossa 156
triangular (muscle shape) 102
triceps 74, 98, 99, 103, *103*, 114, 116, 117, 119
tricipital (muscle shape) 102
tricuspid valve 188, *188*, 189
trigeminal nerve (V) 139, *144*
trigone 241
triquetrum 78
trochlea (eye) 106
trochlea of humerus 75, 76, 93, 94, 117
trochlear nerve (IV) 139, 140
trochlear notch 77
true ribs (pairs 1–7) 54, 55, 70
trunk 18
trunk of facial nerve 146
tubercle (ear) 156
tuberosity of fifth metatarsal 123
tunica albuginea 263
tunica media 178
twelfth rib 54
tympanic cavity (middle ear) 157, 158
tympanic duct 157
tympanic plate of temporal bone 58, 62
tympanic ring of temporal bone 272
types of joints **92–93**

U

ulna 54, 55, 72, 76, 77, 78, 92, 93, 94, 117
ulnar artery 176, 180, 194
ulnar collateral ligament 76
ulnar nerve 128, 146, 147
ulnar tuberosity (on coronoid process) 77
ulnar tuberosity (for brachialis) 77
ulnar vein 176, 194
umbilical arteries 279
umbilical cord 269, 278, 279, 280
umbilical vein 279
umbilicus (umbilical) 18
umbo 156
uncinate process of pancreas 217, 229, 254
underarm hair *282*
unipennate (muscle shape) 102
upper buccal branch of facial nerve 146
upper jaw bone (maxilla) 54, 55, 56, 58, 59, 60, 94, 272, 289
upper limb 19
upper lobar bronchus 198, 205
upper lobe (left lung) 206
upper lobe (right lung) 206, 207
upper part of the abdomen—cross-sectional view 215
upper part of the respiratory system 198
upper teeth 54, 60, 222
uracil 31, *31*
ureters 238, 239, 242, 262, 277
urethra 240, 241, 261, 276
urethral fold 276
urinary bladder 148, 149
urinary organs *148*
urinary pole 243
urinary system 16, **236–45**, 291
urinary tract and bladder **240–41**
urine production 244, *244*
urogenital tract *41*
uterine wall *268*, 269
uterus lining *267*
uterus smooth muscle 251
utricle 157
uvula 220

V

vagina 113, 257, 264, 280
vaginal opening 264, 276
vagus nerve (X) 139, 140
vallate papillae 160, 221
vallecula 161, 221
valves 178
vas deferens *see* ductus deferens
vasa recta 218, 243
vasa vasorum 178
vascular pole 243
vastus intermedius 120, 122
vastus lateralis 98, 99, 120, 121, 122
vastus medialis 98, 120, 122
veins 49, 169, 178, *181*, 225, 235, 250, 291
veins of the arm: front view—left arm 194
veins of the leg: front view—right leg 195
venous sinusoids 172
ventral funiculus 142
ventral horn (spinal cord) 142
ventral rootlets 142, 164
ventral spinocerebellar tract 142
ventricle 291
ventricles (brain) 136, *136*
ventricles (heart) 186, 187, *188*, 189, 190, 191, *191*, 206, 207
venules 178
vertebra prominens (spinous process of seventh cervical vertebra C7) 67
vertebrae **68–69**
vertebral artery 182
vertebral column 112, 199
vertebral foramen 68, 69
vestibular area 141
vestibular duct 157
vestibular membrane 157
vestibular nerve branches 157, 158
vestibular (oval) window 157, *158*
vestibule (ear) 157
vestibulocochlear nerve (VIII) 139, 140
Vibrio cholerae (cholera) 35
villi 235, *235*
villus 291
viral envelope *37*, *37*
viral particles *37*
viral proteins *37*
virus particles *38*
virus replication 37
viruses **36–37**, *36*, *37*, 38, *39*, *169*, 291
visceral pleura 207, 210
visual association area 135, 154
visual cortex 154, *155*
visual pathways 155
vitreous body 153
vocal cords 203, *203*
vocal process of arytenoid cartilage 203
voice box 198, 202
Volkmann's canal 57
vomer 62
vorticose vein 185
vulva—front view 265

W

wall of small intestine 235
wall of vagina 265
wart virus 36
waste matter (elimination) *149*, *231*
water (absorption) *230*, *231*
Wernicke's area (of sensory speech) 135
white blood cell 27, 29, 169, 170, 289
white blood cell (basophil) 26, 177
white blood cell (eosinophil) 26, 177
white blood cell (lymphocyte) 26, 177
white blood cell (monocyte) 26, 177
white blood cell (neutrophil) 26, 177
white matter of brain 50, 132, 133
white pulp nodule 172
white ramus communicans 142
windpipe *43*, 198, 202, 203, *203*, 204, 205, 206, 208, *208*, 231, *252*, 291
wisdom tooth (third molar) 58, 62, 220, 222
womb (uterus) 257, *257*, 264, 267, *267*, *268*
wrist (carpal) 18
wrist bones 54, 55, 72, 79, 92
wrist extension 91
wrist flexion 91

X

xiphoid process of sternum 70

Z

zona fasciculata 255
zona glomerulosa 255
zona pellucida 269
zona reticularis 255
zygomatic *272*
zygomatic arch 62, 108
zygomatic branch of facial nerve 146
zygomatic process of temporal 272
zygomatic process of temporal bone 58
zygomaticus major 98, 100, 104
zygomaticus minor 104
zygote *268*, 269, 291

Alphabetisches Register der lateinischen Begriffe

A

[a. = arteria]

a. alveolaris 223
a. arcuata 242, 243
a. callosomarginalis 183
a. centralis retinae 185
a. cerebri in spatio subarachnoideo 133
a. collateralis ulnaris superior 176, 194
a. cystica 227
a. fibularis 176, 180, 195
a. frontobasalis medialis 183
a. gastrica sinistra 112, 199, 215, 216, 217
a. gastroomentalis sinistra 217
a. hepatica 193, 216
a. hepatica communis 112, 199, 217
a. hepatica propria 215
a. hypophysialis 250
a. inferior anterior cerebelli 182
a. interlobaris 242, 243
a. interossea 194
a. labyrinthi 182
a. obturatoria 180, 195
a. ovarica 239, 241
a. paracentralis 183
a. pericallosa 183
a. polaris frontalis 183
a. poplitea 176, 180, 195
a. posterior inferior cerebelli 182
a. precunealis 183
a. profunda femoris 122
a. profunda linguae 224
a. radialis 176, 180, 194
a. radicularis anterior 142
a. radicularis posterior 142
a. renalis 176, 180, 193
a. renalis sinister 242
a. segmenti 242
a. spinalis anterior 142
a. spinalis posterior 142
a. splenica 112, 172, 199, 216, 217
a. striata medialis 183
a. subscapularis 194
a. superior cerebelli 182
a. supraorbitalis 184
a. suprarenalis 255
a. suprarenalis sinister 255
a. supratrochlearis 184
a. testicularis 192, 238, 240, 262, 263
a. thoracica lateralis 194
a. trabecularis splenis 172
a. transversa colli 184
a. transversa faciei 184
a. ulnaris 176, 180, 194
a. umbilicalis 279
aa. digitales 176, 194, 195
abductio 90
abductor digiti minimi 124
abductor hallucis 124
acinocyti 225, 229
acromion 55, 56, 71, 72, 73, 74, 75, 94, 119
acrosoma 263
actinum 101
adductio 90
adenohypophysis 250, 251, 266
adhesio interthalamica 136
ala major ossis sphenoidalis 58, 60, 62
ala minor ossis sphenoidalis 60
ala ossis sacri 80
alveoli 205, 210
amnion 279
ampulla ductus deferentis 262
ampullae 157, 159
angulus mandibulae 58, 61
angulus sterni 70
anticorpora 39
anticorpus 38
antihelix 156
anulus inguinalis superficialis 262
anulus tympanicus 272
anus 216, 217, 233, 276
aorticorenalia 143
apertura ductus ejaculatorii 240
apertura lateralis ventriculi quarti 141
apertura mediana ventriculi quarti 141
apertura piriformis 54
apex capitis fibulae 83
apex dentis axis 67
apex ossi sacri 69
aponeurosis 133
aponeurosis musculi bicipitis brachii 98
apparatus golgiensis 24, 25, 129
appendix vermiformis 214, 217, 233
aqueductus cerebri 136
arachnoid mater 133, 142
arcus anterior atlantis 68, 141
arcus aortae 143, 176, 180, 186, 187, 206, 207
arcus arterialis dorsalis pedis 176, 180, 195
arcus costalis 70
arcus dentalis mandibularis 54, 60
arcus dentalis maxillaris 54, 60
arcus palatoglossus 161, 220, 221
arcus palatopharyngeus 161, 220, 221
arcus palmares 180
arcus palmaris profundus 176, 194
arcus palmaris superficialis 194
arcus plantaris profundus 176, 180, 195
arcus posterior atlantis 67, 141
arcus superciliaris 60
arcus tendineus musculi levatoris ani 113
arcus venosus dorsalis 176, 181, 195
arcus venosus palmaris 176, 181, 194
arcus venosus plantaris 176, 181, 195
arcus zygomaticus 62, 108
area intercondylaris anterior 83
area vestibularis 141
areola mammae 265
arteria auricularis posterior 176
arteria axillaris 176, 180, 194
arteria basilaris 182
arteria brachialis 118, 176, 180, 194
arteria carotis communis 176, 180, 206
arteria carotis communis dextra 207
arteria carotis communis sinistra 186, 187, 207
arteria carotis externa 184
arteria carotis interna 107, 182
arteria cerebri anterior 182
arteria cerebri anterior dextra 183
arteria cerebri media 182
arteria cerebri posterior 182
arteria ciliaris posterioris brevis 185
arteria ciliaris posterioris longa 185
arteria communicans anterior 182
arteria communicans posterior 182
arteria coronaria dextra 186
arteria descendens genus 195
arteria dorsalis pedis 176
arteria facialis 176, 180, 184
arteria femoralis 122, 176, 180, 195
arteria iliaca communis 180, 192, 238, 240, 241
arteria iliaca externa 176, 180, 192, 195, 238, 240, 241
arteria iliaca interna 176, 180, 192, 238, 239, 240, 241
arteria mesenterica superior 217, 242
arteria occipitalis 184
arteria occipitalis medialis 183
arteria periostei 57
arteria profunda brachii 194
arteria profunda femoris 176, 195
arteria pulmonalis dextra 186, 187, 190, 191
arteria pulmonalis sinistra 186, 187, 190, 191, 207
arteria subclavia 176, 206
arteria subclavia dextra 207
arteria subclavia sinistra 186, 187, 207
arteria temporalis superficialis 176, 184
arteria tibialis anterior 176, 180, 195
arteria tibialis posterior 123, 176, 180, 195
arteria vertebralis 182
arteriola glomerularis afferens renis 243
arteriola glomerularis efferens renis 243
arteriolae 178
articulatio acromioclavicularis 71, 73
articulatio carpometacarpalis 79
articulatio costochondralis 70
articulatio cricothyroidea 202
articulatio ellipsoidea 92
articulatio interphalangeae distalis 79
articulatio interphalangeae proximalis 79
articulatio metacarpophalangeae 79
articulatio metatarsophalangea 123
articulatio radioulnaris distalis 77
articulatio sacrococcygea 69
articulatio sacroiliaca 80, 81
articulatio sellaris 92
articulatio sternoclavicularis 70, 71
articulatio temporomandibularis 94, 108
articulatio trochoidea 93
articulationes planae 92
atlas 55, 56, 66, 67, 93
atrium cordis dextrum 186, 187, 189, 190, 191, 206, 207
atrium cordis sinistrum 186, 187, 189, 190, 191, 207
auricula 65
auris media 158
axis 55, 56, 66, 67, 93
axon 25, 129, 142, 250
axon tractus hypothalamohypophysialis 245
axonum 163, 164

B

basis ossis coccygis 69
basis stapedis tegerens fenestra vestibuli 157, 158
basophilus 27
bronchi lobares 205
bronchi segmentales 205
bronchioli 205, 210

bronchus lobaris inferior 198, 205
bronchus lobaris medius 198, 205
bronchus lobaris superior 198, 205
bronchus lobaris superior sinister 198, 205
bronchus principalis dexter 198, 205
bronchus principalis sinister 198, 205
bulbus oculi 64
bulbus olfactorius 162, 163
bulbus penis 240, 261
bulbus pili 47, 51
bulbus terminalis axonis 25, 129
bursa infrapatellaris profunda 85, 95
bursa omentalis 215
bursa subacromialis 74, 119
bursa subcutanea infrapatellaris 85, 95
bursa subcutanea olecrani 117
bursa subcutanea prepatellaris 85, 95
bursa suprapatellaris 85, 95

C

caecum 214, 217, 233
calcaneus 55, 56, 82, 86, 87, 123
caliculus gustatorius 160
calyx renalis major 242
calyx renalis minor 242
camera anterior bulbi oculi 153
camera posterior bulbi oculi 153
canales semicirculares 157, 158, 159
canaliculi biliferi 226
canalis caroticus 62
canalis centralis medullae spinalis 142
canalis cervicis uteri 280
canalis osteoni cum arteria et vena 57
canalis radicis dentis 223
canalis transversus 57
capitulum 75, 117
capsa virus 37
capsula 79, 172, 173, 255
capsula adiposa perirenalis 215, 242
capsula articularis 74, 117, 119
capsula articularis cricoarytenoidea 202
capsula glomerularis 243
capsula parathyroidea 253
caput breve musculi bicipitis brachii 114
caput breve musculi bicipitis femoris 121
caput epididymidis 262, 263
caput femoris 56, 83, 93
caput fibulae 83
caput humeri 73, 75, 94
caput laterale musculi gastrocnemius 100, 121, 122
caput laterale musculi tricipitis brachii 100, 115, 116, 118
caput longum musculi bicipitis brachii 114
caput longum musculi bicipitis femoris 99
caput longum musculi tricipitis brachii 115, 118
caput mandibulae 59
caput mediale musculi gastrocnemii 99, 121
caput mediale musculi tricipitis brachii 118
caput myosini 101
caput occupatus in pelve 280
caput pancreatis 217, 229, 254
caput radii 76, 77, 94
caput spermatozoi in cytoplasmati oocyti 269
caput ulnae 77
cartilago 156
cartilago articularis 56, 74, 79, 84, 85, 95, 117, 119
cartilago articularis in facii articularis 57
cartilago arytenoidea 202
cartilago corniculata 202
cartilago costalis 54, 56, 70
cartilago cricoidea 107, 202, 206
cartilago hyalina 273
cartilago thyroidea (lamina) 206
cartilago thyroidea 202
cartilago trachea 202
caruncula lacrimalis 152
caruncula sublingualis 224
cauda epididymidis 263
cauda equina 128, 129
cauda myosini 101
cauda pancreatis 229, 254
cavitas abdominis 20
cavitas articularis 85, 95
cavitas cranii 20
cavitas dentis 223
cavitas dorsalis 20
cavitas glenoidalis 73, 94
cavitas medullaris 57, 273
cavitas nasi 162, 198
cavitas oris 201
cavitas pelvis 20
cavitas pericardiaca 20
cavitas thoracis 20
cavitas tympani 157
cellula B memoriae 38
cellula hospitalis 37
cellula T adjuvans 39
cellula T cytotoxica 39
cellula T memoriae 39
cellula T supprimens 39
cellulae ethmoidales 64, 200
cellulae neurosecretoriae 250
cementum et ligamentum periodontale 223
centriolum 24, 263
centrum ossificationis primarium 273
cerebellum 129, 130, 132, 274
cerebrum 129, 130, 132, 133
cervicalis 66
cervix dentis 223
cervix dilatatus 280
cervix uteri 280
cervix vesicae 240
chiasma opticum 138, 155, 250
choana 62
chorda obliqua membranae interossei antebrachii 76
chordae tendineae 187
chorion frondosum 279
choroidea 153
chromatid 30
chromatinum 24
chromosoma 30
cilia 24, 159, 163
circulus arteriosus iridis major 185
circulus arteriosus iridis minor 185
circumductio 90
cisterna chyli 168
clavicula 54, 55, 56, 70, 71, 72, 73, 74, 75, 94, 119
clitoris 265, 276
coccyx 66
cochlea 65, 158
cochleocytus externus 158
cochleocytus internus 158
codon 30
colliculus facialis 141
colliculus inferior 138, 141, 252
colliculus seminalis 240
colliculus superior 138, 140, 141, 252
colloidum 253
collum anatomicum 75
collum chirurgicum 75
collum femoris 83
collum fibulae 83
collum pancreatis 229, 254
collum radii 76, 77, 94
collum vesicae biliaris 227
colluma renalis 242
colon 192, 219, 230, 231
colon ascendens 214, 215, 216, 217, 233
colon sigmoideum 214, 216, 217, 232, 233
colon transversum 214, 215, 217, 232, 233
columna analis 217, 233
columna vertebralis 112, 199
commissura anterior 138
commissura labiorum posterior 265
communis tendinum musculorum flexorum 117
concha auriculae 156
concha nasi inferior 60
concha nasi media 60
conchae nasi 200
concretus sanguis 29
condylus lateralis femoris 55, 56, 84
condylus lateralis tibiae 83
condylus medialis femoris 83, 84
condylus medialis tibiae 83
condylus occipitalis 62
conus medullaris 129
cor 148, 149, 180
cornea 153
cornu anterius 136, 142
cornu inferius 136
cornu inferius cartaliginis thyroideae 107, 202
cornu majus ossis hyoidei 202
cornu posterius 136, 142
cornu superius cartaliginis thyroideae 202
corona dentis 223
corona glandis penis 240
corpora quadrigemina 274
corpora vertebrarum lumbalium 66
corpus 68, 69
corpus adiposum 117
corpus albicans 256
corpus amygdaloideum 136, 162
corpus axis 68
corpus callosum 131, 132, 136, 138, 252
corpus cavernosum penis 240, 261
corpus ciliare 153
corpus epididymidis 262, 263
corpus femoris 56, 84
corpus gastricum 228
corpus geniculatum laterale 140, 141, 155
corpus geniculatum mediale 141
corpus humeri 56
corpus linguae 220
corpus luteum 256, 266
corpus luteum degenerans 266
corpus mammillare 136, 250
corpus mandibulae 58, 60
corpus pancreatis 217, 229, 254
corpus podocyti 243
corpus polare 269
corpus spongiosum penis 240, 261
corpus sterni 70
corpus tibiae 83
corpus vertebrae 215
corpus vertebrae lumbale 56
corpus vertebrae thoracicae 207
corpus vesicae biliaris 227
corpus vitreum 153
corpusculi sensorii fusiformia 46
corpusculi tactile 46
corpusculum bulboideum 46
corpusculum lamellosum 46
corpusulum thymicum 173
cortex 51
cortex auditivus primus 135, 158
cortex cerebri 50, 131, 132, 133
cortex glandulae suprarenalis sinister 255
cortex prefrontalis 135
cortex renalis 242
cortex thymi 173
cortex visualis 135
cortex visualis dexter 155
cortex visualis primarium 154
cortex visualis sinistrum 155
costa III 70
costa IV 70
costa IX 70

costa prima 70, 206
costa secunda 70, 206
costa spuria 54, 55
costa V 70
costa vera 54, 55
costa VI 70
costa VII 70
costa VIII 70
costa X 70
costa XII 54
costae fluctuantes (XI et XII) 55, 56
costae fluctuantes (XI-XII) 70
costae spuriae (VIII-X) 70
costae verae (pairs I-VII) 70
cotyledo maternalis 279
cranium 133
crista 63, 159
crista galli (os ethmoidale) 59
crista iliaca 56, 80, 99, 110
crista occipitalis externa 62
crista sacralis mediana 67, 80
crista supracondylaris lateralis 75
crista supracondylaris medialis 75
crus ascendens attenuatum ansae nephroni 243
crus descendens attenuatum ansae nephroni 243
crus dextrum diaphragmatis 112, 199, 215, 217, 242
crus sinistrum diaphragmatis 112, 199, 215, 217, 242
cupola cochleae 157
cupula 159
curvatura major gastricae 228
curvatura minor gastricae 228
cuspis valvae mitralis 187, 189
cuspis valvae tricuspidalis 187, 189
cuticula 50, 51
cutis 50, 133
cutis scroti 262
cytoplasma 27
cytopodium podocyti 243

D

dendritum 25, 129
dens axis 68
dens caninus 60, 62, 220, 222
dens incisivus 62
dens incisivus centralis 220, 222
dens incisivus lateralis 220, 222
dens molaris 60
dens molaris primus 220, 222
dens molaris secundus 220, 222
dens molaris tertius 58, 62, 220, 222
dens premolaris primus 220, 222
dens premolaris secundus 220, 222
dentes incisivi 60
dentes molares 62
dentes premolares 60, 62
dentinum 223
dermis 46, 47
dermis solitus 28
diaphragma 20, 198, 206, 217
diencephalon 141, 274
digiti manus 18
digiti pedis18
discus intervertebralis 56, 66, 67, 80, 81
dorsiflexio 91
dorsum linguae 201
ducti hepatici 227
ducti intercalati 225
ductuli efferentes testis 263
ductus alveolaris 210
ductus biliaris 217, 226, 227
ductus biliferi interlobularis 226
ductus choledochus 219
ductus colligens 243
ductus cysticus 215, 217, 227
ductus deferens 260, 262, 263, 277
ductus ejaculatorius 262
ductus endolymphaticus 157
ductus hepaticus communis 215, 217, 227
ductus hepaticus dexter 227
ductus hepaticus sinister 227
ductus intercalatus 225, 229
ductus interlobularis 225, 229
ductus intralobularis 229
ductus lactiferi 265
ductus mesonephricus 277
ductus nasolacrimalis 58
ductus pancreaticus 217, 229, 254
ductus pancreaticus accessorius 217, 229, 254
ductus parotideus 224
ductus striatus 225
ductus submandibularis 224
ductus thoracicus 168
duodenum 192, 214, 216, 219, 228, 230, 232
dura mater 107, 133, 142
dura mater falcis cerebri 133

E

embryo 269
eminentia iliopubica 80
eminentia intercondylaris 83
enamelum 223
endocrinocyti A 254
endocrinocyti B 254
endocrinocyti D 254
endolympha 159
endometrium 267, 279
endoneurium 142
endosteum 57
endotheliocytus 169, 243
eosinophilus 27
epicondylus lateralis femoris 8
epicondylus lateralis humeri 56, 75, 117
epicondylus medialis femoris 83
epicondylus medialis humeri 75, 76, 94, 117
epidermis 46, 47, 51
epidermis solitus 28
epididymis 260, 277
epiglottis 160, 161, 201, 202, 203, 221
epineurium 142
epitheliocyti 161
epitheliocytus gustatorius 161
epitheliocytus neurosensorius olfactorius 162
epitheliocytus phalangeus 158
epitheliocytus pilae 158
epitheliocytus sustenans 161
epithelium alveolare 211
epithelium intestinus 235
epithelium respiratorium 205
erythrocyti 26, 28, 29, 177, 211, 226
eversio 90
extensio 91
extensio carpalis 91
extensio cubiti 91

F

facies anterior 77
facies articularis capitis fibulae 83
facies articularis inferior tibiae 83
facies articularis malleoli lateralis 83
facies articularis malleoli medialis tibi 83
facies articularis superior massae lateralis atlantis 68
facies articularis superior tibiae 83
facies articularis superior vertebrae 68
facies articularis tuberculum costa VI 67
facies auricularis ossis sacri 67
facies colica 172
facies gastrica 172
facies lateralis 83
facies medialis 83
facies orbitalis lobi frontalis 275
facies patellaris femoris 83
facies posterior linguae 203
fascia cremasterica 262
fascia endothoracica 210
fascia penis 261
fascia profunda 46
fascia spermatica externa 262
fascia thoracolumbalis 99, 110
fasciculus cuneatus 142
fasciculus gracilis 142
fasiciculus neurofibrarum 164
femur 54, 55, 82, 83
fenestra cochleae 157
fenestra vestibuli 157, 158
fenestratio 179
fertilizatio 268
fetus 269
fibrae obliquae tunicae muscularis gastricae 228
fibrae transversae cucullorum extensorum 118
fibula 54, 55, 56, 82, 83, 84, 87
fila olfactoria 163
fila radicularia anterior 142, 164
fila radicularia posterior 142
fissura horizontalis 207
fissura longitudinalis cerebri 131
fissura mediana anterior 142
fissura orbitalis inferior 60
fissura orbitalis superior 60
flexio 91
flexio carpalis 91
flexio cubiti 91
flexura coli dextra 217, 233
flexura coli sinistra 233
flexura duodenojejunalis 217
folliculus ovaricus maturus 256, 266
folliculus pili 46, 50, 133
folliculus primarius 266
folliculus thyroidea 253
fonticulus anterior 272
fonticulus mastoideus 272
fonticulus posterior 272
foramen apicis dentis 223
foramen infraorbitale 60
foramen interventriculare 136
foramen intervertebrale 67
foramen jugulare 62
foramen lacerum 62
foramen magnum 59, 62
foramen mandibulae 59
foramen mentale 58, 60
foramen obturatum 56, 80, 113
foramen ovale 62
foramen spinosum 62
foramen transversarium 68
foramen transversarium axis 68
foramen vasis sinusoideus 226
foramen vertebrale 68, 69
foramina sacralia 80, 81
fornix 131, 136, 138
fossa acetabuli 93
fossa coronoidea 75
fossa hypophysialis 59
fossa incisiva 62
fossa mandibularis 62
fossa radialis 75
fossa rhomboidea 274
fossa scaphoidea 156
fossa subscapularis 73, 94
fossa triangularis 156
fovea analis 276
fovea capitis 83
fovea costalis inferior 69

fovea costalis pro capita costae primae 67
fovea costalis processus transversi 69
fovea costalis superior 69
fovea costalis superior pro costasecunda in T2 67
frenulum linguae 224
frons 272
fundus gastricus 228
fundus vesicae biliaris 227
funiculus anterior 142
funiculus lateralis 142
funiculus posterior 142
funiculus umbilicalis 269, 278, 279, 280

G

galea aponeurotica 104
ganglia coeliaca 215
ganglion sensorium nervi spinalis 142, 164
ganglion spirale cochleae 157
ganglion sympathicum 143
gaster 148, 149, 192, 214, 215, 217, 230, 232
gingiva 223
ginglymus 93
glabella 60
glandula bulbourethralis 240, 261, 262
glandula lacrimalis 106
glandula olfactoria 163
glandula parathyroidea 253
glandula parotidea 157, 224
glandula parotidea accessoria 224
glandula pinealis 131, 138, 141, 252
glandula sebacea 46, 51
glandula serosa 160
glandula sublingualis 224
glandula submandibularis 224
glandula submucosa 204, 205
glandula sudorifera 46, 47, 49
glandula suprarenalis 193, 215, 238, 239
glandula suprarenalis dexter 242
glandula suprarenalis sinister 242, 255
glandula thyroidea 107, 206, 248, 249, 252
glandulae lacrimales 148, 149
glandulae parathyroideae 248, 249, 253
glandulae salivariae 148, 149
glandulae salivariae minores anterior 224
glandulae sebaceae 47
glandulae suprarenales 248, 249
glans penis 240, 261, 276
globus pallidus 131
glomeruli 243
gonada 277
granulationes arachnoideae 133
gubernaculum testis 277
gyri 130, 134
gyrus cinguli 136, 162
gyrus postcentralis 135
gyrus precentralis 135

H

habenula 141
hallux 18
helicotrema 157
helix 156
helix mitochondrialis 263
hemispherium cerebri 128
hepar 148, 192, 214, 215, 219
hepatocyti 219, 226
hippocampus 136, 162
humerus 54, 55, 72, 73, 74, 75, 76
hymen 276
hypophysis 138, 248, 249, 250
hypothalamus 48, 132, 138, 245, 250, 266

I

ileum 214, 216, 217, 232
incisura fibularis 83
incisura in marginis superioris 172
incisura mandibulae 58, 59
incisura radialis 77
incisura supraorbitalis 58, 60
incisura trochlearis 77
incisura vertebralis inferior T9 67
incisura vertebralis superior T10 67
incus 65, 156, 157, 158
infundibulum 250
infundibulum neorohypophysis 250
insula 132, 274
insula pancreatica 229, 254
intersectio tendinea 111
intestinum crassum 148
intestinum tenue 148, 149, 192, 215, 219, 230, 232
intumescentia cervicalis medullae spinales 128
intumescentia lumbosacralis medullae spinales 128
inversio 90
involucrum viri 37
iris 152, 185

J

jejunum 214, 217, 232
junctio gastroesophageus 214, 228

L

[lig. = ligamentum]

labium majus pudendi 265
labium minus pudendi 265, 276
lambda 61
lamella circumferentialis externa 57
lamella circumferentialis interna 57
lamellae circumferentiales 57
lamellae interstitiales 57
lamina arcus vertebra 69
lamina basalis 26
lamina basilaris 158
lamina basilis 173, 177, 235, 243
lamina cartilaginis thyroideae 202
lamina choroidocapillaris 185
lamina cribrosa ossis ethmoidalis 64, 163
lamina epiphysialis 273
lamina externa longitudinalis tunicae muscularis 234, 235
lamina hepatica 219, 226
lamina interna circularis tunicae muscularis 234, 235
lamina lateralis processus pterygoideii 58, 62
lamina medialis processus pterygoideii 59, 62
lamina muscularis mucosae 234
lamina propria 235, 241
larynx 198, 202
lens 153, 185
leucocytus (basophilus) 26, 177
leucocytus (eosinophilus) 26, 177
leucocytus (lymphocytus) 26, 177
leucocytus (monocytus) 26, 177
leucocytus (neutrophilus) 26, 177
leucocytus 29
lig. acromioclaviculare 74, 75, 119
lig. anulare radii 76
lig. anulare radii et caput radii 117
lig. arteriosum 186
lig. bifurcatum 87
lig. calcaneocuboideum dorsale 87
lig. calcaneofibulare 87
lig. capitis femoris 93
lig. collaterale fibulare 84
lig. collaterale mediale (deltoideum) 87
lig. collaterale tibiale 84
lig. collaterale ulnare 76
lig. coracoacromiale 75
lig. coracoclaviculare 75
lig. coracohumerale 75
lig. coronarium hepatitis 226
lig. cruciatum anterius 84, 85, 95
lig. cruciatum posterius 84
lig. cuboideonaviculare dorsale 87
lig. cuneocuboideum dorsale 87
lig. cuneonavicularia dorsalia 87
lig. falciforme 215, 217
lig. falciforme hepatitis 226
lig. inguinale 111, 113, 120
lig. intercuneiformia dorsalia 87
lig. lacunare 113
lig. latum uteri 256
lig. palmaria 79
lig. patellae 84, 85, 95
lig. popliteum obliquum 121
lig. sacrococcygeum anterius 113
lig. sacrotuberale 110, 121
lig. splenorenale 215
lig. talocalcaneum posterius 87
lig. talofibulare anterius 87
lig. talofibulare posterius 87
lig. teres hepatis 226
lig. tibiofibulare anterius 87
lig. tibiofibulare posterius 87
lig. transversum humeri 75
ligamentum diaphragmaticum mesonephricum 277
ligg. glenohumeralia 75
ligg. metatarsalia dorsalia 87
ligg. talocalcanei 87
ligg. tarsometatarsalia dorsalia 87
limbus corneae 152
linea conjunctio 276
linea epiphysialis 57
linea nuchalis inferior 62
linea nuchalis superior 61, 62
linea temporalis 58
linea temporalis inferior 108
lingua 160, 201, 214, 231
liquor folliculus 266
liquor mensium 267
lobuli 156, 263
lobuli glandulae mammariae 265
lobus anterior hypophysis 250
lobus frontalis 134, 163, 274, 275
lobus hepatis dexter 215, 216, 217, 226
lobus hepatis sinister 216, 217, 226
lobus inferior pulmonis dextri 205, 206, 207
lobus inferior pulmonis sinistri 205, 206
lobus limbicus 165
lobus medius pulmonis dextri 205, 206
lobus occipitalis 134, 274, 275
lobus parietalis 134, 160, 274, 275
lobus superior pulmonis dextri 206, 207
lobus superior pulmonis sinistri 206
lobus temporalis 132, 134, 158, 274, 275
lobus thymi dexter 173
lobus thymi sinister 173
lumbalis 66
lunula 50
lymphocyti 235
lymphocytus 27, 170
lymphocytus B 38
lymphocytus T 38, 39, 173
lysosoma 24

M

[m. = musculus]

m. abductor digiti minimi 114
m. abductor pollicis brevis 98, 114
m. abductor pollicis longus 99, 115, 118
m. adductor brevis 120
m. adductor hallucis 125
m. adductor longus 98, 111, 113, 120, 122
m. adductor magnus 98, 99, 113, 120, 121, 122
m. adductor pollicis 114
m. anconeus 115
m. arrector pili 51
m. biceps 102
m. biceps brachii 98, 100, 103, 114, 116, 117, 118
m. biceps femoris (caput breve) 122
m. biceps femoris (caput longum) 122
m. biceps femoris 121
m. bipennatus 102
m. biventer 102
m. brachialis 98, 100, 114, 116, 117, 118
m. brachioradialis 98, 99, 100, 114, 115, 116, 117
m. buccinator 104
m. constrictor pharyngis inferior 109
m. constrictor pharyngis medius 109, 201
m. constrictor pharyngis superior 109, 201
m. cremaster 262
m. cricothyroideus 107, 202, 206
m. cruciatus 102
m. deltoideus 74, 98, 99, 100, 110, 114, 115, 116, 119
m. depressor anguli oris 98, 100, 104
m. depressor labii inferioris 104
m. detrusor vesicae 262
m. extensor carpi radialis brevis 117, 118
m. extensor carpi radialis longus 100, 114, 116, 118
m. extensor carpi ulnaris 100, 116
m. extensor digiti minimi 115, 118
m. extensor digitorum 99, 100, 115, 116, 118
m. extensor digitorum brevis 123
m. extensor digitorum longus 98, 100, 120, 122, 123
m. extensor hallucis longus 98, 120, 123
m. extensor indicis 118
m. extensor pollicis brevis 99, 115, 118
m. extensor pollicis longus 115, 118
m. fibularis (peroneus) brevis 123
m. fibularis (peroneus) longus 98, 99, 100, 120, 121, 122
m. fibularis (peroneus) tertius 123
m. flexor carpi radialis 117
m. flexor carpi ulnaris 99, 100, 115, 116, 117
m. flexor digiti minimi 125
m. flexor digiti minimi brevis 114
m. flexor digitorum brevis 124
m. flexor digitorum longus 121, 123
m. flexor digitorum profundus 114
m. flexor digitorum superficialis 98, 114, 117
m. flexor hallucis brevis 125
m. flexor hallucis longus 121, 123
m. flexor pollicis brevis 114
m. flexor pollicis longus 114
m. fusiformis 102
m. gastrocnemius 98, 120
m. gemellus inferior 110, 121
m. gemellus superior 110, 121
m. gluteus maximus 99, 100, 110, 121, 122
m. gluteus medius 110, 121
m. gluteus minimus 110, 121
m. gracilis 98, 99, 120, 121, 122
m. habenalis (cum intersectiones tendineae) 102
m. habenalis 102
m. iliacus 111, 113
m. iliococcygeus 113
m. iliopsoas 98, 111, 113, 120
m. infraspinatus 103, 110, 115, 119
m. intercostalis externus 112, 199
m. intercostalis internus 112
m. interossei plantares 125
m. interosseus palmaris 114
m. ischiococcygeus 113
m. latissimus dorsi 99, 100, 110
m. levator ani 113, 217
m. levator labii superioris 98, 104
m. levator labii superioris alaeque nasi 104
m. levator palpebrae superioris 106
m. levator scapulae 100, 104, 105, 107, 110
m. longus colli 107
m. masseter 98, 105, 108
m. multicaudalis 102
m. multipennatus 102
m. nasalis 104
m. obliquus externus abdominis 98, 99, 100, 110, 111, 217
m. obliquus inferior 106
m. obliquus internus abdominis 110, 217
m. obliquus superior 106
m. obturatorius internus 113
m. occipitalis 98, 99, 100, 104, 105
m. occipitofrontalis 98, 100, 104, 105
m. opponens digiti minimi 114
m. opponens pollicis 114
m. orbicularis 102
m. orbicularis oculi 98, 100, 104
m. orbicularis oris 98, 100, 104, 109
m. palmaris brevis 114
m. papillaris 187
m. pectineus 98, 111, 113, 120
m. pectoralis major 114
m. pectoralis major 98, 100, 206, 265
m. piriformis 110, 113, 121
m. plantaris 121
m. popliteus 121
m. procerus 104
m. pronator teres 114, 117
m. psoas major 111, 113
m. psoas minor 113
m. pterygoideus lateralis 94, 108
m. pterygoideus medialis 94, 108
m. pubococcygeus 113
m. puborectalis 113
m. quadratus 102
m. quadratus femoris 110, 121
m. quadratus lumborum 112, 199
m. quadriceps 102
m. quadriceps femoris 100, 120, 122
m. radialis 102
m. rectus femoris 98, 120, 122
m. rectus inferior 106
m. rectus lateralis 106
m. rectus medialis 106
m. rectus superior 106
m. rhomboideus major 110
m. rhomboideus minor 110
m. sartorius 98, 100, 122
m. scalenus anterior 104, 107, 206
m. scalenus medius 104, 107
m. scalenus posterior 104
m. semimembranosus 99, 121, 122
m. semispinalis capitis 110
m. semitendinosus 99, 121, 122
m. serratus anterior 98, 100, 111
m. serratus posterior inferior 110
m. soleus 98, 99, 100, 120, 121, 122
m. sphincter ani externus 217, 233
m. sphincter ani internus 217, 233
m. sphincter pyloricus 217, 228
m. spiralis 102
m. splenius capitis 104
m. sternocleidomastoideus 98, 99, 100, 104, 105, 107
m. sternohyoideus 98, 105
m. stylohyoideus 201
m. stylopharyngeus 109, 201
m. supinator 114, 115
m. supraspinatus 103, 110, 115, 119
m. temporalis 98, 99, 100, 105, 108
m. tensor fasciae latae 98
m. teres major 74, 99, 110, 115, 119
m. teres minor 99, 103, 110, 119
m. tibialis anterior 98, 100, 103, 120, 122, 123
m. tibialis posterior 121, 123
m. trachealis 202, 204
m. transversus abdominis 217
m. trapezius 98, 99, 100, 104, 105, 107
m. triangularis 102
m. triceps 102
m. triceps brachii 74, 98, 99, 103, 114, 116, 117, 119
m. triceps surae 120
m. unipennatus 102
m. vastus intermedius 120, 122
m. vastus lateralis 98, 99, 120, 121, 122
m. vastus medialis 98, 120, 122
m. zygomaticus major 98, 100, 104
m. zygomaticus minor 104
macrophagocytus 27, 38, 39
macrophagocytus alveolaris 210
macula densa 243
macula sacculi 157, 159
malleolus lateralis 56, 83, 87
malleolus medialis 83, 87
malleus 65, 156, 157, 158
mandibula 54, 55, 56, 59, 94, 108, 272
manubrium sterni 70, 71
margo anterior 83
margo hepatis inferior 226
margo interosseous 77, 83
margo lateralis scapulae 73, 94
margo medialis 83
margo medialis scapulae 73, 94
margo orbitalis inferior 60
margo superior 172
margo superior scapulae 73, 94
margo supraorbitalis 60
massa lateralis atlantis 68
mastocytus 39
maxilla 54, 58, 59, 60, 94
meatus acusticus externus 58, 156, 158, 272
meatus acusticus internus 59
meatus urethrae externum 276
mediastinum testis et tubuli recti 263
medulla (myelencephalon) 274
medulla 51, 141, 160, 173, 208, 255
medulla glandulae suprarenalis 148
medulla glandulae suprarenalis sinistrae 255
medulla oblongata 128, 140
medulla ossium 57
medulla renalis 242
medulla spinalis 20, 107, 129, 130, 133, 143, 148, 149, 207, 215
megakaryocytus 27
melanocytus 51
membrana basalis 253
membrana cellularis 37, 263
membrana cloacalis 276
membrana interossea 78, 87, 117
membrana nuclearis 25, 129
membrana quadrangularis 202
membrana statoconiorum 159
membrana synovialis 74, 119
membrana tectoria 158
membrana thyrohyoida 202
membrana tympanica 65, 158
membrana vestibularis 157
membrum inferius 19
membrum superius 19
meninges 133
meniscus lateralis 84
meniscus medialis 84

mesencephalon 138, 141, 274
mesenterium 218, 234
metencephalon 274
microvilli 24, 253
mitochondrion 24, 25, 129, 263
mm. ciliares 153, 154
mm. hypothenares 114
mm. infrahyoidei 107
mm. intercostales 217
mm. intercostales externi 110
mm. intercostales interni 199
mm. interossei dorsales 118
mm. lumbricales 124
mm. lumbricales 98, 114
mm. quadratus plantae 124
mm. recti abdomines 98, 111
mm. scaleni anterior et medius 100
mm. thenares 114
monocytus 27, 170
mons pubis 265
mucocytus 225
musculi compartimenti femoris posterius 121, 122
musculi erector spinae 110
musculi interossei dorsales 125
musculus palmaris longus 117
myocyti leves 235
myofibra 101
myofibrilla 101
myometrium 279
myosinum 101

N

[n. = nervus]

n. alveolaris 223
n. auricularis posterior 146
n. axillaris 128, 147
n. cervicalis 128
n. cervicalis C1 141
n. cochlearis 157, 158
n. cutaneus femoris lateralis 128, 147
n. digitalis 128
n. facialis (VII) 139, 140
n. femoralis 128, 147
n. fibularis communis 128, 147
n. fibularis profundus 128, 147
n. fibularis superficialis 128, 147
n. glossopharyngeus (IX) 139, 140
n. hypoglossus (XII) 139, 140
n. intercostalis 128
n. ischiadicus 128, 147
n. lingualis 224
n. medianus 128, 146, 147
n. musculocutaneus 147
n. obturatorius 122, 128, 147
n. oculomotorius (III) 139, 140
n. olfactorius (I) 139
n. olfactorius (I) 163
n. opticus (II) 106, 155, 185
n. opticus (II) 139, 140
n. periphericus 143
n. phrenicus 112, 199
n. radialis 118, 128, 147
n. saphenus 122, 128
n. tibialis posterior 128, 147
n. trigeminus (V) 139
n. trochlearis (IV) 139, 140, 141
n. ulnaris 128, 146, 147
n. vagus (X) 139, 140
n. vestibulocochlearis (VIII) 139, 140
nervus abducens (VI) 139, 140
nervus accessorius (XI) 139, 140, 141
nervus coccygeus 143
neurofibra 158, 159, 161
neurohypophysis 245, 250, 251
neuron mitrale 163
neuron tractus hypothalamohypophysialis 245
neurosoma 25, 129
neutrophilus 27
nn. digitales palmares communes 146, 147
nn. spinales C1–C8 143
nn. spinales L1–L5 143
nn. spinales S1–S5 143
nn. spinales T1–T12 143
nodi anteriores 168
nodi axillares 168
nodi axillarum apicales 168
nodi buccinatorii 168
nodi cervicales 168
nodi cubitales 168
nodi iliaci communes 168
nodi iliaci externi 168
nodi iliaci interni 168
nodi inguinales superficiales 168
nodi intercostales 168
nodi laterales 168
nodi mastoidei 168
nodi mediastinales posteriores 168
nodi parasternales 168
nodi parotidei 168
nodi poplitei 168
nodi sacrales 168
nodulus lymphoideus 235
nodus interruptionis myelini 142
nucleolus 24, 25, 129
nucleus anterior thalami 162
nucleus caudatus 131, 138
nucleus endotheliocyti 26
nucleus endotheliocytus 177

O

occipitalis 272
oculus 148, 149
oesophagus 107, 112, 199, 201, 202, 207, 214, 230, 231
olecranon 76, 77, 93, 94, 99, 115, 116, 117
omentum majus 216, 217
omentum minus 215
oocytus primarius 266
oocytus secondarius 266
orbita 54
organa genitalia 148, 149
organa olfactoria 160
organum spirale 157
origo extensor communis 117
os capitatum 78
os coccygis 54, 55, 56, 67, 80, 81, 95
os cranii 50
os cuboideum 56, 86
os cuneiforme intermedium 56
os cuneiforme laterale 56
os cuneiforme mediale 56
os ethmoidale 58, 64
os frontale 54, 56, 58, 59, 60, 63, 64
os hamatum 78
os ilium 54, 55, 56, 80, 81, 95, 217
os ischii 54, 56, 80, 81, 95
os lacrimale 58
os lunatum 78
os metacarpi I 79
os metacarpi II 79
os metacarpi III 79
os metacarpi pollicis 92
os metacarpus 54
os metatarsi 54, 55
os metatarsi I 123
os nasale 272
os nasale 58, 59, 60
os naviculare 56
os occipitale 55, 56, 58, 59, 61, 62, 63
os palatinum 62
os parietale 54, 55, 56, 58, 59, 60, 61, 63
os pisiforme 78
os pubis 54, 56, 81, 95, 217
os sacrum 54, 55, 56, 69, 81, 95, 280
os scaphoideum 78, 92
os sphenoidale 56, 162
os temporale 54, 56, 60, 61, 64, 65, 157
os trapezium 78, 92
os trapezoideum 78
os triquetrum 78
os zygomaticum 55, 58, 60, 62, 272
ossa carpalia 54, 55, 72, 79, 92
ossa cuneiformia 86
ossa metacarpalia 55, 72, 78
ossa metatarsalia 56, 82, 86
ossa tarsalia 54, 82
ossiculae 157, 158
osteonum 63
ostii ureteres 241
ostium ureteris sinister 240
ostium urethrae externum 240, 241, 265
ostium vaginae 276
ovarii 249, 256, 264, 267
ovulatio 257, 266
ovum 256, 267, 269

P

palatum molle 201, 220
palatum osseum (processus palatinus maxilla) 59
pallium (telencephalon) 274
pancreas 148, 149, 192, 214, 219, 248, 249
panniculus adiposus 46
papilla dermis 46, 51
papilla duodeni major 217
papilla filiformes 161, 221
papilla filiformis 160
papilla foliatae 161, 221
papilla fungiformis 160, 161, 221
papilla lacrimalis superior 152
papilla mammaria 265
papilla renalis 242
papilla vallata 160, 161, 221
parathryrocytus oxyphilicus 253
parathyrocytus principalis 253
paries arteriae 178
paries intestinus tenuis 235
paries posterior pharyngis 220
paries uteri 269
paries uteri 269
paries vaginae 265
parietale 272
pars abdominalis aortae 112, 192, 199, 215, 216, 217, 238, 239, 240, 241, 242
pars addcutorius musculi adductorius magnus 121
pars ascendens aortae 187, 190, 191, 207
pars descendens aortae 176, 180, 186, 187, 207
pars descendens m. trapezii 110
pars flaccida 156
pars laryngea pharyngis 201
pars mastoideus 272
pars medialis musculi adductorius magnus 121
pars membranacea 262
pars meningea durae matris cranialis 133
pars nasalis pharyngis 200, 201, 202
pars oralis pharyngis 201, 202
pars periostea durae matris cranialis 133
pars petrosa ossis temporalis 59
pars prostatica 262
pars squamosa ossis temporalis 58, 272
pars tensa 156
pars transversa m. trapezii 110

pars tympanica ossis temporalis 58, 62
patella 54, 56, 82, 84, 85, 95
pecten ossis pubis 80
pediculus arcus vertebra 69
pediculus arcus vertebra T4 67
pedunculi cereballares 141
pedunculus cerebellaris medius 140
pedunculus cerebri 140, 141, 274
pelvis renalis 242
penis 260
pericardium 186, 187, 206, 207
pericranium 133
perineurium 142
periosteum 57, 63
peritoneum 262
peroxysoma 24
petiolus epiglottidis 202
phalanges 54, 55, 56, 72, 82
phalanges distales 78, 79, 86
phalanges mediae 78, 79, 86
phalanges proximales 78, 79, 86
phalanx distalis pollicis 78
pharynx 198, 231
phasis implantationis 268
pia mater 133, 142
pilus 46, 50, 133
pinna 156
placenta 269, 278, 279, 280, 281
plantarflexio 91
plasmocytus b 38, 39
pleura parietalis 207, 210
pleura visceralis 207, 210
plexus brachialis 107, 128, 206
plexus capillaris interfascicularis 243
plexus choroideus 140
plexus choroideus ventriculi lateralis 141
plexus choroideus ventriculi quarti 141
plexus coeliacus 128, 143
plexus lumbosacralis 128
plexus lymphaticus palmaris et dorsalis 168
plexus lymphaticus plantaris et dorsalis 168
plexus mesentericus inferior 143
plexus mesentericus superior 143
plexus nervosus myentericus 234
plexus pampiniformis 262
plexus profundus 255
plexus subcapsularis 255
plexus venosus medullaris 255
plica circularis duodeni 217
plica fimbriata 224
plica mallearis anterior 156
plica mallearis posterior 156
plica semilunaris 152
plica urethralis 276
plicae circulares 234
plicae sublinguales 224
plicae vocales 203
pollex 18
polus urinarius 243
polus vascularis 243
pons 129, 141, 208, 274
pons transire myosini 101
pori nucleares 24
porus gustatorius 161
porus septalis alveolaris 210
preputium penis 240, 261
primordia cerebelli 274
processi transversi 67
processus alveolaris 223
processus articularis 80
processus articularis inferior 69, 141
processus articularis inferior axis 68
processus articularis inferior L3 67
processus articularis superior 69, 141
processus articularis superior L3 67
processus articularis superior sacri 67
processus condylaris mandibulae 56, 58
processus coracoideus 73, 74, 75, 94, 119
processus coronoideus mandibulae 56, 58, 77, 117
processus coronoideus ulnae 76, 94
processus mammillaris 69
processus mastoideus 56, 58, 60, 61, 62
processus palatinus maxillae 62
processus spinosi 67
processus spinosi vertebrarum thoracicarum 56, 66
processus spinosus 68, 69
processus spinosus axis (C2) 67
processus spinosus axis 68
processus spinosus L1 67
processus spinosus T9 67
processus spinosus vertebrae thoricacae 55
processus styloideus 58, 60, 62, 272
processus styloideus radii 77, 78
processus styloideus ulnae 77, 78
processus transversi vertebrarum cervicalium 56, 66
processus transversus 54, 69, 80
processus transversus axis 68
processus transversus C3 67
processus transversus coccygeum 69
processus transversus T1 67
processus transversus T7 67
processus transversus vertebrae lumbalis (L1) 67
processus uncinatus 254
processus uncinatus pancreatis 217, 229
processus vertebrae 215
processus vocalis cartilaginis arytenoideae 203
processus xiphoideus sterni 70
processus zygomaticus 272
processus zygomaticus ossis temporalis 58
promontorium 157
promontorium ossis sacri 67, 80, 81, 113
promontorium sacralis 80, 81
pronatio 90
prostata 240, 260, 261, 262
protuberantia mentalis 56, 58, 60
protuberantia occipitalis externa 58, 61, 62
protuberantia occipitalis interna 59
pterion 272
pulmo dexter 207
pulmo sinister 207
pulmones 148, 149
pulpa alba 172
pulpa rubra 172
pulvinar thalami 141
punctum 152
pupilla 152
putamen 131
pylorus 214, 217, 228

R

[r. = ramus]

r. anterior arteriae temporalis superficialis 184
r. anterior nervi spinalis 142
r. arteriae brachialis 210
r. arteriae hepatica 226
r. arteriae hepatica sinister 217
r. arteriae pulmonalis 210
r. calcarinus 183
r. cardiacus nervi vagi 206
r. cervicalis nervi facialis 146
r. cochlearis nervi vestibulocochlearis 157
r. communicans albus 142
r. communicans griseus 142
r. dentalis nervi alveolaris 223
r. dorsalis corporis callosi 183
r. gingivalis nervus alveolaris 223
r. inferior ossis pubis 80
r. interventricularis anterior 186
r. interventricularis posterior 186
r. mandibulae 58, 60, 61
r. mandibularis nervi facialis 146
r. marginalis dexter arteriae coronariae dextra 186
r. nervus alveolaris 223
r. parietooccipitalis 183
r. posterior arteriae temporalis superficialis 184
r. posterior nervi spinalis 142
r. posterior ventriculi sinistri 186
r. superficialis nervi radialis 146
r. superficialis nervi ulnaris 146
r. superior ossis pubis 80
r. venae portae hepatis 219, 226
r. venae pulmonalis 210
r. zygomaticus nervi facialis 146
radices anteriores nervorum spinalium 113
radius 54, 55, 72, 76, 77
radix dentis 223
radix linguae 203
radix unguis 50
ramus atreriae nutriciae 57
ramus diagonalis 186
ramus frontalis anteromedialis 183
recessus costodiaphragmaticus 206
recessus lateralis ventriculi quarti 141
rectum 113, 148, 149, 192, 214, 216, 217, 219, 230, 231
regio abdominalis 18
regio antebrachialis 18
regio auricularis 18
regio axillaris 18
regio brachialis 18
regio buccalis 18
regio calcanea 19
regio capitis 18, 19
regio carpalis 18
regio cervicalis (C1-7) 67
regio cervicalis 18, 19
regio coccygis 67
regio cruris 18
regio cubitalis 18
regio cubitalis posterior 19
regio dorsalis 19
regio facialis 18
regio femoris 18
regio frontalis 18
regio genus anterior 18
regio genus posterior 19
regio glutealis 19
regio inguinalis 18
regio lumbalis (L1-5) 67
regio lumbalis 19
regio manus 18
regio mentalis 18
regio nasalis 18
regio oralis 18
regio orbitalis 18
regio palmaris 18
regio parietalis 18
regio pedis 18
regio pelvis 18
regio plantaris 19
regio pubica 18
regio sacralis (S1-5) 67
regio scapularis 19
regio surae 19
regio tarsalis 18
regio thoracica (T1-12) 67
regio umbilicus 18
ren 193, 238, 239, 277
ren dexter 215
ren evolvens 277
ren sinister 215, 255
rete capillare 245
rete capillare circa alveoli pulmones 210
rete capillare circum alveoli 210
rete capillare glomerulare 243
rete capillare in cavitate dentis 223

rete testis 263
reticulum endoplasmicum 24
reticulum sarcoplasmicum 101
retina 153, 154, 185
retinaculum musculorum extensorum inferius pedis 98, 100, 120, 122, 123
retinaculum musculorum extensorum manus 99, 115
retinaculum musculorum extensorum superius pedis 98, 100, 120, 122,123
retinaculum musculorum flexorum manus 114
retinaculum musculorum flexorum pedis 123
retinaculum musculorum peroneorum inferius 123
retinaculum musculorum peroneorum superius 100, 122, 123
ribosoma 24
rotatio medialis et interna 91
rr. buccales nervi facialis 146
rr. dentales ex arteria alveolaris et vena alveolaris 223
rr. ex arteria alveolaris et vena alveolaris 223
rr. frontales 183
rr. gingivales ex arteria alveolaris et vena alveolaris 223
rr. nervi vestibularis 157, 158
rr. temporales nervi facialis 146

S

sacculus 157
sacculus alveolaris 210
sacralis 66
sacrum 149
sarcomerum 101
scala media 157, 158
scala tympani 157
scala vestibuli 157
scapula 55, 56, 72, 74, 75, 119
scapus pili 47, 51
sclera 185
scrotum 240, 256, 260, 276
semiluna serosa 225
septae 225, 263
septum interventriculare 207
septum nasi 60
septum scroti 262
septum texti connectivi 173, 225
serocytus 225
sinus durae matris 133
sinus frontalis 59, 64, 200
sinus lactiferi 265
sinus maxillaris 64, 200
sinus renalis 242
sinus sigmoideus 59
sinus sphenoidalis 59, 64, 200
sinus transversus 59
sinusoideus 255
spatium capsulare 243
spatium epidurale adiposum 107
spatium intervillosum 279
spatium subarachnoideum 133, 136
spatium subzonale 269
sperma 269
spermatidium 263
spermatocytus 263
spermatozoon 263
spina iliaca anterior inferior 80
spina iliaca anterior superior 80
spina iliaca posterior superior 110
spina nasalis anterior coporis maxillae 60
spina scapulae 55, 56, 72, 73, 99, 110, 115, 119
splen 171, 172, 192, 214, 215, 217, 219
squama occipitalis 272
stapes 65, 157, 158
statoconia 159
sternum 54, 56, 112, 199, 207
stratum basale 51
stratum circulare tunicae muscularis gastricae 228
stratum corneum 46, 51
stratum granulosum 46, 51
stratum longitudinale tunicae muscularis gastricae 228
stratum myelini 25, 129, 164
stratum myelini Schwannocyti 142
stratum spinosum 46, 51
striola 159
substantia alba encephali 50, 132, 133
substantia compacta 273
substantia corticalis 57
substantia grisea spinalis 142
substantia spongiosa 57, 273
sulcus 130, 134, 160
sulcus arteriae meningeae mediae 59
sulcus arteriae vertebralis 141
sulcus centralis 275
sulcus intertubercularis 75
sulcus lateralis 132, 134, 274, 275
sulcus limitans 141
sulcus medianus linguae 161, 220, 221
sulcus medianus posterior 141
sulcus nervi spinalis 68
sulcus postcentralis 275
sulcus posterolateralis 142
sulcus precentralis 275
sulcus terminale linguae 161, 221
supinatio 90
sustentocytus 263
sutura coronalis 56, 58, 59, 63, 272
sutura frontalis 272
sutura frontalis persistens 272
sutura lambdoidea 56, 58, 59, 61, 272
sutura sagittalis 61, 63, 272
symphysis pubica 54, 55, 80, 81, 95, 113, 280
synchondrosis costosternalis 70
syncytiotropoblastus 279
systema digestorium 220
systema respiratorium 220

T

talus 54, 55, 56, 82, 86, 87
tela submucosa 205, 218, 228, 234
telencephalon 274
telodendron 25, 129
tendines m. extensorum digitorum 115
tendo 57
tendo calcaneus 99, 100, 121, 122, 123
tendo capitis longi m. bicipitis femoris 121
tendo m. bicipitis brachii 98
tendo m. brachialis 117
tendo m. extensor digitorum brevis 123
tendo m. extensor digitorum longus 98, 120, 123
tendo m. extensor hallucis longus 123
tendo m. extensoris indicis 115
tendo m. extensoris hallucis longi 98
tendo m. fibularis longi 123
tendo m. flexor carpi ulnaris 98
tendo m. flexoris hallucis longi 123
tendo m. flexoris carpi radialis 98, 114
tendo m. flexoris carpi ulnaris 98, 114
tendo m. flexoris digitori profundi 114
tendo m. flexoris digitori superficiali 114
tendo m. palmaris longi 98, 114
tendo m. quadricipitis femoris 85, 95
tendo m. semitendinosi 110, 121
tendo m. tibialis posterioris 123
tendo m. tricipitis brachii 99, 115, 116
tendo musculi bicipitis brachii 117
terminatio nervi 51
terminationes nervorum 46
terminationes nervorum liberum 46
testes 248, 256, 260, 277
testis (lamina visceralis tunicae vaginalis testis) 262
textus adiposus 265
textus connectivus 50, 133, 159
textus connectivus laxus 133, 164
textus fibrosus cicatricis 28
textus muscularis levis 205
thalamus 131, 132, 136, 138, 140, 141, 160, 162, 165, 252
thoracica 66
thorax 18
thrombocyti 26, 27, 29, 177
thymus 171, 173, 206, 248, 249
thyrocyti 253
thyrocytus T 253
tibia 54, 55, 56, 82, 83, 84, 87
tonsilla lingualis 161, 171, 221
tonsilla palatina 161, 171, 220, 221
tonsilla pharyngea 171, 201
trabecula 133, 169
trabecula ossea 57
trachea 198, 202, 203, 204, 205, 206, 231
tractus bulboreticulospinalis 142
tractus corticospinalis anterior 142
tractus corticospinalis lateralis 142
tractus iliotibialis 100, 120, 121, 122
tractus olfactorius 162, 163
tractus opticus 140, 155
tractus pontoreticulospinalis 142
tractus spinocerebellaris anterior 142
tractus spinocerebellaris posterior 142
tractus spinothalamicus 142
tractus vestibulospinalis lateralis 142
tractus vestibulospinalis medialis 142
trigonum vesicae 241
trochanter major 83
trochanter minor 83
trochlea 106
trochlea humeri 75, 76, 93, 94, 117
truncus 18, 20
truncus brachiocephalicus 186, 187
truncus brachiocephalicus 207
truncus encephali 130, 132, 158
truncus nervi facialis 146
truncus pulmonalis 207
tuba auditiva 65, 157
tuba uterina 256, 264, 267
tuber calcanei 123
tuber ischiadicum 55
tuber parietale 272
tuberculum anterius 68
tuberculum anterius atlantis 68
tuberculum auriculae 156
tuberculum corniculatum 203
tuberculum dorsale radii 78
tuberculum genitale 276
tuberculum labioscrotale 276
tuberculum majus 73, 75, 94
tuberculum majus humeri 56
tuberculum mentalis 60
tuberculum minus 73, 75, 94
tuberculum posterius 68, 141
tuberculum pubicum 80, 113
tuberositas deltoidea 75
tuberositas ossis metatarsi quinti 123
tuberositas ossis sacri 67
tuberositas radii 77
tuberositas tibiae 56, 83
tuberositas ulnae (m. brachialis) 77
tuberositas ulnae (processus coronoideus) 77
tubuli transversi 101
tubulus distalis pars contorta 243
tubulus distalis pars recta 243
tubulus mucosae 225

tubulus proximalis pars contorta 243
tubulus proximalis pars recta 243
tubulus reuniens 243
tubulus seminiferi 263
tunica adventitia 178
tunica albuginea 263
tunica conjunctiva 152
tunica dartos 262
tunica intima 178
tunica media cum myocytis levibus 178
tunica mucosa 218, 228, 234
tunica mucosa olfactoria 163
tunica muscularis 160, 218
tunica muscularis oesophagi 109
tunica serosa (mesothelium) 234
tunica serosa (textus connectivus) 234
tunica serosa 218
tunicae vaginalis testis 262

U

ulna 54, 55, 72, 76, 77
umbo 156
unguis 50, 79
ureter 238, 239, 242, 262, 277
ureter dexter 240, 241
ureter sinister 240, 241
urethra 240, 241, 261, 276
uterus 256, 264, 267
utriculus 157
utriculus prostaticus 240
uvula 220

V

[v. = vena]

v. alveolaris 223
v. appendicularis 192, 219
v. arcuata 243
v. auricularis posterior 176, 184
v. axillaris 176, 181, 194
v. azygos 176, 181, 207
v. basilica 118, 176, 181, 194
v. brachialis 118, 176, 181, 194
v. brachiocephalica 176, 181, 184
v. brachiocephalica dextra 186, 187, 206, 207
v. brachiocephalica sinistra 186, 187, 206, 207
v. capsularis 173
v. centralis 219, 226
v. centralis retinae 185
v. cephalica 118, 176, 181, 194
v. cerebri in spatio subarachnoideo 133
v. colica dextra 192, 219
v. diploica 133
v. dorsalis superficialis penis 261
v. facialis 184
v. femoralis 122, 176, 181, 195
v. fibularis 176, 195
v. gastrica sinistra 192, 219
v. iliaca communis 176, 181, 192, 238, 239, 240, 241
v. iliaca externa 176, 181, 192, 195, 238, 240, 241
v. iliaca interna 176, 181, 192, 238, 240, 241
v. interlobularis 243
v. jugularis externa 176, 181, 184, 206
v. mediana antebrachii 181, 194
v. mediana cubiti 176, 194
v. medullaris 255
v. mesenterica inferior 192, 219
v. mesenterica superior 192, 217, 219
v. obturatoria 195
v. occipitalis 184
v. ovarica 239, 241
v. pancreaticoduodenalis 192, 219
v. poplitea 176, 195
v. portae hepatis 192, 193, 215, 216, 217, 219
v. profunda femoris 122
v. profunda linguae 224
v. pulmonalis dextra inferior 186, 187, 190
v. pulmonalis dextra superior 186, 187, 190
v. pulmonalis sinistra inferior 186, 187, 190
v. pulmonalis sinistra superior 186, 187, 190
v. radialis 176, 194
v. radicularis anterior 142
v. renalis 176, 181, 242
v. retromandibularis 184
v. saphena magna 122, 176, 181, 195
v. saphena parva 176, 181, 195
v. spinalis anterior 142
v. spinalis posterior 142
v. splenica 172, 192, 219
v. subclavia 176, 181, 184, 194, 206
v. sublobularis 226
v. submentalis 184
v. supraorbitalis 184
v. supratrochlearis 184
v. temporalis superficialis 176
v. testicularis 192, 238, 240
v. thoracica interna 206
v. thyroidea inferior 206
v. tibialis anterior 176, 195
v. tibialis posterior 195
v. ulnaris 176, 194
v. umbilicalis 279
v. vorticosa 185
vacuola nuclearis 263
vagina 113, 256, 264, 280
vagina fibrosa 114
vagina radicularis dermalis 51
vagina radicularis epithelialis externa 51
vagina radicularis epithelialis interna 51
vagina tendinis 103
vaginae tendines 123
vallecula 161
valva aortae 187, 188
valva claudus 169
valva mitralis 188, 190, 191
valva tricuspidalis 188
valva trunci pulmonalis 187, 188
valvula analis 233
vas capillare 169, 253
vas capillare pulmonale 211
vas lymphaticum 235
vas lymphaticum centrale 235
vas sanguineum 38
vas sinusoideum 172, 226
vasa capillares 178
vasa capillares fenestrati 235
vasa interossea posterioria 117
vasa lymphatici afferens 169
vasa lymphatici efferens 169
vasa recta 218, 243
vasa sanguinea 142
vasa sanguinea maternae 279
vasa vasorum 178
velum medullare inferius 141
velum medullare superius 141
vena cava inferior 112, 176, 181, 186, 187, 190, 192, 199, 207, 215, 216, 217, 219, 238, 239, 240, 241, 242
vena cava superior 176, 181, 186, 187, 190, 206, 207
vena jugularis interna 107, 176, 181, 184, 206
vena periostei 57
vena sulci 142
ventriculi laterales 136
ventriculus dexter 186, 187, 189, 190, 191, 206, 207
ventriculus quartus 136
ventriculus sinister 186, 189, 190, 191, 207
ventriculus tertius 136
venulae 178
venulus capillare primum 173
vertebra coccygea 1 69
vertebra coccygea 2 69
vertebra coccygea 3 69
vertebra coccygea 4 69
vertebra L4 80
vertebra L5 80, 81, 113
vertebra lumbale 54, 55, 81, 95
vertebra lumbale L1 67
vertebra prominens (processus spinosus C7) 67
vertebra thoracica (T1) 70
vertebra thoracica (T12) 70
vertebra thoracica 54, 55 54, 55
vertebrae cervicales 105
vesica 113, 238, 240, 241, 261, 277
vesica biliaris 214, 215, 216, 217, 227, 232
vesica urinaria 148, 149
vesicula seminalis 261, 262
vestibulocyti 159
vestibulocyti sustenans 159
vestibulocytus I 159
vestibulocytus II 159
vestibulum 157
villi 235
virus 38
virus intrans macrophagocytus 39
vomer 62
vv. colicae sinistrae 192, 219
vv. digitales 176, 194, 195
vv. portales hypophysiales 250

Z

zona fasciculata 255
zona glomerulosa 255
zona pellucida 269
zona reticularis 255
zonula ciliaris 153

DANKSAGUNG

Der Verlag bedankt sich bei Professor Ian Whitmore für die Bearbeitung der lateinischen Termini.
Bei den in diesem Buch verwendeten lateinischen anatomischen Begriffen wurde die *Terminologia Anatomica* (2011, Georg Thieme Verlag) verwendet. Diese – 1998 von dem Federative Committee on Anatomical Terminology (FCAT) und der International Federation of Associations of Anatomists (IFAA) entwickelte – anatomische Nomenklatur gilt als internationaler Standard.